U0928179

现代国内外内科诊疗标准丛书

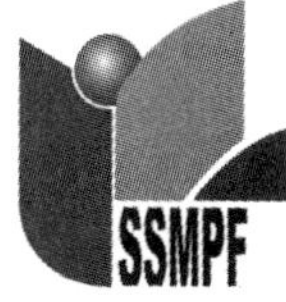

呼吸系统疾病诊疗标准

HUXIXITONGJIBING ZHENLIAOBIAOZHUN

顾　　问　钟南山
主　　编　朱惠莉　任　涛　贝政平
丛书主编　贝政平

上海科学普及出版社

图书在版编目(CIP)数据

呼吸系统疾病诊疗标准/朱惠莉，任涛，贝政平主编. --上海：上海科学普及出版社，2014.10

(现代国内外内科诊疗标准丛书)

ISBN 978-7-5427-6228-3

Ⅰ. ①呼… Ⅱ. ①朱…②任…③贝… Ⅲ. ①呼吸系统疾病—诊疗—标准 Ⅳ. ①R56-65

中国版本图书馆 CIP 数据核字(2014)第 214981 号

责任编辑 史炎均 林晓峰
特邀编辑 蔡 婷
美术编辑 赵 斌
技术编辑 葛乃文

呼吸系统疾病诊疗标准

顾 问 钟南山 **主 编** 朱惠莉 任 涛 贝政平

丛书主编 贝政平

上海科学普及出版社出版发行

(上海中山北路 832 号 邮政编码 200070)

http://www.pspsh.com

各地新华书店经销 上海中华印刷有限公司印刷

开本 787×1092 1/16 印张 36.5 字数 716 000

2014 年 10 月第 1 版 2014 年 10 月第 1 次印刷

ISBN 978-7-5427-6228-3 定价：90.00 元

出版说明

科学技术是第一生产力。21世纪,科学技术和生产力必将发生新的革命性突破。

为贯彻落实"科教兴国"和"科教兴市"战略,上海市科学技术委员会和上海市新闻出版局于2000年设立"上海科技专著出版资金",资助优秀科技著作在上海出版。

本书出版受"上海科技专著出版资金"资助。

上海科技专著出版资金管理委员会

内 容 提 要

本书全面、系统地介绍了现代国内外呼吸系统疾病的诊疗标准，共计约 630 个，包括各种呼吸系统疾病的分型、分类、分期，还包括实验室诊断标准和疗效标准。在本书中，国外的诊疗标准主要包括世界卫生组织（WHO）、国际各专业协会、专题会议，以及数十个国家的医学学术组织及其专家、教授提出的诊疗标准。而国内的诊疗标准主要包括中华人民共和国卫生部、中华医学会各专业学会、专题会议、中国中医学会、中国中西医结合学会，以及各医科大学及其附属医院的专家、教授提出的诊疗标准。本书既有诊断标准，又有疗效标准；既有临床诊断标准，又有实验室诊断标准；既有西医诊疗标准，又有中西医结合诊疗标准。

本书具有权威性、全面性、实用性，是各级医院呼吸科医师、全科医生必备的良书，还可以提供实习医生、进修医生、医学院的研究生以及各级医务人员作为工具书、参考书使用。

丛书编委会

分册编委会

主　　编　朱惠莉　任　涛　贝政平　温秀怡

副 主 编　马秋林　吴承起　姚苏杭　陈祖珍　陈文忠

编　　委　（以姓氏笔画为序）

王琍琳　王福英　邢自力　朱仲余
刘文虎　李小泉　余庆伟　沈　宇
张嘉伟　陆惠娟　陈小琴　陈文华
邵小兰　邵蝶然　易祥华　胡中杰
候英勇　徐　琳　龚国平　常　铧
缪礼虹　潘金友　霍永芳

编辑委员会

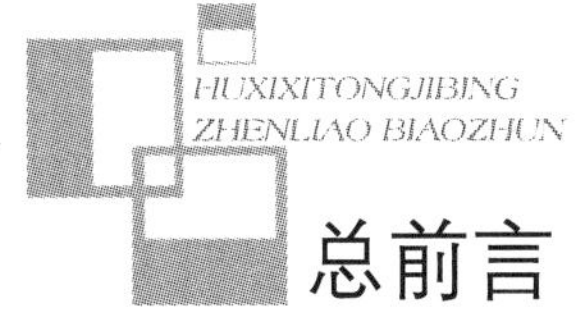

总前言

《现代国内外内科诊疗标准丛书》(以下简称丛书)是一套汇集世界各国的内科诊断标准、疗效标准、分型(类)(期)之精华,融汇中西医诊疗标准之精髓的丛书。丛书结合国内外临床内科医学的发展,全面而又系统地介绍了世界卫生组织(WHO)、国内外各大学术组织、学术会议及各国的诊疗标准。

本丛书具有以下特点。

权威性:本丛书的诊疗标准,国外的是以世界卫生组织(WHO),国际各专业协会、专题会议,以及数十个国家的医学学术组织制订的诊疗指南和专家共识为准;国内的则是以中华人民共和国卫生部、中华医学会各专业学会、专题会议、中国中医学会、中国中西医结合学会制订的诊疗指南和专家共识为准。因此,本丛书不仅在组织上而且在内容上都具有权威性,是临床内科各专科医生诊疗时必不可少的规范和指南。

新颖性:本丛书不仅在内容上力求新颖,将近年来最新的诊疗标准收录于内,而且突破了原来大内科的分类方法,将其分为心血管疾病、消化道疾病、呼吸道疾病、肾脏病、内分泌代谢病、血液病、神经疾病、感染性疾病、精神疾病、风湿免疫性疾病共 10 个分册,便于各专科医生购买和阅读。在本丛书中,还附有中医、中西医结合诊疗标准,以及老年人心血管疾病诊疗标准和计量诊断法,便于读者学习和了解。

全面性:本丛书的内容,不仅包括了历年来的诊疗标准,而且加入了近年来新的诊疗标准;不仅具有临床内科的诊疗标准,而且加入了近年来开始普及的 CT、超声等检验诊断标准;不仅具有诊断标准,而且具有疗效标准。

实用性:本丛书有国内外、中西医诊疗标准数千条。突破了原来大内科的分类方法,以各专科分 10 分册出版,因此,各科医生只要手持相关的专科分册,即可在最短的时间内便捷地查找到最新的诊疗标准，减少了跑图书馆、上网查阅的时间。

本丛书中的诊疗标准是从数以万计的国内外医学资料中查阅、精选出来的。本丛书的出版得到了国家卫生部、中华医学会各专业学会、复旦大学上海医学院及其附属医院、上海交通大学医学院及其附属医院、上海中医药大学及其附属医院的各级领导及院士、教授的大力支持，在此致以衷心的感谢。

丛书主编 史玖勇

2013 年 11 月

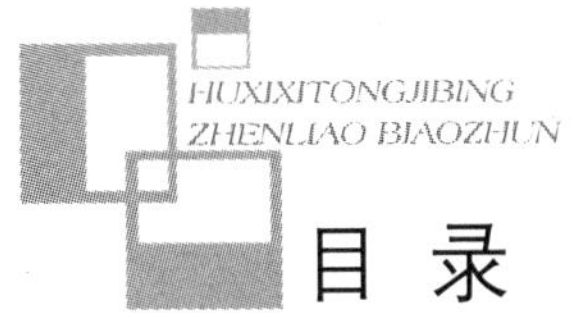

目 录

第五章　肺栓塞 …… 321

第六章　呼吸衰竭 …… 353

第九章　胸膜炎

第十章　肺结节病

第一章　支气管疾病

急性上呼吸道感染

急性上呼吸道感染者可有受凉、过累、体弱、呼吸道慢性炎症等病史。分以下各种类型。

1. 普通感冒

(1) 病毒感染，秋冬及春季多见。

(2) 起病较急，局部症状有喷嚏、鼻塞、流涕、咽部干痒、灼热感或咽痛、声音嘶哑或咳嗽，全身症状较轻。

(3) 检查可见鼻黏膜充血、水肿，有较多的分泌物，咽部轻度充血。

2. 急性咽-喉-气管炎(也称急性呼吸道疾病)

(1) 病毒引起，冬春季多见。

(2) 有咽痛、声嘶、轻度干咳、发热，体温可高达 39℃，全身酸痛不适。

(3) 检查见咽部充血，有灰白色点状渗出物，咽后壁淋巴滤泡增生，颌下淋巴结肿大。

3. 细菌性咽-扁桃体炎

(1) 多由细菌引起。

(2) 起病急、咽痛明显、畏寒、发热，体温可达 39℃以上，头痛、全身不适、呕吐、腹痛等。

(3) 检查咽部明显充血，扁桃体肿大，充血，表面有黄白色点状渗出物，颌淋巴结肿大、压痛。

4. 疱疹性咽峡炎

(1) 病毒引起，多发生在夏季。

(2) 明显咽痛、发热。

(3) 检查见咽部充血，于软腭、腭垂、咽部及扁桃体表面有灰白色丘疱疹及浅表溃疡。

急性上呼吸道感染者的血象分为：① 病毒感染：白细胞较正常或偏低，淋巴细胞比例升高。② 细菌感染：白细胞及中性粒细胞增多和核左移现象。

咽拭子细菌培养和病毒分离可助诊断。急性上呼吸道感染者需与麻疹、百日咳、白喉、猩红热等急性传染病的初期症状鉴别。

急性病毒性上呼吸道感染的分型

依病因及临床表现不同,可分为 4 种类型。

1. 普通感冒(又称急性鼻炎或上呼吸道卡他)

(1) 好发季节为冬春季。

(2) 局部鼻咽部症状较重,如出现喷嚏、鼻塞、流清涕、咽痛等,全身症状轻或无。

(3) 可见鼻黏膜充血、水肿,有分泌物,咽部轻度充血。

(4) 临床分型有: ① 顿挫型: 有上呼吸道症状,在 24 小时内消失,但鼻分泌物并不增加;② 轻型: 有明显的上呼吸道症状,鼻分泌物明显增加,全身症状轻或无,自然病程 2～4 天;③ 中度型: 局部症状较轻型更为严重,有一定的全身症状,自然病程 1 周左右;④ 重型: 有明显的上呼吸道及全身症状,常需休息。

(5) 白细胞计数偏低或正常,淋巴细胞比例升高。

(6) 病毒分离在成人多为鼻病毒,儿童多为呼吸道合胞病毒。

2. 病毒性咽炎

(1) 好发季节同普通感冒。

(2) 症状以咽部炎症为主,可有咽部不适、发痒、灼热感、咽痛等,可伴有眼结合膜炎、发热、乏力等。

(3) 体征有咽部明显充血水肿,颌下淋巴结肿大且有触痛。

(4) 白细胞计数正常或减少,淋巴细胞比例增高。

(5) 病毒分离多为腺病毒、副流感病毒、呼吸道合胞病毒等。

3. 疱疹性咽峡炎

(1) 多发于夏季,常见于儿童,偶见于成人。

(2) 咽痛程度较重,多伴有发热,病程约 1 周。

(3) 体征有咽部充血,软腭、腭垂、咽及扁桃体表面有灰白色丘疹及浅表性溃疡,周围有红晕,以后形成疱疹。

(4) 白细胞计数正常或减少,淋巴细胞比例增高。

(5) 病毒分离多为柯萨奇病毒 A。

4. 咽结膜热

(1) 多发于夏季,多于游泳时传播,儿童多见。

(2) 有咽痛、畏光、流泪、眼部发痒、发热等症状,病程 4～6 天。

(3) 有咽腔及结合膜明显充血等体征。

(4) 白细胞计数正常或减少,淋巴细胞比例增高。

(5) 病毒分离多为腺病毒及柯萨奇病毒。

本病需与过敏性鼻炎、流行性感冒、急性传染病前驱症状等病相鉴别。

急性细菌性上呼吸道感染

1. 诱因　受凉、淋雨及劳累等。

2. 症状　起病较急,全身症状及局部症状均较重,有畏寒、寒颤、发热、头痛、头晕、四肢腰背酸痛、乏力及咽痛等。

3. 体征　咽部明显充血,扁桃体肿大,常有颈部淋巴结肿大及压痛。

4. 辅助检查

(1) 血象:白细胞计数增多,中性粒细胞比例增高及轻度核左移。

(2) 若系链球菌感染,血中抗链球菌素"O"滴度增高,常超过 500 U。

(3) 细菌培养:咽拭子培养有致病菌生长。

成人下呼吸道感染

(2011 年)

本文简略介绍了 2011 年成人下呼吸道感染(lower respiratory tract infection, LRTI)的诊治指南(概述)的更新,新指南以循证医学为依据指导成人 LRTI 常见问题的处理。新指南涉及的问题包括门诊患者、住院患者的社区获得性肺炎(community-acquired pneumonia, CAP)、慢性阻塞性肺疾病急性加重(AECOPD)、支气管扩张急性加重的处理以及预防。

2011 年欧洲呼吸协会(European Respiratory Society, ERS)和欧洲临床微生物和感染疾病协会(The European Society for Clinical Microbiology and infectious Diseases, ESCMID)联合发布了成人 LRTI 的诊治指南"Guidelines for the management of adult lower respiratory tract infections-Summary",进一步更新了 2005 年的成人 LRTI 的诊治指南。新指南为临床实践中处理成人 LRTI 的常见问题提供了循证医学证据。

LRTI 的定义

1. LRTI　多为急性病程(病程≤21 天),常见症状为咳嗽,同时伴有至少一条 LRTI 症状如咳痰、呼吸困难、喘息、胸痛，并排除如鼻炎、支气管哮喘等其他原因的疾病。

2. 急性支气管炎(acute bronchitis, AB) 急性病程，多发生于无慢性基础肺疾病的患者，症状包括咳嗽，可为干咳或伴随其他 LRTI 的症状并排除其他病因(例如：鼻炎、支气管哮喘)。

3. 流感 急性病程，常伴有发热，同时常伴以下一个或多个症状：头痛、肌痛、咳嗽、咽痛。

4. 疑诊 CAP 急性病程，咳嗽并伴有至少一个新出现的肺部症状，发热＞4 天或呼吸困难(呼吸急促)，并除外其他病因。

5. 确诊 CAP 诊断同疑诊 CAP，同时胸片出现肺部新发阴影，但是在老年患者急性起病并出现肺部阴影需除外其他病因。

6. AECOPD 患者多表现为慢性肺疾病基础上呼吸困难、咳嗽或咳痰逐渐加重并超过每日的变异，以至于需要改变治疗方案。如胸片提示出现肺部阴影，符合感染表现，则诊断为 CAP。

7. AEBX 患者有支气管扩张基础病变，病程中出现呼吸困难和咳嗽、咳痰逐渐加重，超过每日的变异，并且需要改变常规治疗措施。如胸片提示出现肺部阴影，符合感染征象，则诊断为 CAP。

卡他布兰汉菌呼吸道感染

(日本 松本等)

其诊断标准如下。

(1) 患者咳脓性痰。

(2) 脓痰涂片革兰染色，找到多量革兰阴性双球菌，尤其在中性粒细胞内。

(3) 痰细菌定量培养，菌量$>10^7$ ml。

(4) 应用适宜抗菌药物治疗后临床症状有好转，痰量与性状有改善，实验室检查亦有改善。

(5) 支气管局部采痰法的结果可供参考。

急性气管-支气管炎

1. 起病较急，常见有急性上呼吸道感染症状。

2. 当炎症累及气管，则出现咳嗽、咳痰，常为刺激性干咳，少量黏液性痰伴胸骨后不适感或钝痛。当感染蔓延至支气管时，咳嗽加剧，咳痰增多，呈黏液性或黏液脓性痰，偶有痰中带血。

3. 体检　两肺呼吸音增粗，或伴散在的干湿罗音。

4. 全身症状一般较轻，体温往往38℃左右，多于3～5天降至正常，咳嗽咳痰有时可延续2～3周才消失。

5. X线检查　大多正常或肺纹理增加。

6. 应排除肺炎、支气管肺炎、肺结核、支气管癌、支气管内膜结核等。

慢性支气管炎(一)

（日本　本间）

诊断标准：本间等根据东京都特定疾病慢性支气管炎调查诊断指南制定。

凡满足下述所列临床检查的所有要求者，不一定再作病理组织学检查即可诊断为慢性支气管炎，但需和支气管哮喘与慢性肺气肿相鉴别，因慢性支气管炎常与后两者合并发生，必须注意。慢性支气管炎的咳嗽及咳痰，通常系指连续2年，每年连续3个月以上，又无肺气肿和支气管哮喘的喘鸣及呼吸困难症状者，此外，还应排除具有类似症状的肺结核和支气管扩张等疾病。

(1) 临床症状：咳嗽、咳痰、活动时气急。

(2) 胸部物理检查：有湿罗音(小水泡音)及干罗音。

(3) 肺部X线检查：两肺野可出现弥漫性散在的小斑点状阴影，肺野因大量充气而过度膨胀。

(4) 肺功能检查：1秒率低下(70%)，肺活量减少(预测值在80%以下)，残气量增加(预测值在150%以上)及低氧血症(80 mmHg以下)4项肺功能指标中出现3项者。

慢性支气管炎(二)

（全国慢性支气管炎临床专业会议　1977年）

1. 临床上以咳嗽、咳痰为主要症状或伴有喘息，每年发病持续3个月，并连续2年或以上。

2. 排除具有咳嗽、咳痰、喘息症状的其他疾病(如肺结核、尘肺、肺脓肿、心脏病、心功能不全、支气管扩张、支气管哮喘、慢性鼻咽疾患等)。

慢性支气管炎的分类

（英国医学研究会 Burrows，Fletcher 等）

1. 单纯性慢性支气管炎。
2. 慢性或间歇性黏液脓性支气管炎。
3. 慢性阻塞性支气管炎（慢性支气管炎合并哮喘，慢性支气管炎合并肺气肿）。

慢性支气管炎的分型（一）

（全国慢性支气管炎临床专业会议 1977 年）

1. 单纯型慢性支气管炎 诊断符合慢性支气管炎诊断标准，具有咳嗽、咳痰两项症状。

2. 喘息型慢性支气管炎 诊断符合慢性支气管炎诊断标准，具有喘息症状，并经常或多次出现哮鸣音。

慢性支气管炎的分型（二）

（日本 西本辛男等）

1. 第一型（单纯型） 肺功能检查无阻塞性通气障碍，痰检查无显著的气道感染者（38％）。

2. 第二型（感染型） 虽无阻塞性通气障碍，但验痰有明显的气道感染者（35％）。

3. 第三型（阻塞型） 虽有明显的阻塞性通气障碍，但无明显的气道感染者（12％）。

4. 第四型（感染、阻塞型） 阻塞性通气障碍和气道感染均明显者（15％）。

慢性支气管炎的分型（三）

（日本 爱野孝志）

按内镜所见的分型。

1. 红肿型 管腔狭窄，纵皱纹形成，排泄管扩张；中等量或大量黏液脓性或脓性分泌物(38%)。

2. 浮肿肥厚型　黏膜呈苍白、贫血状,管腔变形、狭窄、纵皱纹形成,排泄管扩张,分泌物主要为黏液性或黏液脓性(23%)。

3. 萎缩型　软骨间形成深的纵沟,黏膜下血管明显可见,部分管腔变形,瘢皮形成,排泄管扩张,分泌物为轻度或中等度(7%)。

4. 接近正常型　只有中等度的黏液或黏液脓性分泌物(18%)。

慢性支气管炎的分型(四)

(日本　细萱昌利)

根据活检组织的病理结果分型。

1. Ⅰ型　病变主要在上皮者(13%)(杯状细胞增生、黏膜下组织水肿、充血,轻度细胞浸润)。

2. Ⅱ型　上皮变化比Ⅰ型严重和黏液腺肥大增生(55%)(基底膜肥厚、黏膜下组织细胞浸润明显)。

3. Ⅲ型　以萎缩性病变为主者(32%)(基底膜肥厚或蛇行,黏膜下组织有结缔组织增生,黏液腺体不规则增生)。

慢性支气管炎的分期

(全国慢性支气管炎临床专业会议　1977年)

1. 急性发作期　1周内出现脓性或黏液脓性痰,痰量明显增多或伴有其他炎症表现;或1周内咳、痰、喘症状任何1项加剧至重度,或重症患者明显加重者。

2. 慢性迁延期　指患者有不同程度的咳、痰、喘症状,迁延不愈;或急性发作期症状1个月后仍未恢复到发作前水平。

3. 临床缓解期　指患者经过治疗或自然缓解。症状不足轻度,持续2个月或以上。

慢性支气管炎的病情判断标准

(全国慢性支气管炎临床专业会议　1977年)

1. 症状、体征判断标准及实验室检查

(1) 咳嗽

轻度(+)：白天间断咳嗽；不影响正常生活和工作。

中度(++)：症状介于轻度(+)及重度(+++)之间。

重度(+++)：昼夜咳嗽频繁或阵咳，影响工作和睡眠。

(2) 咳痰

少(+)：昼夜咳痰 10～50 ml，或夜间及清晨咳痰 5～25 ml。

中(++)：昼夜咳痰 51～100 ml，或夜间及清晨咳痰 26～50 ml。

多(+++)：昼夜咳痰 100 ml 以上，或夜间及清晨咳痰 50 ml 以上①。

(3) 喘息

轻度(+)：喘息偶有发作，程度轻，不影响睡眠或活动。

中度(++)：病情介于轻度(+)及重度(+++)之间。

重度(+++)：喘息明显，不能平卧，影响睡眠及活动。

(4) 哮鸣音

少(+)：偶闻，或在咳嗽、深快呼吸后出现。

中(++)：散在。

多(+++)：满布。

(5) 实验室检查

有条件的单位，可进行 X 线、肺功能及其他实验室检查，作为病情、疗效判断的参考②。

2. 临床病情程度的判断

按就诊时之症状及肺部哮鸣音，任何 1 项够重度者为重度；够中度者为中度；均不足中度者为轻度。

高原性干性萎缩性支气管炎

1. 移居高原人群多发。
2. 青壮年男性多发。
3. 咯血前患者身体健康，无慢性咳嗽史。

---

① 痰液性状、颜色，应加以观察及记录。

② 实验室检查内容：a. 胸部 X 线检查：如肺间质改变、合并肺气肿的程度等；b. 肺功能检查：如第 1 秒用力呼气量/用力肺活量、用力呼气中期流速、残气/肺总量等；c. 痰的检查：如痰内细胞的种类及数量、分泌型 IgA 痰黏稠度、细菌培养等；d. 其他检查：如纤维支气管镜、同位素肺功能检查、免疫指标等。

4. 除有红细胞增多外，其他实验室检查阴性。

5. X线胸部检查及支气管造影无异常。

6. 支气管镜检查支气管黏膜呈慢性充血、干燥、萎缩，附有结痂，气管环明显突出，有黏膜血管扩张等改变。

7. 预后良好，可复发。

弥漫性细支气管炎

日本采用的诊断标准。

1. 临床症状　咳嗽、咳痰，活动时气短。

2. 胸部检查　湿罗音(多为捻发音)及干罗音。

3. 胸部X线所见　两肺野弥漫性分布的结节阴影，肺过度膨胀。

4. 肺功能检查及血气分析所见　具有以下4项中3项以上。

(1) 1秒率低下(70%以下)。

(2) 肺活量低下(占预计值80%以下)。

(3) 残气量增加(占预计值150%以上)。

(4) 低氧血症(PaO_2 80 mmHg以下)。

弥漫性泛细支气管炎(DPB)(一)

(日本厚生省特定疾患弥漫性肺疾患调查研究班　1995年)

1. 临床症状　持续性咳嗽、咳痰及活动后气短。

2. 胸部听诊　可闻及间断性罗音(多数为水泡音，有时可有持续性干罗音或高调喘鸣音)。

3. 胸部X线/CT表现　X线显示两肺弥漫性散在的小颗粒状阴影(常伴有肺过度充气，病情进展可有两下肺支气管扩张，有时伴有局灶性肺炎)。CT显示小叶中心性小颗粒状阴影。

4. 肺功能及血气分析　1秒用力呼气容积(FEV_1)＜70%，PaO_2＜10.67 kPa(＜80 mmHg)，若病情进展可有肺活量减少，残气量(率)增加，一般无肺弥散功能减低。

5. 血液检查　血清冷凝集效价＞1∶64。

6. 合并或既往有慢性鼻窦炎(尽可能X线摄片确诊)。

若满足以上1～6项者，即可作出临床诊断。需注意与慢性支气管炎、支气管扩张、支气管哮喘及慢性阻塞性肺气肿进行鉴别诊断。病理组织学检查有助于确诊。

弥漫性泛细支气管炎(二)

（日本　小西一树等）

弥漫性泛细支气管炎(DPB)是以呼吸细支气管慢性炎症为主的疾病。凡具有下列临床征象,并排除慢性支气管炎、支气管哮喘及肺气肿等疾患,则可诊断为DPB。

1. 症状　主要表现为咳嗽、咳痰及劳力性呼吸困难,或有慢性鼻窦炎的表现。发热者约占60%。初期痰少,为黏液性,随着病情发展痰量增加,当合并感染时痰液转为脓性,且咳嗽、呼吸困难加重,晨间起床后尤为明显,随着大量脓痰的咯出,午后症状则减轻。感染反复难治,最后多合并革兰阴性杆菌如铜绿假单胞杆菌(绿脓杆菌)等感染。

2. 体征　早期于肺周围区域可闻及广泛的捻发音,晚期则出现干、湿罗音和喘鸣。25%的患者可出现发绀和杵状指。

3. 实验室检查　白细胞总数及中性粒细胞增高,淋巴细胞减少,血沉增快及C反应蛋白阳性。血浆红细胞冷凝集试验滴定度上升。免疫学检查可见IgG、IgM及IgA增加,高IgA血症(348～546 mg/dl)者可达60%。CD_4/CD_8比值上升以及HLA-Bw54抗原阳性。

4. X线检查　胸片或CT可见因呼吸细支气管以下的气道及肺泡腔膨胀所致的含气量增加和膈肌下降的征象。由于呼吸细支气管与邻近肺泡管壁广泛性炎症细胞浸润、泡沫细胞集聚以及纤维化的存在,胸片上常出现直径在5 mm以下,边界不清,呈小叶中心性分布的弥漫性结节状阴影,并有分叉状线条影与其相连。以下肺野为明显。此为细支气管扩张,管内充满黏液的表现。部分呼吸细支气管至小叶支气管柱状扩张及管壁增厚较为严重的患者,则可出现轨道线(tramline)征。DPB的胸部X线表现及分度见表1-1。

表1-1　DPB的胸部X线表现及其分度

项目	分度		
	Ⅰ度	Ⅱ度	Ⅲ度
肺含气量	透光度增加	膈肌低平	胸廓前后径增大
结节影	粟粒大小	米粒大小,分布于中下肺野	结节影分布于全肺野
肺纹理	增粗,走向不规则	肺周围呈网状影或短线状影	出现轨道线征
其他	边界不清的大片影	囊泡状阴影	其他阴影

5. 肺功能检查　常为阻塞性和限制性相混合的通气功能障碍，具体表现如下。

(1) 第 1 秒用力呼气量(FEV_1)降至正常预计值 70%以下。

(2) 肺活量减少至 80%以下。

(3) 残气量增加，＞150%。

(4) PaO_2 降至 10.6 kPa(80 mmHg)以下。

弥漫性泛细支气管炎(三)

（日本厚生省　1998 年）

弥漫性泛细支气管炎(DPB)是东亚地区所特有的人种特异性疾病，其疾病概念和治疗方法均确立于日本。随着红霉素疗法的发现和确立，DPB 的预后有了划时代的变化。

弥漫性泛细支气管炎(DPB)的概念和诊断标准：DPB 是弥漫存在于两肺呼吸细支气管区域的以慢性炎症为特征的特殊气道疾病，可导致严重的呼吸功能障碍。其疾病概念于 1969 年由日本的本间、山中等提出，以后随着大量的临床病理学研究而被进一步发展和确立。

DPB 的病理学特征是呼吸细支气管区域的淋巴细胞、浆细胞、组织细胞等圆形细胞的浸润，淋巴滤泡的形成以及呼吸细支气管壁及其周围的泡沫细胞的聚集，导致呼吸细支气管壁增厚、管腔狭窄和闭塞，可引起继发性支气管扩张。

由于炎症病变累及呼吸细支气管的全层，故称之为泛细支气管炎。高分辨 CT 对 DPB 的诊断非常重要，在支气管血管分支的尖端，相当于小叶中心位置的区域可见小叶中心性颗粒样结节状阴影。1998 年日本厚生省经第二次修改而制定 DPB 标准如下。

诊　断　项　目

1. 必须项目

(1) 持续性咳嗽，咳痰，活动时呼吸困难。

(2) 合并有慢性鼻窦炎或有既往史。

(3) 胸部 X 线可见两肺弥漫性散在的颗粒样结节状阴影，或胸部 CT 可见两肺弥漫性小叶中心性颗粒样结节状阴影。

2. 参考项目

(1) 胸部听诊断续性湿罗音。

(2) 1秒钟用力呼气容积占预计值百分比(FEV_1 占预计值%)低下(70%以下)以及低氧血症[动脉血氧分压(PaO_2)80 mmHg 以下]。

(3) 血冷凝集试验(CHA)效价增高(64 倍以上)。

临床诊断

1. 确诊　必须项目(1)、(2)、(3),加上参考项目中的 2 项以上。
2. 一般诊断　必须项目(1)、(2)、(3)。
3. 可疑诊断　必须项目(1)、(2)。

鉴别诊断

须与慢性支气管炎、支气管扩张症、纤毛不动综合征、阻塞性细支气管炎囊肿性纤维症相鉴别,病理组织学检查有利于对本病的确诊。

综上所述,作为呼吸系统疾病,DPB 具有以下 6 个特征:① 从形态和病变的部位以及反映它的图像表现来看是“弥漫性肺疾病”;② 从肺功能来看是“阻塞性肺疾病”;③ 是影响治疗和预后的“慢性气道感染症”;④ 是冷凝集试验效价持续增高的“免疫学关联疾病”;⑤ 是高频率地合并慢性鼻窦炎而出现的“鼻窦支气管综合征”;⑥ 人类白细胞抗原(HLA)关联上所显示的是与遗传因素相关的人种特异性的“多因子疾病”。

弥漫性泛细支气管炎的分期

根据疾病发展阶段的不同,DPB 可分为 3 期。

第一期:临床上以气道痉挛和低氧血症表现为主。

第二期:除具有第一期的表现外,尚有肺部感染症状。

第三期:临床上除具有第一、二期的表现外,常合并铜绿假单胞杆菌感染、高碳酸血症和右心功能不全。

嗜酸粒细胞性支气管炎

慢性咳嗽是患者就诊的最常见原因之一,习惯上把持续 3 周以上,没有明显肺疾病证据的咳嗽,称为慢性咳嗽。鼻后滴漏、咳嗽变异性哮喘(CVA)、胃食管反流

(GER)是引起慢性孤立性咳嗽最常见的原因，它们单独或合并引起大约80%的慢性咳嗽。嗜酸粒细胞性支气管炎(EB)是Gibson等于1989年首先定义的一种疾病诊断，表现为慢性干咳或晨咳少许黏痰，痰嗜酸粒细胞(Eos)>3%，肺功能正常，无气道高反应性(AHR)的证据，峰流速(PEF)变异率正常，糖皮质激素治疗效果良好。它是引起慢性咳嗽的一个重要原因，占慢性咳嗽的10%～20%。现行的诊断慢性咳嗽的程序，不包含气道炎症的评估，许多这类患者得不到明确诊断。

细支气管炎

1. 症状

(1) 急性者常在上呼吸道感染症状之后出现呼吸窘迫、呼吸困难、发绀，痰常不易咳出。

(2) 亚急性者在急性者病情好转7～20天后，再次出现进行性呼吸困难及发绀。

(3) 慢性者常与慢支、肺气肿、肺间质纤维化等病合并存在，表现为渐进性的呼吸困难、呼吸气促、呼吸浅速，可反复发生肺部感染，咳大量脓性痰。

2. 体征

(1) 急性、亚急性者胸廓前后径增大，胸部多有吸气性凹陷，叩诊呈清音或浊音，呼吸音减弱，两肺有散在干、湿罗音或捻发音，可有哮鸣音。

(2) 慢性者除有急性亚急性的体征外，尚有慢支、肺气肿、肺心病等并发症的体征。

3. 实验室检查

(1) 白细胞计数正常或增高；

(2) 血沉增快；

(3) C-反应蛋白增高；

(4) 冷凝集效价及IgA增高；

(5) 病毒分离可无或有病毒；

(6) 痰涂片或痰培养可发现致病菌。

4. 胸X线检查

表现不典型，可有以下一种或几种X线征象。

(1) 肺纹理增粗；

(2) 肺野透光度增强；

(3) 两肺散布不规则细小的2～5 mm大小的结节状和粟粒样阴影，边界不清；

(4) 可有小蜂窝状透亮区。

5. 肺功能检查

肺活量减低，残气量及残气/肺总量比率增加，第1秒用力呼出量减低。流速-容量曲线呈阻塞性，V_{50}、V_{25}减低，闭合气量增高，气道提早关闭。CO弥散量正常或轻度减低。

气管支气管巨大症

1. 多数为男性，年龄以30～40岁为多见，个别病例为儿童或50岁以上者。

2. 症状和体征　多数患者出现症状的时间在出现并发症以后，故主要表现为发热、咳嗽、咳痰，个别可能出现咯血等。

3. 胸部X线检查　胸片可见气管气栓明显扩大；正位片较侧位片更易见到。透视示气管异常柔软，且易弯曲。

4. 支气管造影　可见气管和主支气管扩大，软骨之间管腔呈局限性膨出，约1/3病例膨出呈憩室状，造影剂在气管内下降和分布缓慢，充盈时间长。

5. CT检查　对TBM的诊断作用更大，并显示出其优越性。有人观察到目测管腔的大小若大于或等于同一层面的椎体大小则可以认为有本病的可能，如进一步测量管腔的径线或其横断面积，若大于正常值的上限即可诊断为本病。

6. 气管、支气管管腔径线影像学测量

(1) Breatbach法：正常成人胸片上主动脉弓上方2 cm处气管的冠、矢状内径大小，男、女性分别为25、27及21、23 cm，若大于该值可诊断为气管扩大。

(2) Katz法：正常人气管及右、左主支气管管径的上限分别为30.5、24及23 mm，若大于这些值则对本病有诊断价值。

7. 肺功能检查　常显示轻度的肺总量及显著的残气量增加，部分患者有轻度的低氧血症。

气管软化症

1. 病史　可有慢性支气管炎反复发作史。

2. 症状　咳嗽剧烈，有时出现持续性“犬吠”样咳嗽，伴明显呼吸困难，可有发热，间断发生熟睡中憋醒现象，醒后有窒息感。

3. X线检查　可发现肺不张阴影。气管侧位断层可发现呼气期及吸气期气管前后径变化可达1.0 cm以上。

4. 纤维支气管镜检查　是明确诊断的可靠方法。可见支气管径呈扁平样变形，管径随呼吸运动变化，呼气时气管后壁聚拢近似闭合，吸气时管径复原，气管后壁明显增宽。支气管内可充满痰液。一般在呼气或咳嗽时气道狭窄变细达50％以上方可诊断本病。

支气管肺囊肿

1. 症状　多数患者可无症状。症状常因囊肿位置、大小、与支气管有无交通、交通的程度以及有无活瓣和有无并发症而异。如囊肿压迫气管与支气管，则可出现干咳、喘鸣或不同程度的呼吸困难。压迫纵隔和食管可出现吞咽困难，以致出现上腔静脉综合征。肺囊肿若与气道相通易合并感染，则常出现咳嗽、咳痰、咯血、发热、大量脓痰，与肺脓肿、支气管扩张症相似，偶可见囊肿内大出血。

2. 临床分型　本病按其病变和临床表现大体分为 6 种类型。

Ⅰ型(小儿张力型)：此型多发生于婴幼儿。由于支气管活瓣作用，囊肿迅速增大，常以明显的呼吸障碍而发病，需要紧急手术。

Ⅱ型：常发生于儿童和成人。囊肿和支气管交通，由于合并感染，此时患者常有咳嗽、咳痰、发热等类似肺脓肿的临床表现。

Ⅲ型：多发生于年龄稍大的儿童和成年患者，常无症状，或有轻微的咳嗽、咳痰、血痰和胸痛等症状。进行胸部 X 线检查时，常发现有肺大泡样改变。

Ⅳ型(巨大囊肿型)：表现为活动后呼吸困难，胸部 X 线检查有巨型囊肿，此型多经肺切除术后病理证实。

Ⅴ型(肺肿瘤型)：多属孤立的含液囊肿，常无症状，多在健康检查时发现。胸部 X 线检查有圆形或椭圆形境界明了的阴影。

Ⅵ型(多发性肺囊肿型)：临床上表现为长期咳嗽、咳痰、气短，有时合并感染出现高热、咳大量脓痰，咯血与肺脓肿和支气管扩张相似。此种类型无论从临床上或 X 线片上很难与囊状支气管扩张鉴别。有的学者将此类多发性支气管囊肿纳入到囊性支气管扩张。本病可出现杵状指，偶有合并大量肺出血及恶变者。

3. X 线表现　视囊肿内所含内容物为液体或气体、支气管交通情况，以及有无感染各不相同。

(1) 位于肺内的单发性者如属含液囊肿，未与支气管交通者常呈圆形或椭圆形，界限清晰、密度均匀的阴影。

(2) 靠近肺表面者，由于囊肿扩大时内受支气管和肺的推移，外受胸壁的限制，囊肿向上、下扩大与相应支气管垂直，呈大致平行于胸壁的“垂直椭圆形”阴影。此种改变常易误诊为结核球、其他种类的良性瘤和肺癌。

(3) 当囊肿和支气管交通后,含气囊肿内有液面,常易误诊为肺脓肿,但其壁较薄,周围无炎症改变,以资与肺脓肿鉴别。液体排完后成为气性囊肿,常呈环形阴影,壁甚薄,有的如发丝,内有透光区,单发性呈此种改变,但多发性支气管囊肿常呈多数圆形空腔,在平片表现为卷发状阴影包括环状、蜂窝状、皂泡状及网状阴影。

(4) 此外,在平片尚可有肺纹理增多、条索状、片状、肺不张、张力性肺大泡、巨型肺大泡和一侧毁损肺状阴影。在平片上表现为肺纹理增多和索条状阴影者可进一步通过支气管造影和 CT 进行诊断。CT 和磁共振问世以后,对支气管囊肿的诊断有了进一步的提高。

支气管结石

1. 症状　主要为支气管刺激及阻塞症状。

(1) 咳嗽:长期慢性咳嗽或阵发性刺激性咳嗽,在卧位或运动时尤易发作。有时咳出脓性痰,如有咳出一块或两块结石病史者,更有诊断价值。

(2) 胸闷、呼吸困难:有时气道敏感区受到刺激,可引起支气管痉挛,出现支气管哮喘。

(3) 咯血:间断少量或多量咯血。侵蚀较大血管时可大量咯血。

(4) 胸骨后压迫感,胸骨旁疼痛或突然剧烈胸痛。

(5) 结石可引起阻塞性肺炎,亦可引起肺不张与伴发支气管扩张或肺脓肿。不完全阻塞可形成局限肺气肿。

2. 体征　无特异性阳性所见。

3. X 线检查　结石呈大小不等,边缘清晰,形态不规则的致密阴影。右肺门淋巴结处较左侧为多,支气管结石亦以右肺为多。50%的结石位于中叶支气管根部,有时可见结石在气管内沿支气管方向形成,状如鹿角。结石太小、含钙量不够或被心脏、肋骨所掩盖而不能显影时,可拍深度曝光片或断层片。结石位置有时可以改变或消失。

4. 纤维支气管镜检查　可以直接发现结石或取出结石。有时结石埋于肉芽组织之中,仅见病变处有支气管黏膜肿胀,须将肉芽组织剥离方能取出。

反应性气道功能不全综合征(RADS)

美国胸科医师学院(ACCP)提出的 RADS 诊断标准。

(1) 既往无呼吸道疾病。

(2) 症状出现于一次突发事故之后。

(3) 接触高浓度刺激气体、烟雾或蒸汽。

(4) 症状出现于接触毒物 24 小时之内,并至少持续 3 个月。

(5) 症状类似于哮喘发作,主要表现为咳嗽、呼吸困难和哮鸣。

(6) 具有肺功能证实的气道阻塞和(或)非特异性气道高反应性。

(7) 排除其他肺部疾病。

咳嗽(一)

(中华医学会呼吸病学分会哮喘学组　2005 年)

咳嗽是呼吸系统疾病的常见症状,有利于清除呼吸道分泌物和有害因子,但频繁剧烈的咳嗽对患者的工作、生活和社会活动造成严重的影响。临床上咳嗽病因繁多且涉及面广,特别是胸部影像学检查无明显异常的慢性咳嗽患者,最易被临床医生所疏忽,很多患者长期被误诊为"慢性支气管炎"或"支气管炎",大量使用抗菌药物治疗无效,或者因诊断不清而反复进行各种检查,不仅增加了患者的痛苦,也加重了患者的经济负担。

随着人们对咳嗽的关注,欧美国家近 20 年对咳嗽原因及其治疗进行了多方面研究,基本明确了慢性咳嗽的常见病因,近年来先后制定了咳嗽相关的诊治指南。我国近年也开展了有关咳嗽病因诊治的临床研究,并取得了初步结果。为了进一步规范我国急、慢性咳嗽的诊断和治疗,加强咳嗽的临床和基础研究,中华医学会呼吸病学分会哮喘学组组织相关专家,参考国内、外有关咳嗽的临床研究结果,共同制定了《咳嗽的诊断和治疗指南》(草案),以期对不同类型的咳嗽进行科学的诊断和有效的治疗。

咳嗽的分类和原因

咳嗽通常按时间分为 3 类:急性咳嗽、亚急性咳嗽和慢性咳嗽。急性咳嗽时间<3 周,亚急性咳嗽 3～8 周,慢性咳嗽≥8 周。

1. 急性咳嗽　普通感冒是急性咳嗽最常见的病因,其他病因包括急性支气管炎、急性鼻窦炎、过敏性鼻炎、慢性支气管炎急性发作、支气管哮喘(简称哮喘)等。

2. 亚急性咳嗽　最常见原因是感冒后咳嗽(又称感染后咳嗽)、细菌性鼻窦炎、哮喘等。

3. 慢性咳嗽 慢性咳嗽原因较多，通常可分为两类：一类为初查X线胸片有明确病变者，如肺炎、肺结核、肺癌等。另一类为X线胸片无明显异常，以咳嗽为主或唯一症状者，即通常所说的不明原因慢性咳嗽（简称慢性咳嗽）。慢性咳嗽的常见原因为：咳嗽变异型哮喘（CVA）、鼻后滴流综合征（PNDs）、嗜酸粒细胞性支气管炎（EB）和胃-食管反流性咳嗽（GERC），这些原因占了呼吸内科门诊慢性咳嗽比例的70%～95%。其他病因较少见，但涉及面广，如慢性支气管炎、支气管扩张、支气管内膜结核、变应性咳嗽（AC）、心理性咳嗽等。

病史与辅助检查

1. 询问病史和体格检查

仔细询问病史对病因诊断具有重要作用，能缩小慢性咳嗽的诊断范围，得出初步诊断进行治疗或根据现病史提供的线索选择有关检查。

注意咳嗽性质、音色、节律和咳嗽时间、诱发或加重因素、体位影响，伴随症状等。了解咳痰的数量、颜色、气味及性状对诊断具有重要的价值。痰量较多、咳脓性痰者应首先考虑呼吸道感染性疾病。查体闻及呼气期哮鸣音时提示哮喘的诊断，如闻及吸气性哮鸣音，要警惕中心性肺癌或支气管内膜结核。

2. 相关辅助检查

(1) 诱导痰检查：最早用于支气管肺癌的诊断，通过诱导痰细胞学检查可使癌细胞检查阳性率显著增高，甚至是一些早期肺癌的唯一诊断方法。细胞学检查嗜酸粒细胞增高是诊断EB的主要指标。常采用超声雾化吸入高渗盐水的方法进行痰液的诱导。

(2) 影像学检查：X线胸片能确定肺部病变的部位、范围与形态，甚至可确定其性质，得出初步诊断，指导经验性治疗和相关性检查。建议将X线胸片作为慢性咳嗽的常规检查，如发现器质性病变，根据病变特征选择相关检查。X线胸片若无明显病变，则按慢性咳嗽诊断程序进行检查（见慢性咳嗽诊断程序）。胸部CT检查有助于发现纵隔前、后肺部病变、肺内小结节、纵隔肿大淋巴结及边缘肺野内较小的肿物。高分辨率CT有助于诊断早期间质性肺疾病和非典型支气管扩张。

(3) 肺功能检查：通气功能和支气管舒张试验可帮助诊断和鉴别气道阻塞性疾病，如哮喘、慢性支气管炎和大气道肿瘤等。常规肺功能正常，可通过激发试验诊断CVA。

(4) 纤维支气管镜（简称纤支镜）检查：可有效诊断气管腔内的病变，如支气管肺癌、异物、内膜结核等。

（5）食管24小时pH值监测：能确定有无胃-食管反流（GER），是目前诊断GERC最为有效的方法。通过动态监测食管pH值的变化，获得24小时食管pH值<4的次数、最长反流时间、食管pH值<4占监测时间的百分比等6项参数，最后以Demeester积分表示反流程度。检查时实时记录反流相关症状，以获得反流与咳嗽症状的相关概率（SAP），明确反流时相与咳嗽的关系。

（6）咳嗽敏感性检查：通过雾化方式使受试者吸入一定量的刺激物气雾溶胶颗粒，刺激相应的咳嗽感受器而诱发咳嗽，并以咳嗽次数作为咳嗽敏感性的指标。常用辣椒素吸入进行咳嗽激发试验。咳嗽敏感性增高常见于AC、EB、GERC。

（7）其他检查：外周血检查嗜酸粒细胞增高提示寄生虫感染、变应性疾病。变应原皮试（SPT）和血清特异性IgE测定有助于诊断变应性疾病和确定变应原类型。

急性咳嗽的诊断

急性咳嗽的病因相对简单，最常见的病因为普通感冒。普通感冒的咳嗽常与鼻后滴流有关。当健康成人具备以下4条标准时，可以诊断为普通感冒。

（1）鼻部相关症状（如流涕、打喷嚏、鼻塞和鼻后滴流），伴或不伴发热。

（2）流泪。

（3）咽喉部有刺激感或不适。

（4）胸部体格检查正常。

常见慢性咳嗽的病因及其诊断

慢性咳嗽的病因相对复杂，明确病因是治疗成功的关键。多数慢性咳嗽与感染无关，无须使用抗菌药物治疗。咳嗽原因不明或不能除外感染时，慎用糖皮质激素。

一、CVA

1. 定义　CVA是一种特殊类型的哮喘，咳嗽是其唯一或主要临床表现，无明显喘息、气促等症状或体征，但有气道高反应性。

2. 临床表现　主要表现为刺激性干咳，通常咳嗽比较剧烈，夜间咳嗽为其重要特征。感冒、冷空气、灰尘、油烟等容易诱发或加重咳嗽。

3. 诊断　常规抗感冒、抗感染治疗无效，支气管扩张剂治疗可以有效缓解咳嗽症状，此点可作为诊断和鉴别诊断的依据。肺通气功能和气道高反应性检查是诊断 CVA 的关键方法。

诊断标准

(1) 慢性咳嗽常伴有明显的夜间刺激性咳嗽。

(2) 支气管激发试验阳性或最大呼气流量(PEF)昼夜变异率＞20%。

(3) 支气管扩张剂、糖皮质激素治疗有效。

(4) 排除其他原因引起的慢性咳嗽。

二、PNDs

1. 定义　PNDs 是指由于鼻部疾病引起分泌物倒流鼻后和咽喉部,甚至反流入声门或气管,导致以咳嗽为主要表现的综合征。

2. 临床表现　除了咳嗽、咳痰外,PNDs 患者通常还主诉咽喉部滴流感、口咽黏液附着、频繁清喉、咽痒不适或鼻痒、鼻塞、流涕、打喷嚏等。有时患者会主诉声音嘶哑,讲话也会诱发咳嗽,但其他原因的咳嗽本身也有此类主诉。通常发病前有上呼吸道疾病(如感冒)史。

3. 诊断　引起 PNDs 的基础疾病包括季节性变应性鼻炎、常年性变应性鼻炎、常年性非变应性鼻炎、血管舒缩性鼻炎、感染性鼻炎、真菌性鼻炎、普通感冒和鼻窦炎等。伴有大量痰液者多为慢性鼻窦炎所致。血管舒缩性鼻炎的特征是随气温改变,鼻腔有时会产生大量稀薄水样分泌物。

慢性鼻窦炎影像学检查征象为鼻窦黏膜增厚超过 6 mm、气液平面或窦腔模糊。如咳嗽具有季节性或病史提示与接触特异性的变应原(例如花粉、尘螨)有关时,SPT 有助于诊断。怀疑变应性真菌性鼻窦炎时,可行曲真菌和其他真菌的皮肤试验及特异性 IgE 检测。

诊断标准

(1) 发作性或持续性咳嗽,以白天咳嗽为主,入睡后较少咳嗽。

(2) 鼻后滴流和(或)咽后壁黏液附着感。

(3) 有鼻炎、鼻窦炎、鼻息肉或慢性咽喉炎等病史。

(4) 检查发现咽后壁有黏液附着、鹅卵石样观。

(5) 经针对性治疗后咳嗽缓解。

PNDs 涉及多种基础疾病,其诊断主要是根据病史和相关检查综合判断,所以在建立诊断以前应排除引起慢性咳嗽的其他常见原因。近年来,有的学者直接采用鼻炎(鼻窦炎)作为慢性咳嗽的病因诊断,而不用 PNDs 的术语。

三、EB

1. 定义　一种以气道嗜酸粒细胞浸润为特征的非哮喘性支气管炎,是慢性咳嗽的重要原因。

2. 临床表现　主要症状为慢性刺激性咳嗽，常是唯一的临床症状，一般为干咳，偶尔咳少许黏痰，可在白天或夜间咳嗽。部分患者对油烟、灰尘、异味或冷空气比较敏感，常为咳嗽的诱发因素。患者无气喘、呼吸困难等症状，肺通气功能及呼气峰流速变异率(PEFR)正常，无气道高反应性的证据。

3. 诊断　EB临床表现缺乏特征性，部分表现类似CVA，体格检查无异常发现，诊断主要依靠诱导痰细胞学检查。具体标准如下：① 慢性咳嗽，多为刺激性干咳，或伴少量黏痰。② X线胸片正常。③ 肺通气功能正常，气道高反应性检测阴性，PEF日间变异率正常。④ 痰细胞学检查嗜酸粒细胞比例≥0.03。⑤ 排除其他嗜酸粒细胞增多性疾病。⑥ 口服或吸入糖皮质激素有效。

四、GERC

1. 定义　因胃酸和其他胃内容物反流进入食管，导致以咳嗽为突出的临床表现。GERC是慢性咳嗽的常见原因。

2. 临床表现　典型反流症状表现为胸骨后烧灼感、反酸、嗳气、胸闷等。有微量误吸的GER患者，早期更易出现咳嗽症状及咽喉部症状。临床上也有不少GERC患者没有反流症状，咳嗽是其唯一的临床表现。咳嗽大多发生在日间和直立位，干咳或咳少量白色黏痰。

3. 诊断　患者咳嗽伴有反流相关症状或进食后咳嗽，对提示诊断有一定意义。24小时食管pH值监测是目前诊断GERC最为有效的方法，通过动态监测食管远端和近端pH值的变化，结果以Demeester积分、SAP表示。

钡餐检查和胃镜检查对GERC的诊断价值有限，且不能确定反流和咳嗽的相关关系。

4. 诊断标准

(1) 慢性咳嗽，以白天咳嗽为主。

(2) 24小时食管pH值监测Demeester积分≥12.70，和(或)SAP≥75%。

(3) 排除CVA、EB、PNDs等疾病。

(4) 抗反流治疗后咳嗽明显减轻或消失。

对于没有食管pH值监测的单位或经济条件有限的慢性咳嗽患者，具有以下指征者可考虑进行诊断性治疗。

(1) 患者有明显的进食相关的咳嗽，如餐后咳嗽、进食咳嗽等。

(2) 患者伴有GER症状，如反酸、嗳气、胸骨后烧灼感等。

(3) 排除CVA、EB、PNDs等疾病，或按这些疾病治疗效果不佳。抗反流治疗后咳嗽消失或显著缓解，可以临床诊断GERC。

其他慢性咳嗽的病因及其诊断

一、慢性支气管炎(ChB)

1. 定义　为咳嗽、咳痰连续 2 年以上，每年累积或持续至少 3 个月，并排除其他引起慢性咳嗽的病因。

2. 临床表现　咳嗽、咳痰一般晨间明显，咳白色泡沫痰或黏液痰，加重期亦有夜间咳嗽。ChB 是慢性咳嗽最常见的病因，然而在门诊诊治的慢性咳嗽患者中，ChB 只占少数。需要注意的是，临床上很多其他病因引起的慢性咳嗽患者常被误诊为 ChB。

二、支气管扩张症

由于慢性炎症引起气道壁破坏，导致非可逆性支气管扩张和管腔变形，主要病变部位为亚段支气管。临床表现为咳嗽、咳脓痰甚至咯血。典型病史者诊断并不困难，无典型病史的轻度支气管扩张症则容易误诊。X 线胸片改变(如卷发样)对诊断有提示作用，怀疑支气管扩张症时，最佳诊断方法为胸部高分辨率 CT。

三、变应性咳嗽(AC)

1. 定义　临床上某些慢性咳嗽患者，具有一些特应症的因素，抗组胺药物及糖皮质激素治疗有效，但不能诊断为哮喘、变应性鼻炎或 EB，将此类咳嗽定义为 AC。其与变应性咽喉炎、EB、感冒后咳嗽的关系及异同有待进一步明确。

2. 临床表现　刺激性干咳，多为阵发性，白天或夜间咳嗽，油烟、灰尘、冷空气、讲话等容易诱发咳嗽，常伴有咽喉发痒。通气功能正常，诱导痰细胞学检查嗜酸粒细胞比例不高。

3. 诊断标准　目前尚无公认的标准，以下标准供参考。

(1) 慢性咳嗽。

(2) 肺通气功能正常，气道高反应性检测阴性。

(3) 具有下列指征之一：① 过敏物质接触史；② SPT 阳性；③ 血清总 IgE 或特异性 IgE 增高；④ 咳嗽敏感性增高。

(4) 排除 CVA、EB、PNDs 等其他原因引起的慢性咳嗽。

(5) 抗组胺药物和(或)糖皮质激素治疗有效。

四、感冒后咳嗽

当感冒本身急性期症状消失后，咳嗽仍然迁延不愈，临床上称之为感冒后咳嗽。除了呼吸道病毒外，其他呼吸道感染亦可能导致此类迁延不愈的咳嗽，有文献统称为感染后咳嗽(postinfectious cough)。患者多表现为刺激性干咳或咳少量白色黏液痰，可以持续 3～8 周，甚至更长时间。X 线胸片检查无异常。

五、支气管内膜结核

支气管内膜结核在慢性咳嗽病因中所占的比例尚不清楚，但在国内并不罕见，多数合并肺内结核，也有不少患者仅表现为单纯性支气管内膜结核，其主要症状为慢性咳嗽，而且在有些患者是唯一的临床表现，可伴有低热、盗汗、消瘦等结核中毒症状，查体有时可闻吸气性干罗音。X 线胸片无明显异常改变，临床上容易误诊及漏诊。

对怀疑支气管内膜结核的患者应首先进行普通痰涂片找抗酸杆菌。部分患者结核分枝杆菌培养可阳性。X 线胸片的直接征象不多，可发现气管、主支气管的管壁增厚、管腔狭窄或阻塞等病变。CT，特别是高分辨率 CT，显示支气管病变征象较 X 线胸片更为敏感，尤其能显示叶以下支气管的病变，可以间接提示诊断。纤支镜检查是确诊支气管内膜结核的主要手段，镜下常规刷检和组织活检阳性率高。

六、血管紧张素转换酶抑制剂(ACEI)诱发的咳嗽

咳嗽是服用 ACEI 类降压药物的常见不良反应，发生率为 10%～30%，占慢性咳嗽病因的 1%～3%。停用 ACEI 后咳嗽缓解可以确诊。通常停药 4 周后咳嗽消失或明显减轻。血管紧张素Ⅱ受体拮抗剂可以替代 ACEIs。

七、心理性咳嗽

心理性咳嗽是由于患者具有严重心理问题或有意清喉引起的，又称其为习惯性咳嗽、心因性咳嗽。小儿相对常见，在儿童 1 个月以上咳嗽病因中占 3%～10%。典型表现为日间咳嗽，专注于某一事物及夜间休息时咳嗽消失，常伴随焦虑症状。

心理性咳嗽的诊断系排他性诊断，只有其他可能的诊断排除后才能考虑心理性咳嗽。儿童心理性咳嗽的主要治疗方法是暗示疗法，可以短期应用止咳药物辅助治疗。对年龄大的患者可辅以心理咨询或精神干预治疗，适当应用抗焦虑药物。

八、其他少见病因

如支气管肺癌、肺间质纤维化、支气管微结石症、左心功能不全等。

慢性咳嗽病因诊断程序

慢性咳嗽的病因诊断应遵循以下几条原则。

(1) 重视病史,包括耳鼻咽喉和消化系统疾病病史。

(2) 根据病史选择有关检查,由简单到复杂。

(3) 先检查常见病,后检查少见病。

(4) 诊断和治疗两者应同步或顺序进行。如前者条件不具备时,根据临床特征进行诊断性治疗,并根据治疗反应确定咳嗽病因,治疗无效时再选择有关检查。

慢性咳嗽病因诊断具体步骤及流程图(图 1-1)如下。

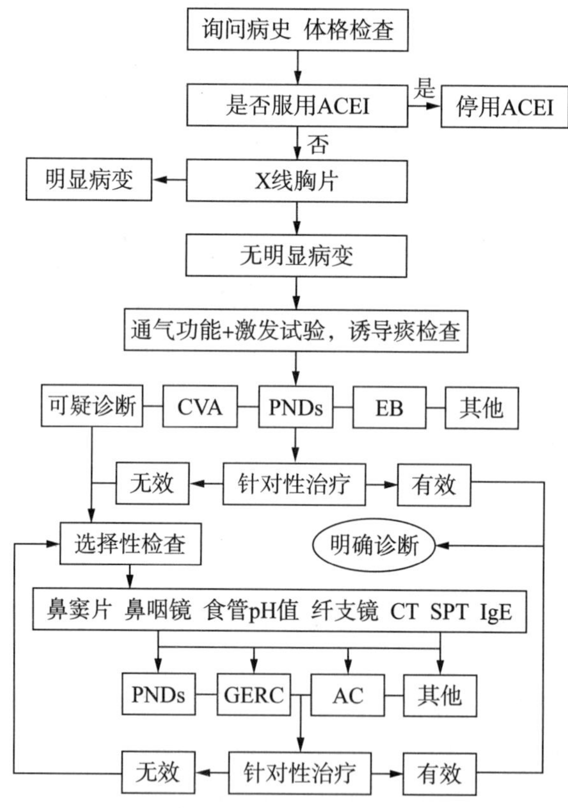

图 1-1 慢性咳嗽病因诊断流程图

注:对于经济条件受限或去普通基层医院就医的患者,如有典型病史和咳嗽相关症状,可进行病因诊断性治疗。如果试验治疗无效,则应及时到有条件的医院进行检查,以免延误病情。

(1) 询问病史和查体：通过病史询问缩小诊断范围，有时病史可直接提示相应病因，如吸烟史、暴露于环境刺激因素或正在服用 ACEI 类药物。

(2) X 线胸片检查：建议作为慢性咳嗽患者的常规检查。X 线胸片有明显病变者，可根据病变的形态、性质选择进一步检查。X 线胸片无明显病变者，如有吸烟、环境刺激物或服用 ACEI，则戒烟、脱离刺激物的接触或停药观察 4 周。若咳嗽仍未缓解或无上述诱发因素，则进入下一步诊断程序。

(3) 检测肺通气功能＋支气管激发试验，以诊断和鉴别哮喘。通气功能正常、激发试验阴性，进行诱导痰检查，以诊断 EB。

(4) 病史存在鼻后滴流或频繁清喉时，可先按 PNDs 治疗，联合使用第一代 H_1 受体阻断剂和鼻减充血剂。对变应性鼻炎可加用鼻腔吸入糖皮质激素。治疗 1～2 周症状无改善者，可摄鼻窦 CT 或行鼻咽镜检查。

(5) 如上述检查无异常，或患者伴有反流相关症状，可考虑进行 24 小时食管 pH 值监测。无条件进行 pH 值监测，高度怀疑者可进行经验性治疗。

(6) 怀疑变应性咳嗽者可行 SPT、血清 IgE 和咳嗽敏感性检测。

(7) 通过上述检查仍不能确诊，或试验治疗后仍继续咳嗽者，应考虑做高分辨率 CT、纤支镜和心脏检查，以排除支气管扩张症、支气管内膜结核及左心功能不全等疾病。

(8) 经相应治疗后咳嗽缓解，病因诊断方能确立，另外部分患者可同时存在多种病因。如果患者治疗后，咳嗽症状部分缓解，应考虑是否同时合并其他病因。

咳嗽(二)

（中华医学会呼吸病学分会哮喘学组　2009 年）

中华医学会呼吸病学分会哮喘学组于 2005 年制定并颁布了《咳嗽的诊断与治疗指南(草案)》(下面简称 2005 版指南)，指南的主体内容为慢性咳嗽的病因诊断与治疗。指南制定以来，广大临床医师，特别是呼吸专科医师对慢性咳嗽的病因分布与诊断的认识有了显著的提高，对临床工作起到了重要的指导作用。因此，为进一步完善指南，及时反映国内外咳嗽诊治方面的研究进展，中华医学会呼吸病学分会哮喘学组于 2009 年组织有关专家对 2005 版指南进行了修订。现将本次(2009 版)指南修订的主要内容介绍如下。

一、基本结构

本次 2009 版指南的修订仍然坚持“内容全面，重点突出，注重实用”的原则，基本保留了原有的结构与内容，只是在局部作了调整与改动(表 1-2)。2005 版指南分 7 个部分另加 1 个附件。2009 版增加了经验治疗与祛痰药物两个部分，另外将亚急性咳嗽作为 1 个部分单列，总共 9 个部分。急性咳嗽部分除了普通感冒外，增加了急性气管支气管炎的内容，因为后者也是急性咳嗽的常见病因。亚急性咳嗽主要介绍了感染后咳嗽(又称感冒后咳嗽)。

表 1-2　2005 版指南与 2009 版指南结构的比较

2005 版指南	2009 版指南
一、咳嗽的分类和原因	一、咳嗽的定义、分类和原因
二、病史与辅助检查	二、病史与辅助检查
三、急性咳嗽的诊断与治疗	三、急性咳嗽的诊断与治疗
四、常见慢性咳嗽病因的诊治	四、亚急性咳嗽的诊断与治疗
五、其他慢性咳嗽病因的诊治	五、常见慢性咳嗽病因的诊治
六、慢性咳嗽病因诊断程序	六、其他慢性咳嗽病因的诊治
七、常用止咳药物	七、慢性咳嗽病因诊断程序
附件	八、慢性咳嗽的经验治疗
	九、镇咳与祛痰治疗附件

慢性咳嗽部分常见病因仍为上气道咳嗽综合征(UACS)[鼻后滴流综合征(PNDs)]、咳嗽变异性哮喘、嗜酸粒细胞性支气管炎和胃食管反流性咳嗽四大病因。2005 版指南的其他慢性咳嗽病因包括慢性支气管炎、支气管扩张、变应性咳嗽、感染后咳嗽、支气管内膜结核、血管紧张素转换酶抑制性咳嗽、心理性咳嗽。考虑到咳嗽常为中心型肺癌的早期症状，早期普通 X 线检查常无异常，漏诊、误诊时有发生，2009 版指南增加了支气管肺癌的内容。因此在详细询问病史后，对有长期吸烟史，出现刺激性干咳、痰中带血、胸痛、消瘦等症状或原有咳嗽性质发生改变的患者，应高度怀疑肺癌的可能，进一步进行影像学检查和支气管镜检查。

2005 版指南附件包括诱导痰检查、咳嗽敏感性检查及 24 小时 pH 值监测。咳嗽作为临床上最常见的症状，目前对其严重程度的评判缺乏具体的标准，因此新版指南附件在原有基础上增加了咳嗽程度与疗效的评估方法，供临床参考使用。咳嗽的评价包括咳嗽症状评估、生活质量测评、咳嗽频率监测及咳嗽音分析。目前国内咳嗽频率监测、咳嗽音分析尚未应用于临床。2009 版指南主要介绍了相对简单的咳嗽症状积分及视觉模拟评分体系，提供了一个简便而且相对量化的指标，对咳嗽的病情评估及疗效观察有一定帮助。

二、诊断术语

2009 版指南对四种慢性咳嗽相关疾病的诊断名称作了更改(表 1-3)。PNDs 最早由美国学者提出,指鼻炎或鼻窦炎引起分泌物倒流鼻后和咽喉等部位,导致以咳嗽为主要表现的综合征,被称为 PNDs。但这一定义并未被广为接受,欧洲的学者不接受 PNDs 这一诊断术语,而直接采用“鼻炎/鼻窦炎”来表示鼻部疾病引起的咳嗽,主要原因在于一些上气道疾病引起的咳嗽,并无典型的鼻后滴流感、鹅卵石样征和咽部黏液附着征,另外目前无法明确上呼吸道相关的咳嗽是由鼻后滴流刺激咽喉部还是炎症直接刺激鼻部咳嗽感受器所致。基于上述原因,2006 年美国胸科医师协会咳嗽指南委员会修订第二版美国咳嗽诊治指南时,建议用 UACS 替代 PNDs。中国新版咳嗽指南采用了这一新的诊断术语,而且对 UACS 的定义进行了延伸和扩展。在美国第二版咳嗽指南中,UACS 的定义仍然局限于鼻炎和鼻窦炎的范畴。事实上,除了鼻炎/鼻窦炎外,慢性咽喉炎、慢性扁桃体炎等上气道疾病,甚至舌根部病变都可能引起咳嗽。因此,中国新版咳嗽指南定义的 UACS 同时包括了上述疾病。尽管引入了 UACS 诊断术语,但在 2009 版咳嗽指南中同时保留了 PNDs 的诊断术语,一方面是考虑指南的连续性,另一方面是对于部分具有典型鼻后滴流感的患者,PNDs 的诊断名词比较通俗易懂,仍然有它的优越性。由于国内结核是一常见疾病,以咳嗽为主要症状的支气管结核并不少见,第一版咳嗽指南首次将支气管结核纳入慢性咳嗽病因。当时采用了临床医师的习惯名称“支气管内膜结核”,但实际上支气管并无内膜这一解剖结构。因此,本次指南摒弃了这个不规范的术语,用“气管 2 支气管结核”取而代之。另外,目前国内文献对“cough variant asthma”的译法尚未统一,采用“咳嗽变异型哮喘”或“咳嗽变异性哮喘”的名称均有,2009 版指南统一改称为咳嗽变异性哮喘(见第 29 页图 1-2)。

表 1-3　2005 版指南与 2009 版指南诊断术语的变化

2005 版指南	2009 版指南
咳嗽变异型哮喘(CVA)	咳嗽变异性哮喘(CVA)
(Cough variant asthma)	(Cough variant asthma)
鼻后滴流综合征(PNDs)	上气道咳嗽结合征(UACS)
(Post nasal drip syndrome)	(Upper airway cough syndrome)
感冒后咳嗽	感染后咳嗽
(Cough post influenz)	(Cough post infection)
支气管内膜结核	支气管结核

三、诊断程序

慢性咳嗽病因诊断程序结构同前，局部作了一点改动(见第 29 页图 1－2)。因为咳嗽变异性哮喘与嗜酸粒细胞性支气管炎为慢性咳嗽的常见病因，2005 版咳嗽指南将通气功能＋激发试验与诱导痰细胞学检查并行列为一线检查。考虑到一些单位诱导痰检查开展尚不普遍，2009 版指南提供了另一诊断途径，就是可让患者先进行通气功能＋激发试验检查，如气道高反应性阴性再行诱导痰检查。还有一个变化是在诊断程序中亦将诊断性治疗(经验治疗)作为一个选择。

咳嗽(三)

(中华医学会呼吸病学分会哮喘学组　2009 年)

咳嗽是机体的防御反射，有利于清除呼吸道分泌物和有害因子，但频繁剧烈的咳嗽对患者的工作、生活和社会活动造成严重的影响。临床上，咳嗽是内科患者最常见的症状，咳嗽病因繁多且涉及面广，特别是胸部影像学检查无明显异常的慢性咳嗽患者。此类患者最易被临床医生所疏忽，很多患者被长期误诊为“慢性支气管炎”或“支气管炎”，大量使用抗菌药物治疗而无效，或者因诊断不清反复进行各种检查，不仅增加了患者的痛苦，也加重了患者的经济负担。

随着人们对咳嗽的关注，我国近年来开展了有关咳嗽病因诊治的临床研究，并取得了初步结果。为了进一步规范我国急、慢性咳嗽的诊断和治疗，加强咳嗽的临床和基础研究，中华医学会呼吸病学分会哮喘学组组织相关专家，参考国内外有关咳嗽的临床研究结果，于 2005 年制定了“咳嗽的诊断与治疗指南(草案)”。指南制定以来，对国内的临床实践起到了良好的指导作用，很多专家及同行提出了不少宝贵意见。为进一步完善指南，及时反映国内外咳嗽诊治方面的研究进展，中华医学会呼吸病学分会哮喘学组对 2005 版的“咳嗽的诊断与治疗指南(草案)”进行了修订。

一、咳嗽的分类

咳嗽通常按时间分为 3 类：急性咳嗽、亚急性咳嗽和慢性咳嗽。急性咳嗽＜3 周，亚急性咳嗽为 3～8 周，慢性咳嗽＞8 周。咳嗽按性质又可分为干咳与湿咳。不同类型的咳嗽病因分布特点不同。慢性咳嗽病因较多，通常根据胸部 X 线检查有无异常分为两类：一类为 X 线胸片有明确病变者，如肺炎、肺结核、支气管肺癌等；另一类为 X 线胸片无明显异常，以咳嗽为主要或唯一症状者，即通常所说的不明原因慢性咳嗽(简称慢性咳嗽)。

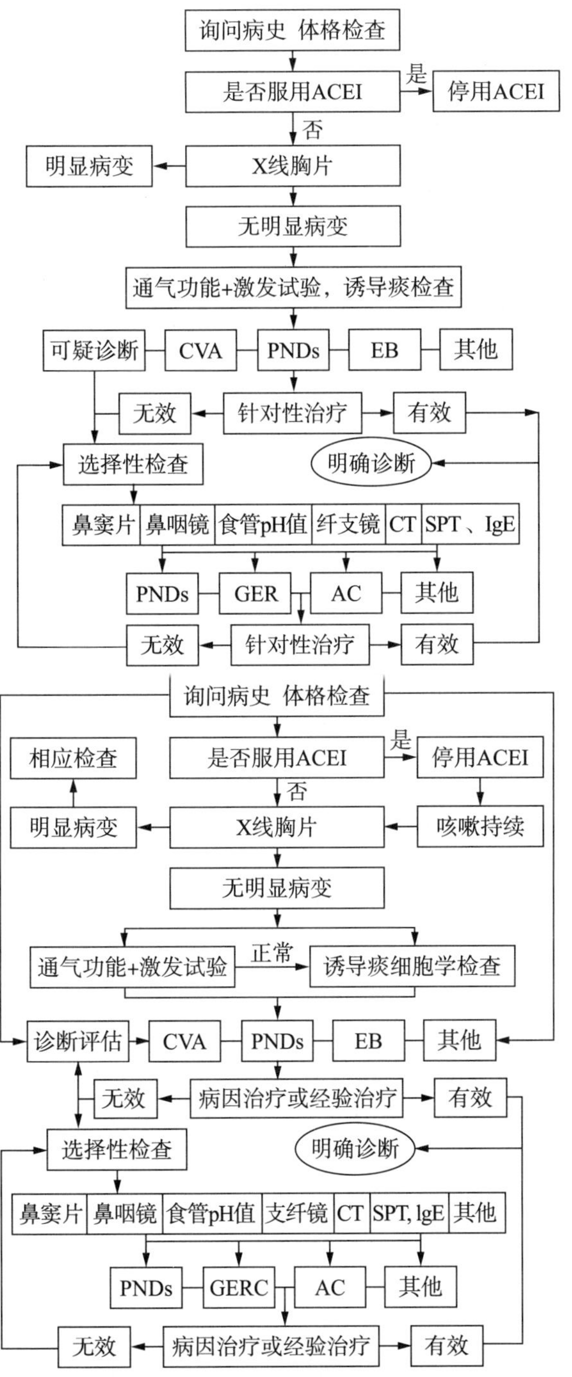

图 1－2　慢性咳嗽病因诊断程序(上为 2005 版,下为 2009 版)*

注：＊此图为咳嗽(二)中“三、诊断程序”中的图 1－2。

二、病史与辅助检查

通过仔细询问病史和查体能缩小咳嗽的诊断范围，提供病因诊断线索，甚至得出初步诊断并进行经验性治疗，或根据现病史选择有关检查，明确病因。

1. 询问病史　应注意咳嗽的持续时间、时相、性质、音色，以及诱发或加重因素、体位影响、伴随症状等。了解痰液的数量、颜色、气味及性状对诊断具有重要的价值。

询问咳嗽持续的时间可以判断急性、亚急性或慢性咳嗽，缩小诊断范围。了解咳嗽发生的时相亦有一定提示，如运动后咳嗽常见于运动性哮喘，夜间咳嗽多见于咳嗽变异性哮喘(cough variant asthma，CVA)和心脏疾病。痰量较多、咳脓性痰，应考虑呼吸道感染性疾病。慢性支气管炎常咳白色黏液痰，以冬、春季咳嗽为主。痰中带血或咳血者应考虑结核、支气管扩张和肺癌的可能。有过敏性疾病史和家族史者应注意排除过敏性鼻炎和哮喘相关的咳嗽。大量吸烟和职业性接触粉尘、化工物质也是导致慢性咳嗽的重要原因。有胃病史的患者需排除胃食管反流性咳嗽(gastroesophageal reflux-related chronic cough，GERC)。有心血管疾病史者要注意慢性心功能不全等引起的咳嗽。高血压患者服用血管紧张素转换酶抑制剂(angiotensin converting enzyme inhibitors，ACEI)是慢性咳嗽的常见原因之一。

2. 体格检查　包括鼻、咽、喉、气管、肺部等，如气管的位置、颈静脉充盈、咽喉鼻腔情况，双肺呼吸音及有无哮鸣音和爆裂音。查体若闻及呼气期哮鸣音，提示支气管哮喘；如闻及吸气期哮鸣音，要警惕中心性肺癌或支气管结核，同时也要注意心界是否扩大、瓣膜区有无器质性杂音等心脏体征。

3. 相关辅助检查　① 诱导痰检查：最早用于支气管肺癌的脱落细胞学诊断。诱导痰检查嗜酸粒细胞增高是诊断嗜酸粒细胞性支气管炎(eosinophilic bronchitis，EB)的主要指标，常采用超声雾化吸入高渗盐水的方法进行痰液的诱导。② 影像学检查：建议将X线胸片作为慢性咳嗽的常规检查，如发现明显病变，根据病变特征选择相关检查。X线胸片如无明显病变，则按慢性咳嗽诊断程序进行检查(见慢性咳嗽诊断程序)。胸部CT检查有助于发现纵隔前后肺部病变、肺内小结节、纵隔肿大淋巴结，特别是胸部X线检查不易发现的病变，对一些少见的慢性咳嗽病因如支气管结石、支气管异物等具有重要诊断价值。高分辨率CT有助于诊断早期间质性肺疾病和非典型支气管扩张。③ 肺功能检查：通气功能和支气管舒张试验可帮助诊断和鉴别气道阻塞性疾病，如支气管哮喘、慢性阻塞性肺疾病和大气道肿瘤等。支气管激发试验是诊断CVA的关键方法。④ 支气管镜检查：可有效诊断气管腔内的病变，如支气管肺癌、异物、结核等。⑤ 24小时食管pH值监测：这是目前判断胃食管反流的最常用和最有效的方法，但不能检测非酸性反流。通过动态监测食管 pH 值的变化，获得 24 小时食管 pH 值<4 的次数、最长反流时间、食管 pH 值<4 占监测时间百分比等 6 项参数，最后以 Demeester 积分表示反流程度。检查时实时记录反流相关症状，以获得反流与咳嗽症状的相关概率（symptom association probability，SAP），确定反流与咳嗽的关系。非酸性反流需采用食管腔内阻抗或胆红素监测。⑥ 咳嗽敏感性检查：通过雾化方式使受试者吸入一定量的刺激物气溶胶颗粒，刺激相应的咳嗽感受器而诱发咳嗽，并以吸入物浓度作为咳嗽敏感性的指标。常用辣椒素吸入进行咳嗽激发试验。咳嗽敏感性增高常见于变应性咳嗽（atopic cough，AC）、感染后咳嗽（post-infectious cough，PIC）、GERC 等。⑦ 其他检查：外周血检查嗜酸粒细胞增高提示寄生虫感染及变应性疾病。变应原皮试和血清特异性 IgE 测定有助于诊断变应性疾病和确定变应原类型。

三、急性咳嗽的诊断

急性咳嗽的病因相对简单，普通感冒、急性气管-支气管炎是急性咳嗽最常见的疾病。

（一）普通感冒

普通感冒临床表现为鼻部相关症状，如流涕、打喷嚏、鼻塞和鼻后滴流感、咽喉刺激感或不适，伴或不伴发热。普通感冒的咳嗽常与鼻后滴流有关。

（二）急性气管-支气管炎

1. 定义　急性气管-支气管炎是由于生物性或非生物性因素引起的气管-支气管黏膜的急性炎症。病毒感染是最常见的病因，但常继发细菌感染，冷空气、粉尘及刺激性气体也可引起此病。

2. 临床表现　起病初期常有上呼吸道感染症状。随后咳嗽可渐加剧，伴或不伴咳痰，伴细菌感染者常咳黄脓痰。急性气管-支气管炎常呈自限性，全身症状可在数天内消失，但咳嗽、咳痰一般持续 2～3 周。X 线检查无明显异常或仅有肺纹理增加。查体双肺呼吸音粗，有时可闻及湿性或干性啰音。

3. 诊断　主要依据临床表现，要注意与流感、肺炎、肺结核、百日咳、急性扁桃体炎等疾病鉴别。

四、亚急性咳嗽的诊断与治疗

亚急性咳嗽最常见的原因是感染后咳嗽，其次为上气道咳嗽综合征（upper airway cough syndrome，UACS）、CVA 等。在处理亚急性咳嗽时，首先要明确咳嗽是否继发于先前的呼吸道感染，并进行经验性治疗。治疗无效者，再考虑其他病因并参考慢性咳嗽诊断程序进行诊治。

当呼吸道感染的急性期症状消失后，咳嗽仍迁延不愈。除呼吸道病毒外，其他病原体如细菌、支原体和衣原体等均可能引起感染后咳嗽，其中以感冒引起的咳嗽最为常见，又称为“感冒后咳嗽”。感染后咳嗽多表现为刺激性干咳或咳少量白色黏液痰，通常持续 3～8 周，X 线胸片检查无异常。

五、慢性咳嗽常见病因的诊断

慢性咳嗽的常见病因包括：CVA、UACS［又称鼻后滴流综合征（postnasal drip syndrome，PNDS）］、EB 和 GERC，这些病因占呼吸内科门诊慢性咳嗽病因的 70%～95%。其他病因较少见，但涉及面广，不仅与呼吸系统疾病有关，还与其他系统的疾病有关。

（一）UACS/PNDS

1. 定义　鼻部疾病引起分泌物倒流鼻后和咽喉等部位，直接或间接刺激咳嗽感受器，导致以咳嗽为主要表现的综合征被称为 PNDS。由于目前无法明确上呼吸道相关的咳嗽是否由鼻后滴流直接刺激或是炎症直接刺激上呼吸道咳嗽感受器所致，2006 年美国咳嗽诊治指南建议用 UACS 替代 PNDS。

UACS 是引起慢性咳嗽最常见病因之一，除了鼻部疾病外，UACS 还常与咽喉部的疾病有关，如变应性或非变应性咽炎、喉炎、咽喉部新生物、慢性扁桃体炎等。

2. 临床表现　① 症状：除咳嗽、咳痰外，可表现鼻塞、鼻腔分泌物增加、频繁清嗓、咽后黏液附着、鼻后滴流感。变应性鼻炎表现为鼻痒、打喷嚏、流水样涕、眼痒等。鼻-鼻窦炎表现为黏液脓性或脓性涕，可有疼痛（面部痛、牙痛、头痛）、嗅觉障碍等。变应性咽炎以咽痒、阵发性刺激性咳嗽为主要特征，非变应性咽炎常有咽痛、咽部异物或烧灼感。喉部炎症、新生物通常伴有声音嘶哑。② 体征：变应性鼻炎的鼻黏膜主要表现为苍白或水肿，鼻道及鼻腔底可见清涕或黏涕。非变应性鼻炎鼻黏膜多表现为黏膜肥厚或充血样改变，部分患者口咽部黏膜可呈鹅卵石样改变或咽后壁附有黏脓性分泌物。③ 辅助检查：慢性鼻窦炎影像学表现为鼻窦黏膜增厚、鼻窦内出现液平面等。咳嗽具有季节性或提示与接触特异性的变应原（如花粉、尘螨）有关时，变应原检查有助于诊断。

3. 诊断　UACS/PNDS 涉及鼻、鼻窦、咽、喉等多种基础疾病，症状及体征差异较大，且很多无特异性，难以单纯通过病史及体格检查作出明确诊断，针对基础疾病治疗能有效缓解咳嗽时方能明确诊断，并注意有无合并下气道疾病、GERC 等复合病因的情况。

（二）CVA

1. 定义　CVA 是一种特殊类型的哮喘，咳嗽是其唯一或主要临床表现，无明显喘息、气促等症状或体征，但有气道高反应性。

2. 临床表现　主要表现为刺激性干咳，通常咳嗽比较剧烈，夜间咳嗽为其重要特征。感冒、冷空气、灰尘、油烟等容易诱发或加重咳嗽。

3. 诊断　诊断的原则是综合考虑临床特点，对常规抗感冒、抗感染治疗无效，支气管激发试验或支气管舒张试验阳性，以及支气管舒张剂治疗可以有效缓解咳嗽症状。

诊断标准：(1) 慢性咳嗽，常伴有明显的夜间刺激性咳嗽；(2) 支气管激发试验阳性，或呼气峰流速日间变异率＞20%，或支气管舒张试验阳性；(3) 支气管舒张剂治疗有效。

（三）EB

1. 定义　一种以气道嗜酸粒细胞浸润为特征的非哮喘性支气管炎，气道高反应性阴性，主要表现为慢性咳嗽，对糖皮质激素治疗反应良好。

2. 临床表现　主要症状为慢性刺激性咳嗽，常是惟一的临床症状，干咳或咳少许白色黏液痰，可在白天或夜间咳嗽。部分患者对油烟、灰尘、异味或冷空气比较敏感，常为咳嗽的诱发因素。患者无气喘、呼吸困难等症状，肺通气功能及呼气峰流速变异率正常，无气道高反应性的证据。

3. 诊断　EB 临床表现缺乏特征性，部分表现类似 CVA，体格检查无异常发现，诊断主要依靠诱导痰细胞学检查。具体标准如下：① 慢性咳嗽，表现为刺激性干咳或伴少量黏痰。② X 线胸片正常。③ 肺通气功能正常，气道高反应性阴性，呼气峰流速日间变异率正常。④ 痰细胞学检查嗜酸粒细胞比例≥2.5%。⑤ 排除其他嗜酸粒细胞增多性疾病。⑥ 口服或吸入糖皮质激素有效。

（四）GERC

1. 定义　因胃酸和其他胃内容物反流进入食管，导致以咳嗽为突出表现的临床综合征，属于胃食管反流病的一种特殊类型，是慢性咳嗽的常见原因。发病机制涉及微量误吸、食管-支气管反射、食管运动功能失调、植物神经功能失调与气道神经源性炎症等，目前认为食管-支气管反射引起的气道神经源性炎症起主要作用。除胃酸外，少数患者还与胆汁反流有关。

2. 临床表现　典型反流症状表现为烧心（胸骨后烧灼感）、反酸、嗳气等。部分胃食管反流引起的咳嗽伴有典型的反流症状，但也有不少患者以咳嗽为唯一的表现。咳嗽大多发生在日间和直立位，干咳或咳少量白色黏痰。进食酸性、油腻食物容易诱发或加重咳嗽。

3. 诊断标准　① 慢性咳嗽，以白天咳嗽为主。② 24 小时食管 pH 值监测 Demeester 积分≥12.70，和(或)SAP≥75%。③ 抗反流治疗后咳嗽明显减轻或消失。但需要注意，少部分合并或以非酸反流(如胆汁反流)为主的患者，其食管 pH 值监测结果未必异常，此类患者可通过食管阻抗检测或胆汁反流监测协助诊断。

对于没有食管 pH 值监测的单位或经济条件有限的慢性咳嗽患者，具有以下指征者可考虑进行诊断性治疗。① 患者有明显的进食相关的咳嗽，如餐后咳嗽、进食咳嗽等。② 患者伴有典型的烧心、反酸等反流症状。③ 排除 CVA、UACS 及 EB 等疾病，或按这些疾病治疗效果不佳。服用标准剂量质子泵抑制剂(如奥美拉唑 20 mg，每天 2 次)，治疗时间不少于 8 周。抗反流治疗后咳嗽消失或显著缓解，可以临床诊断 GERC。

六、其他慢性咳嗽病因的诊断

(一) 变应性咳嗽(atopic cough)

1. 定义　临床上某些慢性咳嗽患者，具有一些特应质的因素，抗组胺药物及糖皮质激素治疗有效，但不能诊断为支气管哮喘、变应性鼻炎或 EB，将此类咳嗽定义为变应性咳嗽。其与变应性咽喉炎、UACS 及感染后咳嗽的关系、发病机制等有待进一步明确。

2. 临床表现　刺激性干咳，多为阵发性，白天或夜间均可咳嗽，油烟、灰尘、冷空气、讲话等容易诱发咳嗽，常伴有咽喉发痒。通气功能正常，诱导痰细胞学检查嗜酸粒细胞比例不高。

3. 诊断标准　目前尚无公认的标准，仅以下标准供参考。① 慢性咳嗽，多为刺激性干咳。② 肺通气功能正常，气道高反应性阴性。③ 具有下列指征之一：a. 有过敏性疾病史或过敏物质接触史。b. 变应原皮试阳性。c. 血清总 IgE 或特异性 IgE 增高。d. 咳嗽敏感性增高。

(二) 慢性支气管炎(chronic bronchitis)

定义　咳嗽、咳痰连续 2 年以上，每年累积或持续至少 3 个月，并排除其他引起慢性咳嗽的病因。咳嗽、咳痰一般晨间明显，咳白色泡沫痰或黏液痰，加重期亦有夜间咳嗽。

在社区流行病学调查中慢性支气管炎是常见疾病，然而在专科门诊诊治的慢性咳嗽患者中，慢性支气管炎只占少数。由于目前慢性支气管炎的诊断中缺乏客观的标准，临床上很多其他病因引起的慢性咳嗽患者常被误诊为慢性支气管炎。

（三）支气管扩张症(bronchiectasis)

由于慢性炎症引起气道壁破坏，导致非可逆性支气管扩张和管腔变形，主要病变部位为亚段支气管。临床表现为咳嗽、咳脓痰，甚至咯血。有典型病史者诊断并不困难，无典型病史的轻度支气管扩张症则容易误诊。X线胸片改变(如卷发样)对诊断有提示作用，怀疑支气管扩张症时，最佳诊断方法为胸部高分辨率CT。

（四）气管-支气管结核(bronchial tuberculosis)

气管-支气管结核在慢性咳嗽病因中所占的比例尚不清楚，但在国内并不罕见，多数合并肺内结核，也有不少患者仅表现为单纯性支气管结核，其主要症状为慢性咳嗽，可伴有低热、盗汗、消瘦等结核中毒症状，有些患者咳嗽是惟一的临床表现，查体有时可闻及局限性吸气期干罗音。X线胸片无明显异常改变，临床上容易误诊或漏诊。

对怀疑气管-支气管结核的患者应首先进行痰涂片找抗酸杆菌。部分患者结核杆菌培养可阳性。X线胸片的直接征象不多，可见气管、主支气管的管壁增厚、管腔狭窄或阻塞等病变。CT特别是高分辨率CT显示支气管病变征象较X线胸片更为敏感，尤其能显示叶以下支气管的病变，可以间接提示诊断。支气管镜检查是确诊气管-支气管结核的主要手段，镜下常规刷检和组织活检阳性率高。

（五）ACEI诱发的咳嗽

咳嗽是服用ACEI类降压药物的常见不良反应，发生率为10%～30%，占慢性咳嗽病因的1%～3%。停用ACEI后咳嗽缓解可以确诊。通常停药4周后咳嗽消失或明显减轻。

（六）支气管肺癌(bronchogenic carcinoma)

支气管肺癌初期症状轻微且不典型，容易被忽视。咳嗽常为中心型肺癌的早期症状，早期普通X线检查常无异常，故容易漏诊、误诊。因此在详细询问病史后，对有长期吸烟史，出现刺激性干咳、痰中带血、胸痛、消瘦等症状或原有咳嗽性质发生改变的患者，应高度怀疑肺癌的可能，进一步进行影像学检查和支气管镜检查。

（七）心理性咳嗽(psychologic cough)

心理性咳嗽是由于患者严重心理问题或有意清喉引起，又有文献称为习惯件咳嗽、心因性咳嗽。小儿相对常见，在儿童 1 个月以上咳嗽病因中占 3%～10%。典型表现为日间咳嗽，专注于某一事物及夜间休息时咳嗽消失，常伴有焦虑症状。

心理性咳嗽的诊断系排他性诊断，只有排除其他可能的诊断后才能考虑此诊断。儿童主要治疗方法是暗示疗法，可以短期应用止咳药物辅助治疗。对年龄大的患者可辅以心理咨询或精神干预治疗，适当应用抗焦虑药物。儿童患者应注意与抽动秽语综合征相鉴别。

（八）其他病因

肺间质纤维化、支气管异物、支气管微结石症、骨化性支气管病、纵隔肿瘤及左心功能不全等。

七、慢性咳嗽病因诊断程序

慢性咳嗽的病因诊断应遵循以下几条原则：① 重视病史，包括耳鼻咽喉和消化系统疾病史；② 根据病史选择有关检查，由简单到复杂；③ 先检查常见病，后检查少见病；④ 诊断和治疗应同步或顺序进行。如不具备检查条件时，可根据临床特征进行诊断性治疗，并根据治疗反应确定咳嗽病因，治疗无效时再选择有关检查。治疗部分有效，但未完全缓解时，应除外复合病因。

慢性咳嗽病因诊断的具体步骤如下。

1. 询问病史和查体　通过病史询问缩小诊断范围。有时病史可直接提示相应病因，如吸烟史、暴露于环境刺激因素或正服用 ACEI 类药物。有特殊职业接触史应注意职业性咳嗽的可能。

2. X 线胸片检查　建议将其作为慢性咳嗽患者的常规检查。X 线胸片有明显病变者，可根据病变的形态、性质选择进一步检查。X 线胸片无明显病变者，如有吸烟、环境刺激物暴露或服用 ACEI，则戒烟、脱离刺激物接触或停药观察 4 周。若咳嗽仍未缓解或无上述诱发因素，则进入下一步诊断程序。

3. 肺功能检查　首先进行通气功能检查，如果存在明确的阻塞性通气功能障碍（FEV_1＜70%正常预计值），则进行支气管舒张试验判断气道阻塞的可逆性；如果 FEV_1≥70%正常预计值，可通过支气管激发试验检测是否存在气道高反应性。24 小时峰流速变异率测定有助于哮喘的诊断与鉴别。通气功能正常、支气管激发试验阴性，应进行诱导痰细胞学检查，以诊断 EB。

4. 病史存在鼻后滴流或频繁清喉时，可先按 UACS/PNDS 治疗，联合使用第一代抗组胺药和减充血剂。对变应性鼻炎可鼻腔局部使用糖皮质激素。治疗1～2周症状无改善者,可摄鼻窦CT或行鼻咽镜检查。

5. 如上述检查无异常,或患者伴有反流相关症状,可考虑进行24小时食管pH值监测。无条件进行pH值监测且高度怀疑者可进行经验性治疗。

6. 怀疑变应性咳嗽者,可行变应原皮试、血清IgE和咳嗽敏感性检测。

7. 通过上述检查仍不能确诊,或试验治疗后仍继续咳嗽者,应考虑做高分辨率CT、纤维支气管镜和心脏等方面检查,以除外支气管扩张症、肺间质病、支气管结核、支气管肿瘤、支气管异物及左心功能不全等少见的肺内及肺外疾病。

8. 经相应治疗后咳嗽缓解,病因诊断方能确立,部分患者可同时存在多种病因。如果治疗后患者咳嗽症状仅部分缓解,应考虑是否同时合并其他病因。

胃食管反流性咳嗽

胃食管反流(gestroesophageal reflux, GER)是指胃内容物反流至食管,在正常人,GER每天发生50多次,多于进食或餐后发生,并且没有任何症状,因此GER可以认为是一种自然的生理现象。GER病是指胃内容物通过食管下括约肌频繁逆流入食管内,引起一系列的临床综合征。除烧心、反酸等消化道症状外,常伴有呼吸系统有关的症状,包括支气管哮喘、慢性咳嗽、睡眠呼吸暂停、慢性阻塞性肺疾病、肺纤维化、医院内肺炎、反流性咽喉炎、不明原因胸痛等。胃食管反流性咳嗽(gestroesophageal reflux cough, GERC)是引起成年人慢性咳嗽的最常见原因之一,占慢性咳嗽发生率的10%～40%。欧美国家研究表明GERC占慢性咳嗽病因比例较大,高达20%～40%;而我国研究表明GERC约占慢性咳嗽患者的11.8%。

2009年我国《咳嗽的诊断与治疗指南》中的GERC的诊断标准为:① 慢性咳嗽,以白天咳嗽为主;② 24小时食管pH值监测Demeester积分≥12.7和(或)反流与咳嗽症状的相关概率≥75%;③ 排除咳嗽变异性哮喘(CVA)、嗜酸粒细胞性支气管炎(EB)、上呼吸道咳嗽综合征(UACS)等疾病;④ 抗反流治疗后咳嗽明显减轻或消失。

对于没有食管pH值监测的单位或经济条件有限的慢性咳嗽患者。① 患者有明显的进食相关的咳嗽,如餐后咳嗽、胸骨后烧灼感等;② 患者伴有GER症状,如反酸、嗳气、胸骨后烧灼感等;③ 排除CVA、EB、UACS等疾病,或按这些疾病治疗效果不佳。抗反流治疗后咳嗽消失或显著缓解,可以临床诊断GERC。

指南指出,食管24小时pH值监测是诊断GERC最敏感和特异的检测手段，但是食管24小时pH值监测如果阴性，不能排除GERC，因为部分GERC患者GER不是因为胃酸反流，而是由于胆汁或胰液反流，对于这些患者可行食管24小时碱反流监测及胃镜监测协助确诊。

成人慢性持续性咳嗽

咳嗽是胸科医师最常面对的患者主诉。在呼吸内科，1/3门诊患者以反复发作性或慢性持续性咳嗽(chronic persistent cough, CPC)就诊。在咳嗽初诊患者的病因分析中，咳嗽的性质与伴随症状非常重要。有明确肺部病变者基本上都能确诊。此类患者咳嗽常伴有咳痰或痰中带血、气短、发热等症状。病因多为慢性支气管炎、支气管哮喘、肺炎、肺癌、肺间质疾病及慢性咽炎等。通过病史、痰液分析、胸部影像学或肺功能检查获得确诊，不在本文赘述。CPC或简称慢性咳嗽通常是指咳嗽持续超过3周，经检查未能发现明显肺部疾病者。由于许多患者仅仅有咳嗽症状，检查难以发现病因方面的客观证据，经常延误诊断。自Irwin提出慢性咳嗽解剖学诊断程序并经不断完善后，CPC病因确诊率提高至90%以上，且不断有新的病因发现。迄今，已知CPC常见病因包括咳嗽变异性哮喘(cough variant asthma, CVA)，鼻后滴漏综合征(postnasaldrip syndrome, PNDs)，胃-食管反流(gastro-esophageal reflux, GER)，嗜酸粒细胞性支气管炎(eosinophilic bronchitis, EB)等。部分患者呈多病因性。

感冒后咳嗽

关于其诊断，主要还是排除性、临床诊断。

(1) 慢性咳嗽。

(2) 有明确近期呼吸道感染史，如上呼吸道病毒和细菌性支气管感染等；百日咳患者的接触史。

(3) 成人的百日咳，可以表现为气短、咽部刺痛感，咳嗽呈现痉挛性、夜间重。

(4) 病原学检测，当怀疑肺炎支原体感染时，比如在夏末或秋季，在学龄或青年、新兵人群中发生的慢性咳嗽，可以进行冷凝集试验检测或血清学肺炎支原体特异性IgM抗体或恢复期与恢复后期双份血清IgG≥1∶4倍降低；对疑似百日咳的患者，检测血清特异性IgA抗体和IgM。也可以进行各种呼吸道病毒，如流感病毒A、呼吸道合胞病毒、副流感病毒1～4型、腺病毒等血清特异性

IgM、IgG 检测。

(5) 肺通气功能正常,气道反应性检测正常或增高。

(6) 无过敏疾病或特应性因素,和排除其他引起慢性咳嗽的因素。

(7) X 线检查往往正常。

精神性咳嗽

本病发生率低,多见于儿童和青少年。凡经各种检查排除器质性疾病患者可诊断此病。

第二章　哮　　喘

哮喘(一)

（美国胸科协会）

美国胸科协会规定哮喘的诊断标准。

(1) 存在支气管高反应性(BHR)。

(2) 存在广泛性支气管收缩或激发试验阳性。

(3) 对特异性治疗反应良好。

哮喘(二)

（美国国家卫生院及 WHO）

美国国家卫生院及 WHO 召集了 17 个国家 23 名专家起草了《哮喘防治的全球战略》,在几易其稿之后于 1995 年 1 月正式发表。

哮喘的定义是这样概述的：支气管哮喘是由多种细胞特别是肥大细胞、嗜酸粒细胞和 T 淋巴细胞参与的慢性气道炎症,在易感者中此种炎症可引起反复发作的喘息、气促、胸闷和(或)咳嗽等症状,多在夜间和(或)凌晨发生,此类症状常伴有广泛而多变的通气受限,但可部分地自然缓解或经治疗缓解,此种症状还伴有气道对多种刺激因子反应性增高。

哮喘(三)

（日本　北村谕等）

1. 家族史、既往史中有过敏性疾病。

2. 发作性呼吸困难伴有哮喘症状,但可以缓解。

(1) 自然缓解。

(2) 吸入异丙肾上腺素或注射肾上腺素可获好转者(1 秒量的好转应在15%以上)。

3. 有呼吸道过敏的依据,以下试验可引起发作。

(1) 乙酰胆碱吸入试验。

(2) 组胺吸入试验。

(3) 运动负荷试验。

4. 皮内试验及吸入激发试验(曾经确定有病因抗原者),可出现阳性。

5. 血中 IgE 增加,针对特异性抗原的 IgE 抗体增加。

6. 排除其他疾病。

哮喘(四)

(国际哮喘诊断和治疗报告)

在"国际哮喘诊断和治疗报告"中对哮喘下定义为:哮喘是一种由多种细胞包括肥大细胞和嗜酸细胞参与的气道慢性炎症。在易感者中这些炎症可引起广泛性气道阻塞的症状,此症状可经治疗或自行缓解,还可引起对各种刺激的气道高反应性。

支气管哮喘(一)

(中华医学会呼吸病学分会　1984 年)

1. 定义

支气管哮喘是在支气管高反应状态下由于变应原或其他因素引起的广泛气道狭窄的疾病,其临床特点为间歇发作,往往经治疗或自行缓解。

2. 症状特点

(1) 喘息发作或可追溯与某种变应原或刺激因素有关。

(2) 往往在静息时突然喘息,继而咳嗽;少数患者于喘息发作前有轻微咳嗽。

(3) 若以支气管扩张剂雾化吸入,如 1%异丙肾上腺素或 0.2%沙丁胺醇,则可改善或中止喘息。

3. 诊断

(1) 主要依靠病史和体征,并排除可造成气喘或呼吸困难的其他疾病。

(2) 诊断支气管哮喘的参考条件。

1) 合并其他过敏性疾病,如过敏性鼻炎、湿疹等。

2）变应原皮肤试验阳性。

3）经1%异丙肾上腺素或0.2%沙丁胺醇雾化吸入后，FEV_1 可增加15%以上。

4）投用支气管扩张剂后，肺内哮鸣音可减少或消失。

（3）鉴别诊断。

1）心源性哮喘。

2）喘息性支气管炎。

3）泛细支气管炎。

4）大气道堵塞。

5）肺嗜酸粒细胞浸润症。

6）外源性过敏性肺泡炎。

7）支气管癌。

8）肺栓塞。

9）小儿急性呼吸道感染、上声门炎、喉炎、气管炎、喉或气管异物。

4. 分型

根据历来沿用的方法暂分外源性、内源性两型。由阿司匹林、运动或职业接触等引起或激发的哮喘，应在诊断时注明。

5. 分期

（1）发作期（季节性发作，常年性发作）。

（2）缓解期。

支气管哮喘（二）

（第一届全国哮喘会议　1992年）

定　　义

支气管哮喘是一种以嗜酸粒细胞、肥大细胞反应为主的气道慢性炎症。对易感者此类炎症可引起不同程度的广泛的可逆性气道阻塞症状。临床表现为反复发作性喘息、呼吸困难、胸闷或咳嗽，可经治疗缓解或自行缓解，其气道具有对刺激物的高反应性。

诊 断 标 准

（1）反复发作喘息、呼吸困难、胸闷或咳嗽，多与接触变应原、病毒感染、运动或某些刺激物有关。

(2) 发作时双肺可闻及散在或弥漫性、以呼气期为主的哮喘音。

(3) 上述症状可经治疗缓解或自行缓解。

(4) 排除可引起喘息或呼吸困难的其他疾病。

(5) 对症状不典型者(如无明显喘息或体征),应最少具备以下一项试验阳性:① 若基础 FEV_1(或 PEF)<80%正常值,吸入 β_2 激动剂后 FEV_1(或 PEF)增加 15%以上。② PEF 变异率(用呼气峰流速仪测定,清晨及入夜各测一次)≥20%。③ 支气管激发试验(或运动激发试验)阳性。

支气管哮喘(三)

(第二届全国哮喘会议 1997 年)

定 义

支气管哮喘是由嗜酸粒细胞、肥大细胞和 T 淋巴细胞等多种炎性细胞参与的气道慢性炎症。这种炎症使易感者对各种激发因子具有气道高反应性,并可引起气道缩窄,表现为反复发作性的喘息、呼吸困难、胸闷或咳嗽等症状,常在夜间和(或)清晨发作、加剧,常常出现广泛多变的可逆性气流受限,多数患者可自行缓解或经治疗缓解。

诊 断 标 准

1. 反复发作喘息、呼吸困难、胸闷或咳嗽,多与接触变应原、冷空气、物理、化学性刺激、病毒性上呼吸道感染、运动等有关。

2. 发作时在双肺可闻及散在或弥漫性、以呼气相为主的哮鸣音,呼气相延长。

3. 上述症状可经治疗缓解或自行缓解。

4. 症状不典型者(如无明显喘息或体征)应至少具备以下 1 项试验阳性。

(1) 支气管激发试验或运动试验阳性;

(2) 支气管扩张试验阳性[1 秒钟用力呼气容积(FEV_1)增加 15%以上,且 FEV_1 增加绝对值>200 ml];

(3) 最大呼气流量(PEF)日内变异率或昼夜波动率≥20%。

5. 排除其他疾病所引起的喘息、胸闷和咳嗽。

支气管哮喘的分期:根据临床表现支气管哮喘可分为急性发作期和缓解

期。缓解期系指经过治疗或未经治疗，症状、体征消失，肺功能恢复到急性发作前水平，并维持4周以上。

支气管哮喘(四)

（中华医学会呼吸病学分会哮喘学组　2003年）

一、定义

支气管哮喘(简称哮喘)是由多种细胞(如嗜酸粒细胞、肥大细胞、T淋巴细胞、中性粒细胞、气道上皮细胞等)和细胞组分(cellular elements)参与的气道慢性炎症性疾患。这种慢性炎症导致气道高反应性的增加，通常出现广泛多变的可逆性气流受限，并引起反复发作性的喘息、气急、胸闷或咳嗽等症状，常在夜间和(或)清晨发作、加剧，多数患者可自行缓解或经治疗缓解。

二、诊断

1. 反复发作喘息、气急、胸闷或咳嗽，多与接触变应原、冷空气、物理、化学性刺激、病毒性上呼吸道感染、运动等有关。

2. 发作时在双肺可闻及散在或弥漫性、以呼气相为主的哮鸣音，呼气相延长。

3. 上述症状可经治疗缓解或自行缓解。

4. 排除其他疾病所引起的喘息、气急、胸闷和咳嗽。

5. 临床表现不典型者(如无明显喘息或体征)应至少具备以下一项试验阳性：① 支气管激发试验或运动试验阳性；② 支气管舒张试验阳性[一秒钟用力呼气容积(FEV_1)增加15%以上，且FEV_1增加绝对值>200 ml]；③ 最大呼气流量(PEF)日内变异率或昼夜波动率≥20%。

符合1～4条或4、5条者，可以诊断为支气管哮喘。

分期：根据临床表现哮喘可分为急性发作期(exacerbation)、慢性持续期(persistent)和缓解期。慢性持续期是指在相当长的时间内，每周均不同频度和(或)不同程度地出现症状(喘息、气急、胸闷、咳嗽等)；缓解期系指经过治疗或未经治疗，症状、体征消失，肺功能恢复到急性发作前水平，并维持4周以上。

病情严重程度分级：哮喘患者的病情严重程度分级应分为3个部分。

1. 治疗前哮喘病情严重程度的分级

包括新发生的哮喘患者和既往已诊断为哮喘而长时间未应用药物治疗的患者(表2-1)。

表 2-1　治疗前哮喘病情严重程度的分级

分　级	临　床　特　点
间歇状态（第 1 级）	症状<每周 1 次 短暂出现 夜间哮喘症状≤每月 2 次 FEV_1 占预计值%≥80%或 PEF≥80%个人最佳值，PEF 或 FEV_1 变异率<20%
轻度持续（第 2 级）	症状≥每周 1 次，但<每天 1 次 可能影响活动和睡眠 夜间哮喘症状>每月 2 次，但<每周 1 次 FEV_1 占预计值%≥80%或 PEF≥80 个人最佳值，PEF 或 FEV_1 变异率 20%～30%
中度持续（第 3 级）	每天有症状 影响活动和睡眠 夜间哮喘症状≥每周 1 次 FEV_1 占预计值%为 60%～79%或 PEF 60%～79%个人最佳值，PEF 或 FEV_1 变异率>30%
重度持续（第 4 级）	每天有症状 频繁出现 经常出现夜间哮喘症状 体力活动受限 FEV_1 占预计值<60%或 PEF<60%个人最佳值，PEF 或 EFV_1 变异常>30%

2. 治疗期间哮喘病情严重程度的分级

当患者已经处于规范化分级治疗期间，哮喘病情严重程度分级则应根据临床表现和目前每天治疗方案的级别综合判断。例如，患者目前的治疗级别是按照轻度持续（第 2 级）的治疗方案，经过治疗后患者目前的症状和肺功能仍为轻度持续（第 2 级），说明目前的治疗级别不足以控制病情，应该升级治疗，因此，病情严重程度的分级应为中度持续（第 3 级）。区分治疗前和规范化分级治疗期间的病情严重程度分级，目的在于避免在临床诊治过程中对哮喘病情的低估，并指导正确使用升降级治疗，见表 2-2。

表 2-2　治疗期间哮喘病情严重程度的分级

目前患者的症状和肺功能	原设定的治疗级别		
	间歇状态（第 1 级）	轻度持续（第 2 级）	中度持续（第 3 级）
间歇状态（第 1 级）	间歇状态	轻度持续	中度持续
轻度持续（第 2 级）	轻度持续	中度持续	重度持续

（续表）

目前患者的症状和肺功能	原设定的治疗级别		
	间歇状态（第1级）	轻度持续（第2级）	中度持续（第3级）
中度持续（第3级）	中度持续	重度持续	重度持续
重度持续（第4级）	重度持续	重度持续	重度持续

3. 哮喘急性发作时病情严重程度的分级

哮喘急性发作是指喘息、气急、咳嗽、胸闷等症状突然发生，或原有症状急剧加重，常有呼吸困难，以呼气流量降低为其特征，常因接触变应原等刺激物或治疗不当等所致。其程度轻重不一，病情加重可在数小时或数天内出现，偶尔可在数分钟内危及生命，故应对病情作出正确评估，以便给予及时有效的紧急治疗。哮喘急性发作时病情严重程度的分级，见表2-3。

表2-3　哮喘急性发作时病情严重程度的分级

临床特点	轻度	中度	重度	危重
气短	步行、上楼时	稍事活动	休息时	
体位	可平卧	喜坐位	端坐呼吸	
讲话方式	连续成句	单词	单字	不能讲话
精神状态	可有焦虑，尚安静	时有焦虑或烦躁	常有焦虑、烦躁	嗜睡或意识模糊
出汗	无	有	大汗淋漓	
呼吸频率	轻度增加	增加	常>30次/分	
辅助呼吸肌活动及三凹征	常无	可有	常有	胸腹矛盾运动
哮鸣音	散在，呼吸末期	响亮、弥漫	响亮、弥漫	减弱、乃至无
脉率（次/分）	<100	100～120	>120	脉率变慢或不规则
奇脉	无，<10 mmHg	可有，10～25 mmHg	常有，>25 mmHg	无，提示呼吸肌疲劳
使用 $β_2$ 受体激动剂后PEF预计值或个人最佳值%	>80%	60%～80%	<60%或<100 L/分或作用时间<2小时	
PaO_2（吸空气，mmHg）	正常	≥60	<60	

(续表)

临床特点	轻度	中度	重度	危重
$PaCO_2$(mmHg)	<45	≤45	>45	
SaO_2 (吸空气,%)	>95	91～95	≤90	
pH 值				降低

支气管哮喘(五)

(中华医学会呼吸病学分会哮喘学组)

支气管哮喘(简称哮喘)是常见的慢性呼吸道疾病之一,近年来其患病率在全球范围内有逐年增加的趋势。许多研究表明,规范化的诊断和治疗,特别是长期管理对提高哮喘的控制水平,改善患者生命质量有重要作用。本"指南"是在我国2003年修订的"哮喘防治指南"的基础上,参照2006年版全球哮喘防治创议(GINA),结合近年来国内外循证医学研究的结果重新修订,为我国的哮喘防治工作提供指导性文件。

一、定义

哮喘是由多种细胞包括气道的炎性细胞和结构细胞(如嗜酸粒细胞、肥大细胞、T淋巴细胞、中性粒细胞、平滑肌细胞、气道上皮细胞等)和细胞组分(cellular elements)参与的气道慢性炎症性疾病。这种慢性炎症导致气道高反应性,通常出现广泛多变的可逆性气流受限,并引起反复发作性的喘息、气急、胸闷或咳嗽等症状,常在夜间和(或)清晨发作、加剧,多数患者可自行缓解或经治疗缓解。

哮喘发病的危险因素包括宿主因素(遗传因素)和环境因素两个方面。

二、诊断

(一) 诊断标准

1. 反复发作喘息、气急、胸闷或咳嗽,多与接触变应原、冷空气、物理、化学性刺激以及病毒性上呼吸道感染、运动等有关。

2. 发作时在双肺可闻及散在或弥漫性、以呼气相为主的哮鸣音,呼气相延长。

3. 上述症状和体征可经治疗缓解，或自行缓解。

4. 排除其他疾病所引起的喘息、气急、胸闷和咳嗽。

5. 临床表现不典型者(如无明显喘息或体征)，应至少具备以下 1 项试验阳性。

(1) 支气管激发试验或运动激发试验阳性；

(2) 支气管舒张试验阳性 FEV_1 增加≥12%，且 FEV_1 增加绝对值≥200 ml；

(3) 呼气流量峰值(PEF)日内(或 2 周)变异率≥20%。

符合 1～4 条或 4、5 条者，可以诊断为哮喘。

(二) 分期

根据临床表现哮喘可分为急性发作期(acute exacerbation)、慢性持续期(chronic persistent)和临床缓解期(clinical remission)。慢性持续期是指每周均不同频度和(或)不同程度地出现症状(喘息、气急、胸闷、咳嗽等)；临床缓解期系指经过治疗或未经治疗，症状、体征消失，肺功能恢复到急性发作前水平，并维持 3 个月以上。

(三) 分级

1. 病情严重程度的分级

主要用于治疗前或初始治疗时严重程度的判断，在临床研究中更有其应用价值。见表 2 - 4。

表 2 - 4　病情严重程度的分级

分　级	临　床　特　点
间歇状态 (第 1 级)	症状＜每周 1 次 短暂出现 夜间哮喘症状≤每月 2 次 FEV_1 占预计值%≥80%或 PEF≥80%个人最佳值，PEF 或 FEV_1 变异率＜20%
轻度持续 (第 2 级)	症状≥每周 1 次，但＜每日 1 次 可能影响活动和睡眠 夜间哮喘症状＞每月 2 次，但＜每周 1 次 FEV_1 占预计值%≥80%或 PEF≥80%个人最佳值，PEF 或 FEV_1 变异率 20%～30%
中度持续 (第 3 级)	每日有症状 影响活动和睡眠 夜间哮喘症状≥每周 1 次 FEV_1 占预计值% 60%～79%或 PEF 60%～79%个人最佳值，PEF 或 FEV_1 变异率＞30%

（续表）

分　级	临　床　特　点
重度持续 （第4级）	每日有症状 频繁出现 经常出现夜间哮喘症状 体力活动受限 FEV_1 占预计值% <60%或 PEF<60%个人最佳值，PEF 或 FEV_1 变异率>30%

注：PEF：呼气流量峰值（表2－6同）

2. 控制水平的分级

这种分级方法更容易被临床医师掌握，有助于指导临床治疗，以取得更好的哮喘控制。控制水平的分级，见表2－5。

表2－5　控制水平分级

项目	完全控制 （满足以下所有条件）	部分控制（在任何1周内 出现以下1～2项特征）	未控制 （在任何1周内）
白天症状	无（或≤2次/周）	>2次/周	
活动受限	无	有	
夜间症状/憋醒	无	有	出现≥3项部分控制特征
需要使用缓解药的次数	无（或≤2次/周）	>2次/周	
肺功能（PEF 或 FEV_1）	正常或≥正常预计值/本人最佳值的80%	<正常预计值（或本人最佳值）的80%	
急性发作	无	≥每年1次	在任何1周内出现1次

3. 哮喘急性发作时的分级

哮喘急性发作是指喘息、气促、咳嗽、胸闷等症状突然发生，或原有症状急剧加重，常有呼吸困难，以呼气流量降低为其特征，常因接触变应原、刺激物或呼吸道感染诱发。其程度轻重不一，病情加重，可在数小时或数天内出现，偶尔可在数分钟内即危及生命，故应对病情作出正确评估，以便给予及时有效的紧急治疗。哮喘急性发作时病情严重程度的分级，见表2－6。

表 2-6　哮喘急性发作时病情严重程度的分级

临床特点	轻度	中度	重度	危重
气短	步行、上楼时	稍事活动	休息时	
体位	可平卧	喜坐位	端坐呼吸	
讲话方式	连续成句	单词	单字	不能讲话
精神状态	可有焦虑，尚安静	时有焦虑或烦躁	常有焦虑、烦躁	嗜睡或意识模糊
出汗	无	有	大汗淋漓	
呼吸频率	轻度增加	增加	常>30 次/分	
辅助呼吸肌活动及三凹征	常无	可有	常有	胸腹矛盾运动
哮鸣音	散在，呼吸末期	响亮、弥漫	响亮弥漫	减弱乃至无
脉率(次/分)	<100	100～120	>120	脉率变慢或不规则
奇脉	无，<10 mmHg	可有，10～25 mmHg	常有，>25 mmHg(成人)	无，提示呼吸肌疲劳
最初支气管扩张剂治疗后 PEF 占预计值或个人最佳值%	>80%	60%～80%	<60%或<100 L/分或作用持续时间<2 小时	
PaO_2(吸空气，mmHg)	正常	≥60	<60	<60
$PaCO_2$(mmHg)	<45	≤45	>45	>45
SaO_2(吸空气，%)	>95	91～95	≤90	≤90
pH 值				降低

注：只要符合某一严重程度的某些指标，而不需满足全部指标，即可提示为该级别的急性发作；1 mmHg=0.133 kPa

(四) 相关诊断试验

肺功能测定有助于确诊哮喘，也是评估哮喘控制程度的重要依据之一。对于有哮喘症状但肺功能正常的患者，测定气道反应性和 PEF 日内变异率有助于确诊哮喘。痰液中嗜酸粒细胞或中性粒细胞计数可评估与哮喘相关的气道炎症。呼出气成分如 NO 分压(PeNO)也可作为哮喘时气道炎症的无创性标志物。痰液嗜酸粒细胞和 PeNO 检查有助于选择最佳哮喘治疗方案。可通过变应原皮试或血清特异性 IgE 测定，证实哮喘患者的变态反应状态，以帮助了解导致个体哮喘发生和加重的危险因素，也可帮助确定特异性免疫治疗方案。

支气管哮喘控制

（中华医学会呼吸病学分会哮喘学组）

国内外支气管哮喘（以下简称哮喘）防治指南均指出，哮喘管理目标是达到并维持哮喘的症状控制，主张在哮喘的管理中按照哮喘控制水平调整治疗方案，并进行哮喘长期管理，包括评估、治疗和监测三个基本内容。指南强调，大多数哮喘患者经药物治疗，特别是实施有效管理后可达到哮喘控制的治疗目标。2009年全球哮喘防治创议（GINA）的更新版，是在原来哮喘控制定义的基础上，提出了哮喘总体控制的概念，提出既要达到当前的控制，又要降低未来的风险。然而多项国内外调研结果显示，哮喘的控制率远低于指南的目标。哮喘控制不佳严重影响患者的日常生活、工作、学习，导致反复急性发作、急诊就医和住院，肺功能损害，治疗成本增加，造成社会生产能力降低和严重社会经济负担。因此，更新哮喘控制的概念，改进现有的哮喘管理模式，强化哮喘控制的治疗策略，对提高哮喘的总体控制水平具有重要的意义。鉴于此，中华医学会呼吸病学分会哮喘学组组织国内有关专家，参照相关指南与共识，特别是近年发表的有关哮喘控制的重要文献，制定了本共识，供临床实践参考。

一、哮喘总体控制定义

“哮喘总体控制”应包含两个方面：第一，达到当前控制：无或很少有症状（每周≤2次）、不需要或很少需要（每周≤2次）使用缓解症状的药物（如吸入短效 β_2 受体激动剂）、肺功能正常或接近正常、正常活动不受影响等。第二，降低未来风险：无病情不稳定或恶化，无急性发作，无肺功能的持续下降，无因长期用药引起的不良反应等。

哮喘总体控制水平包括哮喘控制分级和评估未来风险。哮喘控制分级可依据患者既往4周中的症状和肺功能测定指标分为完全控制、部分控制和未控制三级（表2-7）；评估未来风险包括哮喘急性发作，病情不稳定，肺功能下降和药物不良反应。强调了未来风险与当前控制间的关联。

表2-7　支气管哮喘控制分级

项　目	完全控制	部分控制	未 控 制
日间症状	无（或≤2次/周）	>2次/周	任何1周内出现部分控制中的3项或3项以上
活动受限	无	有	

（续表）

项　目	完全控制	部分控制	未控制
夜间症状/憋醒	无	有	
需要使用缓解药物的次数	无(或≤2次/周)	>2次/周	
肺功能(PEF或PEV₁)	正常	占预计值(或本人最佳值)百分比<80%	

注：完全控制：达到所有条件；部分控制：任何1周内出现1～2项特征；PEF：呼气峰流量；FEV_1：第1秒用力呼气容积。

二、当前控制与未来风险间的关系

高血压、糖尿病等其他慢性病在预防与降低未来风险方面积累了大量成功的经验。哮喘作为一种慢性病，不仅要注重哮喘当前的控制状态，且要降低未来哮喘的不稳定和急性加重的风险。GOAL研究显示，第一阶段达到完全控制和部分控制的患者，在第二阶段有90%以上和约80%的时间均达到哮喘控制。汇总6项SMART治疗策略采用哮喘控制调查问卷(ACQ)-5评价哮喘控制的全球多中心临床研究数据显示，如果患者达到完全控制或部分控制，日后维持该控制水平的概率约75%；对达到完全控制的哮喘，日后恶化为未控制的概率仅约6%。

当前控制水平与未来风险间的关系十分复杂，影响因素也较多，如何全面达到降低哮喘未来风险还需要更多设计良好的临床研究来阐明，为临床实践提供更多的依据。目前已知与未来风险的相关因素包括以下几方面。

1. 哮喘急性发作

一项为期5年的随访研究结果显示，无急性发作的哮喘患者，无论是吸入糖皮质激素(以下简称激素)治疗组还是安慰剂组，肺功能均无明显下降；而出现1次以上急性发作的患者中，安慰剂组的第1秒用力呼气容积(FEV_1)平均下降了7%，显著高于无急性发作组，提示哮喘急性发作可使肺功能下降更快。

2. FEV_1 水平

FEV_1 的基线水平可以预测未来哮喘急性发作的频率。哮喘患者 FEV_1 的基线水平越低，其未来发生哮喘急性发作的频率越高。

3. 哮喘当前控制水平

GINA的哮喘控制水平分级的临床指标(日间症状、活动耐量、夜间症状、按需用药的使用)是预测未来风险最有价值的指标。ACQ-5或哮喘控制测试(ACT)评分与GINA使用的控制水平分级(完全控制、部分控制、未控制)之间有良好的相关性。

4. 烟草暴露

当前吸烟的哮喘患者获得控制概率降低，是最重要的减少未来风险的可调控因素。

5. 感染

儿童喘息与呼吸道病毒感染有关，呼吸道合胞病毒感染可能导致难治性哮喘。在成人中，曲霉、肺炎支原体和衣原体感染可能起一定作用。近期大规模回顾性研究表明，病毒性感冒仍是哮喘急性发作的首要促发因素。

6. 大剂量药物治疗

患者需要应用的大剂量吸入性激素和(或)长效 β_2 受体激动剂往往是哮喘控制不佳或出现未来风险的特征。

三、评估与监测方法

正确评估哮喘控制及监测哮喘病情对哮喘的防治具有重要的临床意义。

1. 症状评估

临床常用 ACT 和 ACQ 等问卷来评价症状控制水平，具有较好的可操作性和临床应用价值，适合在基层医疗机构和临床研究中使用(附录 1、2)。

2. 肺功能测定

肺功能测定有助于判断气流受限的严重程度及其可逆性和变异性，为确诊哮喘和评估哮喘控制程度提供依据。通常应用支气管舒张剂(如 200～400 μg 沙丁胺醇)后 FEV_1 改善率≥12%，且 FEV_1 改善的绝对值≥200 ml 作为诊断哮喘的依据。但多数哮喘患者不是每次测定均显示出这种可逆性，特别是正在接受治疗的哮喘患者。峰速仪价格便宜，便于携带，适合患者在家每日客观监测气流受限情况。呼气峰流量(PEF)昼夜变异率≥20%有助于诊断哮喘和判断病情加重。然而 PEF 测定值不能完全替代其他肺功能(如 FEV_1)指标。PEF 可能高估，亦可能低估气流受限程度，特别是气流受限加重时。

3. 气道炎性指标

哮喘的气道炎症与急性发作和复发密切相关。现有的哮喘控制的评估系统侧重于临床指标，有必要补充气道炎性指标。多种方法如气道反应性测定、诱导痰细胞学检查、呼出气一氧化氮、呼出气冷凝物检测等可用于评价哮喘气道炎症，但目前气道炎症测定方法不统一，结果差异大，操作复杂，可重复性差，若要广泛应用于临床，尚需在技术上进一步完善。最近有文献报道，哮喘患者的临床指标与炎性指标存在明显的不一致性，约 1/3 的哮喘患者其临床指标的改善快于其炎性指标的改善。目前已有很多研究证实，上述方法不仅能用于评估与监测哮喘的当前控制，也能预测未来的风险，使患者获益。

附录 1　哮喘控制测试(ACT)

1. 在既往 4 周内,在工作、学习或家中,有多少时候哮喘妨碍您进行日常活动?

1 分：所有时间;2 分：大多数时候;3 分：有些时候;4 分：很少时候;5 分：无。

2. 在既往 4 周内,您有多少次呼吸困难?

1 分：每天不止 1 次;2 分：每天 1 次;3 分：每周 3 至 6 次;4 分：每月 1 至 2 次;5 分：无。

3. 在既往 4 周内,因哮喘症状(喘息、咳嗽、呼吸困难、胸闷或疼痛)您有多少次在夜间醒来或早上比平时早醒?

1 分：每周 4 晚或更多;2 分：每周 2 至 3 晚;3 分：每周 1 晚;4 分：每月 1 至 2 晚;5 分：无。

4. 在既往 4 周内,您有多少次使用急救药物治疗(比如沙丁胺醇)?

1 分：每天 3 次以上;2 分：每天 1 至 2 次;3 分：每周 2 至 3 次;4 分：每周 1 次或更少;5 分：无。

5. 您如何评估既往 4 周内您的哮喘控制情况?

1 分：未控制;2 分：控制很差;3 分：有所控制;4 分：控制很好;5 分：完全控制。

25 分(满分)为完全控制,20～24 分为良好控制,＜20 分为未控制。

附录 2　哮喘控制调查问卷(ACQ－5)

1. 平均来讲,在既往 1 周内,患者有多少次因哮喘而在夜间醒来?

0 分：从来没有;1 分：几乎没有;2 分：少数几次;3 分：有几次;4 分：许多次;5 分：绝大多数时候;6 分：因哮喘而无法入睡。

2. 平均来讲,在既往 1 周内,当患者早上醒来时,哮喘症状有多严重?

0 分：无症状;1 分：很轻微的症状;2 分：轻微的症状;3 分：中等程度的症状;4 分：较严重的症状;5 分：严重的症状;6 分：很严重的症状。

3. 总的来讲,在既往 1 周内,患者的活动因哮喘受到何种程度的限制?

0 分：无任何限制;1 分：很轻微地受限;2 分：轻微受限;3 分：中等受限;4 分：很受限;5 分：极度受限;6 分：完全受限。

4. 总的来讲,在既往 1 周内,患者因为哮喘而呼吸困难吗?

0 分：无呼吸困难;1 分：很少呼吸困难;2 分：有些呼吸困难;3 分：中等程度呼吸困难;4 分：较严重的呼吸困难;5 分：很严重的呼吸困难;6 分：非常严重的呼吸困难。

5. 总的来讲,在既往 1 周内,患者有多少时间出现喘息?

0 分：无;1 分：几乎没有;2 分：有些时间;3 分：经常;4 分：许多时候;5 分：绝大部分时间;6 分：所有时间。

平均分值<0.75 为完全控制，0.75～1.5 为良好控制，>1.5 为哮喘未控制。

哮喘的分型

Woolcock 认为，将哮喘分为急性和慢性的提法比较含糊，提出从临床上将哮喘分成发作性、持续性、阻塞性及缓解期较为清楚。近年来还注意到，即使在完全缓解期的哮喘患者，其气道内仍有嗜酸粒细胞浸润；一些具有气道高反应性但无症状的人群，其中一部分在 2 年之内会发展为症状性哮喘，因而考虑有“隐匿型”哮喘的存在。

支气管哮喘的分型

支气管哮喘病因复杂，对其分类尚有不同见解，分类方案也较多，大致有病因分类和症状分类。前者有 RacKemann 的分型，把支气管哮喘分为内因性哮喘、外因性哮喘和难于分型 3 种。

支气管哮喘的病情分度(一)

（日本变态反应学会）

病情分度判定是根据连续 4 周的发作或好发时期的症状判定过去一年的病情分度。即将发作强度结合发作频度加以判定。

发作强度

1. 轻度发作型

(1) 必要条件：虽有哮喘，但能平卧，能入睡，日常生活接近正常。

(2) 参考项目：无发绀，意识正常，谈话正常。

2. 中度发作型

(1) 必要条件：苦于哮喘，不能平卧，睡眠常醒，日常生活稍有影响。

(2) 参考项目：无发绀，意识正常，谈话稍感困难。

3. 重度发作型

(1) 必要条件：苦于哮喘，不能活动，不能入睡，日常生活有影响。

(2) 参考项目：有发绀，意识正常或不清，大小便失禁，言语困难。

发作频度(连续观察4周的平均发作次数)

1. 一周内发作1天以下。
2. 一周内发作3天以下。
3. 一周内发作4天以上。

病情分度

表2-8 支气管哮喘的病情分度

频度	发作强度			
	喘鸣	A	B	C
1	轻	轻	中	重
2	轻	轻	中	重
3	轻	中	重	重

附加说明

1. 不论发作频度如何，只要离不开肾上腺皮质激素治疗者一律列为中度发作型。

2. 不论发作频度如何，有下述情况者可列为重度发作型

(1) 必须服用含相当类固醇10 mg/d以上的制剂。

(2) 发作强度C(大发作)伴有意识障碍者。

支气管哮喘的病情分度(二)

(中华医学会呼吸病学分会　1984年)

1. 轻度

(1) 摒除变应原或其他激发因素后，喘息可以缓解。

(2) 可被一般支气管舒张剂所控制。

(3) 可进行日常的活动。

2. 中度

(1) 排除变应原或其他激发因素后，哮喘部分缓解。

(2) 一般支气管舒张剂仅能取得部分缓解，有时需用皮质类固醇药物以改善症状。

(3) 日常生活活动受限制。

3. 重度

(1) 哮喘持续发作，用一般支气管舒张剂无效。

(2) 严重影响日常生活。

4. 危重

(1) 在支气管哮喘发作时，哮鸣音明显减弱或消失。

(2) 心电图电轴偏右，P 波高尖。

(3) 血压低，奇脉。

(4) 呼吸性酸中毒和(或)合并代谢性酸中毒。

(5) 意识模糊，精神错乱。

支气管哮喘病情严重度分级

（第一届全国哮喘会议　1992 年）

表 2-9　支气管哮喘病情严重度分级

哮喘严重度	治疗前临床表现	肺 功 能	控制症状所需治疗
轻度	• 间歇、短暂发作，每周 1～2 次 • 每月夜间发作 2 次或以下 • 两次发作间无症状	• FEV_1(或 PEF)＞预计值的 80% • PEF 变异率≤20% • 应用支气管舒张剂后 FEV_1(或 PEF)在正常范围	• 仅需间断吸入或口服 β_2 激动剂或茶碱
中度	• 每周哮喘发作＞2 次 • 每月夜间哮喘发作＞2 次 • 几乎每次发作均需吸入 β_2 激动剂	• FEV_1(或 PEF)为预计值的 60%～80% • PEF 变异率为 20%～30% • 治疗后 FEV_1(或 PEF)或恢复至正常	• 经常需用支气管舒张剂 • 需每日吸入糖皮质激素
重度	• 经常发作哮喘 • 活动受限 • 近期曾有危及生命的大发作	• FEV_1(或 PEF)＜预计值的 60% • PEF 变异率＞30% • 经积极治疗 FEV_1(或 PEF)仍低于正常	• 需每日给予支气管舒张剂 • 需每日吸入大剂量皮质激素 • 经常全身应用糖皮质激素

哮喘严重性分度

（国际哮喘诊断及治疗报告　1992年）

表2-10　哮喘严重性的分度(1992年)

项　目	轻　度	中　度	重　度
临床表现	每周<1～2次间歇短暂发作 每月<1～2次夜间发作 发作间期无症状	每周发作>1～2次 每月夜间发作>1～2次 几乎每天均需使用短效β_2激动剂	频繁发作 症状持续 夜间哮喘发作频繁 体力活动受限 反复几年因哮喘住院，曾有危及生命的发作
肺功能	PEF* >80%预计值 PEF变异率<20% 应用支气管舒张剂后PEF恢复正常	PEF为预计值的60%～80% PEF变异率20%～30% 应用支气管舒张剂后PEF恢复正常	PEF<60%预计值 PEF变异率>30% 即使经恰当治疗PEF仍低于正常
需规律用药控制病情	间歇吸入短效β_2激动剂(按需)	每日吸入抗炎药物 可能需用长效支气管舒张剂以治疗夜间症状	每天吸入高剂量的抗炎药物 每天要用长效支气管舒张剂以控制夜间哮喘 经常需用全身性皮质激素

注：* PEF：peak expiratory flow rate(峰流速)。

哮喘急性发作期分度(一)

（第一届全国哮喘会议　1992年）

表2-11　哮喘急性发作期分度

临床特点	轻度	中度	重度	危重度(呼吸停止)
气短	步行时	稍事活动时	休息时	—
体位	可平卧	喜坐位	前弓位	—
谈话方式	成句	字段	字词	不能讲话

（续表）

临床特点	轻度	中度	重度	危重度(呼吸停止)
精神状态	可能有焦虑/ 尚安静	时有焦虑 或烦躁	常有焦虑 或烦躁	嗜睡或 意识模糊
出汗	无	有	大汗淋漓	
呼吸频率	增加	增加	常>30 分	
辅助肌肉活动 及胸骨凹陷	常无	常有	常有	胸腹部 矛盾运动
喘鸣	中度,常见于 呼气末期	响亮	常响亮	无
脉率/分	<100	100～120	>120	心动徐缓
奇脉	无,<10 mmHg	可有, 10～25 mmHg	常有, >25 mmHg	若无,提示 呼吸肌肉疲劳
初用支气管舒张剂后的 PEF 占预计值或本人最高值的百分率	高于 70%～80%	为 50%～70%	(成人)<50% 成天<100 L/分 或反应持续<2 小时	
$PaCO_2$(吸入空气)	正常 通常不需此项检查	>60 mmHg	<60 mmHg, 可有发绀	—
和(或) $PaCO_2$	<45 mmHg	<45 mmHg	>45 mmHg, 可能呼吸衰竭	—
SaO_2% (吸入空气)	>95%	91%～95%	<90%	—

注：多个参数可同时出现,但不一定全部均有。

哮喘急性发作期分度(二)

（第二届全国哮喘会议　1997 年）

表 2－12　哮喘急性发作期分度的诊断标准

临床特点	轻　度	中　度	重　度	危重度
气短	步行、上楼时	稍事活动	休息时	—
体位	可平卧	喜坐位	端坐呼吸	—
讲话方式	连续成句	常有中段	单字	不能讲话

（续表）

临床特点	轻　度	中　度	重　度	危重度
精神状态	可有焦虑/尚安静	时有焦虑、烦躁	常有焦虑、烦躁	嗜睡或意识模糊
出汗	无	有	大汗淋漓	—
呼吸频率	轻度增加	增加	常>30次/分	—
辅助呼吸肌活动及三凹征	常无	可有	常有	胸腹矛盾运动
哮鸣音	散在，呼吸末期	响亮，弥漫	响亮，弥漫	减弱乃至无
脉率	<100次/分	100～120次/分	>120次/分	>120次/分或脉率变慢或不规则
奇脉	无，<10 mmHg	可有，10～25 mmHg	常有，>25 mmHg	—
使用β_2受体激动剂后PEF占正常预计值或本人平素最高值%	>70%	50%～70%	<50%或作用时间<2小时	—
$PaCO_2$（吸空气）	正常	60～80 mmHg	<60 mmHg	—
$PaCO_2$	<40 mmHg	≤45 mmHg	>45 mmHg	—
SaO_2（吸空气）	>95%	91%～95%	≤90%	—
pH值	—	—	降低	—

哮喘急性发作期分度（三）

（日本　长坂行雄）

表2-13　哮喘急性发作期分度标准

项　目	轻　度	中　度	重　度	呼吸急促或停止
呼吸困难	步行时	说话时	安静时	—
		婴幼儿哭声弱而短	婴幼儿不能哺乳	—
	能平卧	哺乳困难		—
		喜坐位	端坐位	
说话方式	成句	不成句	单字	—
意识状态	兴奋	大多兴奋	大多兴奋	嗜睡或精神错乱
呼吸频率	增加	增加	常>30次/分	

(续表)

项　目	轻　度	中　度	重　度	呼吸急促或停止
	正常婴幼儿觉醒时呼吸频率上限： 年龄 <2个月 2～12个月 1～5岁 6～8岁		呼吸频率(次/分) 60 50 40 30	—
辅助呼吸肌参与呼吸及三凹征	一般不出现	一般出现	一般出现	胸腹部矛盾呼吸运动
喘鸣音	中度，常于呼气末出现	高度	一般为高度	听不到
脉搏(次/分)	<100	100～120	>120	缓脉
	正常婴幼儿脉搏上限： 年龄 2～12个月 1～2岁 2～8岁		脉搏 160 120 110	
奇脉［脉压差(mmHg)］	无(<10)	有时出现(10～25)	常出现(成人>25,儿童20～40)	不出现时提示呼吸肌疲劳
最初应用支气管扩张剂后PEF占预计值或平时最佳值的%	>80%		60%～80%	<60%(成人<100 L/min)或疗效维持时间<2 h
PaO_2(mmHg)	正常，可不检查	>60	<60，可能发钳	—
$PaCO_2$(mmHg)	<45	<45	>45	—
SaO_2(均于呼吸空气时)	>95%	91%～95%	<90%	—
	与成人和青春期相比，儿童更容易发生高碳酸血症			—

哮喘急性发作时的严重度

(国际哮喘诊断及治疗报告　1992年)

表3-14　哮喘急性发作时的严重度

项目	轻度	中度	重度	危重(呼吸停止)度
气短	步行时	说话时 婴儿：哭声短暂喂养困难	休息时 婴儿：停止进食	—

（续表）

项目	轻度	中度	重度	危重(呼吸停止)度
	可平卧	宁愿坐位	前弓位	—
谈话方式	成句	字段	字词	—
精神状态	可能有焦虑	通常有焦虑	常有焦虑	嗜睡或意识模糊
呼吸频率	增加	增加	常>30 次/分	—
	清醒的儿童呼吸窘迫时呼吸频率的指示			
	年龄　<2 个月	2～12 个月	1～5 岁	6～8 岁
	正常频率　<60 次/分	<50 次/分	<40 次/分	<30 次/分
辅助肌肉活动及胸骨上陷	常无	常有	常有	胸腹部矛盾运动
喘鸣	中度常见于呼气末期	响亮	常响亮	无
脉率/分	<100	100～120	>120	心动徐缓
	儿童正常脉率上限			
	婴儿 2～12 月		<160 次/分	
	学前儿童 1～2 岁		<120 次/分	
	学龄儿童 2～8 岁		<110 次/分	
奇脉	无，<10 mmHg	可有，10～25 mmHg	常有，>25 mmHg（成人）25～40 mmHg(儿童)	若无提示呼吸肌肉衰竭
初用支气管舒张剂后的 PEF 占预计值或本人最高值的百分率	>70%～80%	约 50%～70%	<50% 成人<100 升/分钟 或反应持续<2 小时	—
PaO_2(吸入空气)	正常	>60 mmHg	<60 mmHg	—
和(或)	通常不需此项检查		可有发绀	
$PaCO_2$	<45 mmHg	<45 mmHg	>45 mmHg，可能呼吸衰竭	—
SaO_2(吸入空气)	>95%	91%～95%	<90%	—

注：年幼儿童较成人及青少年更易发生高碳酸血症（低通气）；可多个参数同时出现，但不一定全部均有。

哮喘临床评分法

(Woods)

表 2－15　哮喘临床评分法

项目	0 分	1 分	2 分
	吸空气	吸空气	吸 40%O_2
PO_2(mmHg)	(70～100)	<70	<70
发绀	无	存在	存在
PCO_2(mmHg)	<40	40～65	>65
奇脉(mmHg)	<10	10～20	>20
辅助呼吸肌运动	无	中等度	显著
氧气交换	好	尚好	差
意识状态	正常	抑制或焦虑	昏迷

判断标准：0～4 分无即刻危险；5～6 分即将发生呼吸衰竭；7 分为呼吸衰竭。

新发哮喘

1. 有反复喘息，夜间咳嗽、胸闷症状。
2. 在症状发作的 24 小时之内 PEF 变化率≥20%。
3. 支气管舒张剂可以缓解症状。

成人哮喘

(日本　西间　三馨)

1. 感染型、混合型多见。
2. 男、女患病率相当。
3. 常年发作者多见。
4. 女性患者，妊娠、分娩对哮喘的影响较大。

5. 有阳性过敏原者少见。

6. 伴发慢性阻塞性肺部疾病的病例增多。

7. 缓解率低。

8. 治疗反应差，激素依赖性患者增多。

9. 中年以后的病死率高。

青春期(思春期)哮喘

（日本　西间　三馨）

1. 有 IgE 降低倾向，但较成人高。

2. 几乎无食物过敏原。

3. 特异性型多见。

4. 急骤恶化者虽不多，但治疗反应不佳，住院时间也较小儿支气管哮喘长。

5. 虽有哮喘缓解期，但如在该期哮喘发作频繁者，则到成人期继续患哮喘的可能性就大。

6. 女子哮喘的发病可受月经的影响。

7. 极少伴有慢性阻塞性肺部疾病。

8. 虽不易发生肺不张，但纵隔气肿、皮下气肿等并发率较高。

9. 家庭、朋友关系、学习以及升学等精神紧张因素较多，易致生活不规律。

10. 治疗主导权由家长移向患儿本人，多对治疗放任自流。

夜间哮喘(一)

(Cochrane et al)

典型的夜间哮喘患者，白天无呼吸困难症状，而在后半夜至清晨发作，以3～4 点钟发病者最多，常因哮喘发作而憋醒，被迫坐起。发作时 FVC、FEV_1 及 MMFR 均降低，且以 MMFR 的变化更为明显。

夜间哮喘(二)

(Reed)

夜间哮喘常常发生在午夜至清晨的时间，患者往往以剧烈的咳嗽开始，继而发生哮喘。夜间哮喘的诊断主要是询问患者夜间是否有喘息、胸闷等。对白天胸部查体和肺功能正常的患者,可做甲基乙酰胆碱吸入激发试验,可见最大呼气流量率(PEFR)降低。夜间哮喘不仅能扰乱正常睡眠,还可引起低氧血症,甚至死亡。夜间哮喘常在下列情况下发作。

(1) 白天有哮喘症状。

(2) 月经来潮前后。

(3) 气候温度和湿度的突变。

(4) 哮喘发作期内。

顽固性咳嗽

顽固性咳嗽可为一种顿挫型哮喘的表现,其诊断标准如下。

(1) 个人和家族的特应性病史。

(2) 血液嗜酸粒细胞增多。

(3) X线检查见肺过度充气。

(4) 用力后咳嗽加重。

以上为高度怀疑本症的重要指标。结合对吸入沙丁胺醇的临床反应以及肺功能测定,可以确诊。

咳嗽性哮喘(一)

(日本　梅木　茂宣)

CVA是一种慢性且不伴有喘鸣和呼吸困难的干性咳嗽。由于其具有气道敏感性亢进以及支气管扩张剂可使咳嗽消失的特征,故目前认为它属于变异性哮喘。此外,有些病例可转化为支气管哮喘,因此也有人认为是哮喘的前驱阶段。

1. 临床症状

(1) 持续2个月以上的干性咳嗽。

(2) 不伴有喘鸣及呼吸困难。

2. 理学所见及肺换气功能正常。

3. 气道敏感性亢进。

4. 支气管扩张剂有效。

5. 排除项目

(1) 变态反应性支气管炎。

(2) 慢性阻塞性肺疾患。

(3) 呼吸系统感染引起的咳嗽。

(4) 由刺激物、药物引起的咳嗽(其中包括物理化学性、寒冷、粉尘、胃、食管反射等)。

(5) 心源性咳嗽。

(6) 其他可引起咳嗽的器质性疾病。

年龄：从迄今为止的CVA报告来看，3～4岁幼儿到60岁以上老年人均可发生。

发生咳嗽的时间：多在夜间或凌晨。

理学检查一般正常。

化验：末梢血嗜酸粒细胞多、IgE上升、变应原皮内反应(+)及RAST(+)。

CVA诊断的必须条件是：气道敏感性亢进、乙酰甲胆碱吸入诱发试验或运动负荷时一秒量出现明显低下。

咳嗽性哮喘(二)

(Weinberger et al)

以咳嗽为主要症状的哮喘发作，常是典型哮喘的一种早期表现形式。有人认为难治性咳嗽可逐渐转为反复发作性喘息性支气管炎，最后出现支气管哮喘的特点。

咳嗽性哮喘的气道反应性增高和咳嗽次数增加产生机制相同。

咳嗽性哮喘(三)

1. 反复发作的顽固性咳嗽，体检肺部无哮鸣音或湿罗音。

2. 有过敏性疾病史或家族过敏史。

3. 沙丁胺醇(舒喘灵)试验阳性[吸入沙丁胺醇前后1秒最大呼气量的百分比($FEV_1$1.0%)或最大呼气流速(PEFR)改善率>20%]。

4. 支气管激发试验阳性(吸入组胺后$FEV_1$1.0%或PEFR下降率>20%)。

5. 支气管扩张剂治疗效果好。

6. 排除其他引起咳嗽的疾病。

具备以上6项中任何2项(但必须具备3、4项之一)者即可诊断。

咳嗽变异性哮喘(一)

(日本　内田义之)

1. 以前未曾诊断过哮喘。
2. 咳嗽至少 3 周。
3. 没有喘息、呼吸困难、胸部压榨感等。
4. 查体无异常。
5. 肺功能检查正常或基本正常。
6. 气道反应性测定示气道高反应。
7. 对哮喘治疗药反应敏感。

咳嗽变异性哮喘(二)

1979 年,Corrao 等首次提出 CVA(Cough variant asthma)的概念。Niimi 等人于 1992 年提出 CVA 筛选标准。

(1) CPC8 周以上;
(2) 无喘息或呼吸困难;
(3) 无肺部干湿罗音;
(4) 无哮喘史;
(5) 支气管激发试验阳性;
(6) 舒张支气管治疗有效;
(7) 胸部影像学正常;
(8) 血 CRP 阴性;
(9) 排除 PNDs;
(10) 排除心脏病、ACEI 相关性咳嗽,不吸烟。

修订后将咳嗽时间改为 3 周,其余变化不大。

咳嗽变异性哮喘(三)

(中华医学会呼吸病学分会哮喘学组　2005 年)

定义:咳嗽变异性哮喘是一种特殊类型的哮喘,咳嗽是其唯一或主要临床表现,无明显喘息,气促等症状或体征,但有气道高反应性。

诊断标准如下。

(1) 慢性咳嗽常伴有明显的夜间刺激性咳嗽。

(2) 支气管激发试验阳性或最大呼气流量(PEF)昼夜变异率>20%。

(3) 支气管扩张剂、糖皮质激素治疗有效。

(4) 排除其他原因引起的慢性咳嗽。

咳嗽变异性哮喘(四)

(Johnson et al)

诊断标准

1. 咳嗽持续或反复发作>1个月,常在夜间和(或)清晨发作、运动后加重。

2. 肺功能和胸片正常,查体无阳性体征。

3. 气道高反应性及可逆性气道阻塞。

4. 抗生素和止咳药物无效,支气管扩张剂或皮质激素有效,并于停药后短期内复发。

5. 有个人过敏史或家族过敏史,变应原试验阳性。

6. 排除其他原因引起的慢性咳嗽。

运动性哮喘(EIA)(一)

EIA又称运动性支气管痉挛(exercise-induced broncho constriction, EIB)。

1975年Croopp对运动性哮喘下的定义是:哮喘患者激烈运动后形成的急性、可逆性,通常能自行缓解的气道阻塞。

运动性哮喘(二)

运动性哮喘是指经一定量运动后所出现的大小气道急性阻塞的哮喘发作。

(1) 典型患者在强烈运动(尤其跑步)6分钟以上,停止运动后10分钟之内,支气管痉挛达高峰，此后 30 分钟内逐渐缓解。

(2) 本病多见于青少年，可并发于其他类型的哮喘，也可独立存在，故对运动后出现咳嗽、胸闷并能闻及广泛哮鸣音的患者应考虑本病。

(3) 绝大多数发生于干燥、寒冷环境。

(4) 标准运动试验(成人心率达 160 次/分，儿童达 175 次/分)，运动后患者的 FEV_1 或 PEFR 测定值较运动前下降超过 10%～15%者，可确诊为本病。

职业性哮喘(OA)

北京职业病研究中心提出职业性哮喘的诊断基本条件。

(1) 临床上存在支气管哮喘。

(2) 确定职业性病因的证据，即接触—发作，脱离—好转，再接触—再发作。

(3) 变应原呼吸道激发试验或抗原特异性 IgE 测定阳性。

职业性哮喘的分类

职业性哮喘(OA)是指特殊职业接触引起的一种可逆性气道阻塞和气道高反应性(BHR)疾病。OA 主要有以下两种。

(1) 过敏性 OA：是职业接触和致敏后经一定潜伏期发生的哮喘。

(2) 非过敏性 OA：除无过敏机制外，与过敏性 OA 相似。

癌性哮喘

本病具有以下特点。

(1) 既往无哮喘史，但有癌肿或明显的致癌因素史(如高龄、吸烟、葡萄胎)。

(2) 发作时哮鸣音相对较少，与呼吸困难的程度并不一致。

(3) 哮喘可因变换体位而缓解，而不能为药物所控制。

(4) 胸片可有异常阴影(癌块或感染灶等)。

(5) 均为晚期肺癌患者，此症状的出现示预后险恶。据此可与其他原因引起的哮喘区别。临床上凡有突然发作的呼吸困难，既往又无相关病史，但有肺癌高危因素的患者，特别是临床体征和 X 线表现不相符时，在排除其他原因之后，要想到本症的可能性。

胃型哮喘

胃型哮喘即合并胃食管反流(GER),并由其诱发和加剧的哮喘。胃型哮喘是 Mays 1976 年首先提出的概念,综合其临床特点如下。

(1) 频繁发作夜间哮喘、呛咳。

(2) 哮喘顽固,支气管扩张药及皮质激素治疗无效或反而加重。

(3) 查不到明确病因。

(4) 伴有消化道症状,且可于卧位、弯腰和增加腹压时加重。如胸骨后烧灼感、烧心、反胃(反酸或苦水)、中上腹疼痛,以及呕吐后、酸性饮食和过饱饮食易引起哮喘。

(5) 抗 GER 治疗后,哮喘随 GER 减少而减轻。

胃型哮喘诊断可据临床特点及下列检查确立。

(1) 食管钡餐造影有食管炎可推断有 GER,有高位反流提示易发生呼吸道吸入。

(2) 食管内镜及黏膜活检确定有无食管炎。

(3) 食管下端括约肌张力测定(LESP)<6 mmHg,易发生 GER。

上述 3 项中如有 2 项阳性,可确定有 GER。但它们的阳性率分别只有 46%~54%、41%及 47%,而连续食管内 pH 值监测阳性率达 100%,故上 3 项均阴性或仅 1 项阳性时可行 pH 值监测,若还不能证实有 GER,则可排除之。

呕吐性哮喘

呕吐性哮喘系“胃型哮喘”的一种,其基本原因为胃食管反流。反流的严重表现即为呕吐,呕吐引起哮喘的机制可能是以下 3 种。

(1) 胃液成分反流刺激食管迷走神经的传入神经,经气道的迷走神经传出,导致支气管痉挛。

(2) 少量反流的胃酸吸入气道使支气管痉挛。

(3) 反流使支气管反应性增高,增强了哮喘患者对各种触发因素的敏感性。

癔症性哮喘

癔症性哮喘的特点如下所述。

(1) 凡是癔症,其发病均有明显的情绪因素,也即精神刺激,癔症性哮喘也不例外。

(2) 与不论以任何形式发作的癔症一样,尽管其表现可以拟似某一种器质性症状或疾病的表现,但不具备相应的器质性改变,因此,"哮喘"发作时,患者并无哮鸣、咳痰、发绀、肺部罗音等支气管哮喘应有的症状和体征,仅仅是一种不停的过度换气。

(3) 治疗以心理治疗为主。

(4) 病因问题未能解决时,症状很易复发,应协助解决患者致病的精神因素,并继续进行心理治疗。

心因性哮喘

1. 由于精神因素促发或加重的哮喘,往往由情绪紧张、激动、愤怒、大哭或大笑等诱发。

2. 约半数以上患者应用安慰剂可减轻,甚至完全缓解。

月经性哮喘

月经期 PGF2a(前列腺素 2a)合成增加引起的月经性哮喘,可分为月经前哮喘和月经期哮喘。前者哮喘在月经来潮前 5～7 天发作,月经来潮后症状自行缓解;后者于月经来潮时出现带哮鸣音的呼气性呼吸困难,月经过后自行缓解。

阿司匹林哮喘(AIA)(一)

(日本　藤田保健卫生大学)

阿司匹林哮喘,1911 年在欧美已有报告,在几十年前已引起人们关注,但目前国际上尚无其确切定义。

日本哮喘研究会于 1990 年 3 月制订了诊断标准:有由阿司匹林或阿司匹林样非甾体抗炎药(NSAID)引起哮喘发作的病史或诱发试验阳性者,可诊断本病。但是,应排除对吡唑酮类药物有特异反应的所谓吡唑酮性变态反应。因此,仅对吡唑酮类药物呈阳性反应者不能诊断此病。

阿司匹林哮喘(二)

(日本　藤田保健卫生大学)

根据日本藤田保健卫生大学的资料,AIA 的临床特征如下所述。

(1) 女性患者稍多。

(2) 发病年龄多在 20～50 岁。

(3) 一般无儿童哮喘史,哮喘家族史与特应性哮喘患者接近。

(4) 初诊(明确 AIA 诊断前)时重症患者占 60%左右,确诊为 AIA 后通过自我管理的加强,重症患者例数可减少。

(5) 糖皮质激素依赖者近 50%。

(6) 多合并有鼻部疾病,包括慢性鼻炎、鼻息肉、鼻窦炎及嗅觉异常,其中鼻息肉与嗅觉异常在其他类型哮喘中较少见,因而较具特征性。

(7) 末梢血中嗜酸粒细胞比例与另两型哮喘无差异,约 2%的 AIA 患者合并有特应性特征,血 IgE 水平增高。

阿司匹林诱发哮喘

阿司匹林或其他非甾体类抗炎药(NSAID)引起的哮喘发作者占支气管哮喘患者的 4%～28%,其临床表现极为典型。

(1) 大部分患者 30～40 岁首次发病,常表现为间歇性大量流涕的血管舒缩性鼻炎。

(2) 数月后,发生慢性鼻充血,常可见鼻息肉。

(3) 随后出现支气管哮喘和对阿司匹林的不耐受,患者表现为服用阿司匹林 1 小时内,有急性哮喘发作伴流涕、结合膜的刺激症状,头颈部猩红色潮红。

阿司匹林哮喘的分型

1. 初发型　既往无哮喘史,摄入某种解热镇痛药是首次哮喘发作的直接诱因。

2. 哮喘基础型　在首次阿司匹林性哮喘前,有数月至数年哮喘史。

3. 鼻炎基础型　在常年过敏性鼻炎基础上发生的阿司匹林性哮喘。

合并高血压的哮喘分型

合并高血压的哮喘临床分为如下 3 型。

(1) 哮喘型高血压：哮喘数年后才有高血压，血压升高常与哮喘发作同时发生，与病情相平行。不用降压药，只治疗哮喘，待其缓解后血压随之明显下降，可至正常。

(2) 医源型高血压：长期服用皮质激素所致。血压多较高又稳定。

(3) 并存型高血压：哮喘发生前已有高血压，可有高血压家族史。后两型血压亦随哮喘加剧而更升高，随哮喘缓解而下降，但不到正常。

脆 性 哮 喘

脆性哮喘(brittle asthma)的主要特征为：哮喘患者呼气峰流速值(PEF)变异率高且无规律。吸入大剂量的糖皮质激素(GCS)治疗后效果仍欠佳。

食物过敏性哮喘(FAA)

由食物诱发的哮喘患者多伴有皮肤过敏症状，可为 FAA 诊断提供重要的参考依据。诊断的作出需要皮肤变应原过筛试验、食物特异性 IgE 检测和食物激发试验(或食物剔除试验)。假如患者对偶尔摄入的特殊食物过敏，多可导致急性呼吸道症状，诊断较为容易，相比之下，患者对日常食物过敏，其诱发的呼吸道症状往往是慢性过程且不易引起注意。当医生评价食物过敏与哮喘症状的关系时，过敏疾病史和家族史、相关病史、体检、食物激发试验和食物特异性 IgE 检测均可提供有价值的资料，诊断步骤见图 2-1。

变应原皮肤试验是初步筛选过敏性食物的主要方法，可在 15～20 分钟提供多种食物的皮试结果。食物激发试验是 FAA 的诊断和鉴别诊断中最为可靠的试验，在实施食物激发试验时应注意以下几点。

(1) 应严格控制激发食物的数量，假如患者能耐受 8～10 克的可疑食物即可判为阴性。

(2) 激发前 2 周禁食可疑食物。

(3) 激发前 1 周停用抗过敏药物，其他治疗维持最低水平。

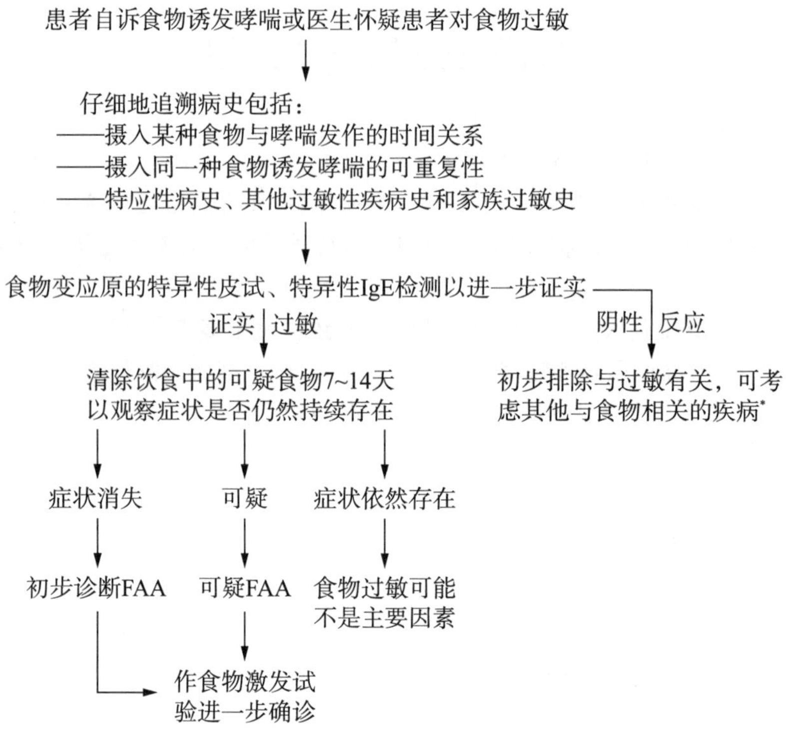

患者自诉食物诱发哮喘或医生怀疑患者对食物过敏
↓
仔细地追溯病史包括：
——摄入某种食物与哮喘发作的时间关系
——摄入同一种食物诱发哮喘的可重复性
——特应性病史、其他过敏性疾病史和家族过敏史
↓
食物变应原的特异性皮试、特异性IgE检测以进一步证实
→ 证实过敏：清除饮食中的可疑食物7~14天以观察症状是否仍然持续存在
 - 症状消失 → 初步诊断FAA → 作食物激发试验进一步确诊
 - 可疑 → 可疑FAA → 作食物激发试验进一步确诊
 - 症状依然存在 → 食物过敏可能不是主要因素
→ 阴性反应：初步排除与过敏有关，可考虑其他与食物相关的疾病*

图 2－1　FAA 的诊断程序示意图

注：* 如胃食管反流、肺囊性纤维化、膈肌裂孔疝等

（4）采用标准记分方法进行判断。

（5）如果双盲试验应保证激发食物与安慰剂的数量相当。

（6）由于食物激发试验偶可诱发较为严重的哮喘症状，因此应在具有抢救设备条件下进行。

激素抵抗型哮喘

糖皮质激素（glucocorticoid，GC）通常是治疗哮喘十分有效的药物，但极少数哮喘患者，经大剂量激素治疗后，其肺功能和症状都没有改善。这部分对激素治疗效果不明显的哮喘称为激素抵抗型哮喘（steroid resistant asthma，SRA）。虽然 SRA 的发病率极低，为 0.01%～0.1%，但因 SRA 的治疗棘手及预后较差，值得临床医生对 SRA 发病机制及其处理予以充分的认识。

激素抵抗(SR)型哮喘

综合近年来文献报道,可将 SR 型哮喘临床定义为:口服高剂量激素治疗 10～14 天后,清醒状态下测得的峰值呼气流速(PEF)得不到改善的哮喘称为 SR 型哮喘。其诊断须符合下列条件。

(1) 哮喘诊断明确。

(2) 激素用量足,患者规则地服用激素,保证有足够剂量的激素到达气道。

(3) 生活环境中无刺激物,特别是室内过敏原或职业性致敏物持续存在。

(4) 排除潜在的加重哮喘因素,如胃食管反流和药物等。

(5) 停用 β 受体激动剂。

(6) 重度哮喘须严格治疗至少 6 个月。此外,还须排除静止状态下其肺功能本身的异常。

激素抵抗型哮喘的分型

Schwatz 等在 1968 年报道了 6 例哮喘患者应用大剂量的 GC 治疗下症状无改善,首次提出了 SRA 的概念。但国内外文献有关对 SRA 的定义、激素的剂量、治疗持续时间、使用方法至今还没有达成共识,对哮喘症状发作频度、住院次数、生活质量的影响也没有考虑在内。目前比较公认的定义是 1996 年由 Woolcock 提出的,她将 SRA 分为两型:Ⅰ型即部分激素抵抗型(又称激素依赖型哮喘),这部分患者在无持续的接触过敏原,排除鼻炎、胃食管反流、阻塞性睡眠呼吸暂停综合征等疾病、避免使用高剂量的 β 受体激动剂时,采用严密的哮喘治疗方案 6 个月,只有大剂量的激素才能控制的哮喘。Ⅱ型即完全的激素抵抗型,在诊断Ⅰ型的条件下对激素的治疗完全没有反应。

难治性哮喘(一)

(邢部义美)

1. 虽然进行了可能的有限治疗,但不能根治或使症状减轻的哮喘。
2. 应用常规的治疗方法并不能使症状改善,必须靠肾上腺皮质激素才能维持日常生活的重症慢性支气管哮喘。

3. 出现难治的原因。

(1) 滥用肾上腺皮质激素。

(2) 呼吸道过敏：呼吸道敏感性上升。

(3) 心理因素：内向型性格。

(4) 阿司匹林哮喘(药物诱导性哮喘)。

难治性哮喘(二)

(美国胸科学会)

近30年来，人们逐渐注意到某些哮喘患者的病情较其他患者更为严重，其特征性表现为：需大剂量药物治疗方能控制疾病发作或大剂量药物治疗的同时仍有哮喘持续发作甚至恶化等。1997年以来，美国胸科学会(ATS)工作组采用了“难治性哮喘”这一名称来概括该类哮喘，并于2000年拟订了具有临床实用性的“难治性哮喘诊断标准”。难治性哮喘并非专指危重或致命性哮喘，而是包含了以往所谓的重症哮喘(severe asthma)、激素依赖/抵抗性哮喘(steroid-dependent and/or resistant asthma)、难以控制的哮喘(difficult to control asthma)、控制不良的哮喘(poorly controlled asthma)、脆性哮喘(brittle asthma)及不可逆性哮喘(irreversible asthma)等。近年来对难治性哮喘的病因、发病机制及治疗等展开了广泛的研究，但可能由于习惯的原因，许多研究者还是沿用了激素抵抗性哮喘、重症哮喘、致命性哮喘等命名。

难治性哮喘(三)

(中华医学会呼吸病学分会哮喘学组　2010年)

难治性哮喘约占支气管哮喘(简称哮喘)患者的5%，虽然比例不高，但据文献报道，其急诊就医率和住院率分别为轻、中度哮喘患者的15倍和20倍，是导致哮喘治疗费用增加的重要原因之一。因此，提高难治性哮喘的诊治水平对改善哮喘的整体控制水平和预后以及降低医疗成本都有重要意义。

中华医学会呼吸病学分会哮喘学组组织有关专家进行了认真的讨论，并参照美国胸科学会(ATS)和欧洲呼吸学会(ERS)的相关文件以及近年发表的有关难治性哮喘的重要文献，撰写了本共识，希望能在难治性哮喘的定义、疾病的评估及处理等方面进一步统一认识。对于难治性哮喘的认识尚有许多未知的地方，本共识也在最后的部分涉及未来研究的方向，希望通过更加深入的研究，特别是开展协作研究，以提高我国在难治性哮喘领域的诊治和研究水平。

一、定义

目前国内外对于难治性哮喘还没有完全统一的定义。ERS 和 ATS 分别在 1999 年和 2000 年发表了难治性哮喘的共识意见，认为难治性哮喘是在大剂量吸入糖皮质激素（简称激素），甚至口服激素仍不能获得较好控制的哮喘。ERS 还指出，难治性哮喘应该是排除患者用药依从性问题，并去除导致哮喘恶化等因素后，经 6 个月规范治疗和严密随访仍不能达到较好控制的哮喘。2006 年版全球哮喘防治创议（GINA）指出，难治性哮喘患者通常对糖皮质激素（激素）的作用不敏感，并且经常不能达到与其他哮喘患者相同的控制水平。具体地说，这类患者经 GINA 推荐的第 4 级治疗方案，即两种或两种以上的控制药物加缓解药物治疗，仍不能达到一种可接受的哮喘控制水平。但是 GINA 没有对第 4 级治疗需要多长时间才能诊断为难治性哮喘进行说明。

以上 ERS 和 ATS 的专家共识和 GINA 对难治性哮喘的定义，其核心是强调“难治性”，这与目前多数哮喘患者经过以吸入激素为主的治疗即可获得良好控制的情况明显不同。由此可见，目前的定义是对难治性哮喘临床治疗反应特性的定义。

本共识将难治性哮喘定义为采用包括吸入性激素和长效 β_2 受体激动剂两种或更多种的控制药物，规范治疗至少 6 个月仍不能达到良好控制的哮喘。

二、临床表现类型

过去曾有许多与难治性哮喘有关的术语，如难治性哮喘（difficult-to-treat asthma，difficult/therapy-resistant asthma，difficult asthma，refractory asthma）、难控制性哮喘（difficult to control asthma）、激素抵抗或激素依赖性哮喘（steroid-resistantasthma or dependent asthma）、脆性哮喘（brittle asthma）和致死性哮喘（near fatal astllma）等。这些术语可以反映出学界对难治性哮喘的认识和定义还不统一，同时也可以看出难治性哮喘虽有“难治”的共同特征，但也有不同的临床表现类型。

1. 激素依赖性/抵抗性哮喘

这类患者常常存在持续的气流受限，气流受限的可逆性差，而且对激素治疗反应差，表现出不同程度的激素抵抗，需要长期依赖大剂量吸入激素，甚至是口服激素。

过去将对激素治疗无效的哮喘称为“激素抵抗性哮喘”，而实际上，真正对激素治疗完全无反应的哮喘极为少见，过去认为的激素抵抗性哮喘多数经加大激素剂量和延长治疗时间仍然有治疗反应。所以，多数所谓“激素抵抗性哮喘”只是相对的激素治疗“抵抗”，又称为“激素依赖性哮喘”。

2. 脆性哮喘　分为两型

Ⅰ型的特点是尽管大剂量吸入激素治疗，峰值呼气流速（PEF）仍然呈大幅度的波动和反复哮喘发作；Ⅱ型的特点是在哮喘控制良好的情况下，突然发生致死性的哮喘发作。

3. 致死性哮喘

尽管这类患者在使用“适当”的治疗方法，但仍会发生致命或濒死的哮喘发作。发作时常伴有高碳酸血症和需要使用机械通气治疗。

难治性哮喘（四）

在诊断难治性哮喘前，须排除其他诊断（例如声带功能紊乱、上气道阻塞性疾病、复发性多软骨炎、气管淀粉样变性、慢性阻塞性肺病、反复误吸等），纠正哮喘加重因素（例如未确定的过敏原、职业性接触、非类固醇类抗炎药过敏、胃食管反流、支气管扩张、慢性感染、心理因素等），且须排除因患者依从性不良造成的治疗无效。

难治性哮喘的3种常见临床表型及其特征如表2－16所示，哮喘的各种表型都是患者遗传因素和环境因素外化所示，无论从临床、病理生理以及治疗等各方面，个体差异均很大。

对难治性哮喘患者要详细采集病史和体格检查，进行实验室检查（包括免疫球蛋白、血清病毒检测、甲状腺功能等）、过敏原检查、影像学检查、肺功能、诱导痰分析、耳鼻喉科检查（鼻窦CT、鼻内窥镜）、24小时食管测酸和必要时进行心理学测试，以评估其危险因素。

表2－16　难治性哮喘常见临床表型及其特征

临床表型	特　　征
稳定性气流阻塞型	多为成年发病，伴难治性嗜酸粒细胞增多
糖皮质激素依赖型	可能因合并基础疾病或气道重建导致稳定性气流阻塞
频繁严重发作型	多伴发胃食管反流、睡眠呼吸暂停综合征、反复感染、心理因素等加重因素

难治性支气管哮喘

通过吸入糖皮质激素和β_2受体激动剂的规范化治疗，大部分支气管哮喘

(简称哮喘)患者可获得有效的控制。但仍有5%～10%的患者因治疗效果不理想而长期影响其生活质量。这些患者因为起病重且有恶化趋势,通过充分的治疗,其中包括使用全身性糖皮质激素(简称激素)治疗仍不能有效控制病情,临床上通常称为“难治性哮喘”。他们经常需要急诊和住院治疗,是导致哮喘治疗费用增加的主要原因。

难治性哮喘的定义

难治性哮喘通常指最大推荐剂量的吸入激素治疗仍不能控制的哮喘。虽然这部分患者通常发病较重,需要加强治疗,但不同于急性发作者,其平常大部分时间可能控制良好。

美国胸科学会(ATS)2000年使用“难治性”来描述这类哮喘。将其定义为:在排除其他诊断,导致哮喘加重的因素得到治疗,治疗依从性较好,患者仍具有以下1或2个主要特点,同时具有2个次要特点的哮喘。

1. 主要特点(要达到轻度至中度哮喘控制水平)

(1) 需要持续应用或接近持续应用(1年中超过50%的时间)口服激素治疗;

(2) 需要应用大剂量吸入激素治疗。大剂量ICS的标准为:二丙酸倍氯米松(BDP)>1 260 μg/天;布地奈德(BUD)>1 200 μg/天;氟尼缩松(FLU)和曲安奈德(TAA)>2 000 μg/天,丙酸氟替卡松(FP)>880 μg/天。

2. 次要特点

(1) 除每天需要应用激素治疗外,还需要使用长效β_2受体激动剂、茶碱或白三烯药物治疗。

(2) 每天或接近每天均需要使用短效β_2受体激动剂缓解症状。

(3) 持续的气流阻塞[第1秒用力呼气容积占预计值百分比(FEV_1占预计值%)<80%;最大呼气流量(PEF)日内变异率>20%]。

(4) 每年急诊就诊次数超过1次。

(5) 每年需要使用>3次口服激素治疗。

(6) 口服激素或ICS减量≤25%即导致哮喘恶化。

(7) 过去有过濒死的哮喘发作。

这一定义囊括了许多过去常用的名称,如难控制性、致死性或接近致死性、重症持续性、脆性、激素抵抗或依赖性、症状持续的、急性重度的、慢性困难的、威胁生命的哮喘等。这类患者可有一系列独立的和(或)叠加的临床表现。

(1) 峰值流速的广泛变异(脆性哮喘)。

(2) 慢性严重的气流限制。

(3) 肺功能快速进展性下降。

(4) 咳痰可从无至大量。

(5) 对促肾上腺皮质激素的反应差。

这一定义从病史、治疗及肺功能方面进行评估，提供了明确的数据标准。但Wenzel 认为此标准仍不确切，如对哮喘发作稳定患者，每天接受 FP>880 μg 治疗，FEV_1 占预计值百分比为 78%，是否属于难治性哮喘还不清楚。但按照目前标准，此例患者在诊断范围内，故将次要诊断标准扩展为 3 个可能更全面。

哮喘持续状态

(第一届全国小儿哮喘病学术会议　1988 年)

哮喘发作时出现严重的呼吸困难，在合理应用拟交感神经药物和茶碱类药物仍不见缓解，应诊断为哮喘持续状态。

非喘形式的支气管哮喘

非喘形式的支气管哮喘，除表现为咳嗽、胸闷外，据国外文献报告尚有如下报道。

(1) 呕吐性哮喘，以阵发性呕吐为唯一表现；

(2) 剧烈喷嚏性哮喘，国外报告一组过敏性鼻炎，40%的患者气道反应性增高，在随后的 1～5 年半的随访中，19%的患者有典型哮喘发作。

诊 断 标 准

1. 有过敏因素为诱因或病因。
2. 有某一固定的反复发作的症状。
3. 肺功能检查为可逆性阻塞性通气功能障碍。
4. 按哮喘治疗有效，而单纯对症治疗效果不明显。
5. 无心功能障碍。
6. 支气管诱发试验呈阳性反应。

哮喘合并细菌性感染

凡哮喘患者出现以下 3 项以上的诊断为哮喘合并细菌性感染。

(1) 咳嗽,有黄脓痰。

(2) 发热。

(3) 白细胞计数>10.0×10^9/L。

(4) 痰菌培养阳性两次以上,且为同种病原菌。

(5) X线表现:肺部纹理增粗或片状、斑片状渗出性阴影。

哮鸣音分度

Ⅰ度(少量):哮鸣音偶闻,或在咳嗽、深快呼吸后出现。

Ⅱ度(中量):哮鸣音散在分布,但每次呼吸均可听到。

Ⅲ度(大量):哮鸣音满布一肺或双肺。

支气管扩张(一)

1. 可有麻疹、百日咳、支气管肺炎、肺结核、肺脓肿等病史。

2. 长期咳嗽,咳脓性痰,痰量多少不等,多则数百毫升,少则几毫升,体位变动时咳嗽,咳痰增多,病程中如出现继发感染或病情进展时,除咳嗽加剧,痰量增多,常伴有发热、白细胞及中性粒细胞增高。

3. 多数患者有反复咯血史。

4. 少数患者亦可能长期无症状。

5. 胸部X线检查:肺纹理增多,病变明显时可有蜂窝状或卷发样阴影,甚至可有液平。支气管碘油造影可见支气管呈柱状或囊状或混合型的扩张。

支气管扩张(二)

(Yoshioka)

1. 临床表现

(1) 病史:慢性咳嗽、咳痰和反复痰中带血、咯血,应注意童年期有无肺炎、鼻窦炎等疾患。

(2) 体检所见:在病灶部位听到罗音,约1/3病例可见杵状指。

2. 胸部X线检查

(1) X线平片:病灶部位的肺纹理增粗、增多及紊乱,后期可见镜面样(环状透亮)阴影及卷发样或蜂窝状阴影;支气管扩张、变形(肺不张),病灶区外肺气肿、胸膜肥厚。

(2) 支气管造影:两侧支气管造影可明确诊断,不仅了解扩张的形态,且明确病变部位及范围。

3. 肺功能

肺功能障碍无特异性,但为判断病变范围及决定手术适应证所必需。

4. 肺血管造影

支气管动脉与肺静脉间侧支循环。

5. 其他

痰液细胞检查、纤维支气管镜、末梢血嗜酸粒细胞及免疫球蛋白测定等,因发病因素不同而异。

成人支气管扩张

(中国成人支气管扩张症诊治专家共识编写组)

一、前言

支气管扩张症是由各种原因引起的支气管树的病理性、永久性扩张,导致反复发生化脓性感染的气道慢性炎症,临床表现为持续或反复性咳嗽、咳痰,有时伴有咯血,可导致呼吸功能障碍及慢性肺源性心脏病。广义上的支气管扩张是一种病理解剖学状态,很多疾病影像学也表现为支气管扩张,如肺间质纤维化所致的牵拉性支气管扩张,类似的单纯影像学表现的支气管扩张不在本共识讨论之列。

支气管扩张症是一种常见的慢性呼吸道疾病,病程长,病变不可逆转,由于反复感染,特别是广泛性支气管扩张可严重损害患者肺组织和功能,严重影响患者的生活质量,造成沉重的社会经济负担。但目前社会对本病的关注不足,相关文献也为数寥寥。

国外支气管扩张属于少见病,所以专门论述本病的专著也不多,2005 年及 2011 年欧洲呼吸学会制定的“成人下呼吸道感染治疗指南”中曾涉及支气管扩张相关感染的诊治。2010 年,英国胸科协会公布了“非囊性纤维化支气管扩张指南”。在学习该指南的过程中,呼吸界同仁感到有必要在借鉴国外文献的基础上,结合中国国情,制定一个相应的共识以供大家参考,为此特邀请国内十几位专家共同制定了本共识。

二、流行病学

支气管扩张症的患病率随年龄增加而增高。新西兰儿童支气管扩张症的患病率为 3.7/10 万，而美国成人总体患病率为 52/10 万，英国的患病率约为 100/10 万，美国 18～34 岁人群的患病率为 4.2/10 万，但 70 岁及以上人群的患病率高达 272/10 万。这些研究均为多年前的文献，当时尚未采用胸部高分辨率 CT 等检查手段。过去曾认为近 50 年来支气管扩张症的患病率逐年下降，但这一观点并无确切的流行病学证据。在我国，支气管扩张症并非少见病，因长期以来对这一疾病缺乏重视，目前尚无相关的流行病学资料。到目前为止，我国没有支气管扩张症在普通人群中患病率的流行病学资料，因此，支气管扩张症的患病率仍不清楚，需要进行大规模的流行病学调查。

支气管扩张合并其他肺部疾病的问题也日益受到关注。高分辨率 CT 检查结果显示，临床诊断为慢性支气管炎或 COPD 的患者中，15%～30%的患者可发现支气管扩张病变，重度 COPD 患者合并支气管扩张的甚至可达 50%。

三、发病机制

支气管扩张症可分为先天性与继发性两种。先天性支气管扩张症较少见，继发性支气管扩张症发病机制中的关键环节为支气管感染和支气管阻塞，两者相互影响，形成恶性循环。另外，先天性发育缺陷及遗传因素等也可引起支气管扩张。

首先，为支气管先天发育不全。

(1) 支气管软骨发育不全(Williams-Campbell 综合征)：患者先天性支气管发育不良，表现为有家族倾向的弥漫性支气管扩张；

(2) 先天性巨大气管-支气管症：是一种常染色体隐性遗传病，其特征是先天性结缔组织异常、管壁薄弱、气管和主支气管显著扩张；

(3) 马方综合征(Marfan's syndrome)：为常染色体显性遗传，表现为结缔组织变性，可出现支气管扩张，常有眼部症状、蜘蛛指/趾和心脏瓣膜病变。

其二，继发性支气管扩张症的发病基础多为支气管阻塞及支气管感染，两者相互影响，并形成恶性循环，破坏管壁的平滑肌、弹力纤维甚至软骨，削弱支气管管壁的支撑结构，逐渐形成支气管持久性扩张。其具体机制如下所述。

(1) 气道防御功能低下：大多数支气管扩张症患者在儿童时期即存在免疫功能缺陷，成年后发病。病因未明的支气管扩张症患者中 6%～48%存在抗体缺陷，最常见的疾病为普通变异性免疫缺陷病(common variable immunodcficiency, CVID)，CVID 是一种异源性免疫缺陷综合征，以全丙种球蛋白减少血症、反复细菌感染和免疫功能异常为特征。其他尚有 X-连锁无丙种球蛋白血症(X-

linked agammaglobulinemia，XLA)及 IgA 缺乏症等，由于气管-支气管分泌物中缺乏 IgA 和(或)IgG 中和抗体，易导致反复发生病毒或细菌感染。由于呼吸道反复感染、气道黏液栓塞，最终气道破坏，导致支气管扩张。除原发性免疫功能缺陷外，已证实获得性免疫缺陷综合征(acquired immune deficiency syndrome，AIDS)、类风湿关节炎等免疫相关性疾病也与支气管扩张症有关。但即使应用现代的免疫功能检测技术，也有约 40％的支气管扩张症患者找不到免疫功能低下的原因。气道黏膜纤毛上皮的清除功能是肺部抵御感染的重要机制。原发性纤毛不动综合征(primary ciliary dyskinesia，PCD)是一种常染色体隐性遗传病，支气管纤毛存在动力臂缺失或变异等结构异常，使纤毛清除黏液的功能发生障碍，导致化脓性支气管感染、支气管扩张、慢性鼻炎、浆液性中耳炎、男性不育、角膜异常、窦性头痛和嗅觉减退，Kartagener 综合征是其中一个亚型，表现为内脏转位、支气管扩张和鼻窦炎三联征。杨氏综合征(Young's syndrome)患者，由于呼吸道纤毛无节律运动或不运动，常导致支气管廓清功能下降，易出现支气管反复感染而发生支气管扩张。

(2) 感染和气道炎症恶性循环导致支气管扩张：感染是支气管扩张症最常见的原因，是促使病情进展和影响预后的最主要因素，尤其是儿童，因气管和肺组织结构尚未发育完善，下呼吸道感染将会损伤发育不完善的气道组织，并造成持续、不易清除的气道感染，最终导致支气管扩张。60％～80％的稳定期支气管扩张症患者气道内有潜在致病微生物定植，病情较轻者可以没有病原微生物定植，病情较重者最常见的气道定植菌是流感嗜血杆菌，而长期大量脓痰、反复感染、严重气流阻塞及生活质量低下的患者，气道定植菌多为铜绿假单胞菌。细菌定植及反复感染可引起气道分泌物增加，痰液增多，损害气道纤毛上皮，影响气道分泌物排出，加重气道阻塞，引流不畅并进一步加重感染。另外，气道细菌定植也会造成气道壁和管腔内炎症细胞浸润，造成气道破坏。感染、黏液阻塞等因素使支气管扩张症患者的气道存在持续炎症反应，以支气管管腔内中性粒细胞募集及支气管壁和肺组织内中性粒细胞、单核巨噬细胞、CD_4^+ 细胞浸润为特征，肥大细胞可能也参与了支气管扩张感染时的炎症反应，支气管扩张患者气道肥大细胞脱颗粒较明显，且与病情严重程度相关。这些炎症细胞释放多种细胞因子，包括 IL－16、IL－8、IL－10、肿瘤坏死因子-α(tumor necrosis factor-α，TNF－α)及内皮素-1 等，进一步引起白细胞，特别是中性粒细胞浸润、聚集，并释放髓过氧化酶、弹性蛋白酶、胶原酶及基质金属蛋白酶等多种蛋白溶解酶和毒性氧自由基，导致支气管黏膜上皮细胞损害，出现脱落和坏死、气道水肿、黏液腺增生和黏液分泌增多，气道纤毛功能受损，黏液排除不畅，气道阻塞，容易发生细菌定植或感染，并可造成支气管壁组织破坏，周围相对正常的组织收缩将受损气道牵张，导致特征性的气道扩张。在病程较长的支气管扩张中，支气管周围的肺组织也会受到炎症破坏，从而导致弥漫性支气管周围纤维化。

四、病理与病理生理

1. 支气管扩张的发生部位

支气管扩张可呈双肺弥漫性分布，亦可为局限性病灶，其发生部位与病因相关。由普通细菌感染引起的支气管扩张以弥漫性支气管扩张常见，并以双肺下叶多见。后基底段是病变最常累及的部位，这种分布与重力因素引起的下叶分泌物排出不畅有关。支气管扩张左肺多于右肺，其原因为左侧支气管与气管分叉角度较右侧为大，加上左侧支气管较右侧细长，并由于受心脏和大血管的压迫，这种解剖学上的差异导致左侧支气管引流效果较差。左舌叶支气管开口接近下叶背段，易受下叶感染波及，因此临床上常见到左下叶与舌叶支气管扩张同时存在。另外，右中叶支气管开口细长，并有 3 组淋巴结环绕，引流不畅，容易发生感染并引起支气管扩张。结核引起的支气管扩张多分布于上肺尖后段及下叶背段。通常情况下，支气管扩张发生于中等大小的支气管。变应性支气管肺曲霉病(allergic bronchopulmonary aspergillosis, ABPA)患者常表现为中心性支气管扩张。

2. 形态学改变

根据支气管镜和病理解剖形态不同，支气管扩张症可分为 3 种类型。

(1) 柱状支气管扩张：支气管管壁增厚，管腔均匀平滑扩张，并延伸至肺周边。

(2) 囊柱型支气管扩张：在柱状支气管扩张基础上，存在局限性缩窄，支气管外观不规则，类似于曲张的静脉；

(3) 囊状支气管扩张：支气管扩张形成气球形结构，末端为盲端，表现为成串或成簇囊样病变，可含气液面。支气管扩张形成的过程中，受损支气管壁由于慢性炎症而遭到破坏，包括软骨、肌肉和弹性组织被破坏，纤毛细胞受损或消失，黏液分泌增多，气道平滑肌增生、肥厚，反复气道炎症也会引起气道壁纤维化，炎症亦可扩展至肺泡，引起弥漫性支气管周围纤维化瘢痕形成，使正常肺组织减少。

3. 病理生理

支气管扩张症患者存在阻塞性动脉内膜炎，造成肺动脉血流减少，在支气管动脉和肺动脉之间存在着广泛的血管吻合，支气管循环血流量增加。压力较高的小支气管动脉破裂可造成咯血，多数为少量咯血，少数患者可发生致命性大咯血，出血量可达数百甚至上千毫升，出血后血管压力降低而收缩，出血可自动停止。咯血量与病变范围和程度不一定成正比。因气道炎症和管腔内黏液阻塞，多数支气管扩张症患者肺功能检查提示不同程度气流阻塞，表现为阻塞性通气功能受损，并随病情进展逐渐加重。病程较长的支气管扩张，因支气管和周围肺组织纤维化，可引起限制性通气功能障碍，伴有弥散功能减低。通气不足、弥散障碍、通气-血流失衡和肺内分流的存在，导致部分患者出现低氧血症，引起肺动脉收缩，同时存在的肺部小动脉炎症和血管床损毁，导致肺循环横截面积减少并导致肺动脉高压，少数患者会发展成为肺心病。

五、病因

支气管扩张症是由多种疾病(原发病)引起的一种病理性改变。作为支气管扩张症患者临床评估的一部分，寻找原发病因，不但有助于采取针对性的诊疗措施，而且还可避免不必要的侵袭性、昂贵或费时的辅助检查。各种病因引起的支气管扩张症的发生率文献报道不一，且不同人种不同。但总体看来，多数儿童和成人支气管扩张症继发于肺炎或其他呼吸道感染(如结核)。免疫功能缺陷在儿童支气管扩张症患者中常见，但成人少见。其他原因均属少见，甚或罕见。

1. 既往下呼吸道感染

下呼吸道感染是儿童及成人支气管扩张症最常见的病因，占 41%～69%，特别是细菌性肺炎、百日咳、支原体及病毒感染(麻疹病毒、腺病毒、流感病毒和呼吸道合胞病毒等)。询问病史时应特别关注感染史，尤其是婴幼儿时期呼吸道感染病史。

2. 结核和非结核分枝杆菌

支气管和肺结核是我国支气管扩张症的常见病因，尤其是肺上叶支气管扩张，应特别注意询问结核病史或进行相应的检查。非结核分枝杆菌感染也可导致支气管扩张，同时支气管扩张症患者气道中也易分离出非结核分枝杆菌，尤其是中老年女性。但气道中分离出非结核分枝杆菌并不表明一定是合并非结核分枝杆菌感染，这种情况下建议由结核专科或呼吸科医生进行评估和随访，明确是定植还是感染。

3. 异物和误吸

儿童下气道异物吸入是最常见的气道阻塞的原因，成人也可因吸入异物或气道内肿瘤阻塞导致支气管扩张，但相对少见。文献报道，吸入胃内容物或有害气体后出现支气管扩张，心肺移植后合并胃食管反流及食管功能异常的患者中支气管扩张症的患病率也较高，因此，对于支气管扩张症患者均应注意询问有无胃内容物误吸史。

4. 大气道先天性异常

对于所有支气管扩张症患者都要考虑是否存在先天性异常，可见于先天性支气管软骨发育不全、巨大气管-支气管症、马方综合征及食管气管瘘。

5. 免疫功能缺陷

对于所有儿童和成人支气管扩张症患者均应考虑是否存在免疫功能缺陷，

尤其是抗体缺陷。病因未明的支气管扩张症患者中有6%～48%存在抗体缺陷。免疫功能缺陷者并不一定在婴幼儿期发病，也可能在成人后发病。最常见的疾病为 CVID、XLA 及 IgA 缺乏症。严重、持续或反复感染，尤其是多部位感染或机会性感染者，应怀疑免疫功能缺陷的可能，对于疑似或确定免疫功能缺陷合并支气管扩张的患者，应由相关专科医生共同制定诊治方案。

6. 纤毛功能异常

原发性纤毛不动综合征患者多同时合并其他有纤毛部位的病变，几乎所有患者均合并上呼吸道症状(流涕、嗅觉丧失、鼻窦炎、听力障碍、慢性扁桃体炎)及男性不育、女性宫外孕等。上呼吸道症状多始于新生儿期。儿童支气管扩张症患者应采集详细的新生儿期病史；儿童和成人支气管扩张症患者，均应询问慢性上呼吸道病史，尤其是中耳炎病史。成人患者应询问有无不育史。

7. 其他气道疾病

对于支气管扩张症患者应评估是否存在 ABPA；支气管哮喘也可能是加重或诱发成人支气管扩张的原因之一；弥漫性泛细支气管炎多以支气管扩张为主要表现，虽然在我国少见，但仍需考虑。欧美国家的支气管扩张症患者，尤其是白色人种，均应排除囊性纤维化，此病在我国则相对罕见。

8. 结缔组织疾病

2.9%～5.2%的类风湿关节炎患者肺部高分辨率 CT 检查可发现支气管扩张，因此对于支气管扩张症患者均要询问类风湿关节炎病史，合并支气管扩张的类风湿关节炎患者预后更差。其他结缔组织疾病与支气管扩张症的相关性研究较少，有报道干燥综合征患者支气管扩张的发生率为 59%，系统性红斑狼疮、强直性脊柱炎、马方综合征及复发性多软骨炎等疾病也有相关报道。

9. 炎症性肠病

支气管扩张与溃疡性结肠炎明确相关，炎症性肠病患者出现慢性咳嗽、咳痰时，应考虑是否合并支气管扩张症。

10. 其他疾病

α_1-抗胰蛋白酶缺乏与支气管扩张症的关系尚有争议，除非影像学提示存在肺气肿，否则无需常规筛查是否存在α_1-抗胰蛋白酶缺乏。应注意是否有黄甲综合征的表现。

六、临床评估和检查

(一) 临床表现

1. 症状

咳嗽是支气管扩张症最常见的症状(＞90%)，且多伴有咳痰(75%～

100%)，痰液可为黏液性、黏液脓性或脓性。合并感染时咳嗽和咳痰量明显增多，可呈黄绿色脓痰，重症患者痰量可达每日数百毫升。收集痰液并于玻璃瓶中静置后可出现分层现象：上层为泡沫，下悬脓性成分，中层为混浊黏液，最下层为坏死沉淀组织。但目前这种典型的痰液分层表现较少见。72%～83%患者伴有呼吸困难，这与支管扩张的严重程度相关，且与 FEV_1 下降及高分辨率 CT 显示的支气管扩张程度及痰量相关。半数患者可出现不同程度的咯血，多与感染相关。咯血可从痰中带血至大量咯血，咯血量与病情严重程度、病变范围并不完全一致。部分患者以反复咯血为唯一症状，临床上称为“干性支气管扩张”。约三分之一的患者可出现非胸膜性胸痛。支气管扩张症患者常伴有焦虑、发热、乏力、食欲减退、消瘦、贫血及生活质量下降。

支气管扩张症常因感染导致急性加重。如果出现至少一种症状加重(痰量增加或脓性痰、呼吸困难加重、咳嗽增加、肺功能下降、疲劳乏力加重)或出现新症状(发热、胸膜炎、咯血、需要抗菌药物治疗)，往往提示出现急性加重。

2. 体征

听诊闻及湿罗音是支气管扩张症的特征性表现，以肺底部最为多见，多自吸气早期开始，吸气中期最响亮，持续至吸气末。约三分之一的患者可闻及哮鸣音或粗大的干罗音。有些病例可见杵状指(趾)。部分患者可出现发绀。晚期合并肺心病的患者可出现右心衰竭的体征。

(二) 辅助检查

推荐所有患者进行主要检查，当患者存在可能导致支气管扩张症的特殊病因时应进一步检查(表 2－17)。

表 2－17　支气管扩张症的辅助检查

项　目	影像学检查	实验室检查	其他检查
主要检查	胸部 X 线检查，胸部高分辨率 CT 扫描	血炎性标志物、免疫球蛋白(IgG，IgA，IgM)和蛋白电泳，微生物学检查，血气分析	肺功能检查
次要检查	鼻窦 CT 检查	血 IgE，烟曲霉皮试，曲霉沉淀素，类风湿因子，抗核抗体，抗中性粒细胞胞质抗体，二线免疫功能检查，囊性纤维化相关检查，纤毛功能检查	支气管镜检查

1. 影像学检查

(1) 胸部 X 线检查：疑诊支气管扩张症时应首先进行胸部 X 线检查。绝大多数支气管扩张症患者 X 线胸片异常，可表现为灶性肺炎、散在不规则高密度影、线性或盘状不张，也可有特征性的气道扩张和增厚，表现为类环形阴影或轨道征。但是 X 线胸片的敏感度及特异度均较差，难以发现轻症或特殊部位的支气管扩张。胸部 X 线检查同时还可确定肺部并发症（如肺源性心脏病等）并与其他疾病进行鉴别。所有患者均应有基线 X 线胸片，通常不需要定期复查。

（2）胸部高分辨率 CT 扫描：可确诊支气管扩张症，但对轻度及早期支气管扩张症的诊断作用尚有争议。支气管扩张症的高分辨率 CT 主要表现为支气管内径与其伴行动脉直径比例的变化，正常值为 0.62±0.13，老年人及吸烟者可能差异较大。此外，还可见到支气管呈柱状及囊状改变，气道壁增厚（支气管内径＜80%外径）、黏液阻塞、树枝发芽征及马赛克征。当 CT 扫描层面与支气管平行时，扩张的支气管呈“双轨征”或“串珠”状改变；当扫描层面与支气管垂直时，扩张的支气管呈环形或厚壁环形透亮影，与伴行的肺动脉形成“印戒征”；当多个囊状扩张的支气管彼此相邻时，则表现为“蜂窝”状改变；当远端支气管较近段扩张更明显且与扫描平面平行时，则呈杵状改变。根据 CT 所见支气管扩张症可分为 4 型，即柱状型、囊状型、静脉曲张型及混合型。支气管扩张症患者 CT 表现为肺动脉扩张时，提示肺动脉高压，是预后不良的重要预测因素。高分辨率 CT 检查通常不能区分已知原因的支气管扩张和不明原因的支气管扩张。但当存在某些特殊病因时，支气管扩张的分布和 CT 表现可能会对病因有提示作用，如 ABPA 的支气管扩张通常位于肺上部和中心部位，远端支气管通常正常。尽管高分辨率 CT 可能提示某些特定疾病，但仍需要结合临床及实验室检查综合分析。高分辨率 CT 显示的支气管扩张的严重程度与肺功能气流阻塞程度相关。支气管扩张症患者通常无需定期复查高分辨率 CT，但体液免疫功能缺陷的支气管扩张症患者应定期复查，以评价疾病的进展程度。

（3）支气管碘油造影：是经导管或支气管镜在气道表面滴注不透光的碘脂质造影剂，直接显示扩张的支气管，但由于此项检查为创伤性检查，现已逐渐被胸部高分辨率 CT 取代，极少应用于临床。

2. 实验室检查

（1）血炎性标志物：血常规白细胞和中性粒细胞计数、ESR、C 反应蛋白可反映疾病活动性及感染导致的急性加重，当细菌感染所致的急性加重时，白细胞计数和分类升高。

（2）血清免疫球蛋白（IgG、IgA、IgM）和血清蛋白电泳[A]：支气管扩张症患者气道感染时各种免疫球蛋白均可升高，合并免疫功能缺陷时则可出现免疫球蛋白缺乏。

（3）根据临床表现，可选择性进行血清 IgE 测定、烟曲霉皮试、曲霉沉淀素检查，以排除 ABPA。

（4）血气分析可用于评估患者肺功能受损状态，判断是否合并低氧血症和

(或)高碳酸血症。

(5) 微生物学检查：支气管扩张症患者均应行下呼吸道微生物学检查，持续分离出金黄色葡萄球菌和(或)儿童分离出铜绿假单胞菌时，需除外 ABPA 或囊性纤维化；应留取深部痰标本或通过雾化吸入获得痰标本；标本应在留取后 1 小时内送至微生物室，如患者之前的培养结果均阴性，应至少在不同日留取 3 次以上的标本，以提高阳性率；急性加重时应在应用抗菌药物前留取痰标本，痰培养及药敏试验对抗菌药物的选择具有重要的指导意义。

(6) 必要时可检测类风湿因子、抗核抗体、抗中性粒细胞胞质抗体(antineutrophil cytoplasmic antibody, ANCA)，不推荐常规测定血清 IgE 或 IgG 亚群，可酌情筛查针对破伤风类毒素和肺炎链球菌、B 型流感嗜血杆菌荚膜多糖(或其他可选肽类、多糖抗原)的特异性抗体的基线水平。

(7) 其他免疫功能检查评估，在以下情况可考虑此项检查：抗体筛查显示存在抗体缺乏时(以明确诊断、发现免疫并发症、制定治疗方案)；抗体筛查正常但临床怀疑免疫缺陷时(合并身材矮小、颜面异常、心脏病变、低钙血症、腭裂、眼皮肤毛细血管扩张症、湿疹、皮炎、瘀斑、内分泌异常、无法解释的发育迟缓、淋巴组织增生或缺失、脏器肿大、关节症状等)；确诊或疑似免疫疾病家族史；虽经长疗程的多种抗菌药物治疗，仍存在反复或持续的严重感染(危及生命、需外科干预)，包括少见或机会性微生物感染或多部位受累(如同时累及支气管树和中耳或鼻窦)。

(8) 囊性纤维化相关检查：囊性纤维化是西方国家常见的常染色体隐性遗传病。由于我国罕见报道，因此不需作为常规筛查，在临床高度可疑时可进行以下检查：2 次汗液氯化物检测及囊性纤维化跨膜传导调节蛋白基因突变分析。

(9) 纤毛功能检查：成人患者在合并慢性上呼吸道疾病或中耳炎时应检查纤毛功能，特别是自幼起患病者，以中叶支气管扩张为主，合并不育或右位心时尤需检查。可用糖精试验和(或)鼻呼出气一氧化氮测定筛查，疑诊者需取纤毛组织进一步详细检查。

3. 其他检查

(1) 支气管镜检查：支气管扩张症患者不需常规行支气管镜检查，支气管镜下表现多无特异性，较难看到解剖结构的异常和黏膜炎症表现。以单叶病变为主的儿童支气管扩张症患者及成人病变局限患者可行支气管镜检查，排除异物堵塞；多次痰培养阴性及治疗反应不佳者，可经支气管镜保护性毛刷或支气管肺泡灌洗获取下呼吸道分泌物；高分辨率 CT 提示非典型分枝杆菌感染而痰培养阴性时，应考虑支气管镜检查；支气管镜标本细胞学检查发现含脂质的巨噬细胞提示存在胃内容物误吸。

(2) 肺功能检查：对所有患者均建议行肺通气功能检查(FEV_1、FVC、呼气峰流速)，至少每年复查1次，免疫功能缺陷或原发性纤毛运动障碍者每年至少复查4次；支气管扩张症患者肺功能表现为阻塞性通气功能障碍较为多见(>80%患者)，33%～76%患者气道激发试验证实存在气道高反应性；多数患者弥散功能进行性下降，且与年龄及 FEV_1 下降相关；对于合并气流阻塞的患者，尤其是年轻患者应行舒张试验，评价用药后肺功能的改善情况，40%患者可出现舒张试验阳性；运动肺功能试验应作为肺康复计划的一部分；静脉使用抗菌药物治疗前后测定 FEV_1 和 FVC 可以提供病情改善的客观证据；所有患者口服或雾化吸入抗菌药物治疗前后均应行通气功能和肺容量测定。

七、诊断与鉴别诊断

(一) 病史采集和评估

诊断支气管扩张症时应全面采集病史，包括既往史(特别是幼年时下呼吸道感染性疾病的病史)、误吸史、呼吸道症状和全身症状、有害物质接触史等。

对于确诊支气管扩张症的患者应记录痰的性状、评估24小时痰量、每年因感染导致急性加重次数以及抗菌药物使用情况，还应查找支气管扩张病因并评估疾病的严重程度。

(二) 诊断

1. 支气管扩张症的诊断

应根据既往病史、临床表现、体征及实验室检查等资料综合分析确定。胸部高分辨率CT是诊断支气管扩张症的主要手段。当成人出现下述表现时需进行胸部高分辨率CT检查，以排除支气管扩张：持续排痰性咳嗽，且年龄较轻，症状持续多年，无吸烟史，每天均咳痰、咯血或痰中有铜绿假单胞菌定植；无法解释的咯血或无痰性咳嗽；COPD患者治疗反应不佳，下呼吸道感染不易恢复，反复急性加重或无吸烟史者。

2. 病因诊断

(1) 继发于下呼吸道感染，细菌(如结核杆菌、非结核分枝杆菌、百日咳杆菌)、病毒及支原体感染等，是我国支气管扩张症最常见的原因，对所有疑诊支气管扩张的患者需仔细询问既往病史。

(2) 所有支气管扩张症患者均应评估上呼吸道症状，合并上呼吸道症状可见于纤毛功能异常、体液免疫功能异常、囊性纤维化、黄甲综合征及杨氏综合征(无精子症、支气管扩张、鼻窦炎)。

(3) 对于没有明确既往感染病史的患者，需结合病情特点完善相关检查。

成人支气管扩张症

（成人支气管扩张症诊治专家共识编写组　2012 年）

一、前言

支气管扩张症是由各种原因引起的支气管树的病理性、永久性扩张，导致反复发生化脓性感染的气道慢性炎症，临床表现为持续或反复性咳嗽、咳痰，有时伴有咯血，可导致呼吸功能障碍及慢性肺源性心脏病。广义上的支气管扩张是一种病理解剖学状态，很多疾病影像学也表现为支气管扩张，如肺间质纤维化所致的牵拉性支气管扩张，类似的单纯影像学表现的支气管扩张不在讨论之列。

支气管扩张症是一种常见的慢性呼吸道疾病，病程长，病变不可逆转，由于反复感染，特别是广泛性支气管扩张可严重损害患者肺组织和功能，严重影响患者的生活质量，造成沉重的社会经济负担。但目前社会对本病的关注不足，相关文献也为数寥寥。

国外支气管扩张属于少见病，所以专门论述本病的专著也不多，2005 年及 2011 年欧洲呼吸学会制定的“成人下呼吸道感染治疗指南”中曾涉及支气管扩张相关感染的诊治。2010 年，英国胸科协会公布了“非囊性纤维化支气管扩张指南”，在学习该指南的过程中，呼吸界同仁感到有必要在借鉴国外文献的基础上，结合中国国情，制定一个相应的共识以供大家参考，为此特邀请国内十几位专家共同制定了本共识。

二、流行病学

支气管扩张症的患病率随年龄增加而增高。新西兰儿童支气管扩张症的患病率为 3.7/10 万，而美国成人总体患病率为 52/10 万，英国的患病率约为 100/10 万，美国 18～34 岁人群的患病率为 4.2/10 万，但 70 岁及以上人群的患病率高达 272/10 万。这些研究均为多年前的文献，当时尚未采用胸部高分辨率 CT 等检查手段。过去曾认为近 50 年来支气管扩张症的患病率逐年下降，但这一观点并无确切的流行病学证据。在我国支气管扩张症并非少见病，因长期以来对这一疾病缺乏重视，目前尚无相关的流行病学资料。到目前为止，我国没有支气管扩张症在普通人群中患病率的流行病学资料，因此，支气管扩张症的患病率仍不清楚，需要进行大规模的流行病学调查。

支气管扩张合并其他肺部疾病的问题也日益受到关注。高分辨率 CT 检查结果显示，临床诊断为慢性支气管炎或 COPD 的患者中，约 15%～30%的患者可发现支气管扩张病变，重度COPD患者合并支气管扩张的甚至可达50%。

三、发病机制

支气管扩张症可分为先天性与继发性两种。先天性支气管扩张症较少见，继发性支气管扩张症发病机制中的关键环节为支气管感染和支气管阻塞，两者相互影响，形成恶性循环。另外，先天性发育缺陷及遗传因素等也可引起支气管扩张。

1. 支气管先天发育不全　① 支气管软骨发育不全(Williams-Campbell综合征)：患者先天性支气管发育不良，表现为有家族倾向的弥漫性支气管扩张；② 先天性巨大气管-支气管症：是一种常染色体隐性遗传病，其特征是先天性结缔组织异常、管壁薄弱、气管和主支气管显著扩张；③ 马方综合征(Marfan's syndrome)：为常染色体显性遗传，表现为结缔组织变性，可出现支气管扩张，常有眼部症状、蜘蛛指/趾和心脏瓣膜病变。

2. 继发性支气管扩张症　发病基础多为支气管阻塞及支气管感染，两者相互促进，并形成恶性循环，破坏管壁的平滑肌、弹力纤维甚至软骨，削弱支气管管壁的支撑结构，逐渐形成支气管持久性扩张，其具体机制包括：① 气道防御功能低下：大多数支气管扩张症患者在儿童时期即存在免疫功能缺陷，成年后发病。病因未明的支气管扩张症患者中6%～48%存在抗体缺陷，最常见的疾病为普通变异性免疫缺陷病(Common Variable Immunodefieiency, CVID)，CVID是一种异源性免疫缺陷综合征，以全丙种球蛋白减少血症、反复细菌感染和免疫功能异常为特征。其他尚有X-连锁无丙种球蛋白血症(X-linked agammaglobulinemia, XLA)及IgA缺乏症等，由于气管-支气管分泌物中缺乏IgA和(或)IgG中和抗体，易导致反复发生病毒或细菌感染。由于呼吸道反复感染、气道黏液栓塞，最终气道破坏，导致支气管扩张。除原发性免疫功能缺陷外，已证实获得性免疫缺陷综合征(Acquired Immune Deficiency Syndrome, AIDS)、类风湿关节炎等免疫相关性疾病也与支气管扩张症有关。但即使应用现代的免疫功能检测技术，也有约40%的支气管扩张症患者找不到免疫功能低下的原因。气道黏膜纤毛上皮的清除功能是肺部抵御感染的重要机制。原发性纤毛不动(Primary Ciliary Dyskinesia, PCD)综合征是一种常染色体隐性遗传病，支气管纤毛存在动力臂缺失或变异等结构异常，使纤毛清除黏液的功能障碍，导致化脓性支气管感染、支气管扩张、慢性鼻炎、浆液性中耳炎、男性不育、角膜异常、窦性头痛和嗅觉减退，Kartagener综合征是其中一个亚型，表现为内脏转位、支气管扩张和鼻窦炎三联征。杨氏综合征(Young's syndrome)患者，由于呼吸道纤毛无节律运动或不运动，常导致支气管廓清功能下降，易出现支气管反复感染而发生支气管扩张。② 感染和气道炎症恶性循环导致支气管扩张：感染是支气管扩张症最常见原因，是促使病情进展和影响预后的最主要因素，尤其是儿童，因气管和肺组织结构尚未发育完善，下呼吸道感染将会损伤发育不完善的气道组织，并造成持续、不易清除的气道感染，最终导致支气管扩张。60%～80%的稳定期支气管扩张症患者气道内有潜在致病微生物定植，病情较轻者可以没有病原微生物定植，病情较重者最常见的气道定植菌是流感嗜血杆菌，而长期大量脓痰、反复感染、严重气流阻塞及生活质量低下的患者，气道定植菌多为铜绿假单胞菌。细菌定植及反复感染可引起气道分泌物增加，痰液增多，损害气道纤毛上皮，影响气道分泌物排出，加重气道阻塞，引流不畅并进一步加重感染。另外，气道细菌定植也会造成气道壁和管腔内炎症细胞浸润，造成气道破坏。感染、黏液阻塞等因素使支气管扩张症患者气道存在持续炎症反应，以支气管管腔内中性粒细胞募集及支气管壁和肺组织内中性粒细胞、单核巨噬细胞、CD_4^+ 细胞浸润为特征，肥大细胞可能也参与了支气管扩张感染时的炎症反应，支气管扩张患者气道肥大细胞脱颗粒较明显，且与病情严重程度相关。这些炎症细胞释放多种细胞因子，包括 IL-16、IL-8、IL-10、肿瘤坏死因子-α(tumor necrosis factor-α, TNF-α)及内皮素-1等，进一步引起白细胞，特别是中性粒细胞浸润、聚集，并释放髓过氧化酶、弹性蛋白酶、胶原酶及基质金属蛋白酶等多种蛋白溶解酶和毒性氧自由基，导致支气管黏膜上皮细胞损害，出现脱落和坏死、气道水肿、黏液腺增生和黏液分泌增多，气道纤毛功能受损，黏液排除不畅，气道阻塞，容易发生细菌定植或感染，并可造成支气管壁组织破坏，周围相对正常的组织收缩将受损气道牵张，导致特征性的气道扩张，在病程较长的支气管扩张中，支气管周围的肺组织也会受到炎症破坏，从而导致弥漫性支气管周围纤维化。

四、病理与病理生理

1. 支气管扩张的发生部位　支气管扩张可呈双肺弥漫性分布，亦可为局限性病灶，其发生部位与病因相关。由普通细菌感染引起的支气管扩张以弥漫性支气管扩张常见，并以双肺下叶多见。后基底段是病变最常累及的部位，这种分布与重力因素引起的下叶分泌物排出不畅有关。支气管扩张左肺多于右肺，其原因为左侧支气管与气管分叉角度较右侧为大，加上左侧支气管较右侧细长，并由于受心脏和大血管的压迫，这种解剖学上的差异导致左侧支气管引流效果较差。左舌叶支气管开口接近下叶背段，易受下叶感染波及，因此临床上常见到左下叶与舌叶支气管扩张同时存在。另外，右中叶支气管开口细长，并有3组淋巴结环绕，引流不畅，容易发生感染并引起支气管扩张。结核引起的支气管扩张多分布于上肺尖后段及下叶背段。通常情况下，支气管扩张发生于中等大小的支气管。变应性支气管肺曲霉病(allergic bronchopulmonary aspergillosis, ABPA)患者常表现为中心性支气管扩张。

2. 形态学改变　根据支气管镜和病理解剖形态不同，支气管扩张症可分为3种类型：① 柱状支气管扩张：支气管管壁增厚，管腔均匀平滑扩张，并延伸至肺周边；② 囊柱型支气管扩张：柱状支气管扩张基础上存在局限性缩窄，支气管外观不规则，类似于曲张的静脉；③ 囊状支气管扩张：支气管扩张形成气球形结构，末端为盲端，表现为成串或成簇囊样病变，可含气液面。支气管扩张形成的过程中，受损支气管壁由于慢性炎症而遭到破坏，包括软骨、肌肉和弹性组织被破坏，纤毛细胞受损或消失，黏液分泌增多，气道平滑肌增生、肥厚，反复气道炎症也会引起气道壁纤维化，炎症亦可扩展至肺泡，引起弥漫性支气管周围纤维化瘢痕形成，使正常肺组织减少。

3. 病理生理　支气管扩张症患者存在阻塞性动脉内膜炎，造成肺动脉血流减少，在支气管动脉和肺动脉之间存在着广泛的血管吻合，支气管循环血流量增加。压力较高的小支气管动脉破裂可造成咯血，多数为少量咯血，少数患者可发生致命性大咯血，出血量可达数百甚至上千毫升，出血后血管压力降低而收缩，出血可自动停止。咯血量与病变范围和程度不一定成正比。因气道炎症和管腔内黏液阻塞，多数支气管扩张症患者肺功能检查提示不同程度气流阻塞，表现为阻塞性通气功能受损，并随病情进展逐渐加重。病程较长的支气管扩张，因支气管和周围肺组织纤维化，可引起限制性通气功能障碍，伴有弥散功能减低。通气不足、弥散障碍、通气-血流失衡和肺内分流的存在，导致部分患者出现低氧血症，引起肺动脉收缩，同时存在的肺部小动脉炎症和血管床毁损，导致肺循环横截面积减少并导致肺动脉高压，少数患者会发展成为肺心病。

五、病因

支气管扩张症是由多种疾病(原发病)引起的一种病理性改变。作为支气管扩张症患者临床评估的一部分，寻找原发病因，不但有助于采取针对性的诊疗措施，而且还可避免不必要的侵袭性、昂贵或费时的辅助检查。各种病因引起的支气管扩张症的发生率文献报道不一，且不同人种不同。但总体来看，多数儿童和成人支气管扩张症继发于肺炎或其他呼吸道感染(如结核)。免疫功能缺陷在儿童支气管扩张症患者中常见，但成人少见。其他原因均属少见甚或罕见。

1. 既往下呼吸道感染　下呼吸道感染是儿童及成人支气管扩张症最常见的病因，占41%～69%，特别是细菌性肺炎、百日咳、支原体及病毒感染(麻疹病毒、腺病毒、流感病毒和呼吸道合胞病毒等)。询问病史时应特别关注感染史，尤其是婴幼儿时期呼吸道感染病史。

2. 结核和非结核分枝杆菌　支气管和肺结核是我国支气管扩张症的常见病因，尤其是肺上叶支气管扩张，应特别注意询问结核病史或进行相应的检查。非结核分枝杆菌感染也可导致支气管扩张，同时支气管扩张症患者气道中也易分离出非结核分枝杆菌，尤其是中老年女性。但气道中分离出非结核分枝杆菌并不表明一定是合并非结核分枝杆菌感染，这种情况下建议由结核专科或呼吸科医生进行评估和随访，明确是定植还是感染。

3. 异物和误吸　儿童下气道异物吸入是最常见的气道阻塞的原因，成人也可因吸入异物或气道内肿瘤阻塞导致支气管扩张，但相对少见。文献报道，吸入胃内容物或有害气体后出现支气管扩张，心肺移植后合并胃食管反流及食管功能异常的患者中支气管扩张症的患病率也较高，因此，对于支气管扩张症患者均应注意询问有无胃内容物误吸史。

4. 大气道先天性异常　对于所有支气管扩张症患者都要考虑是否存在先天性异常，可见于先天性支气管软骨发育不全、巨大气管-支气管症、马方综合征及食管气管瘘。

5. 免疫功能缺陷　对于所有儿童和成人支气管扩张症患者均应考虑是否存在免疫功能缺陷，尤其是抗体缺陷[A]。病因未明的支气管扩张症患者中有6%～48%存在抗体缺陷。免疫功能缺陷者并不一定在婴幼儿期发病，也可能在成人后发病。最常见的疾病为CVID、XLA及IgA缺乏症。严重、持续或反复感染，尤其是多部位感染或机会性感染者，应怀疑免疫功能缺陷的可能，对于疑似或确定免疫功能缺陷合并支气管扩张的患者，应由相关专科医生共同制定诊治方案。

6. 纤毛功能异常　原发性纤毛不动综合征患者多同时合并其他有纤毛部位的病变，几乎所有患者均合并上呼吸道症状（流涕、嗅觉丧失、鼻窦炎、听力障碍、慢性扁桃体炎）及男性不育、女性宫外孕等。上呼吸道症状多始于新生儿期。儿童支气管扩张症患者应采集详细的新生儿期病史；儿童和成人支气管扩张症患者，均应询问慢性上呼吸道病史，尤其是中耳炎病史。成人患者应询问有无不育史。

7. 其他气道疾病　对于支气管扩张症患者应评估是否存在ABPA；支气管哮喘也可能是加重或诱发成人支气管扩张的原因之一；弥漫性泛细支气管炎多以支气管扩张为主要表现，虽然在我国少见，但仍需考虑。欧美国家的支气管扩张症患者，尤其是白色人种，均应排除囊性纤维化，此病在我国则相对罕见。

8. 结缔组织疾病　2.9%～5.2%的类风湿关节炎患者肺部高分辨率CT检查可发现支气管扩张，因此对于支气管扩张症患者均要询问类风湿关节炎病史，合并支气管扩张的类风湿关节炎患者预后更差。其他结缔组织疾病与支气管扩张症的相关性研究较少，有报道干燥综合征患者支气管扩张的发生率为59%，系统性红斑狼疮、强直性脊柱炎、马方综合征及复发性多软骨炎等疾病也有相关报道。

9. 炎症性肠病　支气管扩张与溃疡性结肠炎明确相关，炎症性肠病患者出现慢性咳嗽、咳痰时，应考虑是否合并支气管扩张症。

10. 其他疾病　α_1-抗胰蛋白酶缺乏与支气管扩张症的关系尚有争议，除非影像学提示存在肺气肿，否则无需常规筛查是否存在α_1-抗胰蛋白酶缺乏。应注意是否有黄甲综合征的表现。

六、临床评估和检查

（一）临床表现

1. 症状　咳嗽是支气管扩张症最常见的症状（>90%），且多伴有咳痰（75%～100%），痰液可为黏液性、黏液脓性或脓性。合并感染时咳嗽和咳痰量明显增多，可呈黄绿色脓痰，重症患者痰量可达每日数百毫升。收集痰液并于玻璃瓶中静置后可出现分层现象：上层为泡沫，下悬脓性成分，中层为混浊黏液，最下层为坏死沉淀组织。但目前这种典型的痰液分层表现较少见。72%～83%患者伴有呼吸困难，这与支管扩张的严重程度相关，且与 FEV_1 下降及高分辨率 CT 显示的支气管扩张程度及痰量相关。半数患者可出现不同程度的咯血，多与感染相关。咯血可从痰中带血至大量咯血，咯血量与病情严重程度、病变范围并不完全一致。部分患者以反复咯血为唯一症状，临床上称为“干性支气管扩张”。约三分之一的患者可出现非胸膜性胸痛。支气管扩张症患者常伴有焦虑、发热、乏力、食欲减退、消瘦、贫血及生活质量下降。

支气管扩张症常因感染导致急性加重。如果出现至少一种症状加重（痰量增加或脓性痰、呼吸困难加重、咳嗽增加、肺功能下降、疲劳乏力加重）或出现新症状（发热、胸膜炎、咯血、需要抗菌药物治疗），往往提示出现急性加重。

2. 体征　听诊闻及湿性罗音是支气管扩张症的特征性表现，以肺底部最为多见，多自吸气早期开始，吸气中期最响亮，持续至吸气末。约 1/3 的患者可闻及哮鸣音或粗大的干性罗音。有些病例可见杵状指（趾）。部分患者可出现发绀。晚期合并肺心病的患者可出现右心衰竭的体征。

（二）辅助检查

推荐所有患者进行主要检查，当患者存在可能导致支气管扩张症的特殊病因时应进一步检查（表 2-18）。

1. 影像学检查　① 胸部 X 线检查：疑诊支气管扩张症时应首先进行胸部 X 线检查。绝大多数支气管扩张症患者 X 线胸片异常，可表现为灶性肺炎、散在不规则高密度影、线性或盘状不张，也可有特征性的气道扩张和增厚，表现为类环形阴影或轨道征。但是 X 线胸片的敏感度及特异度均较差，难以发现轻症或特殊部位的支气管扩张。胸部 X 线检查同时还可确定肺部并发症（如肺源性

表 2－18　支气管扩张症的辅助检查

项目	影像学检查	实验室检查	其他检查
主要检查	胸部X线检查，胸部高分辨率CT扫描	血炎性标志物、免疫球蛋白（IgG，IgA，IgM）和蛋白电泳，微生物学检查，血气分析	肺功能检查
次要检查	鼻窦CT检查	血IgE，烟曲霉皮试，曲霉沉淀素，类风湿因子，抗核抗体，抗中性粒细胞胞质抗体，二线免疫功能检查，囊性纤维化相关检查，纤毛功能检查	支气管镜检查

心脏病等）并与其他疾病进行鉴别。所有患者均应有基线X线胸片，通常不需要定期复查。② 胸部高分辨率CT扫描：可确诊支气管扩张症，但对轻度及早期支气管扩张症的诊断作用尚有争议。支气管扩张症的高分辨率CT主要表现为支气管内径与其伴行动脉直径比例的变化，正常值为0.62±0.13，老年人及吸烟者可能差异较大。此外还可见到支气管呈柱状及囊状改变，气道壁增厚（支气管内径＜80％外径）、黏液阻塞、树枝发芽征及马赛克征。当CT扫描层面与支气管平行时，扩张的支气管呈“双轨征”或“串珠”状改变；当扫描层面与支气管垂直时，扩张的支气管呈环形或厚壁环形透亮影，与伴行的肺动脉形成“印戒征”；当多个囊状扩张的支气管彼此相邻时，则表现为“蜂窝”状改变；当远端支气管较近段扩张更明显且与扫描平面平行时，则呈杵状改变。根据CT所见支气管扩张症可分为4型，即柱状型、囊状型、静脉曲张型及混合型。支气管扩张症患者CT表现为肺动脉扩张时，提示肺动脉高压，是预后不良的重要预测因素。高分辨率CT检查通常不能区分已知原因的支气管扩张和不明原因的支气管扩张。但当存在某些特殊病因时，支气管扩张的分布和CT表现可能会对病因有提示作用，如ABPA的支气管扩张通常位于肺上部和中心部位，远端支气管通常正常。尽管高分辨率CT可能提示某些特定疾病，但仍需要结合临床及实验室检查综合分析。高分辨率CT显示的支气管扩张的严重程度与肺功能气流阻塞程度相关。支气管扩张症患者通常无需定期复查高分辨率CT，但体液免疫功能缺陷的支气管扩张症患者应定期复查，以评价疾病的进展程度。③ 支气管碘油造影：是经导管或支气管镜在气道表面滴注不透光的碘脂质造影剂，直接显示扩张的支气管，但由于此项检查为创伤性检查，现已逐渐被胸部高分辨率CT取代，极少应用于临床。

2．实验室检查　① 血炎性标志物：血常规白细胞和中性粒细胞计数、ESR、C反应蛋白可反映疾病活动性及感染导致的急性加重，当细菌感染所致的急性加重时，白细胞计数和分类升高。② 血清免疫球蛋白（IgG、IgA、IgM）和血清蛋白电泳[A]：支气管扩张症患者气道感染时各种免疫球蛋白均可升高，合并免疫功能缺陷时则可出现免疫球蛋白缺乏。③ 根据临床表现，可选择性进行血清 IgE 测定、烟曲霉皮试、曲霉沉淀素检查，以除外 ABPA。④ 血气分析可用于评估患者肺功能受损状态，判断是否合并低氧血症和（或）高碳酸血症。⑤ 微生物学检查：支气管扩张症患者均应行下呼吸道微生物学检查，持续分离出金黄色葡萄球菌和（或）儿童分离出铜绿假单胞菌时，需除外 ABPA 或囊性纤维化；应留取深部痰标本或通过雾化吸入获得痰标本；标本应在留取后 1 小时内送至微生物室，如患者之前的培养结果均阴性，应至少在不同日留取 3 次以上的标本，以提高阳性率；急性加重时应在应用抗菌药物前留取痰标本，痰培养及药敏试验对抗菌药物的选择具有重要的指导意义。⑥ 必要时可检测类风湿因子、抗核抗体、抗中性粒细胞胞质抗体（antineutrophil cytoplasmic antibody，ANCA），不推荐常规测定血清 IgE 或 IgG 亚群，可酌情筛查针对破伤风类毒素和肺炎链球菌、B 型流感嗜血杆菌荚膜多糖（或其他可选肽类、多糖抗原）的特异性抗体的基线水平。⑦ 其他免疫功能检查评估，在以下情况可考虑此项检查：抗体筛查显示存在抗体缺乏时（以明确诊断、发现免疫并发症、制定治疗方案）；抗体筛查正常但临床怀疑免疫缺陷时（合并身材矮小、颜面异常、心脏病变、低钙血症、腭裂、眼皮肤毛细血管扩张症、湿疹、皮炎、瘀斑、内分泌异常、无法解释的发育迟缓、淋巴组织增生或缺失、脏器肿大、关节症状等）；确诊或疑似免疫疾病家族史；虽经长疗程的多种抗菌药物治疗，仍存在反复或持续的严重感染（危及生命、需外科干预），包括少见或机会性微生物感染或多部位受累（如同时累及支气管树和中耳或鼻窦）。⑧ 囊性纤维化相关检查：囊性纤维化是西方国家常见的常染色体隐性遗传病，由于我国罕见报道，因此不需作为常规筛查，在临床高度可疑时可进行以下检查：2 次汗液氯化物检测及囊性纤维化跨膜传导调节蛋白基因突变分析。⑨ 纤毛功能检查：成人患者在合并慢性上呼吸道疾病或中耳炎时应检查纤毛功能，特别是自幼起病者，以中叶支气管扩张为主，合并不育或右位心时尤需检查。可用糖精试验和（或）鼻呼出气一氧化氮测定筛查，疑诊者需取纤毛组织进一步详细检查。

3. 其他检查　① 支气管镜检查：支气管扩张症患者不需常规行支气管镜检查，支气管镜下表现多无特异性，较难看到解剖结构的异常和黏膜炎症表现。以单叶病变为主的儿童支气管扩张症患者及成人病变局限者可行支气管镜检查，除外异物堵塞；多次痰培养阴性及治疗反应不佳者，可经支气管镜保护性毛刷或支气管肺泡灌洗获取下呼吸道分泌物；高分辨率 CT 提示非典型分枝杆菌感染而痰培养阴性时，应考虑支气管镜检查；支气管镜标本细胞学检查发现含脂质的巨噬细胞提示存在胃内容物误吸。② 肺功能检查：对所有患者均建议行肺通气功能检查（FEV_1、FVC、呼气峰流速），至少每年复查 1 次，免疫功能缺陷或原发性纤毛运动障碍者每年至少复查 4 次；支气管扩张症患者肺功能表现为阻塞性通气功能障碍较为多见（＞80％患者），33％～76％患者气道激发试验证实存在气道高反应性；多数患者弥散功能进行性下降，且与年龄及 FEV_1 下降相关；对于合并气流阻塞的患者，尤其是年轻患者应行舒张试验，评价用药后肺功能的改善情况，40%患者可出现舒张试验阳性；运动肺功能试验应作为肺康复计划的一部分；静脉使用抗菌药物治疗前后测定 FEV_1 和 FVC 可以提供病情改善的客观证据；所有患者口服或雾化吸入抗菌药物治疗前后均应行通气功能和肺容量测定。

七、诊断与鉴别诊断

（一）病史采集和评估

诊断支气管扩张症时应全面采集病史，包括既往史（特别是幼年时下呼吸道感染性疾病的病史）、误吸史、呼吸道症状和全身症状、有害物质接触史等。

对于确诊支气管扩张症的患者应记录痰的性状、评估 24 小时痰量、每年因感染导致急性加重次数以及抗菌药物使用情况，还应查找支气管扩张病因并评估疾病的严重程度。

（二）诊断

1. 支气管扩张症的诊断　应根据既往病史、临床表现、体征及实验室检查等资料综合分析确定。胸部高分辨率 CT 是诊断支气管扩张症的主要手段。当成人出现下述表现时需进行胸部高分辨率 CT 检查，以除外支气管扩张：持续排痰性咳嗽，且年龄较轻，症状持续多年，无吸烟史，每天均咳痰、咯血或痰中有铜绿假单胞菌定植；无法解释的咯血或无痰性咳嗽；“COPD”患者治疗反应不佳，下呼吸道感染不易恢复，反复急性加重或无吸烟史者。

2. 病因诊断　① 继发于下呼吸道感染，如结核、非结核分枝杆菌、百日咳、细菌、病毒及支原体感染等，是我国支气管扩张症最常见的原因，对所有疑诊支气管扩张的患者需仔细询问既往病史；② 所有支气管扩张症患者均应评估上呼吸道症状，合并上呼吸道症状可见于纤毛功能异常、体液免疫功能异常、囊性纤维化、黄甲综合征及杨氏综合征（无精子症、支气管扩张、鼻窦炎）；③ 对于没有明确既往感染病史的患者，需结合病情特点完善相关检查。

支气管扩张症的分类

一、分类

1. 局限性

局限性支气管扩张（局限性支扩）指肺叶或肺段的局限性阻塞引起支扩的过

程。导致支扩发生的局部气道阻塞有 3 种情况。第一种是由异物、支气管结石或缓慢增长的通常呈良性的肿瘤引起的腔性阻塞。第二种情况是由肿大的淋巴结引起的腔内狭窄，最好的例子是肺中叶综合征。第三种情况是肺叶切除后气道的拧转。反复发生或持续的大叶性肺炎是前两种局部支扩的重要特点。支气管介入术或外科手术可以减轻甚至治愈该类支扩。

2. 弥漫性

弥漫性支扩指双肺的支气管扩张呈弥漫性，并经常伴有其他一些窦、肺疾病、如鼻窦炎和哮喘。

二、影像诊断

胸部影像学对诊断支扩有重要意义。高分辨 CT 是目前诊断支扩最好的工具，比胸部 X 线清晰，可以重建在胸片上看不到的异常气道。螺旋 CT 能减少人为现象，因此可以消除附加的微小变化，但需要的放射线剂量更大。高分辨 CT 上特征性变化包括：气道腔扩张，是附近脉管的 1.5 倍；气道向外周延伸时没有逐渐变细；气道周围静脉曲线；支气管末梢球状囊性化。非特异性变化包括：扩张气道的肺叶出现实变或浸润影、支气管壁变厚、黏液栓子、淋巴结肿大，以及血管标记减少，这种减少与肺气肿减少相似，可能是小的气道和脉管的炎性损伤造成。

肺囊性纤维化和过敏性支气管肺曲菌病常发生在上叶肺，而分枝杆菌复合感染发生在中叶或小叶，支扩更常累及肺叶下。随着高分辨 CT 使用增多，其他疾病中也可发现扩张的气道，增加了支扩的鉴别诊断。气道扩张与哮喘、慢性支气管炎、肺纤维化有关。Roberts 研究发现，高分辨 CT 中发现的异常气道数与肺功能受损程度相关。

支气管扩张分类和咯血分度

一、支气管扩张分类

根据支气管扩张的严重程度和远端支气管、细支气管的闭塞程度，结合病理和支气管造影，可将其分为三类。

1. 柱状或梭状支气管扩张

支气管直径轻度增大，边缘平整，扩张远端呈方形，并突然中断。

2. 静脉曲张状支气管扩张

支气管扩张较柱状显著，由于同时有局部较狭窄处，使外缘呈静脉曲张样的不规整，扩张远端呈球形，其远端闭塞也较柱状为重。

3. 袋状或囊状支气管扩张

最严重的一种，扩张的支气管的外缘呈球形，越向周围气扩张程度越大。

二、咯血分度

1. 轻度(少量咯血)

24 小时咯血量少于 100 ml。常无任何失血的临床表现，红细胞计数和血红蛋白含量正常。

2. 中度(中等量)

24 小时咯血量 100～500 ml。可有轻度的失血的临床表现。红细胞计数和血红蛋白含量正常或稍有改变。多数不会出现休克的体征。

3. 重度(大量咯血)

咯血的分类

一、概述

咯血(hemoptysis)是指喉及喉以下呼吸道任何部位的出血，经口排出。支气管、肺咯血是患者来急诊就诊的常见症状，大咯血者常因窒息而死亡。因此，熟悉和掌握咯血，尤其是大咯血的诊断和处理，具有重要的临床意义(表 2-18)。

表 2-18 不同疾病咯血的特点

出血性状	有关疾病
痰中有小血点或血丝	创伤、支气管肺癌、肺结核
血、脓痰相混	肺炎、肺脓肿急性期(有毒腥气)。支气管扩张患者的痰存放后分层，上层为泡沫，中层为黏液，下层为脓块
粉红色带泡沫痰	肺水肿、左心衰竭
鲜红色痰	呼吸道创作，肺部炎症、梗死、淤血，血液疾病，支气管扩张，肺脓肿
铁锈色痰	大叶性肺炎
巧克力色血痰	阿米巴肝脓肿穿破至肺
暗红色痰	尘肺
血痰带蓝绿色	绿脓杆菌感染

二、咯血的分类

1. 依病因不同，咯血大体可分为以下几种类型。

(1) 呼吸系统疾病所致咯血。

(2) 心血管疾病所致咯血。

(3) 血液病所致咯血。

(4) 急性传染病所致咯血。

(5) 结缔组织病所致咯血。

(6) 其他。

2. 根据咯血量的不同，可将咯血分为以下类型。

(1) 小量咯血：每日咯血量在 100 ml 以内者。

(2) 中等量咯血：每日咯血量在 100～500 ml。

(3) 大量咯血：每日咯血量在 500 ml 以上者，或一次咯血量在 300～500 ml 者。

咯　　血

一、定义

喉及喉以下的呼吸道和肺出血，经口咳出即称为咯血。临床上多以 24 小时咯血量≥600 ml 定义为大咯血。

二、诊断

1. 痰液检查

痰液用来检查细菌感染的情况；如果患者吸烟，且年龄＞40 岁，则应做痰涂片细胞学检查。

2. 胸部放射学检查

患者易于接受，且为发现出血病因的一个重要诊断工具。肺泡内出血在所累及的肺叶内形成一个明显的网状结节影，易误以为是肺炎。但仍有 20%～46%的咯血患者，X 线胸片表现是正常的。

3. 支气管镜

大咯血时推荐使用硬支气管镜检查，其吸力大，可保持气管通畅，但常需进行全身麻醉，也不能看上叶或周围病变而使其应用受限。相反，纤维支气管镜可在床旁进行，可到达 5～6 级支气管的损伤区，具有操作简便、损伤小等优点。然而，一旦出血量超过了纤支镜的吸引能力，可出现血凝块反复玷污和堵塞纤支镜的情况。

做支气管镜检查的最佳时机是有争议的。当急诊临床情况恶化时，一致的意见为应做支气管镜检查。一般患者入院后24～48小时，情况稳定后，再做支气管镜最好。做支气管镜检查时可能发生低氧血症，应予以吸氧，以维持适当水平的氧饱和。

4. CT

可发现X线胸片所没有发现的病变。目前认为高分辨CT是诊断支气管扩张的重要方法之一。除了有危及生命的情况存在，CT应在支气管镜探测之前进行。然而咯血中所有诊断性的检查都完成后，仍有5%～10%的患者找不到病因。在一项对91位患者的咯血研究中，胸部CT和纤支镜未发现咯血原因患者占34%。

非囊性纤维化支气管扩张

（英国胸科协会　2010年）

2010年，英国胸科协会公布了非囊性纤维化支气管扩张指南，作为第一个针对支气管扩张的全球性专业指南，首次对支气管扩张的诊疗提出了规范化的指导意见。该指南编写委员会共检索了1 803篇有关非囊性纤维化支气管扩张的英文文献，最终汇集了549篇文献，力图提供具有循证医学证据的指导建议（证据分级见表2－19）。由于缺乏大规模临床研究，该指南大部分建议仍源于病例报道及专家意见，部分建议借鉴了囊性纤维化患者的研究，现将该指南的有关成人内容简要介绍如下。

表2－19　证据陈述及推荐等级

证据分级	陈　　述
1＋＋	以随机对照试验（RCT）为依据的高质量的荟萃分析、综述，或偏倚风险极低的RCT
1＋	良好的荟萃分析、综述，或偏倚风险低的RCT
1－	荟萃分析、综述或偏倚风险较高的RCT
2＋＋	以病例对照研究或群组研究为依据的高质量的综述，高质量的病例对照研究或群组研究，发生混淆或偏倚的风险极低，所揭示的相关性极大可能源自因果关系
2＋	良好的病例对照研究或群组研究，发生混淆或偏倚的风险较低，所揭示的相关性可能源自因果关系

（续表）

证据分级	陈　述
2－	发生混淆或偏倚的风险较高的病例对照研究或群组研究，所揭示的相关性极大可能并非源自因果关系
3	非分析性研究（如病例报道或病例分析）
4	专家意见
建议分级	**陈　述**
A	至少有一项适用于目标人群的1＋＋级的荟萃分析、综述或RCT；或一组适用于目标人群的1＋级的结果一致的证据
B	一组适用于目标人群的2＋＋级的结果一致的证据；或自1＋＋级或1＋级研究推演出的证据
C	一组适用于目标人群的2＋级的结果一致的证据；或自2＋＋级研究推演出的证据
D	3级或4级证据；或自2＋级研究推演出的证据

一、病因及病理

气道炎症是支气管扩张发病过程中最重要的一环。各种原因均可导致气道防御功能受损，引起反复感染、细菌定植，继发气道炎症反应，进一步造成气道破坏和防御功能下降，从而形成恶性循环。气道防御功能受损可继发于多种疾病，确定可能的病因有助于及早采取针对性措施，改善患者预后。常见病因如下。

1. 大气道先天性异常

所有支气管扩张患者都要考虑是否存在先天性异常，可见于先天性软骨缺损性支气管扩张综合征、巨大气管-支气管症、马方综合征及食管气管瘘。

2. 异物和误吸

所有患者均需考虑有无胃内容物误吸。儿童下气道异物吸入是最常见的气道阻塞的原因，成人相对比较少见。心肺移植后合并胃食管反流及食管功能异常的患者中也可导致支气管扩张。

3. 既往严重下呼吸道感染

下呼吸道感染是儿童及成人支气管扩张最常见的病因（41％～69％），特别是婴幼儿时期呼吸道感染，如细菌性肺炎、百日咳、结核杆菌、支原体及病毒（腺病毒、麻疹病毒，以及流感病毒和呼吸道合胞病毒）感染。

4. 结核和非结核分枝杆菌

结核和非结核分枝杆菌感染是支气管扩张的常见病因，支气管扩张患者，尤其是中老年女性患者，也易于合并非结核分枝杆菌定植，所有反复分离出机会性分枝杆菌的患者均应于二级保健机构规律随访，明确是定植还是感染。

5. 免疫缺陷

所有儿童和成人支气管扩张患者均应排除潜在的免疫功能缺陷，尤其是抗体缺陷。病因未明的支气管扩张中6%～48%存在抗体缺陷，包括各种免疫球蛋白、亚群以及针对某些抗原的特异性抗体的生成及功能缺陷。免疫缺陷者并不一定均在婴幼儿时期发病，也可能在成人后发病。最常见的疾病为普通变异性免疫缺陷病（CVID）、X-连锁无丙种球蛋白血症（XLA）及IgA缺乏症。严重、持续或反复感染，尤其是多部位感染或机会性感染，应高度怀疑免疫缺陷的可能，对于疑似或确定免疫缺陷合并支气管扩张的患者，应由相关专科共同合作制定诊治方案。

6. 其他气道疾病

所有支气管扩张患者均应排除变态反应性支气管肺曲霉病（ABPA）、支气管哮喘、囊性纤维化，远东地区患者还应排除弥漫性泛细支气管炎。

7. 结缔组织疾病

2.9%～5.2%的类风湿关节炎患者行高分辨率CT（HRCT）检查可见支气管扩张，因此所有支气管扩张患者均要询问有无类风湿关节炎病史，合并支气管扩张的类风湿关节炎患者预后更差。其他结缔组织疾病也有相关报道。

8. 炎症性肠病

支气管扩张与溃疡性结肠炎有确定相关性。

9. 纤毛功能异常

原发性纤毛运动障碍（PCD）患者多同时合并其他有纤毛部位的病变，几乎所有患者均合并上呼吸道症状（流涕、嗅觉丧失、鼻窦炎、听力障碍、慢性扁桃体炎），以及男性不育、女性宫外孕等，且上呼吸道症状多始自新生儿期。儿童和成人支气管扩张患者，均应询问慢性上呼吸道病史，尤其是中耳炎病史，成人患者应询问有无不育。

10. 其他疾病

影像学提示存在肺气肿时还应筛查是否存在α_1-抗胰蛋白酶缺乏。应注意是否有黄甲综合征的表现。

11. 上呼吸道症状

纤毛功能异常、体液免疫功能异常、囊性纤维化、黄甲综合征及杨氏综合征（无精子症、支气管扩张、鼻窦炎）患者均可合并上呼吸道症状，所有支气管扩张患者均应评估上呼吸道症状。

二、临床评估和检查

1. 临床表现

咳嗽是支气管扩张最常见的症状(>90%),且多伴有咳痰(75%～100%)。72%～83%患者伴有呼吸困难,其程度与 FEV_1 下降、支气管扩张程度及痰量相关。半数患者可出现咯血,且多与感染相关。支气管扩张患者也常伴有焦虑、乏力及生活质量下降。上述任一症状加重或出现新症状往往提示感染导致的急性加重。粗湿罗音是支气管扩张特征性的表现,以肺底部最为多见,多自吸气早期开始,吸气中期最响亮,一直持续至吸气末。1/3 的患者也可闻及哮鸣音或粗大的干罗音。半数患者可见杵状指(趾)。

成人出现下述表现时需排除支气管扩张:持续排痰性咳嗽,且年龄较轻,症状持续多年,无吸烟史,每天均有咳痰,咯血或痰中有铜绿假单胞菌定值;无法解释的咯血或无痰性咳嗽;COPD 患者治疗反应不佳,下呼吸道感染不易恢复,反复急性加重或无吸烟史者。

支气管扩张患者的症状评估应包括记录痰的性状、评估 24 小时痰量,每年感染急性加重的次数,以及抗菌药物使用频率和情况,还应查找支气管扩张的潜在病因并评估疾病严重程度。

2. 检查评估

所有患者均应行如下检查。

(1) 血炎症标记物(中性粒细胞计数,ESR,C 反应蛋白):可反映疾病活动性及急性加重严重程度。

(2) 血清免疫球蛋白(IgG、IgA、IgM)和血清蛋白电泳:支气管扩张患者气道感染时各种免疫球蛋白均可升高,合并免疫缺陷时则可出现免疫球蛋白缺乏。

(3) 测定血清 IgE,行烟曲霉皮试,检测曲霉沉淀素以排除 ABPA。

有相应临床表现时,可检测类风湿因子、抗核抗体、抗中性粒细胞胞质抗体(ANCA)。不推荐常规测定血清 IgE 或 IgG 亚群,必要时可考虑二线免疫功能检查评估。40 岁以下成人支气管扩张患者均应行汗液氯化物检测及囊性纤维化转膜传导调节因子(CFTR)基因突变分析,排除囊性纤维化。成人患者在合并慢性上呼吸道疾病或中耳炎病史时,特别是自儿时起病,以中叶支气管扩张为主,合并不育或右位心时应检查纤毛功能。可用糖精试验和(或)鼻呼出气一氧化氮测定筛查,疑诊者需取纤毛组织进一步详细检查。

支气管扩张患者不需常规进行支气管镜检查,病变局限者可行支气管镜检查,排除异物堵塞。多次痰培养阴性及治疗反应不佳者不可经支气管镜获取下呼吸道分泌物。HRCT 提示非典型分枝杆菌感染而痰培养阴性时,应考虑支气管镜检查。支气管镜标本细胞学检查有助于证实胃内容物误吸。

X 线胸片诊断支气管扩张的敏感度及特异度均较差,但所有患者均应有基线 X 线胸片作为参照,仅在需要时才需重复检查。HRCT 可确诊支气管扩张,但对轻度及早期支气管扩张的诊断作用尚有争议。支气管扩张在 HRCT 上的主要表现就是支气管内径与其伴行动脉直径比值增大(正常比值为 0.62±0.13,老年人及吸烟者可能差异较大)。此外,还可见到支气管呈柱状及囊状改变,气道壁增厚(支气管内径<80%外径)、黏液阻塞及马赛克征。HRCT 上支气管扩张的严重程度与气流阻塞程度相关。体液免疫缺陷患者应定期复查 HRCT,以发现无症状的疾病进展。

所有儿童和成人支气管扩张患者均应行下呼吸道微生物学检查。持续分离出金黄色葡萄球菌,需排除 ABPA 或囊性纤维化。急性加重时应在应用抗菌药物前留取痰标本,单次培养阳性者应隔日多次送检。

所有患者均应行肺通气功能检查(FEV_1、FVC、PEF),免疫缺陷或原发性纤毛运动障碍患者每年至少复查 4 次。阻塞性通气功能障碍较为多见(>80%患者),33%～76%患者存在气道高反应性。合并气流阻塞的患者,尤其是年轻患者,应行舒张试验,评价用药后肺功能的改善情况。运动试验应作为肺康复计划的一部分。

支气管扩张分级

Reid 根据支气管扩张的严重程度和远侧支气管、细支气管的闭塞程度结合病理和支气管造影将其分为以下 3 级。

Ⅰ级：柱状支气管扩张。支气管直径轻度增大,边缘平整,扩张远端呈方形,并突然中断。

Ⅱ级：静脉曲张样支气管扩张。扩张程度较柱状显著,由于同时有局部较狭窄处,使外缘呈静脉曲张样的不规整,扩张远端呈球形,其远侧支闭塞也较柱状为重。

Ⅲ级：囊状支气管扩张。这是最严重的一种,扩张支气管的外缘呈球状,越向周围其扩张程度越大,可使囊直接位于胸膜下。

咯 血 分 度

轻度(小量咯血)：成人每次咯血量在 50 ml 以下,除原发疾病症状和体征外,常无任何失血的临床表现,红细胞计数(RBC)和血红蛋白含量(Hb)正常。

中度(中等量)：成人每次咯血量在 50～200 ml,可有轻度的失血临床表现,如头晕、乏力、口干、情绪不稳、心率可增加 10 次/分,但血压仍可正常。初期收缩压还可升高,晚期可稍有下降。红细胞计数和血红蛋白无影响或稍有改变。

除精神紧张外，多数不会出现休克的表现。

重度（大量咯血）：成人每次咯血量达 210～500 ml 或以上者，多因支气管内较大血管的出血，或已形成的假血管瘤突然破裂所致。休克的临床表现可相继出现，红细胞计数和血红蛋白可有不同程度的骤然下降，甚至出现神志改变。

第三章 肺　　炎

细菌性肺炎

1. 发病急剧，有寒战、高热、咳嗽、咳脓性或血性痰，严重者出现休克症状。肺部有实变体征和湿罗音。

2. 血液白细胞计数及中性粒细胞均增高。X线表现可见分布于肺叶段的炎性阴影，也有呈大片絮状、浓淡不等的阴影，在一侧或两侧肺。

3. 痰直接涂片和培养可以确定病原体。

4. 典型病例的诊断不难。但当疾病早期，肺实变征尚未出现；或病变部位较深，肺部体征不明显；或发生在老年、幼年患者；或表现为某些非特异性症状时，则诊断不易。临床上如遇到不明原因的休克，不明原因的突发寒战、高热伴有呼吸道症状者，均应考虑肺炎的可能。

革兰阳性球菌性肺炎

1. 临床上有呼吸道急性炎症症状或体征。
2. 肺部X线照片呈大叶或节段性炎症阴影。
3. 痰(血)培养无金黄色葡萄球菌及革兰阴性杆菌生长。

革兰阴性杆菌性肺炎

1. 本病多发生在年老、久病体弱或有慢性呼吸道疾病，以及长期使用抗生素、肾上腺皮质激素及其他免疫抑制剂治疗者。
2. 临床上有呼吸道炎症的症状或体征。
3. 胸部X线照片呈大叶或节段性炎症阴影。
4. 两次或两次以上连续痰(血)培养革兰阴性杆菌阳性。

肺炎链球菌肺炎

1. 本病多见于冬春两季。

2. 症状为突然高热、寒战(或畏寒)、咳嗽、铁锈色痰、胸痛、呼吸急促。

3. 肺部体征中最初出现呼吸音改变,随后可有呼吸音降低、支气管肺泡呼吸音、管状呼吸音及湿罗音,病变部位叩诊浊音。

4. 不少患者早期可无上述体征发现,甚至疾病全过程中均无阳性体征,故冬春季节发热及全身情况较差而疑为肺炎时,应详细检查肺部体征(特别是右侧)。X线检查可帮助确诊。

金黄色葡萄球菌性肺炎

1. 连续两次以上痰培养分离出同一细菌。

2. 痰和血培养生长同一细菌。

3. 从胸水中分离出同一细菌。

4. 患者的临床过程与肺实质疾病的诊断相符。

血源性金黄色葡萄球菌肺炎

1. 有皮肤疖、痈、骨髓炎或伤口感染病灶。

2. 起病一般较缓慢,呼吸道症状常不明显,而全身中毒症状如高热、气急、心悸等明显,严重者可伴昏迷或谵妄。

3. 周围血象显示白细胞增多,中性粒细胞比例增高,常有中毒性颗粒。

4. X线显示两侧肺有多发性非肺段性炎性浸润阴影,气囊肿形成有助本病诊断。

5. 从血液或骨髓培养分离出金黄色葡萄球菌,凝固酶试验阳性。

甲氧西林耐药的金黄色葡萄球菌肺炎

(中华医学会呼吸病学分会感染学组)

甲氧西林耐药的金黄色葡萄球菌(methicillin-resistant staphylococcus aureus,

MRSA)是引起医院相关性和社区相关性感染的重要致病菌之一。自1961年首次发现以来,其临床分离率不断增加。2010年,我国10省市14所不同地区医院临床分离菌耐药性监测(CHINET)结果显示,临床分离出的4 452株金黄色葡萄球菌(以下简称金葡菌)中MRSA比率高达51.7%,占革兰阳性球菌的第一位。MRSA已是医院相关性感染最重要的革兰阳性球菌,国外已报道对万古霉素耐药的金葡菌(vancomycin-resistant staphylococcus aureus,VRSA),而更令人震惊的是,近年来世界各地不断报道危及生命的社区获得性MRSA感染,防治形势极为严峻。肺炎是MRSA临床最为常见的感染之一,而不适当的治疗是导致高病死率的重要原因,因此,其诊治面临极大的挑战,需要引起重视。

一、MRSA肺炎的定义

呼吸系统MRSA感染主要有社区相关性MRSA肺炎(community-associated MRSA pneumonia, CA-MRSA)和医院相关性MRSA肺炎(hospital-associated MRSA pneumonia, HA-MRSA),后者也包括呼吸机相关性肺炎(ventilator-associated pneumonia,VAP)和医疗护理相关性肺炎(healthcare-associated pneumonia, HCAP)。

CA-MRSA肺炎又称为社区获得性MRSA肺炎(community-acquired MRSA pneumonia),是指肺炎患者在门诊或入院48小时内分离出MRSA菌株,并且在1年内无住院或与医疗机构接触史,无MRSA感染或定植史,无留置导管和其他经皮医用装置使用史。

HA-MRSA肺炎又称为医院获得性MRSA肺炎(hospital-acquired MRSA pneumonia),是指患者入院时不存在、入院48小时后发生的由MRSA引起的肺实质炎症,是我国MRSA肺炎的主要表现形式。VAP是HAP的特殊形式,是指气管插管48~72小时后发生的肺炎。医疗护理相关性MRSA肺炎(HCA-MRSA肺炎)是指在下列人群中发生的肺炎。

(1) 近90天内曾住院≥2次者;

(2) 长期居住在护理院或慢性病护理机构者;

(3) 近30天内接受过静脉治疗(抗生素、化疗药物)及伤口处理者;

(4) 在医院或血液透析门诊接受透析治疗者。有关HCAP是否是临床表现一致的、独立恰当的肺炎分类,目前尚存争论,也有学者将其视为特殊的CAP。本共识暂将HCAP归入HAP中。

近年来,已逐渐形成共识,有关社区相关和医院相关性MRSA肺炎的区分要点不是杀白细胞素(PVL)基因存在与否,而是发病的场所。由于患者和病原菌在医院与社区之间的不断流动,CA-MRSA可由患者带入医院并可导致院内暴发，HA－MRSA也可由MRSA感染或定植的患者带到社区并引起传播。因此，MRSA社区和医院获得性菌株的区别日渐模糊，仅从临床和流行病学以及是否携带PVL基因上来区分两者比较困难。因此，有人主张采用社区发病MRSA（community onset-MRSA，CO－MRSA）肺炎和医院发病MRSA（hospital onset-MRSA，HO－MRSA）肺炎的名称，从而淡化了菌株表型的差异。

二、诊断

呼吸道中的金葡菌可以无症状定植，也可以引起重症肺炎，结果取决于患者、环境和细菌三者之间的相互影响。

国外研究结果提示，有下列情况之一者应提高对CA－MRSA引起CAP的警惕：＜2岁的婴儿，参与身体密切接触体育运动项目（如橄榄球）的运动员，注射毒品者，男性同性恋者，服兵役者，居住在教养院、民居或避难所中的人群；家畜、宠物饲养者及养猪的农户；已知有CA－MRSA定植或近期有曾去流行区的历史，近期与CA－MRSA感染或定植者有接触；属于CA－MRSA定植率增加的相关人群；流感并发或流感后肺炎；以前有反复发生的疖或皮肤脓肿病史或家族史（在过去6个月内发生≥2次）。

CA－MRSA感染引起的CAP常见以下表现：好发于健康年轻人，多有流感样前驱症状；可以很快出现严重的呼吸系统症状，包括咯血、呼吸急促（＞40次/分）、心动过速（＞140次/分）、低血压和高热（体温＞39℃）；表现为迅速进展的肺炎并发展为急性呼吸窘迫综合征（ARDS）；白细胞明显升高或减少，C反应蛋白显著升高（＞200～350克/升）；某些患者可发生脓毒症休克和呼吸衰竭，甚至需要入住ICU接受通气和循环支持。CA－MRSA和HA－MRSA感染的主要鉴别要点见表3－1。

金葡菌肺炎的胸部影像学改变没有特异性。金葡菌引起的CAP早期表现为小灶性浸润，但可在数小时内迅速进展，可为单侧实变或双侧浸润。与HA－MRSA肺炎相比，CA－MRSA常具有PVL，所以感染后肺部影像学进展迅速，可出现空洞、胸腔积液、气囊肿和气胸等，甚至表现为ARDS的改变。继发性肺炎可表现为以肺外周和基底部位分布为主的多发性结节和空洞病灶，类圆形，可见液平面。但HA－MRSA肺炎和VAP的影像学没有上述表现。当患者病情非常严重、影像学改变进展迅速、对充分抗革兰阴性菌治疗反应不佳时，应考虑MRSA感染的可能。

确诊金葡菌肺炎需要有病原学依据。气管分泌物的培养结果对诊断的参考价值不如支气管肺泡灌洗液。建议最好能采用非气管镜引导的盲法支气管肺泡灌洗来建立微生物学诊断，优点是诊断速度快、花费少且侵袭性小。血培养对继

表 3-1 医院获得性 MRSA 感染与社区获得性 MRSA 感染的主要鉴别要点

项　目	医院获得性 MRSA	社区获得性 MRSA
患者类型	住院患者，多为老年人，衰弱和(或)重症患者，慢性病患者	门诊患者，多为年轻健康人，学生，职业运动员，军队服役人员
感染类型	无明显感染来源的菌血症，也见于外科感染、溃疡面感染、侵袭性导管相关感染，呼吸机相关性肺炎	尤易发生于皮肤软组织，表现为蜂窝织炎和脓肿，可引起坏死性CAP、败血症休克、骨和关节感染
传播方式	在健康护理机构内传播，在家庭成员接触者中极少播散	社区获得性，可在家庭成员中和运动队中播散
临床诊断场所	主要在住院患者中获得诊断，但软组织和尿路医院获得性 MRSA 感染者在初诊场所发现的比例有所增加	门诊或社区医疗场所
病史	有 MRSA 定植史、感染史或近期手术史，有住院或住护理院病史，抗生素应用史，透析及永久性血管内留置导管史	没有明显的病史或健康护理接触史
感染菌株的致病性	不容易发生社区播散，通常缺乏杀白细胞素基因	容易在社区内播散，通常携带杀白细胞素基因，易于发生坏死性软组织或肺部感染
抗生素敏感性	常为多重耐药，可选择的药物有限	与医院获得性 MRSA 相比，通常对更多的抗生素敏感(主要是非β-内酰胺类)
耐药基因	SCCmec Ⅰ～Ⅲ	SCCmec Ⅳ、Ⅴ

注：MRSA：甲氧西林耐药的金黄色葡萄球菌；CAP：社区获得性肺炎；SCCmec：葡萄球菌染色体mec 试剂盒。

发性肺炎的诊断价值较高，如对继发于感染性心内膜炎、椎间盘炎等的肺炎诊断阳性率高达 90%，但对原发性肺炎的诊断阳性率不高(20%)。VAP 患者血培养的阳性率(24%～36%)高于 HAP 患者(5%～15%)。由于金葡菌常存在于正常人的上呼吸道分泌物中，且患者血培养常显示阴性，所以在应用 MRSA 针对性抗生素前，充分获得除痰以外的其他呼吸道标本(如气管内标本或胸腔积液)对明确诊断非常重要。

对分离出的细菌首先应根据药敏试验结果鉴别甲氧西林敏感的金黄色葡萄球菌(methicillin-sensitive staphylococcus aureus，MSSA)与 MRSA，这一点非常重要，因为对于 MSSA 感染敏感的 β-内酰胺类抗生素的疗效可优于万古霉素 HA-MRSA 不仅对甲氧西林和所有 β-内酰胺类耐药，而且对许多其他抗生素耐药。而 CA-MRSA 通常仅对 β-内酰胺类耐药，对多数其他抗生素敏感。值得注意的是，随着时间的推移，CA-MRSA 可获得 HA-MRSA 的耐药基因，常规抗生素敏感性试验将难以对两者区别。

嗜酸粒细胞性肺炎

一、单纯性嗜酸粒细胞增多症

诊断一般不困难，主要是根据病史、症状、胸部 X 线检查、支气管肺泡灌洗液和血、便常规检查。

1. 无症状或有轻微咳嗽、低热等症状。
2. 周围血白细胞计数正常或增高，嗜酸粒细胞增高。
3. 胸部 X 线检查呈一过性游走性阴影。
4. 发病前有用药史。
5. 粪便中可能有虫卵。

当具有第 1～3 项和第 4 项或第 5 项时，可临床诊断为单纯性肺嗜酸粒细胞增多症。

二、急性嗜酸粒细胞肺炎(AEP)

根据临床特征作出诊断，即年轻(尤其是男性)，急性起病的发热、咳嗽、气急等症状，肺部闻及细湿罗音或高调爆裂音，两肺呈弥漫性斑片浸润影。无论末梢血中有无嗜酸粒细胞增高，均应考虑急性嗜酸粒细胞肺炎的可能。

综合 Allen 及 Pope - Harman 提出的诊断标准，下列几点可作为 AEP 诊断依据。

1. 1 周以内的急性发热。
2. 胸部 X 线检查示两肺弥漫性浸润阴影。
3. 严重低氧血症，呼吸空气条件下 $PaO_2 \leqslant 60$ mmHg，动脉血氧饱和度(SaO_2)<90%或 $AaPO_2 > 40$ mmHg。
4. 支气管肺泡灌洗液(BALF)中嗜酸粒细胞明显增高(>25%)或肺活检示嗜酸粒细胞弥漫浸润。
5. 无肺部和全身感染。
6. 无支气管哮喘或其他过敏史。
7. 有时能自愈或经肾上腺糖皮质激素治疗有效，且治疗结束后无复发及后遗症。

三、慢性嗜酸粒细胞肺炎(CEP)

1. 有发热、咳嗽和呼吸困难症状。

2. 胸部X线检查示游走性、非肺段性、周围性肺浸润影，特别是呈现“肺水肿反转形状影”。

3. 周围血、痰和(或)支气管肺泡灌洗液嗜酸粒细胞增高。

4. 肺组织活检有以嗜酸粒细胞、巨噬细胞浸润为主的肺泡炎、肺间质纤维化和嗜酸粒细胞脓肿等病理改变。

具有上述4项可以诊断为CEP。

四、哮喘性嗜酸粒细胞增多症(ABPA)

1. 反复哮喘发作史。
2. 外周血嗜酸粒细胞增多。
3. 曲菌皮肤试验呈即刻阳性。
4. 短暂性或反复性肺浸润阴影。
5. 血清抗曲菌沉淀抗体阳性。
6. 血清总IgE升高。
7. 中心性支气管扩张。
8. 血清抗曲菌特异抗体IgE-AF和IgG-AF增加。

具备以上标准中的7项可以诊断为ABPA。

五、热带性嗜酸粒细胞增多症

1. 处于丝虫流行病区。
2. 阵发性哮喘和咳嗽。
3. 胸部X线表现。
4. 血嗜酸粒细胞增多。
5. 丝虫补体结合试验阳性。
6. 抗丝虫药物治疗效果佳。

六、肺变应性血管炎与肉芽肿

1990年Masi AT提出的诊断标准。

1. 哮喘　有哮喘史或在呼气时有明显的弥漫性高音调罗音。

2. 嗜酸粒细胞增多　外周血嗜酸粒细胞增多，大于白细胞计数的10%。

3. 单发性或多发性神经病变　系统性血管炎所致的单神经病变、多发单神经病变或多神经病变(即手套/袜套样分布)。

4. 非固定性肺内浸润　胸部X线检查出现由系统性血管炎所致的迁移性或一过性肺浸润阴影(不包括固定性浸润阴影)。

5. 鼻窦病变　有急性或慢性鼻窦疼痛或压痛史,胸部X线检查显示鼻窦模糊。

6. 血管外嗜酸粒细胞浸润　病理显示动脉、微动脉、微静脉外周有嗜酸粒细胞浸润。

具备以上6项中的4项或以上,可以临床诊断为肺变应性血管炎。

链球菌肺炎

1. 病史　常继发于麻疹、百日咳或流感之后。

2. 症状　起病急,寒颤,高热,咳嗽,咳痰,痰呈稀薄粉色,或血痰,或脓性痰,易合并胸膜炎形成脓胸。

3. 体征　肺实变体征常不明显,可有两肺底呼吸音减弱及较广泛的湿罗音,常早期即出现胸膜腔积液征。

4. 辅助检查

(1) 血象:白细胞总数及中性粒细胞百分比增高,可见核左移。

(2) 痰涂片:有大量中性粒细胞及革兰染色阳性链球菌。

(3) 痰培养:有乙型溶血性链球菌生长。

(4) 胸液培养:因易合并脓胸,故胸水培养阳性率高。

(5) 血培养:阳性率很低。

(6) 胸部X线检查:主要为支气管肺炎的X线表现,也可见小脓肿、肺气囊肿、胸膜腔积液及液气胸征。

铜绿假单胞菌肺炎

Renner指出凡有下述临床情况者,结合有关X线表现,应考虑本病的诊断。

1. 免疫障碍

(1) 先天性IgG缺陷。

(2) 进行免疫抑制治疗。

2. 机械性或细胞防御功能障碍

(1) 酒精中毒、恶性病变、糖尿病、心和肾功能障碍。

(2) 手术或烧伤后。

(3) 气管切开。

(4) 慢性肺病(哮喘、肺气肿、慢支)。

3. 大量细菌感染

(1) 雾化吸入治疗、复苏治疗等有器械污染可能者。

(2) 静脉输液污染者,以及曾大量使用抗生素者。

4. X线基本表现是支气管肺炎型结节病灶,两肺广泛分布,可有空洞和胸腔积液,偶呈间质型病变。X线表现与病程有关。

(1) 早期发热时肺部充血,X线表现为肺间质水肿。

(2) 发病48～72小时后,由于凝固性病灶聚集于细支气管周围,X线表现为沿支气管分布的结节状病灶、双侧分布,主要影响两肺下部,如经抗生素治疗,病变仍迅速发展,亦应考虑肺部铜绿假单胞菌感染。

(3) 结节病灶扩展和融合,X线表现为大片密度均匀的融合性病灶,呈亚段、段、叶分布,最终形成大叶实变,病变范围超过一肺叶以上者,预后甚差。

(4) 在广泛结节病灶之间常可见许多小环状透亮区,壁薄,数目不等,形成时间亦不一致。以往认为这是微小脓肿,但未得病理证实,亦可能代表各结节病灶之间的部分正常次级肺小叶,或可能系由于细支气管炎症形成活瓣作用,引起小叶性肺气肿。

(5) 病程48小时以上者,可因肺组织坏死而形成脓腔,大小不一,壁薄,类似金葡菌肺炎的空洞。

(6) 败血症引起的肺炎,表现为散在结节性病灶,多分布在胸膜下。

(7) 常伴有少量胸腔积液,罕见中等量以上积液。

(8) 偶见气胸和大气肿泡。

(9) 病愈后由于病理上相对缺少慢性炎症变化,故胸片上少残留明显破坏性病变,但亦可残留薄壁囊性空腔和支气管扩张。胸液多未完全吸收,未见残留肺不张。

肺炎杆菌肺炎

1. 起病急、伴虚脱、发绀、呼吸困难、畏寒、发热、胸痛、咳嗽、痰多、痰液常呈脓性或棕红胶冻状,亦可咯血。部分患者起病缓慢。

2. 体检有实变体征,或叩诊浊音,呼吸音减低和湿罗音。

3. 白细胞数中度增高、正常或减低,痰培养有肺炎杆菌生长。

4. X线表现为大叶性实变,中间裂向外膨隆,或小叶性实变,可有空洞形成或伴胸腔积液。

大肠杆菌肺炎

1. 感染途径常是从胃肠道或泌尿生殖系统经血行播散而来。

2. 临床特点　常有恶心、呕吐、腹痛症状。

3. 病变好发于肺下叶。

4. 大肠杆菌肺炎多对头孢呋肟（二代头孢菌素）、头孢噻肟（三代）、头孢哌酮（三代）及羧苄西林均敏感。

变形杆菌肺炎

1. 病史　多有基础疾病，如肺病、肾病、肝病、糖尿病等。

2. 临床表现　与一般急性肺炎类似。

3. X线胸片　表现为大叶性肺炎，伴有多个脓肿。

4. 痰细菌培养　有变形杆菌生长。

5. 血培养　阳性率低。

阴沟肠杆菌性肺炎

阴沟肠杆菌又称阴沟气杆菌，为有动力的革兰阴性杆菌，已知有79个血清型。本菌存在于人和动物的肠道中，可污染水源和土壤，偶尔在人和动物的尿液、脓液、血液和其他病理标本中发现。近年来的研究发现，本菌为医院内感染的最常见条件致病菌之一，常可引起危重病患者如白血病、恶性肿瘤、恶病质等患者的败血症，因治疗不当而造成死亡，应引起医务工作者的重视。该菌引起肺炎在临床上并无特殊发现，确诊只靠痰培养。因此，凡老年、体弱出现呼吸道症状，伴发热、胸痛、胸部X线透视发现肺纹理增粗或出现絮状阴影，即应怀疑本病之可能，通过痰培养可证实诊断。本菌对氨基糖苷类抗生素较为敏感。

流感嗜血杆菌肺炎

1. 患慢性阻塞性肺病者易继发本病。

2. 症状有高热、咳脓性痰，常伴有气急。

3. 周围血象显示白细胞大多在正常范围或者轻度增高。

4. X 线表现为支气管肺炎，也可是大片实变者。

5. 取患者的下呼吸道分泌物涂片和革兰染色，在显微镜下可初步认出流感嗜血杆菌的存在。确定本菌须用含兔血的琼脂培养基分离。

流感病毒肺炎

1. 流行病学特点

常在流感流行期间发病，可有流感患者接触史，以城市、人口聚集区多发，患者多为老人、小儿、孕妇及有其他慢性心、肺、肾等疾病患者，或为免疫抑制剂治疗者。冬春季较多发。

2. 临床表现

病初头痛、鼻塞、干咳，眼、咽充血，腰背酸痛，24 小时内突然高热，呈弛张型或间歇型，烦躁、剧烈咳嗽、咳血痰，甚至胸闷、气急、发绀等，肺部听诊两肺呼吸音低，满布湿罗音，但无实变征。

3. 实验室检查

血白细胞不高，淋巴细胞稍增多。双份血清红细胞凝集抑制试验、补体结合试验滴度上升 4 倍以上，下鼻甲黏膜印片可见柱状上皮细胞内的嗜酸性包涵体。痰、咽嗽液中易分离出流感病毒，痰细菌培养阴性。

4. X 线检查

双肺自肺门向外放散的絮状阴影，呈小片状，边缘不清，少有胸腔积液。

5. 继发细菌性肺炎者

病初有典型流感表现，2～4 天后病情加重，发热增高，咳嗽加剧，痰多，呈脓性，流脓涕，呼吸困难、发绀等；肺部听诊有广泛湿罗音，相应肺叶实变征。血白细胞增多，中性粒细胞增多、核左移，早期、连续痰培养可呈阳性，血清学检查阳性，可于痰、咽嗽液中分离出流感病毒。X 线检查可见叶段性肺部浸润影，可融合成大片状实变，病情迁延日久可遗留支气管扩张症。

脑膜败血性黄杆菌(FM)肺炎

FM 肺炎具有下列临床上的共同点。

(1) 都发生于体弱、免疫力低下有严重基础病的住院患者。

(2) 咳嗽,灰黄色黏稠痰不易咳出,呼吸困难进行性加重,常很快出现呼吸衰竭。

(3) X线胸片示肺内炎性渗出性斑片影,多同时累及双侧肺。

(4) FM对大多数抗生素耐药,FM肺炎预后严重。

(5) 诊断FM肺炎主要依据肺部感染表现及痰中多次培养出该菌。

克雷伯杆菌肺炎

1. 发病急骤,有畏寒、发热、咳嗽、胸痛。痰量多,为黏稠黄绿色脓痰,有时呈红棕色胶冻状黏痰。多见于老年、营养不良、全身衰竭、原患慢性支气管-肺病者。

2. 胸部可有实变体征。

3. X线表现　肺叶实变,其中不规则透亮区,叶间隙下坠。

4. 痰培养找到肺炎克雷白杆菌。

厌氧菌肺炎

1. 常由黑色素类杆菌、脆弱类杆菌、核粒梭形杆菌及胨链球菌等厌氧菌引起。

2. 多见于住院患者、齿龈感染或酒精中毒者经吸入而感染。

3. 起病缓慢,于1～2周内逐渐呈现症状,如消瘦、咳嗽,半数病例咳大量恶臭脓痰,约20％患者形成肺脓肿。

4. 实验室检查　常见贫血、血白细胞计数增多。痰培养要求条件高,最好经气管环甲膜穿刺(TTA)采取标本,于密闭情况下送检。

5. 对青霉素、克林霉素、四环素或氯霉素、甲硝唑治疗有效。

曲菌性肺炎

1. 本病多继发于免疫功能低下和骨髓抑制患者。

2. 症状有恶寒、发热、咳嗽和呼吸困难等。

3. X线检查显示两肺有散在或密集的片状或结节阴影。

4. 多次从痰培养中分离到曲菌。痰涂片检查发现菌丝和孢子同时存在。

鹦鹉热锡兰特菌肺炎

1. 有与鸟类或家禽经常接触史。

2. 发病隐潜，起始有发热、缓脉和肌痛等，继而出现咳嗽、咳黏痰等呼吸系症状。重症患者可出现呼吸窘迫和黄疸等。

3. 血液白细胞总数大多减少。

4. X线检查可见肺部炎症从肺门向外辐射，也有表现为两肺粟粒样结节阴影或肺实变。

5. 双份血清补体结合试验滴定度增加4倍以上者有助于诊断本病。从患者血液和支气管分泌物中查到鹦鹉热锡兰特菌，可确诊本病。

鹦鹉热衣原体肺炎

1. 临床表现

隐性或无症状感染者多见。起病约6天内体温上升至39℃以上，伴寒战、胸痛、相对缓脉、头痛，咳嗽渐加重，多为干咳或咳少量黏液痰，严重者气促、发绀，一般约2周后体温渐降，余症状渐缓解，病程1至数月。查体肺部常无阳性体征或可闻及少量中、小湿罗音，常伴有脾肿大。

2. 实验室检查

血液白细胞数多正常，血沉不快，双份血清补体结合试验、血凝抑制试验效价升高4倍以上为阳性。从血液、痰、咽漱液中分离出鹦鹉热衣原体可确诊。

3. X线检查

肺部呈多样性变化，常为片状、叶段状、结节状，或自肺门向外放散状及肺不张影像等。

立克次体肺炎

1. 流行病学特点

各年龄组均可发病，以青壮年为多，一般卫生状况较差，常有虱、蚤、蜱、螨等叮咬史，流行季节与上述节肢动物孳生季节相同，战争、饥荒、人口大量流动、卫生条件差可诱发本病流行。

2. 临床表现

多突然发病，体温于数日内上升至39～40℃，寒战、剧烈头痛、腰背及腓肠肌痛，除Q热外，尚可见皮疹；呼吸道症状常轻微，多于病后5～7天起干咳、胸痛、偶有黏液痰或血痰，查体常无阳性肺部体征，或局部叩诊浊音、闻及少许细小罗音。

3. 实验室检查

血液白细胞正常或稍增多，中性粒细胞稍增加；变形杆菌凝集试验、补体结合试验、立克次体凝集反应、免疫荧光检查除可协助立克次体肺炎诊断外，尚可鉴别各种立克次体病，必要时可动物接种分离立克次体。

4. X线检查

可见两下肺片状阴影，也可呈肺段性絮状浸润。

伯纳特立克次体肺炎

1. 有与牛、羊、马、骆驼或猪等家畜经常接触史。

2. 起病急剧，有发热、头痛、肌痛和干咳等症状。重症者有中枢神经症状或并发心内膜炎。

3. X线检查呈间质性肺炎，严重者可有肺实变坏死等。

4. 取患者的支气管分泌物、尿或血液作立克次体培养，或将以上标本注入豚鼠体内分离立克次体，如为阳性即可确诊本病。

病毒性肺炎

1. 本病的临床表现一般较轻，起病缓慢，有头痛、乏力、发热、咳嗽并咳少量黏液痰。体征往往缺如。白细胞计数正常或稍增。

2. X线检查肺部炎症呈斑点状、片状或密度均匀的阴影。

3. 本病的诊断依靠临床表现和X线检查，排除细菌性和其他病原体所引起的肺炎。确诊有赖于病原学检查——病毒培养。

巨细胞病毒(CMV)肺炎

CMV肺炎表现为间质性肺炎，其症状为进行性气促、活动时呼吸困难、干咳、心率和呼吸加快。听诊只有轻微改变,没有实变证据,胸片类似于卡氏肺囊虫病的弥漫性间质浸润,低氧血症均存在。

诊断要点

1. 肺组织或肺泡灌洗液(BAL)CMV 培养阳性。

2. 肺组织中出现核内包涵体的特异细胞和 CMV 抗原或核酸。

3. 无其他病原

CMV 培养阳性而支气管内镜未见其他病原者,可有侵袭性 CMV 肺炎的可能,但有细胞内包涵体、抗原或病毒核酸者诊断更可靠。

肺炎支原体肺炎

1. 一般起病缓慢。多数有上呼吸道感染症状,有时可闻干性或湿罗音。

2. X 线表现,肺部病变无特征性,为斑点状、片状或均匀的模糊阴影,近肺门较深,下叶较多,有时阴影呈游走性。

3. 病因诊断应结合临床表现。发病后 2 周约半数病例的冷凝集试验阳性(滴定效价 1∶32 以上)。在发病后 10～14 天血清中可检出特异性抗体(补体结合试验阳性)。有条件单位,取患者痰、鼻咽拭子作支原体培养。

肺炎衣原体肺炎(一)

一般现在通用的标准如下所述。

(1) 急性肺炎衣原体感染:急性期和恢复期的两次血清标本抗体滴度相差 4 倍,或单次血清标本的 IgM 抗体滴度≥1∶16 和(或)单次血清标本的 IgG 抗体滴度≥1∶512。

(2) 既往有肺炎衣原体感染:IgM 滴度<1∶16,并且 1∶16<IgG<1∶512。

(3) 未感染过此病原体:单次或双次血清 IgG 抗体滴度<1∶16。

肺炎衣原体肺炎(二)

1. 流行病学特点

患者常为老年人及20岁以下青少年，起病1个月内可有本病患者接触史，可引起小流行，四季散发。

2. 临床表现

无症状及轻症患者较多。起病缓，初期发热、咽痛，数日后体温渐升，咳嗽、咳黏痰、头身痛、胸闷，肺部常可闻及湿罗音。鼻窦有压痛。

3. 实验室检查

血白细胞正常或稍高，血沉加快，微量免疫荧光试验多见双份血清效价上升4倍以上，间接血凝反应效价1∶32以上，咽拭子可分离到病原体。

4. X线检查

见肺部单一节段性浸润，团絮状，间有小点状改变，以右肺及肺下叶多见，可呈游走性。

肺炎衣原体急性感染

肺炎衣原体急性感染的血清学诊断标准（包括以下任何一种）。

(1) 双份血清抗体（IgG和/或IgM）滴度升高4倍及以上。

(2) IgM滴度≥1∶32。

(3) IgG滴度≥1∶512。

既往感染的标准是IgG滴度≤1∶256，但≥1∶16。

野兔病菌肺炎

1. 病史

(1) 多有和带有病菌的野兔、鸟类及松鼠接触史。

(2) 易感人群有猎民、农牧民、屠宰工人、肉类皮毛加工厂工人及实验室工作人员等。

2. 临床表现

(1) 起病急骤，高热，多为持续热，少数呈间歇热或弛张热，伴寒颤，中毒症状明显。肺部症状与一般急性肺炎相似，有咳嗽、痰少、胸痛，偶有咯血，重者有呼吸困难。

(2) 可有肝、脾肿大及浅表淋巴结肿大，可伴皮疹如斑疹、斑丘疹等。

3. 辅助检查

(1) 血象：白细胞计数多正常，偶有升高。

(2) 痰培养：有野兔病菌生长。

(3) 免疫学检查：① 凝集试验示凝集效价≥1∶160 且逐渐增高。② 荧光抗体试验阳性。③ 皮内试验阳性。④ 胸部 X 线检查：显示两肺呈斑点状阴影，也可呈大叶性肺实变影，常有纵隔淋巴结肿大及胸腔积液征。

炭疽菌肺炎

1. 病史

有与病畜接触史。

2. 症状

(1) 起病急，多先有上感症状，继之寒颤、高热。

(2) 干咳或咳泡沫血痰、胸痛、呼吸困难、发绀等，常合并中毒性休克、败血症、脑膜炎等。

3. 体征

肺部体征少，与病情严重程度不成正比，仅可闻及散在湿罗音，发病后常较快出现胸腔积液征，可一侧或双侧，胸水常为血性。

4. 辅助检查

(1) 血象：白细胞总数及中性粒细胞增高。

(2) 病原学检查：痰涂片及痰、血、胸水培养阳性。

(3) 胸部 X 线检查：① 早期出现肺炎改变，常伴有肺门纵隔淋巴结肿大。② 纵隔阴影增宽。③ 胸膜腔积液发生早，增长快，吸收迅速。④ 后期可形成“炎性假瘤”。

弓形虫性肺炎(一)

(Catterall et al)

诊断本病的一般条件如下。

(1) 弓形虫感染的线索与背景。

(2) 肺炎的临床症状和 X 线表现。

(3) 血清学检查。

(4) 病原学和病理学检查：具有肺部感染的临床症状与 X 线表现者，如属于前述危险人群，应考虑本病，并进一步作血清学、病原学和病理学检查。动物接种、细胞培养、多聚酶链反应(PCR)等技术均已用于弓形虫病的诊断。

弓形虫性肺炎(二)

1. 有与弓形虫宿主(特别是牛、羊、猫、猪等)密切接触史或生食肉类史。

2. 有肺炎的临床症状与体征。

3. 血清学检查　最常用和简便的方法是测定血清中弓形虫循环抗原(Ag)及特异抗体。如CAg(+)、IgM(+)或IgA(+),表示急性或活动性感染,IgG(+)表示既往或慢性感染,IgG复查如效价增加4倍以上,表示感染复发。

4. 病理学和病原学检查　在肺部病变中发现弓形虫为确诊方法。

5. 支气管肺泡灌洗(BAL)　其价值已得到公认。可对灌洗液进行染色、细胞培养、小鼠接种等手段检查。

6. 肺活检　有许多人进行报道,但仍需进一步积累经验。

7. 尸体解剖　可全面观察内脏病变,阐明肺部病变与弓形虫感染的关系。如有间质性肺炎、坏死性支气管肺炎或肉芽肿性病灶内及其周围查见弓形虫,则是确诊的主要依据。

8. 国外有人报道,用感染弓形虫的血清或组织接种小鼠是最敏感的分离方法。另外,最新的过氧化酶-抗过氧化酶法是较为精确的技术,对于检测活体组织中的虫体或抗原更可靠,有可能被应用于该病的诊断之中。

肺弓形虫病

1. 流行病学特点

患者多为猫、狗饲养者,孕妇及胎儿常被感染。

2. 临床表现

无症状或症状轻微者较多。先天性者可于出生后1～2个月出现以脑积水、脉络膜视网膜炎为主的神经系统病变,并可伴咳嗽、发热、气急、发绀等呼吸系统表现;成人则有胸痛、低热、干咳、气促、关节肌肉疼痛、甚至发绀等,查体可有皮疹、全身淋巴结肿大、扁桃体肿大、肺部湿罗音等。

3. 实验室检查

血单核及淋巴细胞稍高,血、痰、脑脊液、骨髓等直接镜检、动物接种或组织培养均可查到原虫,染色试验、间接荧光抗体试验均有一定的诊断价值。

4. X线检查

早期肺野普遍呈磨砂玻璃状，肺门阴影增大，病情进展时可见大片实变阴影。

蛔虫性肺炎

1. 流行病学特点

儿童多发，亦常见于体弱者，多有生食污染的瓜果、蔬菜等不洁饮食史及不卫生习惯。

2. 临床表现

轻症类似上感；重者起病急骤，畏寒、不规则发热、咳嗽、咯痰、痰中带血，并可有哮喘发作、胸闷、胸痛、气促、荨麻疹、腹痛等，查体两肺呼吸音粗，可闻及干、湿罗音。

3. 实验室检查

血白细胞总数稍高，嗜酸粒细胞明显增多，痰及胃洗液中找到蛔蚴，粪中可查到蛔虫卵。

4. X线检查

双肺可见形态、大小不一、密度浅淡、分布不均、消失较快且迁徙不定之阴影，1周左右消失，不留痕迹，似过敏性肺炎。

钩虫性肺炎

1. 流行病学特点

多为青壮年，农村较多，在流行区有接触潮湿土壤史，多见于温暖、多雨季节。

2. 临床表现

多数患者无症状或症状轻微，当感染钩蚴量大时，则于感染后3～7天有咳嗽、声嘶、咽痒、咳痰，严重者可有恶寒、发热、气促、哮喘、剧咳、痰中带血等；一般数日症状消失，亦可迁延数周。查体可有呼吸音粗糙，干、湿罗音，日久者可有贫血症。

3. 实验室检查

血白细胞、血红蛋白减少，嗜酸粒细胞增多，粪潜血阳性，痰、粪厚涂片可见虫卵及丝状蚴，痰、粪培养可提高阳性率，皮内试验、间接免疫荧光试验也对诊断有帮助。

4. X线检查

见肺部淡薄、多变且消失较快的浸润阴影,不呈节段性分布。

肺出血型钩体病

1. 流行病学特点

患者多为青壮年及学龄儿童,有流行地区居留史,病前1～3周内常有疫水或病猪、犬等接触史,以夏秋之交、洪水高峰季节多发。

2. 临床表现

起病急骤,寒战,稽留高热,头身痛及腓肠肌痛,乏力明显,球结膜充血,其后2～4天由于缺少休息或治疗不及时,可出现面色苍白、气促、心悸、咳血痰或程度不同的咯血,至后期则可有昏迷、发绀、痰鸣、呼吸不规则,继之口鼻涌出泡沫样不凝血液,呼吸、心跳停止,亦有少数患者仅有不同程度血痰或咯血,病情轻微。查体可闻及干湿罗音或满肺湿罗音,心率加快或奔马律,轻症患者亦可无阳性肺部体征,浅表淋巴结可肿大。

3. 实验室检查

血白细胞及中性粒细胞稍增多,尿可见蛋白、红、白细胞及管型,显微镜凝集试验、酶联免疫吸附试验、间接红细胞溶解试验可呈阳性反应,血、尿培养或动物接种可明确诊断。

4. X线检查

可见肺纹理明显增重,或小片状淡薄阴影,散在分布,或融合为大片状,其间见小透明区,以中下肺野多见。

白色念珠菌肺炎

如下条件可作为诊断白色念珠菌肺炎的参考依据。

(1) 痰中多次找到酵母样真菌,而且有树枝样结构。

(2) 用痰培养作进一步鉴别菌种,必要时可做动物接种试验。

(3) X线胸片表现为非特异性的,可看到肺纹理增多紊乱、肺中下野有结节状、小片状浸润,或大片融合性病灶,短期内复查(例如2～3天内)即可出现此起彼伏的明显变化,可能伴胸膜变化,病程较长时可出现纤维化影。

(4) 口腔或痰液中有甜酒样香味。

(5) 血行播散病例可在血、尿、粪、脑脊液等标本中找到相同的真菌。

(6) 按照真菌性肺炎治疗取得了明显效果。

原发性水痘肺炎

1. 多见于成人水痘患者,轻者可无症状,或只有干咳,重者有咯血、胸痛、气急、发绀等。

2. 体征不明显。肺炎症状多见于出疹后 2~6 天,亦可见于出疹前或出疹后 10 天。

3. 诊断主要依靠 X 线检查,凭 X 线诊断成人水痘中 16%并发水痘肺炎,而有肺炎症状者只占 4%。

水痘病毒肺炎

1. 流行病学特点

成人、年长儿、新生儿于起病前 2~3 周有水痘患者接触史,以人口聚集区多发,冬、春季多见。

2. 临床表现

本病轻者可无任何临床表现,仅 X 线检查肺部有小片状、间质性浸润,一周内即消失;重者于出疹后 2~6 天出现稽留或弛张高热、咳嗽、咳血痰、胸痛、气促、发绀等,胸部体征不明显或闻及少量干、湿罗音,多于 1~2 周内好转,极少数危重者于 48 小时内死于急性肺水肿、呼吸衰竭。

3. 实验室检查

血白细胞正常或减少,淋巴细胞可增多,新鲜疱疹基底物涂片可见多核巨细胞及核内嗜酸性包涵体,血清学抗体检测、组织培养与水痘病毒分离可阳性。

4. X 线检查

见肺部弥漫性、片状浸润阴影,可融合为大片状,呈游走性,消散较慢,日久可遗留粟粒样钙化灶,少见胸腔积液。

5. 继发细菌感染者

多为小儿,常于病程后期出现发热、咳嗽、咳脓痰、胸痛、气急等,肺部听诊有干、湿罗音,化验血白细胞、中性粒细胞增多,痰细菌培养阳性,X 线片见两肺点片状、段叶状浸润影,可有大片状实变征。

麻疹病毒肺炎

1. 流行病学特点

患者多为未患过麻疹、亦未接种过麻疹疫苗的 5～10 岁年幼、体弱小儿，发病前 1～3 周内有麻疹患者接触史，任何季节均可发病，以冬、春季较多。

2. 临床表现

早期即可出现高热达 40℃，眼红、流泪、流涕，并咳嗽、少量咳痰，随后体温更高且不退，全身出现皮疹，可融合成片，呈出血性或疱疹样，或突然隐退并呈中毒性休克征象，精神萎靡，可有气急、发绀、剧咳；肺部听诊可闻及干、湿罗音。

3. 实验室检查

血白细胞数正常或减少，淋巴细胞增多，鼻咽分泌物、痰、尿沉渣涂片可发现多核巨细胞，双份血清补体结合试验、血凝抑制试验恢复期效价上升 4 倍以上或早期特异性 IgM 增高均有诊断价值，免疫荧光检测抗原及组织培养分离出麻疹病毒为本病的确诊依据。

4. X 线检查

肺门部阴影增重，肺纹理增粗呈网状，并有小片状浸润，消失较快。

5. 继发细菌感染

病情重，病程长，于出疹前后病情突然恶化，体温突然上升，或疹出齐后高热不退，咳嗽剧烈，咳脓痰，气急鼻扇、发绀，严重者可伴吐泻，水、电解质紊乱，甚至昏迷、抽搐、心衰等。肺部检查有较明显中、小水泡音，并可有肺脓肿、脓胸等。血白细胞、中性粒细胞增多，早期、连续痰培养阳性，痰涂片、血清学检查及病毒分离均可阳性。X 线片见小叶性、段叶性肺部浸润影，可融合为大片状实变，其间可见小片状液化，并可有胸腔包裹性积液及脓气胸等。病程常迁延难愈，远期可遗留支气管扩张症。

腺病毒肺炎

1. 流行病学特点

易流行于 6 个月至 2 岁小儿，病前 3～7 天内有该病患者接触史，四季散发，冬春较多。

2. 临床表现

起病急骤，初有上感症状，24～48 小时内体温迅即上升达 39℃以上，多为稽留热型，热程1～3周，早期即有嗜睡、精神萎靡、咳嗽频繁、气促、咳白黏痰、发绀，严重者可惊厥、心衰等；体检肺部叩诊可为浊音，听诊可闻及湿罗音或管状呼吸音。

3. 实验室检查

血白细胞不增多，鼻黏膜涂片见纤毛上皮细胞破坏，早期免疫荧光抗体检查可阳性，双份血清红细胞凝集抑制试验阳性，咽拭子、痰中可分离到腺病毒。

4. X线检查

见单侧或双侧较大片状阴影，密度较淡，以左下肺多见，并有病灶周围肺气肿。

黏质沙雷菌肺炎

1. 发病前均有原发基础疾病，以慢阻肺、心血管病及血液病较多见。

2. 多发生于院内交叉感染及应用皮质激素或细胞毒药物后继发沙雷菌感染，亦可因应用抗革兰阳性球菌药物治疗，造成菌群失调而导致真菌感染。

3. 临床表现

起病较缓，发热不多 见，多为轻-中度发热，无典型的痰红染现象(沙雷菌产生的红色灵菌素)，血白细胞增高者亦较少见。由于原发疾病的存在和症状不典型，不易与其他革兰阴性杆菌肺炎早期鉴别，确诊主要依靠细菌培养。

4. X线表现

本病多呈支气管肺炎型，多发生在中下肺野，且多为双侧，少数伴胸腔积液，与其他革兰阴性杆菌肺炎的X线表现相似。

5. 治疗

首选丁胺卡那(庆大霉素)＋氯霉素(头孢菌素)，每日2～4次给药，以保持有效血药浓度。

类鼻疽杆菌肺炎

类鼻疽杆菌肺炎是由类鼻疽假单胞菌(pseudomonas pseudomallei, PP)所引起的下呼吸道急性、亚急性或慢性化脓性炎症。主要流行于东南亚一些国家，如泰国、马来西亚、新加坡等。近年来，我国与东南亚各国来往频繁，PP肺炎传入机会不容忽视。对于任何肺炎患者，尤其具有以下情况者应考虑PP肺炎之可能。

(1) 海南、广东、台湾等地的居民。

(2) 患者为农民、渔民、橡胶工人。

(3) 糖尿病、肾功能不全、细胞免疫缺陷者的下呼吸道感染。

(4) 发生于暴雨或洪水后，且呈散发性流行的肺炎。

(5) 从东南亚国家归来的，或和这些地区人群有密切接触者。

(6) 抗结核治疗无效的“肺结核病”。

诊断方法如下所述。

(1) 细菌培养：对疑及 PP 肺炎者应作痰培养，通常采用 Achdowns 培养基。

(2) 免疫测定法：① 酶联免疫吸附测定(ELISA)：Ismail 等采用单克隆抗体检查 PP 肺炎患者血中微量抗原(PP 内毒素)，方法简单迅速，患者血中内毒素含量通常＞16 μg/ml。Ashdown 等用此法测定患者血中特异性 IgM 和 IgG，且和间接荧光测定法、间接血凝法进行比较。IgG 的 ELISA 的敏感性和特异性分别为 90%和 99%，比间接血凝法(74%)和间接荧光法为高。92%临床活动期患者 IgM 的 ELISA 滴度≥1∶5.120，93%亚临床型 IgM≤1∶1.280。若以临界水平 1∶1.280 为准，所有患者中的 1/3 属临床活动期。间接血凝法和 IgM 的 ELISA 法相结合，其敏感性可达 100%，特异性 95%。② 间接血凝法：在泰国调查 373 例健康献血者、65 例婴儿脐血、30 例 PP 感染者(13 例为败血症)及 150 例其他疾病住院患者。结果献血者有 21%滴度≥1∶40，该法敏感性、特异性及可靠性在滴度≥1∶160 时分别为 77%、92%和 89%。

尿毒症性肺炎

1. 临床上有高度呼吸困难、青紫、泡沫痰，听诊有广泛明显的湿罗音。

2. 胸部 X 线所见　双侧肺门中心肺野内带有蝶状浓厚阴影。阴影境界一致，与出血病变相符合，此为尿毒症性肺炎之典型像。

3. 动脉血气体分析　PO_2 显著低下，PCO_2 正常或稍低。Arndlt 谓尿毒症肺炎的 PO_2 之低下为特征，强调测定 PO_2 对诊断及观察肺病变的过程，为敏感的方法。

尿 毒 症 肺

1. 严重的肾脏疾患，肾功能衰竭，尿毒症。

2. 多见于少尿、无尿、水钠摄入过多或透析超滤不充分者。

3. 临床以能平卧的呼吸困难为特征。

4. X 线胸片以双下肺广泛的小片状或大片状渗出阴影为主，并可在短期内迅速变化。

5. 血白细胞不增高，痰培养无病原菌，X 线胸片表现与感染不相称。

6. 动脉血气分析为低氧血症和代谢性酸中毒。

7. 肺功能为限制性通气功能障碍和弥散功能障碍。

8. 抗感染效果差，透析有显效。

术后肺炎

术后肺炎属医院感染性肺炎（院内肺炎），是术后常见的肺部并发症。据 Senic 报道，确诊为院内肺炎的患者中，3/4 发生于术后及使用呼吸道器械后，其病死率高达 10%～30%。可供参考的术后肺炎诊断标准如下。

1. 起病于住院 72 小时后及术后 24 小时后。

2. 临床有发热、咳嗽和（或）肺部啰音、叩浊等症状、体征；胸片示肺部浸润性阴影。

3. 至少有以下表现之一　咳脓痰，气管吸出物、支气管刷检标本或血培养检出病原菌，有诊断意义的血清抗体阳性，或有肺炎的病理组织学依据。痰培养由于可受口咽部多种菌的污染，结果有参考意义。

医院获得性肺炎（一）

诊断标准。

1. 在加强监护病房接受机械通气 72 小时以上。

2. 胸片有新出现、持续（>24 小时）浸润阴影。

3. 肉眼可见气管脓性分泌物。

4. 肛温>38℃和（或）白细胞计数>10 000/mm^3 或<5 000/mm^3。

5. FB（纤维支气管镜）镜检 PSB（防污染毛刷）标本培养至少 1 种致病菌菌落计数≥10^3 cfu/ml。

医院获得性肺炎（二）

（第三届全国肺部感染及间质性肺病学术会议　1998 年）

医院获得性肺炎（hospital acquired pneumonia，HAP）亦称医院内肺炎

(nosocomical pneumonia, NP),是指患者入院时不存在,也不处于感染潜伏期,而于入院 48 小时后在医院(包括老年护理院、康复院)内发生的肺炎。国际上多数报道 HAP 发病率 0.5%~1.0%,在西方国家居医院感染的第 2~4 位;ICU 内发病率 15%~20%,其中接受机械通气患者高达 18%~60%,病死率超过 50%。我国 HAP 发病率 1.3%~3.4%,是第一位的医院内感染(占 29.5%)。HAP 在病原学、流行病学和临床诊治上与社区获得性肺炎(CAP)有显著不同。本指南从 HAP 的特点出发,并在一定程度上融入一些医院感染预防与控制的理论与实践,对临床处理提供指导,以期提高 HAP 的诊断水平,促进抗生素合理应用,减少耐药菌的产生和传播,改善预后,减少发病。

(一) HAP 的临床诊断依据

同 CAP。但临床表现、实验室和影像学所见对 HAP 的诊断特异性甚低,尤其应注意排除肺不张、心力衰竭和肺水肿、基础疾病肺侵犯、药物性肺损伤、肺栓塞和 ARDS 等。粒细胞缺乏、严重脱水患者并发 HAP 时 X 线检查可以阴性,卡氏肺孢子虫肺炎有 10%~20%患者 X 线检查完全正常。

(二) HAP 的病原学诊断

与 CAP 的要求与步骤相同。必须特别强调:

(1) 准确的病原学诊断对 HAP 处理的重要性甚过 CAP。

(2) HAP 患者除呼吸道标本外常规作血培养 2 次。

(3) 呼吸道分泌物细菌培养尤需重视半定量培养。HAP 特别是机械通气患者的痰标本(包括下呼吸道标本)病原学检查存在的问题不是假阴性,而是假阳性。培养结果意义的判断需参考细菌浓度。此外,呼吸道分泌物分离到的表皮葡萄球菌、除奴卡菌外的其他革兰阳性细菌、除流感嗜血杆菌外的嗜血杆菌属细菌、微球菌、肠球菌、念珠菌属和厌氧菌临床意义不明确。

(4) 在免疫损害宿主应重视特殊病原体(真菌、卡氏肺孢子虫、分枝杆菌、病毒)的检查。

(5) 为减少上呼吸道菌群污染,在选择性病例应采用侵袭性下呼吸道防污染采样技术。

(6) 在 ICU 内 HAP 患者应进行连续性病原学和耐药性监测,指导临床治疗。

(7) 不动杆菌、金黄色葡萄球菌、铜绿假单胞菌、沙雷菌、肠杆菌属细菌、军团菌、真菌、流感病毒、呼吸道合胞病毒和结核杆菌可以引起 HAP 的暴发性发病,尤应注意监测、追溯感染源、制定有效控制措施。

（三）HAP病情严重程度的评价

1. 危险因素

（1）宿主：老年人、慢性肺部疾病或其他基础疾病、恶性肿瘤、免疫受损、昏迷、吸入、近期呼吸道感染等。

（2）医源性：长期住院特别是久住ICU、人工气道和机械通气、长期经鼻留置胃管、胸腹部手术、先期抗生素治疗、糖皮质激素、细胞毒药物和免疫抑制剂、H_2-受体阻滞剂和制酸剂应用者。

（3）危险因素与病原学分布的相关性：① 金黄色葡萄球菌：昏迷、头部创伤、近期流感病毒感染、糖尿病、肾衰竭。② 铜绿假单胞菌：长期住ICU、长期应用糖皮质激素、先期抗生素应用、支气管扩张症、粒细胞缺乏、晚期AIDS。③ 军团菌：应用糖皮质激素、地方性或流行性因素。④ 厌氧菌：腹部手术、可见的吸入。

2. 病情严重性评价

轻、中症：一般状态较好，早发性发病（入院≤5天、机械通气≤4天），无高危因素，生命体征稳定，器官功能无明显异常。重症：同CAP。晚发性发病（入院>5天、机械通气>4天）和存在高危因素者，即使不完全符合重症肺炎规定标准，亦视为重症。

附：Ⅰ 肺炎相关部分术语界定及说明

（1）下呼吸道感染：指声门以下的气道感染，主要有急性气管-支气管炎、慢性支气管炎合并感染、支气管扩张症合并感染。通常也包括肺炎。

（2）急性气管-支气管炎：以累及气管-支气管为特征，区别于上呼吸道感染和肺炎而相对独立的一种急性炎症，一般仅表现为咳嗽、咳痰，少数患者可以有发热和全身症状。病原体以病毒为主。

（3）慢性支气管炎合并感染：慢性支气管炎患者咳嗽、咳痰、气急症状加重，并出现脓性痰。其病原体主要为肺炎链球菌、流感嗜血杆菌和卡他莫拉菌等。

（4）肺脓肿：指肺炎坏死形成脓腔。常见的诱因是吸入，常为需氧菌和厌氧菌混合感染。

（5）吸入性肺炎：指内源性或外源性物质吸入下呼吸道，其病理变化包括化学性肺炎、机械性阻塞和细菌性感染，后者主要为口咽部细菌包括厌氧菌。导致吸入的因素有意识障碍、吞咽功能失调、胃液反流、神经肌肉疾病（多发性硬化、Parkinson's病、重症肌无力等）、会厌屏障功能破坏等。

（6）非典型肺炎：相对于经典的大叶性肺炎而言，早年肺炎支原体肺炎病原体尚未完全明确时，因其表现不够典型而用此称，也曾泛指通常细菌以外的病原体所致肺炎。现主要指肺炎支原体、肺炎衣原体和军团杆菌引起的肺炎，这些病原体亦称非典型病原体。提倡用此名称在于它的治疗选择，即大环内酯类抗生素非常有效。但“非典型肺炎”之称在概念上有欠准确和规范，仍应强调具体的病原学诊断。

Ⅱ　成人呼吸系统感染常用抗微生物药物剂量和方法(略)。

医院获得性肺炎(三)

一个原无肺部感染的入院患者，48 小时后咳脓痰且超过 48 小时；或原有肺部疾病，入院 48 小时后痰量明显增多伴发热，且同时具有以下表现之一者，则可诊断为 NP。

(1) X 线胸片有浸润阴影或体检有肺炎表现。

(2) 有胸膜性疼痛、咳嗽和发热。

(3) 痰内培养出新的病原体，同时有临床及胸片病变恶化。

医院获得性肺炎(四)

(中华医学会　1999 年)

中华医学会呼吸病学分会 1999 年制定的 HAP 诊断标准基本同 CAP。

(1) 新出现的咳嗽、咳痰或原有呼吸疾病症状加重，并出现脓性痰，伴或不伴胸痛。

(2) 发热。

(3) 肺实变体征和(或)听诊闻及湿罗音。

(4) 白细胞$>10\times10^9/L$，或$<4\times10^9/L$，伴或不伴核左移。

(5) 胸部 X 线片示片状浸润影或间质性改变，伴或不伴胸腔积液。

(6) 起病时间、地点符合院内感染。

以上(1)～(4)项任意一项加(5)、(6)，并排除肺不张、心力衰竭和肺水肿、肺血栓栓塞症、呼吸窘迫综合征等疾病者，可建立 HAP 的临床诊断。我国的诊断指南也强调，HAP 诊断的特异性很低，粒细胞缺乏、严重脱水患者并发 HAP 时，X 线检查可呈阴性。10%～20%卡氏肺孢子虫肺炎患者 X 线检查完全正常。

依病情严重程度可分为轻、中、重度。轻、中度患者一般状态较好，多为早发性发病(入院≤5 天，机械通气≤4 天)，无高危因素，生命体征稳定，无明显器官功能障碍。重度患者多属晚发性发病，存在高危因素。晚发性 HAP 即使病情不十分危重，也应视为重度。

医院获得性肺炎(五)

（美国肺炎会议）

1999 年，美国召开的肺炎会议对 HAP 制定了以下诊断标准。

1. 临床指标

(1) 体温上升≥平时体温 1℃或>38.3℃。

(2) 有咳嗽、咳脓痰症状或呼吸道吸出脓性分泌物，可有肺部罗音、叩诊浊音等体征。

(3) 白细胞计数>10×10^9/L，或比基础白细胞增高 25%。

(4) X 线胸片示新出现的、进展性的肺部浸润影，可伴有空洞。

(5) 起病于住院 72 小时后、术后 24 小时后(术后肺炎)、机械通气 48 小时后或拔除气管插管 48 小时之内(VAP)。

以上临床指标的诊断准确性较低，如同时具备以上 5 条，诊断特异性高，但敏感性低(仅为 48%)，因多数患者临床表现并非如此典型。如仅用影像学改变这一项指标，则敏感性高达 100%，但特异性很低。因此，临床指标是重要的筛选标准，还需参考细菌学等检查结果。对 X 线胸片示肺部阴影不确定者可做高分辨率 CT，有助于判断。

2. 细菌学检查

痰液和气管吸出物的半定量培养操作较简便，有助于筛查病原菌和最初的抗菌药选择，但敏感性及特异性均不够高(美国报道各为 38%～100%和 14%～100%)，不易区分感染、定植和污染。支气管肺泡灌洗液(BALF)和防污染毛刷采样则可显著提高培养的敏感性及特异性，必要时可采用。疑为军团菌、支原体、衣原体肺炎时应做血清学检查，双份血清抗体呈 4 倍或 4 倍以上增高可确诊，单份血清抗体滴度≥1∶320 也有诊断意义。

3. 具备以下条件者肯定患有 HAP

X 线胸片显示新发或加重的肺部浸润影，咳脓痰或气管内有脓性分泌物，并具有下列任意一项者。

(1) 影像学证实有肺脓肿形成及肺针吸活检培养阳性。

(2) 开胸肺活检或尸检证实肺炎及组织培养>10^4 个微生物/克组织。

4. 具备以下条件者临床可诊断为 HAP

X 线胸片显示新发或加重的肺部浸润影，咳脓痰或气管内脓性分泌物，并具有下列任意一项者。

(1) BALF或防污染毛刷采样定量培养阳性。

(2) 下呼吸道分泌物培养和48小时内血培养均阳性,且为同一病原体。

(3) 胸液与下呼吸道分泌物培养出同一病原体。

医院获得性肺炎(六)

(ATS、IDSA 2005年)

2005年2月,美国胸科协会(ATS)和美国感染病协会(IDSA)共同颁布了医院获得性肺炎(HAP)的新指南,新指南是由ATS和IDSA联合委员会所制定,委员会成员是由呼吸内科、监护医学和感染病学专家所组成,更新了1996年ATS发表的HAP指南,新指南重点阐述了HAP的流行病学、发病机制、病原学、抗生素治疗及治疗后评价等,现介绍如下。

一、医疗机构相关性肺炎(HCAP)的新概念

传统上,医学界将肺炎分为社区获得性肺炎(CAP)和医院获得性肺炎(HAP),但还有一些患者不能纳入其中任何一种。新指南提出了HCAP的新概念,解决了这一问题。HCAP指的是具有以下特点的肺炎患者:本次感染前90天内因急性病住院治疗,且住院时间超过2天者;住在养老院和康复机构中者;本次感染前30天内接受过静脉抗生素治疗、化疗或伤口护理者;到医院或透析门诊定期接受血液透析者。从未插管的HAP患者获取细菌学资料既困难又不准确,因此现有资料大多来自对机械通气相关性肺炎(VAP)的研究,VAP的诊断和治疗原则同样适用于HAP和HCAP。

二、HAP的流行病学

HAP在美国医院内感染中占第2位,发生HAP后平均每位患者住院时间延长7～9天,医疗花费增加5万美元。HAP的发生率为每1 000次住院发生5～10例,气管插管后的HAP的发病率可增加6～20倍。HAP占ICU内感染总数的25%,占ICU内抗生素使用量的50%。在ICU,近90%的HAP发生在机械通气过程中。住院的早期,发生VAP的危险性最高,据估计,在机械通气的前5天内,VAP的发生率是以每天增加3%的速度递增,5～10天VAP的发生率可降到每天2%,10天后危险性就减低到每天1%。说明气管插管本身就增加了HAP感染的危险,随着无创机械通气应用的增多,HAP的发生也会减少。

发生 HAP 的时间是一个重要的流行病学参数。早期的 HAP 是指住院 4 天内发生的肺炎,通常由敏感菌引起,预后好;晚期的 HAP 是指住院 5 天或 5 天以后发生的肺炎,致病菌常是多药耐药菌(MDR),病死率高。粗略估计,HAP 的病死率为 30%～70%,但是大多数 HAP 患者死于基础病而不死于 HAP 本身。VAP 的归因病死率为 33%～50%,病死率升高与菌血症、耐药菌(如铜绿假单胞菌、不动杆菌属)感染、内科疾病而不是外科疾病、不恰当的抗生素治疗等因素相关。

三、HAP 的病原学

非免疫缺陷者的 HAP、VAP 和 HCAP 通常由细菌感染引起,可能为多种细菌的混合感染,由真菌和病毒引起的感染少见。常见的致病菌有需氧革兰阴性杆菌,包括铜绿假单胞菌、大肠杆菌、肺炎克雷伯杆菌、不动杆菌。金黄色葡萄球菌感染常在糖尿病、头部创伤和住 ICU 的患者发生。口咽部定植菌(化脓链球菌、凝固酶阴性葡萄球菌、奈瑟菌属、棒状杆菌属)的过量生长,可造成免疫缺陷者和部分免疫正常者的 HAP。导致 HAP 的 MDR 的种类受多种因素影响,如住在哪家医院、基础病、是否接受过抗生素治疗、外科患者还是内科患者,等等。另外,MDR 还随住院时间的变化而改变。因此要了解 MDR,当地实时的、动态的监测非常重要。没有行插管的住院患者因误吸可引起厌氧菌所致的 HAP,但是 VAP 中厌氧菌所致的感染少见。

实际上,因为没有气管插管,HAP 和 HCAP 的细菌病原学资料非常少,HAP 的病原学资料主要来自 VAP 的研究。但是大多数作者认为,不行机械通气的患者与行机械通气的患者病原学差别不大。主要的 MDR 包括:耐甲氧西林金黄色葡萄球菌(MRSA)、铜绿假单胞菌、不动杆菌属和肺炎克雷伯菌。但某些致病菌,如:MRSA 和肺炎克雷伯菌更多见于 HAP;而铜绿假单胞菌、嗜麦芽窄食单胞菌、不动杆菌在 VAP 的患者中更多见,嗜肺军团菌在 HAP 患者中并不少见,特别是在免疫缺陷者,如器官移植受者、HIV 感染者、糖尿病、肺病、终末期肺病等。如果医院供水系统中存在嗜肺军团菌,或该院正在进行基础设施建设,则发生嗜肺军团菌致 HAP 的机会增加。

四、HAP 的发病机制

HAP 的发生必须是宿主与微生物间的平衡向有利于细菌定植和向下呼吸道侵袭的方向发展。HAP 的感染途径包括医疗器械和周围环境(水、空气、仪器),且病原微生物可在医护人员与患者之间传播。患者基础疾病的严重程度、是否手术、是否接受过抗生素和其他药物治疗、是否行气管插管等均与 HAP 或 VAP 的发病有关。口咽部定植细菌的吸入及气管插管球囊上方积聚细菌的吸入是细菌进入下呼吸道的主要途径。胃肠道和鼻窦作为口咽及气管定植菌储藏库仍有争议。吸入被污染的气溶胶与直接接种并不是 HAP 感染的主要途径。血源性感染播散和胃肠道细菌移位在 HAP 发病中罕见。

五、HAP 发生的危险因素及预防

气管插管与机械通气可以增加 HAP 的发病率 6～21 倍，如有可能应尽量避免使用。研究表明，尽量减少机械通气的时间、减少镇静剂的使用、加快脱机能减少 HAP 的发生。使用经口的气管插管和经口的胃管可减少鼻窦炎的发生，进而，可能减少 HAP。保持气管插管气囊压力在 20 cmH_2O（1 cmH_2O＝0.098 kPa）以上、对声门下方分泌物持续吸引、降低对咳嗽反射的抑制作用（限制镇静剂和麻醉剂的使用）也可降低 VAP 的发生。呼吸机管路内也有细菌定植，要警惕呼吸机管路内的冷凝水反流，但是频繁的更换管路并不能减少 VAP 的发生。

平卧位引起误吸的可能性大，半卧位（45°）可减少误吸，进而减少 HAP 的发生。胃肠外营养可增加静脉导管相关感染的危险，增加费用，还可使小肠纤毛丧失，肠道内细菌移位，因此很多专家推荐，对于危重患者，使用肠内营养越早越好。但肠内营养却是 HAP 的危险因素，早期肠内营养（插管后 1 天）比晚期（插管后 5 天）肠内营养发生 VAP 的危险高。荟萃分析发现，与胃内肠营养相比，幽门后肠营养可减少 ICU 相关 HAP 的发生。

口咽部细菌定植是 ICU 内发生 HAP 的重要危险因素，因此口腔局部消毒（氯己定）可降低某些患者 HAP 的发生。选择性胃肠道清洁（SDD）也可减少 HAP 的发生，但如果耐药菌的比例较高，SDD 的作用有限。在这种情况下，抗生素的选择压力增高，因此不推荐常规预防使用抗生素。静脉抗生素的使用可增加耐药菌定植及感染的机会，但有研究发现，在紧急气管插管 24 小时内头孢呋辛可减少早期的 HAP 的发生。因此，某些患者短期使用抗生素可能有利，但长期使用抗生素耐药菌感染的危险增加。

为预防消化道出血，ICU 的医生常使用 H_2 受体拮抗剂或制酸剂，但两者均可增加 HAP 的发生。与 H_2 受体拮抗剂相比，使用硫糖铝导致 HAP 的风险性小一些，但是致消化道出血的风险则大一些。同种异体血的输注能降低患者的免疫功能，使感染的危险增加，因此输血，特别是输全血的适应证要严格把握。如果去除白细胞，仅输红细胞则发生感染的危险性下降。在 ICU 内血糖的控制非常重要，提倡积极使用胰岛素控制血糖在 4.44～6.11 mmol/L（80～110 mg/dl）水平，这样可减少菌血症的发生，缩短气管插管的时间及降低病死率。

六、HAP 的诊断

新指南认为：HAP 的临床诊断应包括两层含义，一方面确定是否患有肺炎，另一方面确定肺炎的病原学。当患者有发热、白细胞增高、脓性痰以及痰或支气管分泌物培养阳性，但影像学没有新出现的浸润影，故只能诊断医院内获得性气管支气管炎，而不能诊断 HAP。气管支气管炎可以使患者在 ICU 的时间及行机械通气的时间延长，但病死率并不增加。与 VAP 相比，HAP 的诊断更困难，因为没有气管插管很难获得病原学资料，且怀疑 HAP 者较少行支气管镜检查。很多医生研究了临床标准对诊断 HAP 的准确性，影像学见肺部浸润影加一项临床表现（发热、白细胞增高、脓性痰）的敏感性高，但特异性低（特别对于 VAP）。但一项结合病理学和病原学的尸解研究表明，肺部浸润影加两项临床表现，诊断 HAP 的敏感性达 69%，特异性达 75%；但如果所有临床表现均满足，敏感性会下降，可能会漏诊很多的 HAP。因此，影像学加两项临床表现是目前最准确的临床诊断标准。

当上述临床表现一项都不存在时，发生 HAP 的可能性很小。但如果并发急性呼吸窘迫综合征（ARDS）、出现了难以解释的血流动力学不稳定、在机械通气过程中动脉血氧分压的下降，要警惕发生 HAP 的可能。行气管插管的患者往往能培养出多种致病菌，但如果对单纯的细菌定植就给予抗生素治疗是危险的。不推荐对无感染迹象者行常规气道分泌物的细菌培养，因其结果只能产生误导。

HAP 病原学的诊断往往需要获得下呼吸道分泌物，从血培养或胸液培养中得到病原学资料的机会非常小。即使血培养阳性，致病菌也可来自肺外感染，而不是来自 HAP。对于 ICU 患者出现发热，怀疑有感染存在，但下呼吸道分泌物培养阴性（近期未更换过抗生素），通常提示 VAP 不存在，故要寻找其他的感染来源。同样，VAP 患者如果某种耐药菌培养阴性，往往表明该菌不是真的致病菌。

很多实验室对于 HAP 的病原学诊断，是通过痰或气道分泌物的半定量培养获得。痰涂片革兰染色直接镜检，通过仔细检查多型核白细胞及细菌形态，并与细菌培养结果比较，可提高 HAP 诊断的准确性。

临床诊断的局限性可导致抗生素的过量使用，这与临床诊断敏感性过高有关。很多临床表现类似 HAP 的非感染性疾病，也可能接受抗生素治疗，如充血性心力衰竭（CHF）、肺不张、肺栓塞、药物性肺损害、肺出血或 ARDS。为提高临床诊断的特异性，Pugin 等提出临床肺炎评分（CPIS），这是一种结合症状、影像学、生理学和细菌学的综合性评分系统，CPIS 超过 6 分即诊断 HAP（表 3-2）。

表 3－2 CPIS 评分

项目	CPIS 评分		
	0	1	2
气道分泌物	无	非脓性分泌物	脓性分泌物
胸片	无浸润		有浸润(除外 CHF 和 ARDS)
体温(℃)	36.5～38.4	38.5～38.9	≥39 或≤36
白细胞(mm^3)	4 000～10 000	<4 000 或>1 100	<4 000 或>11 000＋杆状核≥50％
PO_2/FiO_2	> 240 或出现 ARDS		≤240,无 ARDS
气道吸出物细菌培养	≤(＋)或没有生长	>(＋)	>(＋),且同革兰染色结果一致

注：FiO_2 吸气氧浓度。

社区获得性肺炎(一)

(中华医学会第三届全国肺部感染及间质性肺病学术会议　1998 年)

社区获得性肺炎(community acquired pneumonia，CAP)是指在医院外罹患的感染性肺实质(含肺泡壁即广义上的肺间质)炎症,包括具有明确潜伏期的病原体感染,而在入院后平均潜伏期内发病的肺炎。当今抗生素时代,CAP 仍然是威胁人群健康的重要疾病,特别是由于社会人口老龄化、免疫损害宿主增加、病原体变迁和抗生素耐药率上升,CAP 面临许多新问题。制定本指南旨在指导临床建立可靠诊断,全面评价病情和确定处理方针,避免经验性治疗的用药混乱,减少抗生素选择压力,防止耐药,改善预后,节约医药卫生资源。

一、CAP 的临床诊断依据

1. 新近出现的咳嗽、咳痰,或原有呼吸道疾病症状加重,并出现脓性痰;伴或不伴胸痛。

2. 发热。

3. 肺实变体征和(或)湿罗音。

4. WBC>10×10^9/L 或<4×10^9/L,伴或不伴核左移。

5. 胸部 X 线检查显示片状、斑片状浸润性阴影或间质性改变,伴或不伴胸腔积液。

以上1～4项中任何一项加第5项，并排除肺结核、肺部肿瘤、非感染性肺间质性疾病、肺水肿、肺不张、肺栓塞、肺嗜酸粒细胞浸润症、肺血管炎等，可建立临床诊断。

二、CAP的病原学诊断

1. 病原体检测标本和方法　见表3-4。

表3-4　社区获得性肺炎主要病原体检测标本和方法

病原体	标本来源	显微镜检查	培养	血清学	其他
需氧菌和兼性厌氧菌	咳痰、下呼吸道采样、血液、胸水、活检	革兰染色	+	—	
厌氧菌	下呼吸道采样、胸液	革兰染色	+(厌氧)	—	
分枝杆菌	咳痰、导痰、下呼吸道采样、支气管冲洗液或BALF、活检	萋-尼染色	+	意义待确定	PPD、组织病理
军团菌属	咳痰、肺活检、胸液、下呼吸道采样、血清	FA(嗜肺军团菌)	+	IFA、EIA	尿抗原
真菌	咳痰或导痰、支气管冲洗液或BALF、肺活检、血清	KOH浮载剂镜检、HE、GMS染色、黏蛋白卡红染色(隐球菌)	+	ID(隐球菌和致病性真菌)、CF(致病性真菌)	抗原(隐球菌和致病性真菌)、组织病理
衣原体属	鼻咽拭子、血清	—	+(有条件时)	MIF(肺炎衣原体)、CF、EIA	
支原体属	鼻咽拭子、血清	—	+(有条件时)	抗体检测	
病毒	鼻腔冲洗液、鼻咽吸引物或拭子、BALF、肺活检、血清	FA(流感病毒、呼吸道合胞病毒)	+(有条件时)	CF、EIA、LA、FA	组织病理(检测病毒)
卡氏肺孢子虫	导痰、支气管刷检或冲洗物、BALF、肺活检	姬姆萨染色、甲苯胺蓝染色、GMS、FA	—	—	组织病理

注：BALF：支气管肺泡灌洗液；PPD：精制蛋白衍化物；FA：荧光抗体染色；IFA：间接荧光抗体法；EIA：酶免疫测定法；KOH：氢氧化钾；ID：免疫弥散法；HE：苏木精伊红染色；GMS：Gomori乌洛托品银染色；CF：补体结合试验；MIF：微量免疫荧光试验；LA：乳胶凝集试验。

2. 痰细菌学检查标本的采集、送检和实验室处理　痰是最方便和无创伤性的病原学诊断标本，但咳痰易遭口咽部细菌污染。因此，痰标本质量好坏、送检及时与否、实验室质控如何，直接影响细菌的分离率和结果解释，必须加以规范。

(1) 采集：须在抗生素治疗前采集标本。嘱患者先行漱口，并指导或辅助患者深咳嗽，留取脓性痰送检。无痰患者检查分枝杆菌和卡氏肺孢子虫可用高渗盐水雾化吸入导痰。真菌和分枝杆菌检查应收集 3 次清晨痰标本；对于通常细菌，要先将标本进行细胞学筛选，1 次即可。

(2) 送检：尽快送检，不得超过 2 小时。延迟送检或待处理标本应置于 4℃ 保存(疑为肺炎链球菌感染不在此列)，保存标本应在 24 小时内处理。

(3) 实验室处理：挑取脓性部分涂片作革兰染色，镜检筛选合格标本(鳞状上皮细胞＜10 个/低倍视野、多核白细胞＞25 个/低倍视野，或两者比例＜1∶2.5)。以合格标本接种于血琼脂平板和巧克力平板两种培养基，必要时加用选择性培养基或其他培养基。用标准 4 区划线法接种作半定量培养。涂片油镜检查见到典型形态肺炎链球菌或流感嗜血杆菌有诊断价值。

3. 检测结果(通常细菌、非典型病原体)诊断意义的判断

(1) 确定：① 血或胸液培养到病原菌；② 经纤维支气管镜或人工气道吸引的标本培养到病原菌浓度≥10^5 cfu/ml(半定量培养＋＋)、支气管肺泡灌洗液(BALF)标本≥10^4 cfu/ml(＋～＋＋)、防污染毛刷样本(PSB)或防污染 BAL 标本≥10^3 cfu/ml(＋)；③ 呼吸道标本培养到肺炎支原体或血清抗体滴度呈 4 倍增高；④ 血清肺炎衣原体抗体滴度呈 4 倍或 4 倍以上增高；⑤ 血清嗜肺军团菌直接荧光抗体阳性且抗体滴度 4 倍升高。

(2) 有意义：① 合格痰标本培养优势菌中度以上生长(≥＋＋＋)；② 合格痰标本少量生长，但与涂片镜检结果一致(肺炎链球菌、流感嗜血杆菌、卡他莫拉菌)；③ 入院 3 天内多次培养到相同细菌；④ 血清肺炎衣原体抗体滴度增高≥1∶32；⑤ 血清嗜肺军团菌试管凝集试验抗体滴度一次升高达 1∶320 或间接荧光试验≥1∶256 或 4 倍增高达 1∶128。

(3) 无意义：① 痰培养有上呼吸道正常菌群的细菌(如草绿色链球菌、表皮葡萄球菌、非致病奈瑟菌、类白喉杆菌等)；② 痰培养为多种病原菌少量(＜＋＋＋)生长；③ 不符合(1)、(2)中的任何一项。

三、CAP 病情严重程度的评价

许多因素增加 CAP 的严重性和死亡危险。具备下列情形之一尤其是两种情形并存时，若条件允许建议住院治疗。

1. 年龄＞65 岁。

2. 存在基础疾病或相关因素　① 慢性阻塞性肺疾病；② 糖尿病；③ 慢性

心、肾功能不全；④ 吸入或易致吸入因素；⑤ 近 1 年内因 CAP 住院史；⑥ 精神状态改变；⑦ 脾切除术后状态；⑧ 慢性酗酒或营养不良。

3. 体征异常　① 呼吸频率>30 次/分；② 脉搏≥120 次/分；③ 血压<90/60 mmHg(1 mmHg=0.133 kPa)；④ 体温≥40℃或<35℃；⑤ 意识障碍；⑥ 存在肺外感染病灶，如败血症、脑膜炎。

4. 实验室和影像学异常　① WBC>20×10^9/L，或<4×10^9/L，或中性粒细胞计数<1×10^9/L；② 呼吸空气时 PaO_2<60 mmHg、PaO_2/FiO_2<300，或 $PaCO_2$>50 mmHg；③ 血肌酐(Scr)>10^6μmol/L 或血尿素氮(BUN)>7.1 mmol/L；④ Hb<90 g/L 或血细胞比容<30%；⑤ 血浆白蛋白<2.5 g/L；⑥ 败血症或弥散性血管内凝血(DIC)的证据，如血培养阳性、代谢性酸中毒、凝血酶原时间(PT)和部分凝血活酶时间(APTT)延长、血小板减少；⑦ X 线胸片病变累及一个肺叶以上，出现空洞，病灶迅速扩散或出现胸腔积液。

下列病征多为重症肺炎的表现，需密切观察，积极救治。

1. 意识障碍。
2. 呼吸频率>30 次/分。
3. PaO_2<60 mmHg、PaO_2/FiO_2<300，需行机械通气治疗。
4. 血压<90/60 mmHg。
5. 胸片显示双侧或多肺叶受累，或入院 48 小时内病变扩大≥50%。
6. 少尿　尿量<20 ml/小时，或<80 ml/4 小时，或急性肾功能衰竭需要透析治疗。

社区获得性肺炎(二)

(中华结核和呼吸杂志编辑委员会　1999 年)

社区获得性肺炎(CAP)是指在医院外罹患的感染性肺实质(含肺泡壁即广义上的肺间质)炎症，包括具有明确潜伏期的病原体感染，而在入院后平均潜伏期内发病的肺炎。当今抗生素时代，CAP 仍然是威胁人群健康的重要疾病，特别是由于人口老龄化、免疫损害宿主增加、病原体变迁和抗生素耐药率上升，CAP 面临许多新问题。制定本指南旨在指导临床建立可靠诊断，全面评价病情和确定处理方针，避免经验性治疗的用药混乱，减少抗生素选择压力，防止耐药，改善预后，节约医药卫生资源。

一、CAP 的临床诊断依据

1. 新近出现的咳嗽、咳痰，或原有呼吸道疾病症状加重，并出现脓性痰；伴或不伴胸痛。

2. 发热。

3. 肺实变体征和(或)湿罗音。

4. WBC>10×10^9/L 或<4×10^9/L;伴或不伴核左移。

5. 胸部 X 线检查显示片状、斑片状浸润性阴影或间质性改变,伴或不伴胸腔积液。

以上 1~4 项中任何一项加第 5 项,并排除肺结核、肺部肿瘤、非感染性肺间质疾病、肺水肿、肺不张、肺栓塞、肺嗜酸粒细胞浸润症、肺血管炎等,可建立临床诊断。

二、CAP 的病原学诊断

1. 病原体检测标本和方法(见表 3-3)

表 3-3 CAP 主要病原体检测标本和方法

病原体	标 本	显微镜检查	培养	血清学	其他
需养菌和兼性厌氧菌	咳痰、下呼吸道采样、血液、胸水、活检	革兰染色	+	—	
厌氧菌	下呼吸道采样、胸水	革兰染色	+(厌氧)	—	
分枝杆菌	咳痰、导痰、下呼吸道采样、支气管冲洗液或 BALF、活检	萋-尼染色	+	意义待定	PPD、组织病理
军团菌属	咳痰、肺活检、胸水、下呼吸道采样、血清	FA(嗜肺军团菌)	+	IFA、EIA	尿抗原
真菌	咳痰或导痰、支气管冲洗液或 BALF、肺活检、血清	KOH 浮载剂镜检、HE、GMS 染色、黏蛋白卡红染色(隐球菌)	+	ID(隐球菌和致病性真菌)CF(致病性真菌)	抗原(隐球菌和致病性真菌)
衣原体属	鼻咽拭子、血清	—	+(有条件时)	MIF(肺炎衣原体)CF、EIA	
支原体属	鼻咽拭子、血清	—	+(有条件时)	抗体检测	
病毒	鼻腔冲洗液、鼻咽吸引物或拭子、BALF、肺活检、血清	FA(流感病毒、呼吸道合胞病毒)	+(有条件时)	CF、EIA、LA、FA	组织病理(检测病毒)
卡氏肺孢子虫	导痰、支气管刷检或冲洗物、BALF、活检	姬姆萨染色、甲苯胺蓝染色、GMS、FA	—	—	组织病理

注: BALF: 支气管肺泡灌洗液;CF: 补体结合试验;FA: 荧光抗体染色;GMS: Gomori 乌洛托品银染色;HE: 苏木精伊红染色;KOH: 氢氧化钾;ID: 免疫弥散法;IFA: 间接荧光抗体法;LA: 乳胶凝集试验;MIF: 微量免疫荧光试验;PPD: 精制蛋白衍化物试验;EIA: 酶免疫测定法。

2. 痰细菌学检查标本的采集、送检和实验室处理　痰是最方便和无创伤性的病原学诊断标本，但咳痰易遭口咽部细菌污染。因此痰标本质量好坏、送检及时与否、实验室质控如何，直接影响细菌的分离率和结果解释，必须加以规范。

(1) 采集：须在抗生素治疗前采集标本。嘱患者先行漱口，并指导或辅助患者深咳嗽，留取脓性痰送检。无痰患者检查分枝杆菌和卡氏肺孢子虫可用高渗盐水雾化吸入导痰。真菌和分枝杆菌检查应收集 3 次清晨痰标本；对于通常细菌，只要先将标本进行细胞学筛选，1 次即可。

(2) 送检：尽快送检，不得超过 2 小时。延迟送检或待处理标本应置于 4℃ 保存(疑为肺炎链球菌感染不在此列)，保存标本应在 24 小时内处理。

(3) 实验室处理：挑取脓性部分涂片作革兰染色，镜检筛选合格标本(鳞状上皮细胞＜10 个/低倍视野、多核白细胞＞25 个/低倍视野，或两者比例＜1∶2.5)。以合格标本接种于血琼脂平板和巧克力平板两种培养基，必要时加用选择性培养基或其他培养基。用标准 4 区划线法接种作半定量培养。涂片油镜检查见到典型形态肺炎链球菌或流感嗜血杆菌有诊断价值。

3. 检测结果(通常细菌，非典型病原体)诊断意义的判断

(1) 确定：① 血或胸水培养到病原菌；② 经纤维支气管镜或人工气道吸引标本培养到病原菌浓度＞10^5 cfu/ml(半定量培养＋＋)、支气管肺泡灌洗液(BALF)标本≥10^4 cfu/ml(＋～＋＋)、防污染样本毛刷(PSB)或防污染 BAL 标本≥10^3 cfu/ml(＋)；③ 呼吸道标本培养到肺炎支原体或血清抗体滴度呈 4 倍增高；④ 血清肺炎衣原体抗体滴度呈 4 倍或 4 倍以上增高；⑤ 血清嗜肺军团菌直接荧光抗体阳性并抗体滴度升高。

(2) 有意义：① 合格痰标本培养优势菌中度以上生长(≥＋＋＋)；② 合格痰标本少量生长，但与涂片镜检结果一致(肺炎链球菌、流感嗜血杆菌、卡他莫拉菌)；③ 入院 3 天内多次培养到相同细菌；④ 血清肺炎衣原体抗体滴度增高≥1∶32；⑤ 血清嗜肺军团菌抗体滴度一次升高达 1∶320(ELISA)或间接荧光试验≥1∶256。

(3) 无意义：① 痰培养到属上呼吸道正常菌群的细菌(草绿色链球菌、表皮葡萄球菌、非致病奈瑟菌、类白喉杆菌等)；② 痰培养为多种病原菌少量(≤＋＋)生长；③ 不符合(1)和(2)中的任何一项。

三、CAP 病情严重程度的评价

许多因素增加 CAP 的严重性和死亡危险。具备下列情形之一尤其是两种或两种以上情形并存时，须住院治疗。

1. 年龄＞65 岁。

2. 存在基础疾病或相关因素　① 慢性阻塞性肺病；② 糖尿病；③ 慢性心、

肾功能不全；④ 吸入或易致吸入因素；⑤ 近 1 年内因 CAP 住院史；⑥ 精神状态改变；⑦ 脾切除术后状态；⑧ 慢性酗酒或营养不良。

3. 体征异常　① 呼吸频率＞30 次/分；② 脉搏≥120 次/分；③ 血压 90/60 mmHg；④ 体温≥40℃或＜35℃；⑤ 意识障碍；⑥ 存在肺外感染病灶，如败血症、脑膜炎。

4. 实验室和影像学异常　① WBC＞20×10^9/L，或＜4×10^9/L，或中性粒细胞计数＜1×10^9/L；② 呼吸空气时 PaO_2＜60 mmHg、PaO_2/FiO_2（氧浓度）＜300，或 $PaCO_2$＞50 mmHg；③ 血清肌酐（Scr）＞1.2 mg/dl 或血尿素氮（BUN）＞20 mg/dl；④ Hb＜9 g/dl 或血细胞比容（Hct）＜30%；⑤ 血浆白蛋白＜2.5 g/L；⑥ 败血症或弥散性血管内凝血（DIC）的证据，如血培养阳性、代谢性酸中毒、凝血酶原时间（PT）和部分凝血活酶时间（APTT）延长、血小板减少；⑦ X 线上病变累及 1 个肺叶以上、出现空洞、病灶迅速扩散或出现胸腔积液。

下列病征规定为重症肺炎，建议住入危重症监护病房（ICU）治疗。

① 意识障碍。② 呼吸频率＞30 次/分。③ PaO_2＜60 mmHg，PaO_2/FiO_2＜300，需行机械通气治疗。④ 血压＜90/60 mmHg。⑤ 胸片显示双侧或多肺叶受累，或入院 48 小时内病变扩大≥50%。⑥ 少尿：尿量＜20 ml/小时，或＜80 ml/4 小时，或急性肾功能衰竭需要透析治疗。

社区获得性肺炎（三）

社区获得性肺炎（CAP）是威胁人类健康的常见感染，发病率和死亡率很高。随着人口老龄化、病原体演变、检测手段改进及新型抗菌药物出现，各学会不断优化 CAP 诊治策略，更新指南，指导医师临床实践。CAP 指南的主要更新之处包括 CAP 严重度分类、患者接受初始治疗的场所、监测耐药菌株的重要性和非典型病原体的重要性。

目前，准确评价 CAP 严重度仍是临床的巨大挑战。各国指南主要采用肺炎严重度指数（PSI），意识、尿素、呼吸率和血压评分（CURB）和年龄≥65 岁 CURB（CURB - 65）3 个主要标准。

PSI 对 20 个临床及实验室指标进行评估，将 CAP 分为 5 个风险等级，但临床实际工作以及急诊和初级社区护理中心等往往难以完成 20 个评价指标，其对低危和重症患者的评估也存在误差。

CURB 可方便定义重症患者，但难以识别低危患者及可提前出院并接受口服药物治疗的患者。因此，又提出了 CURB - 65，其中主要增加了“年龄≥65 岁”作为第 5 项评价指标。

社区医院或门急诊医师可采用 CURB－65 快速评估患者病情；在有条件情况下，可参考 PSI 评估病情严重度，及时采取有效处理措施。虽然 PSI 与 CURB－65 可很好地对患者分层，但仍有局限性：由于预测患者是否需要入住 ICU 的准确性较差，导致不必入住 ICU 的患者接受大量侵袭性治疗，进而降低了患者生存质量，延长治疗周期。

重症院内获得性肺炎

住院时存在下列四项标准中的 2 项或 3 项者称为重症肺炎。

1. 呼吸频率≥30 次/分。
2. 舒张压≤60 mmHg(8 kPa)。
3. 尿素浓度＞7.0 mmol/L。
4. 意识障碍(按 MSQ 分级≤8)。

重度医院获得性肺炎

［美国胸病学会(ATS)］

1. 收住 ICU。
2. 呼吸功能衰竭，定义为需要机械通气或吸入氧浓度＞35％才能维持动脉氧饱和度＞90％。
3. 胸片进展迅速，呈现多叶肺炎，或肺部空洞形成。
4. 严重全身性感染表现，伴有低血压和(或)器官功能障碍。

(1) 休克(收缩压＜90 mmHg，或舒张压＜60 mmHg)。

(2) 需要升压药维持 4 小时以上。

(3) 尿量＜20 ml/小时或 4 小时总尿量＜80 ml(除非另有病因)。

(4) 急性肾功能衰竭需行透析治疗。

重症社区获得性肺炎(一)

20 世纪 80 年代提出以来，重症社区获得性肺炎(severe community-acquired pneumonia, SCAP)概念在不断修正。早期概念是指有急性呼吸衰竭的肺炎。研究表明 58％～87％SCAP 有急性呼衰、需机械通气，因此，单从急性呼衰与否来界定 SCAP 是不全面的。1993 年美国胸部学会(ATS)提出 SCAP 诊断标准,含 3 个方面:① 呼吸衰竭,如呼吸频率(RR)>30/分、PaO_2/FiO_2<250 mmHg(1 mmHg=0.133 kPa)和需机械通气;② 胸部 X 线改变,如双侧、多叶肺实变,或在 48 小时内肺实变影增加>50%;③ 循环功能受损,收缩压<90 mmHg,舒张压<60 mmHg,升压维持血压>4 小时和 4 小时内总尿量<80 ml,或需透析的急性肾衰。符合其中一项标准即可诊断为 SCAP,为入住 ICU 指征,简为需入住 ICU 的肺炎。该标准成为近 10 年 SCAP 诊断标准的基点(表 3-5)。Gordon(1996)提出较全面定义,分基本和临床标准。基本标准(ATS 标准)包括,RR>30/分、需机械通气、胸 X 线示肺 50%实变或多叶受累、休克或全身炎症反应综合征(SIRS),或两者共存,需升压药维持血压,重度肺损伤(PaO_2/FiO_2<250 mmHg)、尿量<20 ml/小时或急性肾衰需透析治疗,符合其中≥1 项即可诊断。这里增加了 SIRS 内容。临床上从增加 SCAP 发生率和病死率的危险因素方面,界定如下,如高龄、基础疾病、WBC 减少、缺氧、高碳酸血症、WBC>30×10^9/L、转移性感染、脾切除后、酗酒、神志状态改变等。Luna 在 ATS 标准修正基础上提出更全面的标准,增加了:败血症和 SIRS 内容,>1 个脏器的非严重性衰竭,严重呼吸困难,如 RR>35/分,膈肌疲劳(腹式矛盾呼吸)或辅助呼吸肌参与呼吸,严重肺外感染(脑膜炎、心包炎等),基础疾病和(或)脏器衰竭急性严重恶化(如 COPD、糖尿病、心力衰竭、肝功能衰竭和需透析的肾衰)。

RR、PaO_2/FiO_2<250 mmHg、双肺受累、收缩压<90 mmHg 或舒张压<60 mmHg 6 项指标可作为入院时评价标准。需机械通气、与首次胸片对比肺实变增加 50%[治疗无效,如用抗生素 72 小时不退热,≥38.3℃和(或)持续临床症状]或恶化(进展性实变)、需升压药>4 小时、4 小时内总尿量<80 ml 或急性肾衰需透析治疗等指标作为入院时或动态评价标准(表 3-5)。

表 3-5 重症 CAP 诊断的基本标准*

入院时基线(次要)标准	入院时或临床过程中主要标准
1. 呼吸频率>30/分	1. 需机械通气
2. 严重呼吸衰竭(PaO_2/FiO_2<250)	2. 治疗前提下临床无效,胸片肺浸润范围>50%或恶化(进展性浸润)
3. 胸片双侧肺受累	3. 需升压药>4 小时(败血症休克)
4. X 线胸片>2 个肺叶受累(多叶受累)	4. 血清肌苷≥167 μmol/L 或在既往肾病基础上血清肌苷水平增幅≥167 μmol/L,或急性肾衰需透析
5. 收缩压<90 mmHg	
6. 舒张压<60 mmHg	

注:* 根据 ATS1993 标准修正。

重症社区获得性肺炎(二)

重症标准：有呼吸衰竭或败血症休克，肺外并发症，神智障碍，X 线胸片上有一个肺叶以上受累或胸腔积液。

重症社区获得性肺炎的病原最常见的是 SP(肺炎链球菌)、GNB(革兰阴性杆菌)和 LP(肺炎军团菌)。

病例的病死率 20.8%，死亡相关因素与病者的年龄、有虚弱疾病和败血性休克有关。

军团菌肺炎*

(中华结核和呼吸杂志编辑委员会　1992 年)

军团菌肺炎是一种革兰阴性杆菌——军团菌引起的肺部炎症。诊断军团菌肺炎的主要依据如下。

(1) 临床表现：发热、寒战、咳嗽、胸痛等呼吸道感染症状。

(2) X 线胸片具有炎症性阴影。

(3) 呼吸道分泌物、痰、血或胸水在活性炭酵母浸液琼脂培养基(BCYE)或其他特殊培养基培养，有军团菌生长。

(4) 呼吸道分泌物直接荧光法检查阳性。

(5) 血间接荧光法(IFA)检查前后两次抗体滴度呈 4 倍或以上，增高达 1∶128 或以上。

血试管凝集试验(TAT)检测前后两次抗体滴度呈 4 倍或以上，增高达 1∶160 或以上。

血微量凝集试验检测前后两次抗体滴度呈 4 倍或以上，增高达 1∶64 或以上。

凡具备(1)、(2)同时又具备(3)～(5)项中任何一项者诊断为军团菌肺炎。

注：* 对于间接荧光抗体试验或试管凝集试验效价仅一次增高(IFA>1∶256，TAT≥1∶320)，同时有临床及 X 线胸片炎症表现的病例可考虑为可疑军团菌肺炎。

院内嗜肺军团菌肺炎

肺炎诊断标准至少具备下列 3 条之一者。

(1) 至少在肺炎发生之前 48 小时已住院。

(2) 肺炎症状或体征出现于出院后 8 天内。

(3) 患病前至少 48 小时，每天在医院停留数小时的门诊患者或住院患者的探视者。

嗜肺军团菌肺炎患者除上述 3 条之一者至少具备下列 3 条标准之一。

(1) 呼吸道分泌物军团菌培养阳性。

(2) 呼吸道分泌物经直接荧光染色证实嗜肺军团菌存在。

(3) 血清免疫荧光抗体滴度升高 4 倍。

院内非军团菌肺炎

肺炎诊断标准同院内嗜肺军团菌肺炎中肺炎诊断标准。

非军团菌肺炎，至少还需具备下列 2 条之一。

(1) 血液、胸腔积液、肺吸出物培养阳性。

(2) 用填塞远内镜导管(PTC)刷采取标本，进行定量培养，超过 10^5 cfu/ml。

米克戴德军团菌(LM)肺炎(一)

1. LM 肺炎临床表现为突然发病。

2. 症状有发热、干咳、气短、胸痛；部分病例有腹痛、恶心、呕吐、腹泻；一部分患者可能被见到嗜睡、精神错乱、激动及木僵等精神症状，约半数以上体温高达 39℃多。

3. 肺实变与湿罗音为主要体征。

4. 白细胞计数超过 10×10^9/L 者约占 2/3，肝功能异常(SGPT 增高及血胆红素增高)，蛋白尿与血尿也占相当比例。一部分病例还发生低钠血症。

5. X 线胸片显示斑片状支气管肺炎阴影、肺实变、单发或多发结节阴影，一部分病例有空洞形成，胸水等改变。LM 肺炎与嗜肺军团菌肺炎的表现近似，两者很难区别。Muder 等认为 LM 肺炎发生在免疫抑制药物治疗与外科手术的患者比例更大，在长期住院患者中发病更多，病情更重。

米克戴德军团菌肺炎(二)

(《中华结核和呼吸杂志》编辑部综合整理)

1. 突发高热。

2. 有或无典型的呼吸道症状，如咳嗽、咳痰、胸痛。

3. 腹泻，见于22%患者。

4. 低钠血症(≤130 mmol/L)，占32.4%。

5. X线胸片呈支气管肺炎、节段性肺炎及圆形结节样渗出病变。免疫功能低下者易出现斑片状肺泡支气管肺炎(patchy alveolar bronohopneumonia)和多发的结节状浸润，10.7%患者有空洞形成，24.0%有胸腔积液。应当指出米克戴德军团菌肺炎的临床特点与嗜肺军团菌肺炎相似。

急性间质性肺炎(一)

急性间质性肺炎(acute interstitial pneumonia, AIP)是一种原因未明、急性病程、预后极为不佳的间质性肺炎。由Katzenstein 1986年首次提出，无论是病理特点还是临床表现，AIP都酷似急性呼吸窘迫综合征(acute respiratory distress syndrome, ARDS)。1998年Katzenstein结合近期研究并根据病理改变将特发性肺纤维化(IPF)分为四个亚型，将AIP归类于IPF的亚型中。

① 普通型间质肺炎(usual interstitial pneumonia, UIP)。

② 脱屑型间质性肺炎/呼吸性细支气管间质性肺病(desquamative interstitial pneumonia/respiratory bronchiolitis interstitial lung disease, DIP/RBILD)。

③ 急性间质性肺炎(AIP)。

④ 非特异性间质性肺炎/纤维化(nonspecific interstitial pneumonia/fibrosis, NSIP)。

1990年，泉孝英依据肺泡腔内纤维化的病理类型结合临床病情进展的缓急，将间质性肺疾病分为三个临床类型。

① 急性型：病理学上符合弥漫性肺泡损伤(DAD)。临床多见于AIP、ARDS的急性期、IPF的急性恶化及百草枯肺等。表现急性起病，或原有慢性病程急性恶化，短期内陷入呼吸衰竭，对糖皮质激素治疗反应不好。

② 亚急性型：病理变化属于肉芽型(息肉型)肺泡腔内纤维化。临床见于过

敏性肺泡炎、闭塞性细支气管炎伴机化性肺炎(BOOP),目前看来 DIP/RBILD 和 NSIP 临床经过也属于此种类型。此型对糖皮质激素治疗反应敏感,有些病例可以痊愈。

③ 慢性型:病理改变多为 UIP,临床见于慢性经过的 IPF,对糖皮质激素治疗反应不好,预后不良。

急性间质性肺炎(二)

一、定义

由 Katzenstein 1986 年首次提出的急性间质性肺炎(acute interstitial pneumonia, AIP)是一种原因未明、急性病程、预后极为不佳的间质性肺炎。无论是病理特点还是临床表现,AIP 都酷似急性呼吸窘迫综合征(acute respiratory distress syndrome, ARDS)。

二、分型

1998 年 Katzenstein 结合近期研究并根据病理改变将间质性肺炎分为 4 个亚型,将 AIP 归类于 IPF 的亚型中。

① 普通型间质肺炎(usual interstitial pneumonia, UIP)。

② 脱屑型间质肺炎/呼吸性细支气管间质性肺病(desquamative interstitial pneumonia/respiratory bronchiolitis interstitial lung disease, DIP/RBILD)。

③ 急性间质性肺炎(AIP)。

④ 非特异性间质性肺炎/纤维化(nonspecific interstitial pneumonia/fibrosis, NSIP)。

1990 年,泉孝英依据肺泡腔内纤维化的病理类型,结合临床病情进展的缓急,将间质性肺疾病分为 3 个临床类型。

① 急性型:病理学上符合 DAD。临床多见于 AIP、ARDS 的急性期、IPF 的急性恶化及百草枯肺等。表现急性起病,或原有慢性病程急性恶化,短期内陷入呼吸衰竭,对糖皮质激素治疗反应不好。

② 亚急性型:病理变化属于肉芽型(息肉型)肺泡腔内纤维化。临床见于过敏性肺泡炎、BOOP,目前看来 DIP/RBILD 和 NSIP 临床经过也属于此种类型。此型对糖皮质激素治疗反应敏感,有些病例可以痊愈。

③ 慢性型:病理改变多为 UIP,临床见于慢性经过的 IPF,对糖皮质激素治疗反应不好,预后不良。

三、临床表现

AIP 的临床表现如同 ARDS,临床经过即为急性呼吸衰竭。AIP 发病与性别、年龄无关,大多数患者既往身体健康。发病初期可有类似上呼吸道感染症状,持续 1 天到几周,但查不出病毒感染的证据。无粉尘及有害气体接触史,也无长期服药史。几乎所有病例临床初发症状均有咳嗽或咳痰,有的病例似乏力或发热为首症状,随之出现气急。数天或 1～2 周内即出现进行性呼吸困难,迅速陷入呼吸衰竭。呼吸频率增快(24～42 次/分),发绀,与慢性型的 IPF 不同。杵状指少见,两肺中下部可闻及 Velcro 罗音,有的病例可听到肺部喘鸣音,个别病例可出现气胸或胸腔积液。

四、辅助检查

1. 实验室检查

不具特异性。大多数病例白细胞总数增高[$(12.3～45.3)\times10^9/L$],血沉增快,CRP 阳性,LDH 可出现高值。免疫球蛋白 IgG 升高,IgA 降低,血清蛋白电泳显示 γ 球蛋白升高。病原学一般查不出病毒感染的血清学证据。

2. 血气分析

表现为Ⅰ型呼吸衰竭,PaO_2 进行性降低,$A-aDO_2$ 增大,$PaCO_2$ 降低。急性期过后已形成机化性病变时可见严重的低氧血症,PaO_2 可在 40 mmHg(5.32 kPa)以下,一般性氧疗不能使低氧血症得到改善。

3. 胸部 X 线

以两肺弥漫性微细结节影或磨玻璃状阴影为特点,中下肺野多见。随病变进展,双肺出现不对称的弥漫性网状、条索状及斑点状阴影,逐渐扩展至中上肺野,尤以外带明显,可见融合性炎症影像。无肺容积缩小和蜂窝肺征象,此点与慢性型的 IPF 不同。胸部 CT 除可见双肺弥漫间质影像外,还可见小片状阴影,其间有支气管气柱征,偶见细小蜂窝状影像。高分辨 CT 发现支气管扩张影像出现的早期病理改变之后,提示增殖性或纤维化阶段。

4. 支气管肺泡灌洗

仅有少数 AIP 病例的支气管肺泡灌洗液(bronchio-alveolar lavage fluid,BALF)检测结果的报道。BALF 见中性粒细胞增多(可达 46%)和嗜酸性粒细胞增多(17%)。有学者认为 AIP 患者 BALF 中性粒细胞增多与呼吸道感染有关,而不是 ALP 特有的细胞学分类特征。

5. 肺功能

急性期很少有肺功能检测的报道,仅有少数救治存活的病例恢复期肺功能检测结果。小气道功能 V_{25} 降低,提示小气道闭塞,AIP 较常见,而慢性型的 IPF

极少见。通气功能肺活量(VC)稍降低,也可正常,1 秒率(FEV_1%)正常或增大。弥散功能降低。

五、诊断

目前,国际上尚无统一的 AIP 诊断标准,以下几点有助于 AIP 的临床诊断。

(1) 正常人(无肺部疾病史)发生急进性间质性肺炎。

(2) 迅速陷入呼吸衰竭。

(3) 原因不明,也无明显的诱因。

(4) 对糖皮质激素治疗反应不佳,预后极为不良。

(5) 肺组织(开胸肺活检或经支气管肺活检)具备弥漫性肺泡损伤(DAD)的病理特点。

如无肺组织活检的病理证实,具备上述前四点,结合实验室检查,临床也可以考虑 AIP 的诊断。由于 AIP 病情进展急剧,因此获得肺组织病理学的证实甚为困难。尽管如此,Katzenstein 推荐在机械通气前提下行局部开胸肺活检,并不存在任何危险性。

慢性间质性肺炎的分类

Liebow 将慢性间质性肺炎分为 5 类。

(1) 普通型间质性肺炎(UIP)。

(2) 脱屑型间质性肺炎(DIP)。

(3) 淋巴细胞性间质性肺炎(LIP)。

(4) 巨细胞性肺炎(GIP)。

(5) 细支气管炎伴间质性肺炎(BIP)。

过敏性肺炎(HP)(一)

[日本厚生省特定疾病(弥漫性肺疾病)调查研究班]

一、临床表现

1. 症状*(具有以下 2 项以上者)

(1) 咳嗽;

(2) 气短;

(3) 发热；

(4) 捻发音乃至小水泡音。

2. 辅助检查(包括第(1)项，再有其他 2 项以上者)

(1) X 线片示弥漫散发性颗粒状阴影(早期异常阴影往往缺如)。

(2) 限制性通气功能障碍。

(3) PO_2 低下。

(4) 血沉增快，中性粒细胞增多，CRP 阳性，三项之一。

(5) 支气管肺泡灌洗液淋巴细胞增加。

(6) 结核菌素反应阴性化。

二、发病环境

具有 1 项以上。

(1) 夏季型 HP 发生在 4～10 月，且住宅高温多湿。

(2) 饲鸟肺，与饲育和接触羽毛有关。

(3) 农民肺，与发霉枯草接触有关。

(4) 空调肺、加湿器肺，与使用该设备有关。

(5) 有机尘埃暴露史。

三、免疫学所见

具有第 1 或第 2 项。

(1) 抗原特异性抗体阳性。

(2) 特异抗原性淋巴细胞幼稚化反应阳性。

四、吸入诱发试验

具有第 1 或第 2 项。

(1) 吸入特异抗原，临床症状再现。

(2) 暴露特定环境，临床症状再现。

五、病理学所见

具有下列 3 项：① 肉芽肿形成；② 肺泡炎；③ Masson 小体。

确诊：具有一、二、四或一、二、三、五。

高度可疑：包括一，且有另外 3 项。

可疑：包括一，且有另外 2 项。

注：症状多出现于暴露抗原 4～8 小时，脱离后则自然缓解。

过敏性肺炎(二)

综　　述

过敏性肺炎(hypersensitivity pneumonitis，HP)是由于反复吸入某种抗原(如真菌孢子、细菌、鸟类蛋白质、异氰酸盐等有机及无机尘埃)而引起的Ⅲ型或Ⅳ型变态反应性肺炎的总称，其病理改变是以在小支气管形成肉芽肿性的炎症为其特征。根据其发病的生活环境以及吸入的尘埃(抗原)的不同可将其分为30种以上的疾病，如常见的有夏季型过敏性肺炎(抗原是皮肤毛孢子菌 *Trichosporon cutaneum*)、农夫肺(嗜热性放线菌)、空气调节器肺炎(空调肺、湿化器肺，抗原是 penicillium 和 cephalosparium)、饲鸟者肺、二异氰酸盐过敏性肺炎、黑粉菌(ustilago)所致肺炎，其他如蔗尘肺、枫皮病、养蚕者肺、蘑菇工人肺和草席、贝壳、木松鱼制造者肺等。

诊 断 要 点

1. 临床症状和体征

过敏性肺炎的主要症状是在接触抗原 4～8 小时后出现发热、咳嗽、呼吸困难等症状，另外还可能有乏力、头痛、食欲不振、体重下降等，肺部可闻及细水泡音。

2. 影像学检查

X 线全胸片一般呈不规则的云雾状阴影，两肺弥漫性分布，以中下肺野为多，也可呈斑片状、圆形阴影，甚至可表现为单发或多发的团块状影，偶有肺门淋巴结肿大和胸腔积液。但总的认为肺部阴影的部位、范围、形状、密度均无一定规律，缺乏特征性表现，相反，肺部病变的游走性则较具有特征。

高分辨率 CT(HRCT)可描绘出直径 0.5 mm 大小的血管及存在于 3/4 肺野的末梢支气管，甚至于肺小叶，故 HRCT 是确定过敏性肺炎存在以及判断其病变情况的一种良好的检查方法。由于过敏性肺炎的病变主要存在于呼吸性细支气管为主的末梢气道，急性的表现为肺泡炎，亚急性的表现为肉芽肿形成，慢性型的表现为纤维化，故以上病变通过 HRCT 检查可显示出小叶中心性浸润影、颗粒状影、条索状影。

急性型的 HRCT 表现：间断吸入大量抗原引起的急性过敏性肺炎时，从呼吸性细支气管至肺泡都可有多形核白细胞及淋巴细胞等炎症细胞的浸润，在病理上可表现为小叶中心性的支气管肺炎和阻塞性细支气管炎的征象，而 HRCT 上可见到肺野密度增加，呈现弥漫性毛玻璃样的阴影，肺泡实质性阴影，并可显示空气支气管征的改变。

亚急性型的 HRCT 表现：由于少量抗原的间断吸入而引起的亚急性过敏性肺炎，病理改变主要是小叶中心性肉芽肿性肺泡炎，因此其 HRCT 影像学改变以肺野密度增加、2～4 mm 大小、界线不清的、分布于小叶中心的小圆形颗粒状阴影为其主要的特征。

慢性型的 HRCT 表现：长时间持续性地吸入抗原，逐渐使病变发展为肺纤维化，HRCT 则表现主要以边缘不清的条索状影、甚至环状影为特征。

3. 支气管肺泡灌洗液(BALF)

在过敏性肺炎的 BALF 中细胞成分明显增多，尤其是淋巴细胞增多更为突出，可占总数的 80%左右。其中 $CD8^+$ 比例增高，使 $CD4^+/CD8^+$ 之比<1.0。有时在 BALF 中能查出针对病因抗原的特异性抗体，特别是 IgA，则具有更高的诊断价值。

4. 支气管肺活检(TBLB)

通过 TBLB，几乎所有的过敏性肺炎患者均能显示有肺泡炎，60%～70%的病例可见肉芽肿，30%的病例可发现 Masson 小体，故如发现有肉芽肿性肺泡炎改变时，即有较高的诊断价值。

5. 血清学检查

过敏性肺炎患者的血清中可检查到针对病因抗原的特异性抗体。抗体检查方法主要包括沉集抗体法、间接荧光抗体法、ELISA、凝集法等。根据不同的抗原，上述各种方法的敏感度亦不同，例如对于农夫肺的 *Micropolysporafaeni*、*Thermoctinomyces vulgaris* 两种抗原多采用沉集抗体法；对鸽子肺的鸽子血清及粪便内抗原也采用沉集抗体法；而对于夏季型过敏性肺炎的 *T. Cutaneum* 抗原则多采用间接荧光抗体法。尽管如此，目前却很难得到诊断用的抗原，从而给本病的诊断造成很大的困难。

6. 其他辅助检查

可发现白细胞数增加，CRP 阳性，血沉增快，动脉血氧分压(PaO_2)、肺活量(%VC)以及 CO 弥散功能下降。

7. 环境诱发试验及抗原诱发试验

急性和亚急性的过敏性肺炎的反复发作与环境因素有关，对此类患者必须要有深入详细的问诊以助诊断。抗原的吸入诱发试验对诊断和确定病因的抗原至关重要。然而由于其存在一定的危险性，故在临床上的应用受到限制。

根据以上的诊断要点，如果某一患者在一定的环境条件下(如饲鸟、接触枯草、空调等)出现了发热咳嗽等症状以及上述的 X 线影像学的改变，而暴露于同样的环境中(或吸入特异性抗原)再次反复出现以上改变者,基本可以确诊本病。如果对于没有确定的发病环境因素(或特异性的抗原)的患者,确诊必须包括下列两项条件。

(1) 血清学检查中对特异性抗原的抗体测定为阳性或特异性抗体导致幼稚淋巴细胞的反应阳性。

(2) 病理学检查中有① 肉芽肿形成;② 肺泡炎;③ 发现 Masson 小体(3 项中有 2 项即可)的证据。

另外,BALF 中显著的淋巴细胞成分增多(有时可高达 80%左右)也可作为一个重要的参考依据。

空调致过敏性肺炎

诊断标准与其他 HP(农民肺、甘蔗肺、饲鸟肺或夏季型)不同,本症诊断较困难。但根据患者的生活环境,探访患者居室及工作场所会有助于诊断。有关特定原因,可怀疑是空调设施或从加湿器分离出的抗原微生物,据报道有多种微生物可同时存在。也有将空调设施或将贮存在加湿器中的水作为抗原,吸入抗原或暴露环境诱发阳性即可诊断。对原因抗原血清抗体沉淀或探讨其淋巴细胞幼稚化反应及其与疾病的相关性是重要的诊断要素。但是,抗体沉淀反应阴性、吸入诱发试验阳性,或相反无症状健康人抗体沉淀反应阳性者均可诊断。

外源性过敏性肺泡炎(EAA)分型

EAA 又称过敏性肺炎,根据起病特点,病情轻重和病程长短,EAA 可分为下列类型。

1. 急性型

多发生于间歇性一次吸入大量抗原者。典型临床表现为吸入抗原后 4～8 小时出现发热、寒战、咳嗽、胸闷、呼吸困难等。两肺底可闻及吸气末捻发音或罗音。停止接触抗原后症状逐渐缓解,但部分患者的某些症状可持续较长时间。

2. 亚急性型

吸入抗原的强度较小,但经常吸入者,临床症状相对较轻,常无明显全身症状,而以咳嗽、气短、乏力为特点。临床上该类型占多数。

3. 慢性型

表现为反复咳嗽、咳痰、进行性气短,活动后明显,伴倦怠、体重下降。少数严重者有发绀、杵状指。晚期并发肺动脉高压和肺心病时，则出现相应的临床表现。该类型常见于长期接触抗原反复发病者。

过敏性肺泡炎

（日本厚生省特定疾病、肺科难症调查研究班）

1. 流行病学

(1) 与有机粉尘抗原接触史。

(2) 与抗原接触 5～12 小时后发现临床症状。

(3) 在同一环境中可见其他发病者。

2. 临床症状、体征

(1) 咳嗽。

(2) 呼吸困难。

(3) 捻发音，小水泡性湿罗音。

(4) 发热。

3. 临床检查

(1) 胸部 X 线检查呈弥漫性、播散粟粒阴影。

(2) 肺含气量减少，扩散能力低下。

(3) 血沉快，白细胞总数和嗜酸性、中性粒细胞增多，高 γ-球蛋白血症 RA 试验阳性。

(4) 对于特异性抗原沉降，抗体阳性。

(5) 吸入特异性抗原后，临床症状及检查阳性结果再现。

(6) 病理组织学所见为肉芽肿性间质性肺炎。

4. 诊断标准

(1) 确诊：临床，病理及免疫学均符合。

(2) 高度怀疑：临床症状及病理学符合，免疫学不明确或临床及免疫学符合，病理学不符合。

(3) 可疑：临床符合，病理及免疫学得不到支持。

隐源性致纤维性肺泡炎(CFA)

(Turner－Warwick)

1. 详细询问职业史和病史，对外因性纤维化和有微小孢子菌及鸟抗原沉淀素者均应排除。

2. 肺活检标本应包括肺泡壁纤维化和不等量的间质及肺泡内浸润，而无肉芽肿、肺泡内机化或尘肺的证据。

3. 在无可靠的肺活检标本时必须具备双侧持续性弥漫性阴影和广泛的持久的捻发音；杵状指和限制性肺功能障碍可支持本病的诊断。

特发性肺纤维化(一)

(中华医学会呼吸病学分会　全国肺部感染和肺部弥漫性疾病学术讨论会　1993 年)

特发性肺纤维化（IPF），亦称隐源性纤维化肺泡炎（CFA）或特发性间质性肺炎（IIP）等。本病为一原因未明的慢性肺间质性疾病，起病隐袭，呈进行性，因肺纤维化最终导致肺、心功能衰竭。诊断应依靠病史、临床表现、胸部 X 线学、肺功能测试、支气管肺泡灌洗（BAL）和肺组织活检等综合判定，并须排除与 IPF 容易混淆的某些弥漫性致纤维化肺疾病。

IPF 诊断要点

一、临床表现(主要症状和体征)

1. 呼吸困难（Hugh-Jones Ⅱ级以上）　隐袭、进行性加重。
2. 干咳。
3. Velcro 罗音　肺底吸气期罗音似 Velcro 尼龙带拉开音。
4. 杵状指。

二、胸部 X 线所见

1. 胸部摄片（有条件者高千伏摄片）

(1) 阴影分布：弥漫性、散在性、边缘性，下肺野多于上肺野，两侧肺门无淋巴结肿大。

(2) 阴影形状：可呈磨玻璃状、小结节状、结节-线状、广泛网-网状、蜂窝状、肺大泡影。

(3) 晚期肺容积缩小，下肺野显著，呈蜂窝肺所见，膈肌上抬，无纵隔移位。

2. CT 肺扫描（有条件者高分辨薄层成像 HRCT）可作为胸片的补充性检查。有助于周边部、膈肌部、纵隔和支气管-血管束周围的异常阴影的扫描。

三、肺功能测试(以限制性通气功能障碍为主)

1. 肺容量降低　肺总量(TLC)、肺活量(VC)降低;最大呼气中段流量(MMEF),第1秒用力呼气量百分比($FEV_1/FVC\%$)正常。

2. 弥散功能障碍,$D_LCO\%$ 下降,D_LCO/VA 下降。

3. 通气/灌流失衡,PaO_2 下降,$P_{(A-a)}O_2$ 增大。

四、支气管肺泡灌洗

支气管肺泡灌洗液(BALF)显示肺泡炎以中性粒细胞和肺泡巨噬细胞增加为主,可见嗜酸粒细胞,少数患者淋巴细胞增多。BAL检查可为其他原因的弥漫性肺疾病,如肺泡癌、卡氏肺孢子虫肺炎、肺泡蛋白沉积症等疾病提供鉴别诊断的检查手段。

五、肺活体组织检查

经支气管肺活检(TBLB)、经胸腔镜肺活检(TPLB),必要时局限性开胸肺活检(OLB)。组织病理学有如下所见。

1. 早期病变为非特异性肺泡炎

表现为肺泡上皮细胞及内皮细胞损害,巨噬细胞、淋巴细胞、中性粒细胞等炎症细胞浸润,间质水肿,肺泡壁增厚和小气道、小血管炎症浸润。

2. 晚期病变为广泛纤维化,蜂窝肺所见

间质胶原纤维增多伴平滑肌增生,出现多量纤维组织包绕的囊泡,形成蜂窝肺。

六、排除类似 IPF 的疾病

全面的病史、体格检查和相应的实验室资料以排除尘肺、放射性肺炎、药物性肺炎、过敏性肺泡炎、胶原血管病-ILD、肺结节病、肺血管炎、癌性淋巴管病、细支气管肺泡癌、弥漫性细支气管炎、闭塞性细支气管炎伴机化性肺炎(BOOP)和血行肺结核等疾病。

IPF 诊断用语

1. 确诊 IPF　临床表现符合,具备病理活检证据者,即具第一、二、三、五项者。

2. 临床诊断 IPF　符合第一、二、三或四项而无活检证据者。

特发性肺纤维化(二)

1999 年由美国胸科学会(ATS)和欧洲呼吸学会(ERS)联合制定了 IPF 诊断标准。

IPF 确定诊断标准

IPF 确定诊断标准包括如下 4 条。

(1) 外科肺活检病理诊断为 UIP。

(2) 排除其他原因的间质性肺病(ILD)。

(3) 限制性肺功能与气体交换障碍。

(4) 特征性胸部 X 线照相和(或)HRCT 改变。

如果没有外科肺活检,IPF 的临床诊断标准见表 3-6。

表 3-6　IPF 临床诊断标准

主要标准	次要标准
1. 排除其他原因的 ILD	1. 年龄>50 岁
2. 限制性肺功能和(或)气体交换障碍	2. 不能解释的活动时呼吸困难,隐匿
3. HRCT 显示:两肺基底部网格状改变;无或轻度毛玻璃样改变	3. 病程>3 个月
4. 支气管镜检查或 BAL 未显示诊断其他疾病的特征	4. 两肺基底部吸气时爆裂音(或 Velcro)

注:如果同时满足表中 4 个诊断标准和 3 个次要标准,临床 IPF 诊断的准确率大于 90%。

特发性肺纤维化(三)

日本 Kitaichi 报道了特发性肺纤维化(IPF)的病理组织学分类的特点。

① 普通型间质性肺炎(UIP)的主要特点为斑片状、不均一的多发性纤维化病灶、平滑肌细胞增生和蜂窝状病灶。

② 脱屑型间质性肺炎(DIP)的主要特点为肺泡腔内大量弥漫性巨噬细胞聚集、Ⅱ型肺泡上皮细胞增生及肺泡壁纤维化。

③ 急性间质性肺炎(AIP)的主要特点为急性期以弥漫性肺泡损伤,伴有透

明膜形成为主，而机化期以肺泡腔及肺泡壁有成纤维细胞增生及肺膨胀不全。

④ 非特异性间质性肺炎(NSIP)的主要特点为病变均一的慢性间质性炎症和纤维化。

NSIP 可分以下三个亚群。

(1) 主要以炎症为主。

(2) 炎症与纤维化共存。

(3) 主要以纤维化为主。

特发性肺(间质)纤维化

（中华医学会呼吸病学分会）

弥漫性间质性肺疾病(ILD)是以弥漫性肺泡单位慢性炎症和间质纤维化为主要病理特征的一大组疾病，特发性肺纤维化(IPF)是其常见类型。多年来，对IPF 概念的理解一直存在着差异。随着高分辨 CT(HRCT)和支气管肺泡灌洗液(BALF)检测等实验室技术的临床应用，特别是胸腔镜和开胸肺活检的开展，使本病在病理组织学上有了明确认识。为规范本病的诊断和治疗，特制定本指南(草案)如下。

一、概念

IPF 是指原因不明并以普通型间质性肺炎(UIP)为特征性病理改变的一种慢性炎症性间质性肺疾病，主要表现为弥漫性肺泡炎、肺泡单位结构紊乱和肺纤维化。UIP 不同于特发性间质性肺炎(IIP)的其他类型，如特发性脱屑性间质性肺炎/呼吸性细支气管炎伴间质性肺病(DIP/RBILD)、特发性非特异性间质性肺炎(NSIP)和急性间质性肺炎(AIP)。

二、诊断要点

(一) 临床表现

1. 发病年龄多在中年以上，男∶女≈2∶1，儿童罕见。

2. 起病隐袭，主要表现为干咳、进行性呼吸困难，活动后明显。

3. 本病少有肺外器官受累，但可出现全身症状，如疲倦、关节痛及体重下降等，发热少见。

4. 50%左右的患者出现杵状指(趾)，多数患者双肺下部可闻及 Velcro 罗音。

5. 晚期出现发绀，偶可发生肺动脉高压、肺心病和右心功能不全等。

(二) X 线胸片(高千伏摄片)

1. 常表现为网状或网状结节影伴肺容积减小。随着病情进展,可出现直径多在 3～15 mm 大小的多发性囊状透光影(蜂窝肺)。

2. 病变分布多为双侧弥漫性,相对对称,单侧分布少见。病变多分布于基底部、周边部或胸膜下区。

3. 少数患者出现症状时,X 线胸片可无异常改变。

(三) HRCT

1. HRCT 扫描有助于评估肺周边部、膈肌部、纵隔和支气管-血管束周围的异常改变,对 IPF 的诊断有重要价值。

2. 可见次小叶细微结构改变,如线状、网状、磨玻璃状阴影。

3. 病变多见于中下肺野周边部,常表现为网状和蜂窝肺,亦可见新月型影、胸膜下线状影和极少量磨玻璃影。多数患者上述影像混合存在。在纤维化严重区域常有牵引性支气管和细支气管扩张和(或)胸膜下蜂窝肺样改变。

(四) 肺功能检查

1. 典型肺功能改变为限制性通气功能障碍,表现为肺总量(TLC)、功能残气量(FRC)和残气量(RV)下降。1 秒用力呼气容积/用力肺活量(FEV_1/FVC)正常或增加。

2. 单次呼吸法一氧化碳弥散(D_LCO)降低,即在通气功能和肺容积正常时,D_LCO 也可降低。

3. 通气/血流比例失调,PaO_2、$PaCO_2$ 下降,肺泡-动脉血氧分压差[$P_{(A-a)}O_2$]增大。

(五) BALF 检查

1. BALF 检测的意义在于缩小 ILD 诊断范围,即排除其他肺疾病(如肿瘤、感染、嗜酸粒细胞肺炎、外源性过敏性肺泡炎、结节病和肺泡蛋白沉积症等)。但对诊断 IPF 价值有限。

2. IPF 患者的 BALF 中中性粒细胞(PMN)数增加,占细胞总数 5%以上,晚期部分患者同时出现嗜酸性粒细胞增加。

(六) 血液检查

1. IPF 的血液检查结果缺乏特异性。

2. 可见红细胞沉降率增快,丙种球蛋白、乳酸脱氢酶(LDH)水平升高。

3. 出现某些抗体阳性或滴度增高，如抗核抗体(ANA)和类风湿因子(RF)等可呈弱阳性反应。

(七) 组织病理学改变

1. 开胸/胸腔镜肺活检的组织病理学呈 UIP 改变。

2. 病变分布不均匀，以下肺为重，胸膜下、周边部小叶间隔周围的纤维化常见。

3. 低倍显微镜下呈“轻重不一，新老并存”的特点，即病变时相不均一，在广泛纤维化和蜂窝肺组织中常混杂炎性细胞浸润和肺泡间隔增厚等早期病变或正常肺组织。

4. 肺纤维化区主要由致密胶原组织和增殖的成纤维细胞构成。成纤维细胞局灶性增殖构成所谓的“成纤维细胞灶”。蜂窝肺部分由囊性纤维气腔构成，常常内衬以细支气管上皮。另外，在纤维化和蜂窝肺部位可见平滑肌细胞增生。

5. 排除其他已知原因的 ILD 和其他类型的 IIP。

三、诊断标准

诊断 IPF 标准可分为有外科(开胸/胸腔镜)肺活检资料和无外科肺活检资料。

(一) 有外科肺活检资料

1. 肺组织病理学表现为 UIP 特点。

2. 排除其他已知病因所致的间质性肺疾病，如药物、环境因素和风湿性疾病等所致的肺纤维化。

3. 肺功能异常，表现为限制性通气功能障碍和(或)气体交换障碍。

4. 胸片和 HRCT 可见典型的异常影像。

(二) 无外科肺活检资料(临床诊断)

缺乏肺活检资料原则上不能确诊 IPF，但如患者免疫功能正常，且符合以下所有的主要诊断条件和至少 3/4 的次要诊断条件，可临床诊断 IPF。

1. 主要诊断条件

(1) 排除已知原因的 ILD，如某些药物毒性作用、职业环境接触史和风湿性疾病等。

(2) 肺功能表现异常，包括限制性通气功能障碍(VC 减少，而 FEV_1/FVC 正常或增加)和(或)气体交换障碍[静态/运动时 $P_{(A\text{-}a)}O_2$ 增加或 D_LCO 降低]。

(3) 胸部 HRCT 表现为双肺网状改变，晚期出现蜂窝肺，可伴有极少量磨玻璃影。

(4) 经支气管肺活检(TBLB)或 BALF 检查不支持其他疾病的诊断。

2. 次要诊断条件

(1) 年龄>50 岁。

(2) 隐匿起病或无明确原因进行性呼吸困难。

(3) 病程≥3 个月。

(4) 双肺听诊可闻及吸气性 Velcro 罗音。

特发性肺纤维化

（美国胸科学会　欧洲呼吸学会　日本呼吸学会
拉丁美洲胸科协会）

美国胸科学会(ATS)、欧洲呼吸学会(ERS)、日本呼吸学会(JRS)及拉丁美洲胸科协会(ALAT)共同发表的特发性肺纤维化(idiopathic pulmonary fibrosis, IPF)诊断及治疗国际性循证指南，是目前对特发性肺纤维化的最新共识，内容包括疾病定义、流行病学特征、危险因素、诊断、自然病程、分期及预后、治疗和疾病进程监测。该指南的目的是分析自 2000 年 ATS/ERS 共识发表以来所积累的相关证据，为 IPF 的疾病管理，尤其是诊断及治疗提供循证医学建议。

一、方法

1. 委员会成员

专家委员会由来自北美、欧洲、亚洲和南美的 IPF 和(或)循证方法学方面的专家组成，其中包括 IPF 和间质性肺疾病领域的公认专家(24 位呼吸内科医生，4 位放射科医生和 4 位病理科医生)，4 位方法学家，1 位图书馆长及 2 位具有丰富的检索肺部疾病文献经验的图书馆员。

2. 委员会会议及证据复习过程

委员会分为数个撰写小组，给每个小组提供与其撰写内容相关的文献资料，各小组的主要任务是复习文献、提出问题和撰写初稿。委员会共举行了 4 次面对面的会议，讨论各小组提供的初稿。对某些特定章节的循证推荐由全体委员会成员讨论、投票、定稿。

3. 指南结构

本指南主要是对目前关于 IPF 的循证资料进行复习并指导 IPF 疾病管理，内容包括 IPF 的定义、流行病学资料、危险因素、自然病程、分期及预后、病程监测和未来发展方向。在疾病诊断及治疗章节，采用了 GRADE 循证方法，对指南中涉及的所有问题进行了证据质量与推荐强度分级。其他的章节则在完整复习现有文献的基础上，以综述形式定稿。

4. 文献复习和证据准备

使用 GRADE 方法为每个问题构建一个证据档案。工作初期的文献源自 1996～2006 年 MEDLINE 数据库中的相关内容(1996 年之前发表的文献已在 2000 年的 IPF 共识中进行了系统性的检索和复习),之后定期对文献进行更新,最新文献截止至 2010 年 5 月 31 日。本次检索还补充了 EMBASE 数据库和委员会成员所提供的文献,所用的文献仅限于用英语发表的文章和非英语撰写但有英语摘要的文章。在 IPF 治疗章节对相关研究进行了荟萃分析。

5. 证据的质量和推荐的强度

根据 ATS 的 GRADE 标准确定证据的质量(表 3－7,表 3－8)。委员会对每一个问题的现有证据质量进行分级(高、中、低、很低),并根据投票结果(委员会共有 31 名成员参与投票,检索文献的图书馆员不参与投票)作出赞同或反对的推荐建议。所有投票结果,包括赞成票、否决票、弃权票和缺席数均记录在案。推荐建议等级分为“强”和“弱”两个等级,推荐强度反映了该项推荐建议对目标人群获得期望疗效超过不良反应的程度。

表 3－7　证据质量的判断标准

证据质量	研究设计	证据质量降低的因素	证据质量提高的因素
高	随机对照实验	研究质量的局限性	关联性强,不存在似是而非的混杂因素
中	降级的随机对照研究或升级的观察性研究	间接证据 重要的不一致性	有剂量-反应梯度的证据 存在导致疗效降低的混杂因素
低	具有对照组且完成良好的观察性研究	数据稀疏或不精确	
很低	任何其他证据(例如个案报告,病例分析)	高度可能存发表偏倚性	

表 3－8　证据的质量等级和含义

证据的质量等级(GRADE)	高(⊕⊕⊕⊕)	中(⊕⊕⊕○)	低(⊕⊕○○)	很低(⊕○○○)
证据的质量等级反映了对疗效评估结果的可信程度。本文采用 GRADE 系统对所有成果进行判断,判断标准基于研究设计的类型(随机试验还是观察性研究)、出现各种偏倚的风险、各研究结果的一致性和总体估计的精确性。每一个成果的证据质量等级均根据以下定义而分为高、中、低和很低	进一步研究几乎不可能改变该疗效评估结果的可信度	进一步研究可能会对该疗效评估结果的可信度产生重要影响,可能改变评估结果的可信度	进一步研究很可能会对该疗效评估结果的可信度产生重要影响,改变评估结果可信度的可能性较大	对疗效评估结果很不确定(关于 GRADE 系统的更多信息,参见:www.gradeworkinggroup.org)

二、为临床医生提供 IPF 管理的循证推荐建议的重要性

近 10 年来，有关 IPF 临床管理的研究越来越多。委员会在复习了现有的大量相关文献后，基于一种稳健而透明的方法学提出相关推荐建议。这些建议可帮助临床医生在遇到典型的 IPF 患者时，作出符合患者价值观及意愿的最恰当的决策。

临床医生需要充分理解循证推荐建议，尤其是关于推荐的方向和力度（表 3-9）。如果专家委员会（指南制定小组）认为现行的某种临床措施需要改进，或者有证据表明干预措施的危害大于收益，那么反对此干预措施的推荐建议就尤为重要。需要强调的是，循证推荐建议仅适用于典型的 IPF 患者。对每一个体而言，最佳决策有时并不是循证指南所推荐的措施，影响决策的因素主要与患者的价值观和意愿相关。

表 3-9　推荐建议对患者、临床医生和政策制定者的意义

推荐强度	患　者	临床医生	政策制定者
强的推荐		绝大多数患者应接受被推荐的治疗干预	推荐建议在大多数情况下可被采纳为政策
“强赞同”	绝大多数患者愿意接受此干预措施，仅有小部分不愿意		
“强反对”	绝大多数患者不愿意接受此干预措施，仅有小部分愿意		
弱的推荐		更多是帮助患者依循自己的价值观作出决定	还需要大量的讨论和利益相关者的参与
“弱赞同”	多数患者愿意接受此干预措施，但也有一些患者不愿意		
“弱反对”	多数患者不愿意接受此干预措施，但也有一些患者愿意		

推荐建议的强度取决于证据质量的等级和委员会成员的投票结果：“赞同”指赞成使用一种特定的治疗（或一个特定的问题）；“反对”指反对使用一种特定的治疗（或一个特定的问题）。所以推荐意见分为 4 类：（1）强赞同；（2）强反对；（3）弱赞同；（4）弱反对。

“强”推荐表示绝大多数患者需要这项干预措施；“弱”推荐则表示多数患者需要这项干预，一些患者则不需要。需要特别指出的是，“弱”反对意味着绝大多数患者不需要这项干预，而部分患者可能需要。在“弱”推荐时，临床医生需要花足够的时间与患者讨论他们对该项措施的价值观和意愿，在患者充分知情的情况下作出最终的个体化最佳决策；不过，这可能会使很大一部分患者选择其他干预措施。

三、结论和治疗推荐

(一) 结论

1. IPF 是病因未明的慢性进展性纤维化型间质性肺炎的一种特殊类型，好发于老年人，病变局限于肺部，组织病理学和(或)影像学表现具有寻常型间质性肺炎(UIP)的特征。

2. IPF 诊断标准。

(1) 排除其他已知病因的间质性肺疾病(ILD)，例如家庭或职业环境暴露、结缔组织疾病或药物等。

(2) 未行外科肺活检的患者，高分辨率 CT(HRCT)呈现 UIP 型表现。

(3) 接受外科肺活检的患者，HRCT 和肺活检组织病理学结果符合特定的组合。

3. 具有诊断 ILD 丰富经验的呼吸内科医生、影像科医生和病理科医生进行多学科讨论能提高 IPF 诊断的准确性。

4. IPF 是致死性肺疾病，自然病程各异，且很难预测。

(1) 大多数 IPF 患者的肺功能在数年内逐渐恶化，而少数患者肺功能可维持稳定或者快速下降。

(2) 一些患者可以在病情相对稳定的情况下出现急性加重。

5. 疾病进展表现为呼吸系统症状加重，肺功能恶化，HRCT 表现为进展性纤维化，急性呼吸功能衰竭或者死亡。

6. IPF 患者可能合并亚临床或明显的肺动脉高压、胃食管反流、阻塞性睡眠呼吸暂停、肥胖和肺气肿，这些共存疾病对 IPF 患者预后的影响尚不清楚。

四、IPF 的定义和流行病学特征

(一) 定义

IPF 是病因未明的慢性进展性纤维化型间质性肺炎的一种特殊类型，好发于老年人，病变局限于肺部，组织病理学和(或)影像学表现具有 UIP 的特征。诊断 IPF 需要排除其他各种间质性肺炎，包括其他类型的特发性间质性肺炎(IIP)及与环境暴露、药物或系统性疾病相关的间质性肺疾病。

(二) 临床表现

所有表现为原因不明的慢性劳力性呼吸困难，并且伴有咳嗽、双肺底爆裂音和杵状指的成年患者均应考虑 IPF 的可能性。其发病率随年龄增长而增加，典型症状一般在 60～70 岁出现，＜50 岁的 IPF 患者罕见。男性明显多于女性，多数患者有吸烟史。

(三) 发病率和患病率

目前尚无关于IPF发病率和患病率的大规模研究。美国新墨西哥州伯纳利欧县的一项研究结果显示,IPF的年发病率男性约为10.7/10万,女性约为7.4/10万。英国的一项研究认为IPF年发病率为4.6/10万,但1991～2003年,IPF发病率以每年约11%的速度增长,并认为这与人口老龄化或轻症患者确诊率增加无关。另据美国一个大规模的健康保险数据库推算,IPF的年发病率为(6.8～16.3)/10万。

文献报道普通人群中IPF的患病率为(2～29)/10万,造成这种差异的原因可能与缺乏统一的IPF诊断标准、研究设计方案及研究对象的不同等因素有关。目前还不明确IPF发病率和患病率是否受地理、民族、文化或种族因素的影响。

(四) 潜在危险因素

1. 吸烟

吸烟与IPF紧密相关;这种关联现象在家族性IPF和散发性IPF中均存在。

2. 环境暴露

研究结果显示,某些环境暴露因素与IPF患病风险增高相关,如金属粉尘(黄铜、铅及钢铁)和木质粉尘(松木)。从事农耕、鸟类饲养、理发、石材切割/抛光等职业以及暴露于牲畜和蔬菜粉尘/动物粉尘等也与IPF的发病相关。

3. 病原微生物

一些研究结果显示,慢性病毒感染可能是IPF的病因之一,尤其是EB病毒和丙型肝炎病毒。包括病毒在内的多种病原体与IPF的相关性受多种混杂因素的影响,如IPF患者在接受免疫抑制治疗后容易合并这些病原体的感染,EB病毒在普通人群中的患病率也很高。所以,目前虽然有很多相关研究,但微生物在IPF发病中的作用尚不肯定。

4. 胃食管反流

一些研究结果显示,胃食管反流(GER)可增加误吸的发生,是导致IPF发病的危险因素之一。IPF患者常合并GER,但大多数患者GER的临床症状并不明显。GER在普通人群及其他原因所致的晚期肺疾病中也很常见。目前尚不明确IPF患者的肺顺应性降低导致的胸内压力改变是否会反过来导致GER的发生,因此GER与IPF之间的关系还有待进一步研究明确。

此外,最近还有其他危险因素的报道,如糖尿病。

(五) 遗传因素

1. 家族性肺纤维化

家族性肺纤维化占所有 IPF 患者的比率<5%。家族性 IPF 在诊断标准、临床表现和肺脏病理等多方面与散发性 IPF 相同。不过家族性 IPF 发病时间较早，基因转录模式与散发性 IPF 不同。常染色体显性的可变性外显率是家族性肺纤维化的最主要遗传模式。近年来的研究结果显示，人端粒酶逆转录酶(hTERT)基因或人端粒酶 RNA(hTR)基因的突变与家族性 IPF 和部分散发性 IPF 有关。

2. 遗传因素在散发性 IPF 中的作用

研究结果显示，包括编码多种细胞因子、酶及促纤维化因子的基因、编码表面活性蛋白 A 和 B 以及免疫调节基因等多种基因的多态性与散发性 IPF 患者发病率增加有关，其中部分基因还被认为与疾病进展有关，但进一步的研究并未明确肯定。委员会并不推荐对家族性或散发性 IPF 患者在临床评估中常规进行基因检测。

五、UIP 型的定义

(一) HRCT 的特征

HRCT 是 IPF 诊断流程中的重要组成部分(表 3-10，图 3-1)。HRCT 上 UIP 的特征为胸膜下和肺基底部的网格状阴影和蜂窝影，常伴有牵张性支气管扩张，尤其是蜂窝影对 IPF 的诊断有很重要的意义。HRCT 上的蜂窝影指成簇的囊泡样气腔，蜂窝壁边界清楚。囊泡直径为 3～10 mm，偶尔可大至 25 mm。磨玻璃影常见，但病变范围少于网格状影。如果 UIP 型合并胸膜病变，如胸膜斑块、胸膜钙化或大量的胸腔积液，则提示 UIP 型病变可能由其他疾病所致。HRCT 上出现大量微结节、气体陷闭、非蜂窝样囊泡、大量磨玻璃样改变、肺实变或者病变以沿支气管血管束分布为主，应该考虑其他诊断。部分患者可伴纵

表 3-10　UIP 型的 HRCT 标准

UIP 型 (所有 4 个特征)	可能 UIP 型 (所有 3 个特征)	不符合 UIP 型 (7 个特征中任意 1 个)
• 病变主要位于胸膜下和肺基底部 • 异常的网格影 • 蜂窝样改变，伴或不伴牵张性支气管扩张 • 无不符合 UIP 型的任何 1 条(见不符合 UIP 型栏)	• 病变主要位于胸膜下和肺基底部 • 异常的网格影 • 无不符合 UIP 型的任何 1 条(见不符合 UIP 型栏)	• 病变主要分布于上、中肺 • 病变主要沿支气管血管束分布 • 广泛磨玻璃样影(范围超过网格影) • 大量微结节(双侧，上肺分布为主) • 散在的囊泡影(多发、双侧、远离蜂窝肺区域) • 弥漫性马赛克征/气体陷闭(双侧，三叶或多肺叶受累) • 支气管肺段/肺叶实变

注：UIP：寻常型间质性肺炎；HRCT：高分辨率 CT

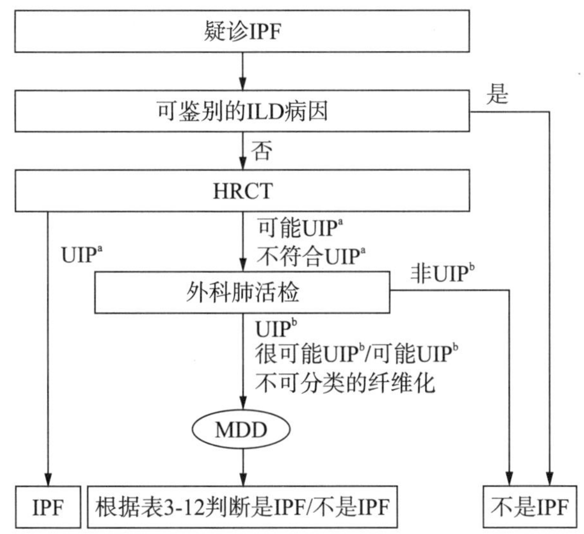

注：MDD：多学科讨论；[a] 参照表 3－10 的注释；[b] 参照表 3－11 的注释

图 3－1 特发性肺纤维化的诊断流程图

隔淋巴结轻度增大(短径通常＜1.5 cm)。

HRCT 诊断 UIP 的阳性预测值为 90%～100%。若 HRCT 无蜂窝影，但其他影像特征符合 UIP 标准，定义为可能 UIP，需进行外科肺活检确诊。HRCT 不符合 UIP 型的患者，外科肺活检的病理表现仍有可能是 UIP 型表现。

(二) 组织病理学特征

UIP 的组织病理学特征和主要诊断标准是在低倍镜下病变的不均一性，即瘢痕形成和蜂窝样改变的纤维化区域与病变轻微或正常的肺实质区域交替出现(表 3－11)。病变主要位于胸膜下和间隔旁的肺实质，一般情况下炎症反应轻，表现为淋巴细胞和浆细胞在肺间质中的斑片状浸润伴Ⅱ型肺泡上皮细胞和细支气管上皮细胞增生。纤维化区域主要由致密胶原组成伴上皮下散在的成纤维母细胞灶。蜂窝样改变区域由囊状纤维化气腔构成，这些气腔内衬细支气管上皮细胞，充满黏液和炎症细胞。纤维化和蜂窝样改变区域的间质内常有平滑肌上皮细胞化生。

病理学上需要与 UIP 鉴别的疾病相对较少，尤其是病理改变符合 UIP 型表现时。主要的鉴别诊断在于与其他可引起 UIP 样病变的疾病的鉴别，如结缔组织疾病、慢性外源性过敏性肺泡炎和尘肺(尤其是石棉肺)。

“不可分类的纤维化”指肺活检标本镜下表现为纤维化，但不符合上述 UIP 型的诊断标准；若其镜下表现缺乏典型的某些疾病(如外源性过敏性肺泡炎、结节病等)的组织病理学特征，但有典型的 IPF 的临床表现和影像学表现时，经仔细的多学科讨论后，仍有可能诊断为 IPF。

六、诊断

对于成人患者，诊断 ILD 和疑诊 IPF 的诊断标准和流程见图 3-1 和表 3-6。通过有丰富 ILD 诊断经验的呼吸内科医生、影像科医生和病理科医生之间的多学科讨论，仔细排除其他可能的病因，是获得准确诊断最为重要的环节。在多学科讨论不可行的情况下，建议把患者推荐给对 ILD 有丰富经验的临床专家。

本指南关于 IPF 的诊断标准与 2000 年 ATS/ERS 的共识有明显不同。由于有高质量证据表明，UIP 型的 HRCT 表现对病理诊断 UIP 有高度的特异性，外科肺活检对于诊断 IPF 并非必要。结合一定的临床资料（在上述临床表现章节有详细描述，包括完整的病史、职业和环境接触史、家族史、体格检查、肺功能测试和实验室检查），若 HRCT 表现为典型的 UIP 型时足以诊断 IPF。所以，本指南删去了以前共识中临床诊断（即非病理诊断）IPF 的主要和次要诊断标准。

（一）诊断标准

诊断 IPF 需要符合下列标准。

（1）排除其他已知病因的 ILD（例如家庭和职业环境暴露、结缔组织疾病和药物）。

（2）未行外科肺活俭的患者，HRCT 呈现 UIP 型表现（表 4）。

（3）接受外科肺活检的患者，HRCT 和肺活检组织病理类型符合特定的组合（表 3-11，表 3-12）。

表 3-11　UIP 型的组织病理学标准

UIP 型（满足所有 4 条标准）	很可能 UIP 型	可能 UIP 型（满足所有 3 条标准）	不符合 UIP 型（满足下列 6 条标准中任意 1 条）
· 存在显著的纤维化/结构扭曲变形，伴或不伴主要分布于胸膜下/间隔旁的蜂窝样改变 · 肺实质内片状分布的纤维化 · 存在成纤维母细胞灶	· 存在显著的纤维化/结构扭曲变形，伴或不伴蜂窝样病变 · 肺实质内片状分布的纤维化和成纤维母细胞灶两者中缺少任意 1 条 · 无任何不符合 UIP 型的特征（见第 4 列）	· 肺实质片状或弥漫性纤维化，伴或不伴肺间质炎症 · 不存在其他符合 UIP 型的特征（见第 1 列） · 无任何不符合 UIP 型的特征（见第 4 列）	· 透明膜[b] · 机化性肺炎[bc] · 肉芽肿[c] · 远离蜂窝区有明显的间质炎症细胞浸润 · 病变沿气道为中心分布 · 其他提示另一种诊断的特征

（续表）

UIP 型（满足所有 4 条标准）	很可能 UIP 型	可能 UIP 型（满足所有 3 条标准）	不符合 UIP 型（满足下列 6 条标准中任意 1 条）
· 无任何不符合 UIP 型的特征（见第 4 列）	· 或仅存在蜂窝样改变[a]		

注：UIP：寻常型间质性肺炎；a 这种情况通常代表晚期纤维化性肺病，活检的肺标本均表现为蜂窝样变，但 UIP 型表现可能存在于其他未活检的部位，这样的区域通常对应于高分辨率 CT 上的蜂窝样病变区，可以在活检前行 HRCT 检查避开这些区域，以获取具有 UIP 特征的标本；b 可能与 IPF 急性加重有关；c 孤立的或偶见的肉芽肿和（或）轻微的机化性肺炎与 UIP 极少共存于同一个肺活检标本。

表 3－12　结合 HRCT 和组织病理学表现的 IPF 诊断标准（需要多学科讨论）

HRCT 类型[a]	外科肺活检组织病理类型[a]	是否诊断 IPF[c]
UIP	UIP	是
	很可能 UIP	是
	可能 UIP	是
	不可分类的纤维化[b]	是
	不符合 UIP	否
可能 UIP	UIP	是
	很可能 UIP	是
	可能 UIP	很可能[d]
	不可分类的纤维化	很可能[d]
	不符合 UIP	否
不符合 UIP	典型 UIP	可能[d]
	很可能 UIP	否
	可能 UIP	否
	不可分类的纤维化	否
	不符合 UIP	否

注：a 见表 3－10 和表 3－11 描述的类型；b 部分活检标本可能表现为一种既不符合上述 UIP 型又不符合其他特发性间质性肺炎表现的纤维化性改变；c IPF 诊断准确性随多学科讨论而提高，在影像学类型和组织病理学类型不一致的病例中，多学科讨论尤为重要（例如，HRCT 表现不符合 UIP 型但组织病理学符合 UIP 型表现）。有数据显示：间质性肺病专家之间的多学科讨论比社区医生和专科医生之间的讨论更能提高诊断的准确性；鼓励患者及时到间质性肺病专家处就诊；d 多学科讨论应该包括：研讨潜在的抽样误差和再评估 HRCT 技术的妥善性。注意：具有“不符合 UIP”的 HRCT 表现和“符合 UIP”的肺组织病理学表现的病例，仍有可能诊断 IPF，但应该组织间质性肺病专家进行多学科讨论来明确诊断。

IPF 诊断的准确性随着临床、影像和病理间相互联系的增加而增加，特别是在影像学表现和组织病理学表现不一致的时候，多学科讨论就显得更为重要。

单纯 HRCT 或病理表现符合 UIP 型表现时诊断 IPF 并非 100%特异。鉴于在同一患者不同肺段获取的肺活检标本可以有不一致的组织病理学表现，而 UIP 型与纤维化性非特异性间质性肺炎（NSIP）型共存（非一致性 UIP）的病例和所有标本均表现为 UIP 型（一致性 UIP）的病例具有相似的临床表现，因此对疑诊的 IPF 患者进行肺活检时，建议在多个肺叶取样。

电视辅助胸腔镜手术（VATS）和开胸手术获得的肺活检标本在诊断 IPF 上具有相同的效果。虽然 VATS 较开胸手术并发症更少、住院时间更短，但选择何种活检方式仍应根据患者的个体情况和术者的经验来决定。如果患者生理状况很差或有严重并存疾病，进行外科肺活检的风险可能会超过确诊 IPF 的益处，此时是否进行外科肺活检必须根据患者的实际状况而定。

（二）排除其他已知病因

排除导致 ILD 的已知病因有很多固有的主观标准，但某些方面的内容必须涉及，包括详细地询问病史和仔细地体格检查，特别要关注基础疾病、用药情况、环境暴露和家族史等方面的内容，诊断过程中务必按照诊断流程进行。

部分慢性外源性过敏性肺泡炎的表现与 IPF 很相似，所以需要特别注意通过全面评价来明确该患者是否有慢性外源性过敏性肺泡炎的可能。有些患者即使经过很全面的筛查，仍无法确定过敏原。BALF 中淋巴细胞增多（≥40%）提示该病的存在，建议进一步调查患者的环境暴露因素，必要时安排外科肺活检。

符合结缔组织疾病诊断标准的患者不能诊断 IPF。目前没有临床或血清学特征性表现的年轻患者，尤其是年轻女性，可能在以后的观察中逐渐表现出结缔组织疾病的临床特征。所以，对于较年轻（<50 岁）的患者，需高度警惕存在结缔组织病的可能。

1. 对于疑诊的 IPF 患者，在诊断中是否应该进行 BALF 细胞学分析？BALF 的细胞学分析可能有助于诊断某些特定类型的 ILD。对疑诊 IPF 的患者，BALF 最主要的作用是排除慢性外源性过敏性肺泡炎；BALF 中淋巴细胞增多（≥40%）时应该考虑慢性外源性过敏性肺泡炎的可能。最近的回顾性研究结果显示，HRCT 表现为 UIP 型的患者中，有 8%的患者通过 BALF 分析更改了诊断。

推荐意见：绝大多数 IPF 患者的诊断流程中不应该进行 BALF 细胞学分析，但可能适用于少数患者（弱推荐，低质量证据）。

2. 在评估疑诊的 IPF 患者时，是否应该行经支气管镜肺活检（TBLB）？TBLB 有助于某些疾病的诊断（例如结节病等肉芽肿性疾病），但 HRCT 表现为 UIP 型时，可以大致排除这些疾病。对于怀疑 UIP 而需要进行组织病理学分析的病例，TBLB 的特异度和阳性预测值尚不明确。虽然 TBLB 的标本有时可以见到 UIP 的组织学特征,但对 UIP 诊断的敏感度和特异度尚不明确。TBLB 的取材部位和取样数目也不明确。

推荐意见:绝大多数 IPF 患者的诊断评价中不应该使用经支气管镜肺活检,但可能适用于少数患者(弱推荐,低质量证据)。

3. 是否应该对疑诊的 IPF 患者进行结缔组织疾病相关的血清学检查?关于血清学筛查对疑诊 IPF 患者的评估价值,目前尚无明确的研究结论。结缔组织疾病可以出现 UIP 型表现,ILD 可以作为某些结缔组织疾病的唯一临床表现先于其他临床症状出现。

推荐意见:绝大多数疑诊的 IPF 患者应该进行结缔组织疾病相关的血清学检测,但可能不适用于少数患者(弱推荐,很低质量证据)。

4. 对疑诊的 IPF 患者,是否应该进行多学科讨论?按照 IPF 的定义,在诊断 IPF 时应该借鉴经验丰富的临床医生、影像科医生和病理科医生的意见。多个学科(呼吸内科、影像科和病理科)之间关于 IPF 诊断的适当交流也能促进不同诊断者达成一致意见。

推荐意见:在 IPF 的诊断评估中应该进行多学科的讨论(强推荐,低质量证据)。

(三) IPF 的自然病程

IPF 的自然病程表现为主观症状和客观肺功能指标的进行性下降,最终患者因呼吸衰竭或并存疾病恶化而去世。现有的纵向研究尚不足以精确估算 IPF 的中位生存期,但数个回顾性纵向研究结果提示,IPF 患者从确诊到死亡的中位生存时间为 2～3 年。但是,从最近纳入临床试验的基础肺功能尚可的 IPF 患者的临床资料来看,中位生存期可能大于 2～3 年。

特发性肺纤维化(IPF)

1999 年由美国胸科学会(ATS)和欧洲呼吸学会(ERS)联合制定的 IPF 诊断标准。

IPF 确定诊断标准包括如下 4 条。

(1) 外科肺活检病理诊断为 UIP。

(2) 排除其他原因的间质性肺疾病(ILD)。

(3) 限制性肺功能与气体交换障碍。

(4) 特征性胸部 X 线照像和(或)HRCT 改变。

如果没有外科肺活检,IPF 的临床诊断标准见表 3 - 13。

表 3-13 IPF 临床诊断标准

主要标准	次要标准
1. 排除其他原因的 ILD	1. 年龄>50 岁
2. 限制性肺功能和(或)气体交换障碍	2. 不能解释的活动时呼吸困难,隐匿起病
3. HRCT 显示：两肺基底部网格状改变；无或轻度毛玻璃样改变	3. 病程>3 个月
4. 支气管镜检查或 BAL 未显示诊断其他疾病的特征	4. 两肺基底部吸气时爆裂音(或 Velcro)

注：如果同时满足 4 个诊断标准和 3 个次要标准,临床 IPF 诊断的准确率大于 90%。

特发性肺纤维化的分类

著名病理学家 Liebow 早在 1968 年以“弥漫性间质性肺炎(diffuse interstitial pneumonia)”为病名发表了弥漫性致纤维化性肺疾病病理组织学的分类。之后逐渐被临床所引用和评价其在临床的实际意义。1975 年美国第 18 届 Aspen 肺科讨论会以“间质性肺疾病”(interstitial lung disease, ILD)作为征集临床研究的课题。就此,开始使用了 ILD 这一术语。又隔 10 年(1985 年)第 28 届 Aspen 肺科讨论会再一次以 ILD 为专题进行了多方面的学术研讨。在亚洲,日本于 1974 年成立了 ILD 国家课题的研究班至今仍在继续研究中,并且以特发性间质性肺炎(idiopathic interstitial pneumonia, IIP)提出了自己的诊断标准。特别是希氏内科学第 17 版(1985 年),哈氏内科学第 11 版(1987 年)都以“间质性肺疾病”概括了一些疾病从而确定了 ILD 的概念。进入 20 世纪 90 年代,关于 ILD 的诊治方面有了很大的进展,但对其分类的见解特别是对 ILD 中最为重要的特发性肺纤维化(idiopathic pulmonary fibrosis, IPF)尚有不同的理解。现介绍如下(表 3-14)。

表 3-14 IPF 不同时期的分类

Liebow (1968 年)[a]	Katzenstein, Myers (1998 年)	ATS-ERS (2000 年)[b]	ATS/ERS (2002 年)[c]
普通型间质性肺炎(UIP)	普通型间质性肺炎(UIP)	特发性肺纤维化/普通型间质性肺炎(IPF/UIP)	IPF/UIP NSIP
脱屑型间质性肺炎(DIP)	DIP/呼吸性细支气管炎间质性肺病(DIP/RBILD)	特发性脱屑型间质性肺炎/呼吸细支气管炎间质性肺疾病(IDIP/RBILD)	隐源性机化性肺炎(COP)

（续表）

Liebow （1968年）[a]	Katzenstein，Myers （1998年）	ATS-ERS （2000年）[b]	ATS/ERS （2002年）[c]
			AIP
闭塞性细支气管炎伴间质性肺炎（BIP）			RBILD
淋巴样间质性肺炎（LIP）	急性间质性肺炎（AIP）		DIP
巨噬细胞间质性肺炎（GIP）		急性间质性肺炎（AIP）	LIP

注：a Liebow是以“间质性肺炎”提出的分类；b ATS-ERS会议提出的分类已将IPF冠以特发性间质性肺炎（IIP）新的用语；c 此分类是以病理组织学和临床为基础，又将COP、DIP、LIP纳入其中。

外源性变态反应性肺泡炎（一）

（日本　近腾友好）

1. 临床表现和病理检查

（1）咳嗽、气急，经常伴有发热。

（2）物理检查：① 胸部X线可见弥漫性小颗粒状阴影。② 肺功能检查，肺活量（VC）、D_LCO、PaO_2 均下降。

（3）病理检查：组织学呈并发有类上皮细胞性肉芽肿（Masson体）间质炎。

2. 抗原诊断

（1）吸入激发试验阳性。

（2）肺组织中有抗原存在。

（3）环境激发试验阳性。

3. 判定方法

（1）确诊：吸入激发试验阳性加胸部X线所见或包括肺组织学所见在内的一个以上临床和病理表现者；或证实肺组织中抗原存在及包括肺组织学所见在内的两个以上临床和病理表现者。

（2）可疑：环境激发试验阳性和胸部X线所见或包括肺组织学所见在内的一个以上临床和病理表现者；或包括胸部X线所见及肺组织学所见在内的两个以上临床和肺组织病理表现者。

外源性变态反应性肺泡炎(二)

（日本　宫本昭正）

1. 有吸入抗原的病史。
2. 反复发热、咳嗽、呼吸困难；当离开具有抗原物质的环境可缓解。
3. 胸部X线检查可无变化，但有时可见有轻度纤维化改变。
4. 诱发性试验可出现症状和肺功能改变。
5. 肺活检可见淋巴细胞浸润和肉芽组织。

外源性过敏性肺泡炎

与有关环境接触后呈暂时性或反复性的呼吸及全身症状病史，可提示过敏性肺炎的诊断。有关职业、习惯、空调或湿化器使用的详细病史对诊断有很大价值。避开可疑致病环境后症状改善，是揭示致病抗原或环境的重要线索。

1. 主要诊断标准

(1) 符合过敏性肺炎的症状。

(2) 通过病史检测血清和(或)BALF中抗体而得到与致病抗原接触的证据。

(3) 过敏性肺炎的胸部X线或HRCT表现。

(4) 如行检查BAL，可见BALF中淋巴细胞增多。

(5) 如行肺活检，符合过敏性肺炎的组织学改变。

(6) 接触可疑环境后，再现症状和实验异常改变，即所谓阳性“自然激发”。

2. 次要诊断标准

(1) 有双肺底罗音。

(2) 肺弥散功能降低。

(3) 血气分析示动脉低氧血症。

如患者具备4项主要标准以及2项次要标准诊断即可确诊。如组织学符合过敏性肺炎，即使胸部X线表现正常，亦可确诊；而HRCT表现可排除急性或慢性过敏性肺炎。

职业性外源性变态反应性肺泡炎

（职业性急性变应性肺泡炎协作组　1989 年）

1. 根据明确的职业史

突然出现以呼吸系统损害为主的临床症状、体征和胸部 X 线表现，结合现场卫生学调查，并可参考肺功能、动脉血气分析和血清沉淀抗体测定，进行综合分析，并排除其他病因引起的类似病变后，可作出诊断。

2. 诊断及分级标准

(1) 接触反应：吸入变应原后，很快出现畏寒、发热、咳嗽、胸闷，气急、肺部听诊偶可闻及捻发音，胸部 X 线检查见双下肺纹理边缘模糊、粗乱，或无明显异常发现。上述症状可在脱离接触后短期内消退。

(2) 轻度：有中、重度咳嗽，伴有胸闷、气急、发热；肺部可闻及捻发音；胸部 X 线改变符合肺泡炎表现，其病变范围不超过 2 个肺区，血清沉淀抗体阳性。

(3) 重度：上述临床表现加重，胸部 X 线见肺泡炎改变超过两个肺区，或融合成大片模糊阴影；血清沉淀抗体阳性。

曲菌性过敏性肺泡炎

1. 本病多见于经常接触霉大麦和霉稻谷的工人和农民。
2. 临床表现有呼吸困难、发热、咳嗽和肌痛，肺部可听到干、湿罗音。
3. X 线检查显示两侧肺野有弥漫性小结节状阴影。
4. 用曲菌抗原作支气管激发试验呈阳性反应，血清沉淀素试验阳性。
5. 肺活检标本病理检查，可见到肺间质炎症和肉芽肿病变并存。

特发性间质性肺炎(一)

（日本　原泽道美）

1. 主诉劳动时气急、咳嗽、咳痰等。
2. 听诊呼气终末细湿罗音。
3. X 线可见左右肺呈弥漫性线状、网状阴影。
4. 呼吸描记图有肺活量减少，每秒率正常等限制性换气障碍表现。

有以上表现者可首先怀疑为间质性疾病。

特发性间质性肺炎(二)

（日本厚生省“弥漫性肺疾病”研究小组 1991 年）

IIP 的临床诊断标准(第三次修改)

1. 主要症状及体征

(1) 干咳。

(2) 气短。

(3) 杵状指。

(4) 细爆裂音。

2. 血液、免疫学所见

(1) 血沉增快。

(2) LDH 升高。

3. 肺功能检查

(1) 肺活量，肺总量减少(%VC，%TLC 下降)。

(2) 肺弥散能力下降(%D_LCO，%D_LCO/VA 下降)。

(3) 低氧血症(PaO_2 下降，$P_{(A-a)}O_2$ 增大)。

4. 胸部 X 线表现：同本病一致的 X 线影像。

5. 病理学检查所见(肺活检、尸检)：同本病一致的病理改变。

项目的判定

1～3 项，符合项目中 2 时，1 项以上为阳性；符合项目中 3～4 时，两项以上为阳性；在第 3 项中，符合括号内参考所见的一项以上者为阳性。

诊断的判定

确诊：含有 4 项在内符合 3 项以上或符合 4、5 项的。

可疑：含有 4 项在内符合两项者。

注意事项

1. IIP 病中，多数患者有粉尘吸入史，应该排除尘肺。

2. 伴有胶原病临床表现及辅助检查表现者，作为胶原病肺应从本病中排除。

3. 肺泡支气管灌洗液（BALF）检查，对本病无特殊变化，其诊断价值也低，但对排除其他疾病常常有用。

4. Ga 核素扫描无诊断特异性，但对病情程度的判断有意义。

5. 排除其他疾病：尘肺、肺结核、慢性支气管炎、弥漫性全细支气管炎（DPB）、过敏性肺炎、放射性肺炎、药物性肺炎、肺炎（特别是病毒性肺炎、支原体肺炎等）。

非特异性间质性肺炎（NSIP）

2002 年 ATS/ERS 发表的“IIP 的国际多学科共识分类方案”定义了 IPF 诊断的临床标准。文献中 NSIP 的临床-放射-病理的诊断依据如下。

1. 慢性或亚急性起病，可发生于任何年龄。

2. 主要临床表现为咳嗽和气短，少数患者有发热。

3. 影像学上表现为双侧间质性浸润影，而双肺斑片状毛玻璃阴影是本病 HRCT 的特征性表现。

4. 病理改变为肺泡壁明显增厚，有不同程度的炎症和纤维化，肺泡间隔内由淋巴细胞和浆细胞混合构成的慢性炎症细胞浸润是 NSIP 的病理特点，但缺乏 UIP、DIP 或 AIP 的特异性病理改变。

5. 对糖皮质激素反应好，预后良好。

特发性间质性肺炎的组织学分类和临床分类

（美国胸科学会　欧洲呼吸学会）

表 3－13　特发性间质性肺炎的组织学分类和临床分类

组织学类型	临床、放射学和病理诊断
寻常型间质性肺炎	特发性肺纤维化或隐源性纤维性肺泡炎
非特异性间质性肺炎	非特异性间质性肺炎（暂定）
机化性肺炎	隐源性机化性肺炎
弥漫性肺泡损伤	急性间质性肺炎
呼吸性细支气管炎	呼吸性细支气管炎间质肺病
脱屑性间质性肺炎	脱屑性间质性肺炎
淋巴细胞性间质性肺炎	淋巴细胞性间质性肺炎

成人肺炎支原体肺炎

（中华医学会呼吸病学分会感染学组）

鉴于肺炎支原体肺炎在我国社区获得性肺炎（community-acquired pneumonia，CAP）中占有很高的比率，且近年来发现我国肺炎支原体在体外对大环内酯类抗生素的耐药率明显高于其他国家，中华医学会呼吸病学分会感染学组成员经过充分讨论，并征求了部分学组外专家意见后，对肺炎支原体肺炎的诊治形成了如下共识，特整理发表，供临床医生参考。

肺炎支原体（Mycoplasma pneumoniae）属于柔膜体纲中的支原体目、支原体科、支原体属，最初曾被称为 Eaton 媒介（Eaton Agent），直至 20 世纪 60 年代才被确认为支原体属的一个种。肺炎支原体肺炎是由肺炎支原体引起的以间质病变为主的急性肺部感染，由于此类肺炎在临床表现上与肺炎链球菌等常见细菌引起的肺炎有明显区别，且 β-内酰胺类抗生素和磺胺类药物等治疗无效，因此临床上又将其与嗜肺军团菌、肺炎衣原体及立克次体等其他非典型病原体引起的肺炎统称为“原发性非典型肺炎”。

一、流行状况

肺炎支原体肺炎广泛存在于全球范围内，多为散发病例，3～6 年发生一次地区性流行，流行时间可长达 1 年，流行年份的发病率可以达到非流行年份的数倍，容易在学校、幼儿园及军队等人员比较密集的环境中集中发病。最近的一项包括亚洲地区在内的全球性 CAP 病原学调查结果显示，肺炎支原体肺炎占 CAP 的 12%，在所有非典型病原体感染所导致的 CAP 中所占的比率超过了 50%。与大多数国外地区相比，我国肺炎支原体肺炎的发病率可能更高。一项专门针对亚洲地区 CAP 中非典型致病原流行状况的调查结果显示，亚洲地区 CAP 中肺炎支原体肺炎占 12.2%，而我国上海和北京两地 CAP 中肺炎支原体肺炎的比率却分别高达 26.7%和 22.3%。在不久前完成的一项 7 个城市 12 家医院参加的全国性成人 CAP 致病原调查中，肺炎支原体肺炎的比率也达到 20.7%，已经超过了肺炎链球菌，成为成人 CAP 的首要致病原。

一般认为，肺炎支原体肺炎的流行较少受到气候和季节的影响，但在美国绝大多数的暴发流行都发生在夏末秋初，而我国秋冬季发病率较高，可能与秋冬季室内活动增多、空气流通差及人员接触密切有关。肺炎支原体肺炎可发生于任何年龄，但在青壮年、无基础疾病的 CAP 患者中所占比率更高，我国全国性的成人 CAP 调查结果表明，30 岁以下年龄组和 31～50 岁年龄组的肺炎支原体感染率分别高达 32.8%和 27.8%，远高于 50 岁以上的中老年患者。

二、临床表现及一般实验室检查

潜伏期为 1～3 周。发病形式多样，多数患者仅以低热、疲乏为主，部分患者可出现突发高热并伴有明显的头痛、肌痛及恶心等全身中毒症状。

呼吸道症状以干咳最为突出，常持续 4 周以上，多伴有明显的咽痛，偶有胸痛、痰中带血。呼吸道以外的症状中，以耳痛、麻疹样或猩红热样皮疹较多见，极少数患者可伴发胃肠炎、心包炎、心肌炎、脑膜脑炎、脊髓炎、溶血性贫血、弥漫性血管内凝血、关节炎及肝炎等。

阳性体征以显著的咽部充血和耳鼓膜充血较多见，少数患者可有颈部淋巴结肿大。肺部常无阳性体征，少数患者可闻及干、湿罗音。

外周血白细胞总数和中性粒细胞比率一般正常，少数患者可升高。

三、肺部影像学表现

肺部阳性体征少而影像学表现明显是支原体肺炎的一个重要特点。病变多为边缘模糊、密度较低的云雾样片状浸润影，从肺门向外周肺野放射，肺实质受累时也可呈大片实变影。部分病例表现为段性分布或双肺弥漫分布的网状及结节状间质浸润影。胸腔积液少见。与普通细菌性肺炎通常表现为下肺单一的实变影或片状浸润影相比，支原体肺炎累及上肺者或同时累及双肺者更多，且吸收较慢，即使经过有效治疗，也需要 2～3 周才能吸收，部分患者甚至延迟至 4～6 周才能完全吸收。

以上临床、实验室、影像学表现可供医生与细菌性肺炎鉴别时参考。

四、病原学诊断

血清特异性抗体检测仍然是目前诊断肺炎支原体肺炎的主要手段。颗粒凝集(particle agglutination，PA)试验和补体结合(complement fixation，CV)试验是检测肺炎支原体血清特异性抗体的传统方法，但无法区分 IgG 和 IgM，抗体滴度受 IgG 的影响较大，升高时间偏晚，高滴度抗体持续的时间较长。酶免疫测定(enzyme immunoassays，EIA)试验或免疫荧光法(immunofluorescent assay，IFA)可以分别检测肺炎支原体特异性 IgG 和 IgM，其中特异性 IgM 在感染后第 1 周即可出现，在感染后 3 周达到高峰，对早期诊断更有价值，但部分反复发生肺炎支原体感染的成年患者，特异性 IgM 可能持续阴性，因此，即使肺炎支原体特异性 IgM 多次阴性，也不能排除肺炎支原体急性感染。无论采用何种检测方法，急性期及恢复期的双份血清标本中，肺炎支原体特异性抗体滴度呈 4 倍或 4 倍以上增高或减低时，均可确诊为肺炎支原体感染，这是目前国际上公认的标准。此外，颗粒凝集试验特异性抗体滴度≥1∶160,或补体结合试验特异性抗体滴度≥1∶64,或特异性 IgM 阳性,也可作为诊断肺炎支原体近期感染或急性感染的依据。

血清冷凝集试验曾是诊断肺炎支原体感染的重要方法,但其阳性率仅为50%左右,而且呼吸道合胞病毒、腺病毒、巨细胞病毒以及肺炎克雷伯杆菌感染也可诱导血清冷凝集素的产生,因此,血清冷凝集试验结果只能作为诊断肺炎支原体感染的参考。

肺炎支原体生长缓慢,体外培养困难。近年来,人们利用肺炎支原体生长过程中分解葡萄糖并产酸的特点设计了快速培养鉴定方法,通过观察培养基颜色的变化来早期发现肺炎支原体的生长,不仅缩短了培养时间,也提高了阳性率,其临床应用价值尚待进一步研究。

基于核酸技术的肺炎支原体检测方法(如 PCR、实时 PCR 等)具有快速、简便、敏感度高的特点,但感染后肺炎支原体的持续存在、无症状的肺炎支原体携带都可能造成假阳性。

特发性间质性肺炎的分类和诊断

一、特发性间质性肺炎的分类

特发性间质性肺炎(idiopathic interstitial pneumonia, IIP)是一组原因不明的以弥漫性肺泡炎和肺泡结构紊乱最终导致肺纤维化为特征的进行性下呼吸道疾病。IIP 的分类经历了一个不断演化和修订的过程。

(一) 1969 年,Liebow 和 Carrington 将慢性间质性肺炎分为五型

1. 普通型间质性肺炎(usual interstitial pneuminia, UIP)。
2. 闭塞性细支气管炎伴间质性肺炎(bronchiolitis obliterans interstitial pneumonia and diffuse alveolar damage, BIP)。
3. 脱屑性间质性肺炎(desquamative interstitial pneumonia, DIP)。
4. 淋巴细胞间质性肺炎(lymphocytic interstitial pneumonia, LIP)。
5. 巨细胞间质性肺炎(giant cell interstitial pneumonia, GIP)。

(二) 1998 年,Katzenstein 将 IIP 以特发性肺纤维化(idiopathic pulmonary fibrosis, IPF)命名,将其分为五型

1. 普通型间质性肺炎(usual interstitial pneuminia, UIP)。
2. 脱屑性间质性肺炎(desquamative interstitial pneumonia, DIP)。

3. 呼吸性细支气管炎伴间质性肺病(respiratory bornchiolitis associated interstitial lung disease, RBILD)。

4. 急性间质性肺炎(Acute interstitial neumonia, AIP;Humman Rich syndrom)。

5. 非特异性间质性肺炎(Nonspecific interstitial pneumonia, NSIP)。

(三) 2002 年美国胸科学会(ATS)和欧洲呼吸学会(ERS)关于 IIP 的概念和分类达成了新的国际共识意见,将其分为 7 个亚型

1. 特发性肺纤维化(IPF)/隐原性致纤维化性肺泡炎(CFA)。
2. 非特异性间质性肺炎(NSIP)。
3. 隐原性机化性肺炎(cryptogenic organizing pneumonia, COP)。
4. 急性间质性肺炎(AIP)。
5. 呼吸性细支气管炎伴间质性肺病(RBILD)。
6. 脱屑性间质性肺炎(DIP)。
7. 淋巴细胞间质性肺炎(LIP)

表 3-14　IIP 的病理组织学分类与临床-影像-病理(CRP)分类对照表

组织学类型	CRP 诊断(Clinical-Radiologic-Pathologic Diagnosis)类型
普通型间质性肺炎(UIP)	特发性肺纤维化(IPF)/隐原性致纤维化性肺泡炎(CFA)
非特异性间质性肺炎(NSIP)	非特异性间质性肺炎(NSIP)
机化性肺炎(OP)	隐原性机化性肺炎(COP)
特发性弥漫性肺泡损伤(IDAD)	急性间质性肺炎(AIP)
呼吸性细支气管炎(RB)	呼吸性细支气管炎伴间质性肺病(RBILD)
脱屑性间质性肺炎(DIP)	脱屑性间质性肺炎(DIP)
淋巴细胞性间质性肺炎(LIP)	淋巴细胞性间质性肺炎(LIP)

二、特发性间质性肺炎的诊断

(一) IPF 的诊断要点

1. 有肺活检

在有外科(非经皮)肺活检时,明确 IPF 诊断要求以下几点。

(1) 外科肺活检显示与 UIP 一致的组织图像。光镜观察,病变呈斑片状分布,主要累及胸膜下及肺实质,间质炎症、纤维化和蜂窝肺改变,轻重不一,新旧病变交杂分布。

(2) 排除其他的已知的间质性肺疾病(如:结缔组织病、环境暴露等)。

(3) 肺功能:限制性通气障碍和/或弥散性功能障碍(可以单独存在于运动时)。

(4) 高分辨 CT(HRCT)显示“确定的”或“可能的”UIP 图像,表现为两肺片状、以基底部为主的网状阴影,可有少量磨玻璃影,在纤维化严重的区域,常有牵引性支气管和细支气管扩张,和/或胸膜下的蜂窝样改变。

2. 无肺活检

在缺乏外科手术肺活检的情况下,IPF 仍不能确定时,对免疫功能健全的成人,如符合下列全部主要诊断标准,以及 4 项次要标准中的 3 项,则将提高 IPF 临床诊断的正确性。

主要诊断标准如下。

(1) 排除已知 ILD 的原因。

(2) 肺功能显示限制性通气障碍和(或)气体交换障碍。

(3) 高分辨 CT(HRCT)见两肺基底部网状阴影,小范围磨玻璃样改变。

(4) 经支气管肺活检(TBLB)和支气管肺泡灌洗(BAL)无支持其他疾病的证据。

次要标准如下。

(1) 年龄>50 岁。

(2) 隐匿起病,不能解释的运动后呼吸困难。

(3) 疾病持续时间>3 个月。

(4) 双肺底部可闻及吸气性爆裂音(干性或 Velcro 音)。

(二) NSIP 的诊断要点

原因不明的 NSIP 称为特发性 NSIP,其诊断标准如下。

(1) 中老年为主,平均年龄 49 岁。

(2) 慢性或亚急性起病,主要临床表现为渐进性的呼吸困难、咳嗽,少数患者有发热。

(3) 影像学上表现为双侧下肺为主的磨玻璃影或双肺的网状影。一般无蜂窝肺。

(4) 组织学特点为病变时相一致的不同程度的炎症和纤维化,缺乏 UIP、DIP 或 AIP 的特异性病理改变。根据间质炎症细胞的数量和纤维化的程度,将其分成富于细胞型和纤维化型两个亚型。

(5) 富于细胞型对激素反应好,预后良好。

(三) COP 的诊断要点

1. 临床疑似诊断

(1) 持续干咳、呼吸困难、发热。

(2) 肺部爆裂音,无杵状指。

(3) X线表现弥漫性肺泡或肺间质浸润性阴影,呈游走性。一般无蜂窝肺。

(4) 抗生素治疗无效,并排除肺结核、支原体、真菌等感染。

(5) 支气管肺泡灌洗液中细胞数增多,淋巴细胞及中性粒细胞比例增多。

(6) 肾上腺皮质激素治疗效果显著。

2. 组织学确诊

(1) 呼吸性细支气管及其以下小气道和肺泡腔内机化性肺炎改变。

(2) 肺泡腔内增生的纤维母细胞/肌纤维母细胞通过肺泡间孔连接,肺泡结构无破坏。

(3) 病变时相一致,呈斑片状和支气管周分布。肺间质轻度慢性炎。

(四) AIP 的诊断要点

本病无特异性的临床诊断指标,最重要的是应根据临床过程及 HRCT 表现及时想到该病存在的可能。

1. 当患者出现以下临床症状时应考虑 AIP 存在的可能

(1) 短期内进行性呼吸困难。

(2) X线胸片显示弥漫、双侧性肺泡腔内阴影,CT 扫描表现为双侧对称斑片状磨玻璃影,这种改变与急性呼吸窘迫综合征(ARDS)类似。

(3) 持续恶化低氧血症。

(4) 无感染依据。

2. 光镜下 AIP 呈弥漫性肺泡损伤的机化期形态

(1) 病变时相一致。

(2) 肺泡间隔显著增宽。

(3) 肺泡腔见Ⅱ型上皮增生,透明膜形成。

(4) 细支气管上皮可磷化。晚期(恢复期)致蜂窝样纤维化。

(五) RBILD 的诊断要点

1. 一般均有吸烟史。

2. HRCT 多显示肺网状结节影,缺少毛玻璃样影。

3. 呼吸性细支气管及其周围气腔内大量含色素的巨噬细胞聚集,远端气腔不受累。

4. 有呼吸性细支气管炎。

5. 肺泡间隔增宽,纤维化不明显,无蜂窝肺。

(六) DIP 的诊断要点

1. 多有吸烟史,平均发病年龄是 42 岁,男性多见。

2. 主要症状是咳嗽和呼吸困难，半数患者有杵状指。

3. 肺功能：限制性通气障碍，伴有弥散功能降低和低氧血症。

4. 影像学：约1/4患者X线和HRCT显示肺弥漫毛玻璃样影，后期可呈线状、网状、结节状影。

5. 组织学

(1) 呼吸性细支气管及其周围气腔(包括远端气腔)内有大量含色素的巨噬细胞聚集。

(2) 肺泡壁轻至中度纤维组织增生。

(3) 肺间质轻度慢性炎细胞浸润。

(4) 一般无纤维母细胞灶或不明显。

(七) LIP的诊断要点

1. 多为成年人。在HIV感染人群、其他免疫缺陷和自身免疫性疾病相对常见，1/3患者伴有Sjögren综合征。

2. 主要症状为咳嗽和渐进性呼吸困难。

3. X线表现为肺实变和血管周围浸润影。CT表现为磨玻璃影中散在有囊状阴影。

4. 肺间质和肺泡隔内有较多的淋巴细胞、浆细胞和组织细胞浸润，并沿小气管和血管分布，常有淋巴滤泡的形成。免疫组织化学染色显示Ig轻链呈多克隆性表达。

5. Ⅱ型肺泡上皮增生，肺泡腔内多量巨噬细胞(泡沫细胞)聚集。可以见到非坏死性肉芽肿形成。

IIP各型主要病理组织学特征及其鉴别诊断见表3-15。

表3-15 IIP各型主要病理组织学特征

病理特征	UIP	NSIP	DIP	RBILD	AIP	COP	LIP
病理表现	多变	一致	一致	一致	一致	一致	一致
淋巴细胞和浆细胞浸润	少	多	少	少	少	少	多，肺泡间隔弥漫浸润
胶原纤维化	有，斑片状	程度不一，弥漫性	程度不一，弥漫	灶状，轻微	无	灶状，轻	灶状，轻
纤维母细胞灶	明显	偶见	无	无	弥漫	少	偶见
BOOP样改变	无	偶有，局灶性	无	无	无	有	轻微
镜下蜂窝肺	有	罕见	无	无	无	无	无

（续表）

肺泡内巨噬细胞聚集	偶有，局灶性	偶有，斑片状	有，弥漫	细支气管周围	无	轻微	轻微
透明膜形成	无	无	无	无	有	无	无

注：BOOP：闭塞性细支气管炎伴机化性肺炎。

特发性间质性肺炎分类

（美国胸科协会　欧洲呼吸学会　2002 年）

特发性间质性肺炎分类如下。

（1）非特异性间质性肺炎。

（2）普通型间质性肺炎。

（3）机化性肺炎。

（4）淋巴细胞性间质性肺炎。

（5）脱屑型间质性肺炎。

（6）弥漫性肺损伤。

特发性肺(间质)纤维化

（中华医学会呼吸病学分会　2002 年）

弥漫性间质性肺疾病（ILD）是以弥漫性肺泡单位慢性炎症和间质纤维化为主要病理特征的一大组疾病，特发性肺纤维化（IPF）是其常见类型。多年来，对 IPF 概念的理解一直存在着差异。随着高分辨 CT（HRCT）和支气管肺泡灌洗液（BALF）检测等实验室技术的临床应用，特别是胸腔镜和开胸肺活检的开展，使本病从病理组织学上有了明确认识。为规范本病的诊断和治疗，特制定本指南（草案）如下。

概　　念

IPF 是指原因不明并以普通型间质性肺炎（UIP）为特征性病理改变的一种慢性炎症性间质性肺疾病，主要表现为弥漫性肺泡炎、肺泡单位结构紊乱和肺纤维化。UIP 不同于特发性间质性肺炎（IIP）的其他类型，如特发性脱屑性间质性肺炎/呼吸性细支气管炎伴间质性肺病（DIP/RBILD）、特发性非特异性间质性肺炎(NSIP)和急性间质性肺炎(AIP)。

诊 断 要 点

一、临床表现

1. 发病年龄多在中年以上,男∶女≈2∶1,儿童罕见。

2. 起病隐袭,主要表现为干咳、进行性呼吸困难,活动后明显。

3. 本病少有肺外器官受累,但可出现全身症状,如疲倦、关节痛及体重下降等,发热少见。

4. 50%左右的患者出现杵状指(趾),多数患者双肺下部可闻及 Velcro 音。

5. 晚期出现发绀,偶可发生肺动脉高压、肺心病和右心功能不全等。

二、X线胸片(高千伏摄片)

1. 常表现为网状或网状结节影伴肺容积减小。随着病情进展,可出现直径多在 3～15 mm 大小的多发性囊状透光影(蜂窝肺)。

2. 病变分布多为双侧弥漫性,相对对称,单侧分布少见。病变多分布于基底部、周边部或胸膜下区。

3. 少数患者出现症状时,X 线胸片可无异常改变。

三、HRCT

1. HRCT 扫描有助于评估肺周边部、膈肌部、纵隔和支气管-血管束周围的异常改变,对 IPF 的诊断有重要价值。

2. 可见次小叶细微结构改变,如线状、网状、磨玻璃状阴影。

3. 病变多见于中下肺野周边部,常表现为网状和蜂窝肺,亦可见新月形影、胸膜下线状影和极少量磨玻璃影。多数患者上述影像混合存在。在纤维化严重区域常有牵引性支气管和细支气管扩张,和(或)胸膜下蜂窝肺样改变。

四、肺功能检查

1. 典型肺功能改变为限制性通气功能障碍,表现为肺总量(TLC)、功能残气量(FRC)和残气量(RV)下降。1 秒钟用力呼气容积/用力肺活量(FEV_1/FVC)正常或增加。

2. 单次呼吸法一氧化碳弥散(D_LCO)降低,即使在通气功能和肺容积正常时,D_LCO 也可降低。

3. 通气/血流比例失调,PaO_2、$PaCO_2$ 下降,肺泡-动脉血氧分压差

［$P_{(A-a)}O_2$］增大。

五、BALF检查

1. BALF检测的意义在于缩小ILD诊断范围，即排除其他肺疾病（如肿瘤、感染、嗜酸粒细胞肺炎、外源性过敏性肺泡炎、结节病和肺泡蛋白沉积症等）。但对诊断IPF价值有限。

2. IPF患者的BALF中中性粒细胞（PMN）数增加，占细胞总数5％以上，晚期部分患者同时出现嗜酸粒细胞增加。

六、血液检查

1. IPF的血液检查结果缺乏特异性。

2. 可见红细胞沉降率增快，丙种球蛋白、乳酸脱氢酶（LDH）水平升高。

3. 出现某些抗体阳性或滴度增高，如抗核抗体（ANA）和类风湿因子（RF）等可呈弱阳性反应。

七、组织病理学改变

1. 开胸/胸腔镜肺活检的组织病理学呈UIP改变。

2. 病变分布不均匀，以下肺为重，胸膜下、周边部小叶间隔周围的纤维化常见。

3. 低倍显微镜下呈"轻重不一，新老并存"的特点，即病变时互不均一，在广泛纤维化和蜂窝肺组织中常混杂炎性细胞浸润和肺泡间隔增厚等早期病变或正常肺组织。

4. 肺纤维化区主要由致密胶原组织和增殖的成纤维细胞构成。成纤维细胞局灶性增殖构成所谓的"成纤维细胞灶"。蜂窝肺部分由囊性纤维气腔构成，常常内衬以细支气管上皮。另外，在纤维化和蜂窝肺部位可见平滑肌细胞增生。

5. 排除其他已知原因的ILD和其他类型的IIP。

诊断标准

诊断IPF标准可分为有外科（开胸/胸腔镜）肺活检资料和无外科肺活检资料。

一、有外科肺活检资料

1. 肺组织病理学表现为UIP特点。

2. 排除其他已知病因所致的间质性肺疾病，如药物、环境因素和风湿性疾病等所致的肺纤维化。

3. 肺功能异常，表现为限制性通气功能障碍和（或）气体交换障碍。

4. 胸片和 HRCT 可见典型的异常影像。

二、无外科肺活检资料（临床诊断）

缺乏肺活检资料原则上不能确诊 IPF，但如患者免疫功能正常，且符合以下所有的主要诊断条件和至少 3/4 的次要诊断条件，可临床诊断 IPF。

1. 主要诊断条件

（1）除已知原因的 ILD 外，如某些药物毒性作用、职业环境接触史和风湿性疾病等。

（2）肺功能表现异常，包括限制性通气功能障碍（VC 减少，而 FEV_1/FVC 正常或增加）和（或）气体交换障碍[静态/运动时 $P_{(A\text{-}a)}O_2$ 增加或 D_LCO 降低]。

（3）胸部 HRCT 表现为双肺网状改变，晚期出现蜂窝肺，可伴有极少量磨玻璃影。

（4）经支气管肺活检（TBLB）或 BALF 检查不支持其他疾病的诊断。

2. 次要诊断条件

（1）年龄＞50 岁。

（2）隐匿起病或无明确原因进行性呼吸困难。

（3）病程≥3 个月。

（4）双肺听诊可闻及吸气性 Velcro 音。

鉴别诊断

IPF 除了与其他原因引起的 ILD 相鉴别外，还需要与其他类型的 IIP 相鉴别。IPF 占所有 IIP 的 60%以上，NSIP 次之，而 DIP/RBILD 和 AIP 相对少见。把 UIP 与其他类型 IIP 区别开来至关重要，因其治疗和预后有很大区别。

一、DIP/RBILD

1. DIP 为男性多发，绝大多数为吸烟者。起病隐袭、干咳，进行性呼吸困难。半数患者有杵状指（趾）。实验室检查无特殊，肺功能呈限制性通气功能障碍，弥散功能降低，但不如 IPF/UIP 显著。影像学上早期出现双肺磨玻璃样改变，后期也出现线状、网状、结节状间质影像。与 UIP 不同的是 DIP 通常不出现蜂窝样改变。

RBILD 的临床表现同 DIP。杵状指（趾）相对少见。影像学上 2/3 患者

HRCT 出现网状-结节影，未见磨玻璃影。

2. DIP 显著的病理学改变是肺泡腔内肺泡巨噬细胞（AM）均匀分布，见散在多核巨细胞。与此相伴的是轻、中度肺泡间隔增厚，伴少量炎性细胞浸润，无明显的纤维化和成纤维细胞灶。在低倍镜下病变均匀分布，时相一致，与 UIP 分布多样性形成鲜明对比。当 AM 聚积以细支气管周围气腔为主，而远端气腔不受累时，这一病理便称为 RBILD。

3. 多数患者糖皮质激素治疗反应良好。

二、AIP

1. AIP 原因不明，起病急剧，临床表现为咳嗽、严重呼吸困难，继之很快进入呼吸衰竭。多数病例发病前有“感冒”样症状，半数以上患者有发热。肺部影像学检查表现为双侧弥漫性网状、细结节及磨玻璃样阴影。急骤进展可融合成斑片乃至实变影。

2. 病理表现为弥漫性肺泡损伤（DAD）机化期改变。

3. AIP 预后不良，病死率极高，生存期很短，多在 1～2 个月内死亡。

三、NSIP

1. 可发生于任何年龄，男性多于女性，主要临床表现为咳嗽、气短，少数患者有发热。

2. 影像学上表现为双侧间质性浸润影，双肺斑片磨玻璃阴影是本病 CT 特征性所见。

3. 病理改变为肺泡壁明显增厚，呈不同程度的炎症和纤维化，病变时相一致，但缺乏 UIP、DIP 或 AIP 的特异性改变。肺泡结构破坏较轻，肺泡间隔内由淋巴细胞和浆细胞混合构成的慢性炎症细胞浸润是 NSIP 的特点。

4. 本病对糖皮质激素反应好，预后良好。

原发性间质性肺炎

（日本厚生省肺纤维化症调查研究班）

1. 主要症状及体征

（1）干咳。

（2）呼吸困难（Hugh－Jones Ⅱ度以上）。

（3）杵状指。

（4）特异性罗音：小水泡音或捻发音。

2. 胸部放射线所见

(1) 阴影的分布：弥漫性、散在性、下肺野＞上肺野，呈边缘性分布。

(2) 肺野的形状：颗粒状、云絮状、颗粒加小轮状(网状)、多发性网状。

(3) 肺野的缩小：横膈上举、下肺野缩小。

3. 肺功能检查

(1) 肺容量减少：VC%、TLC%下降。

(2) 低氧血症：PaO_2 下降，$P_{(A-a)}O_2$ 扩大。

(3) 肺弥散功能下降：D_LCO%、D_LCO/VA 下降。

4. 血液免疫学检查

(1) 血沉加快。

(2) 乳酸脱氢酶(LDH)上升。

(3) 类风湿因子阳性。

5. 病理检查(尸检、肺活检)

符合原发性间质性肺炎的组织象。

诊断判定

确诊：有包括 2 在内的 3 项以上或满足 2、5 两项要求者。

可疑：满足包括 2 在内的两项者。

排除疾病的规定：尘肺、肺结核、弥漫性细支气管炎、肺炎、肺癌、肺结节病、胶原病、过敏性肺炎、放射性肺炎、药物性肺炎。

脱屑性间质性肺炎

1. 可见于任何年龄，以青壮年多见。

2. 一般呈急性经过，有阵发性干咳、喘和发绀显著，体温可超过 39℃。

3. 两肺可闻及捻发音，半数有杵状指，临床酷似重症肺炎。

4. 发病前多有上呼吸道感染史。

5. 如反复发作可演变为弥漫性肺间质纤维化。胸部 X 线可见散在团块状阴影。

6. 肺功能检查　用力肺活量下降，肺顺应性降低，残气量增加。PaO_2 下降，肺泡-动脉氧分压差升高，$PaCO_2$ 下降(提示过度通气)。CO_2 弥散功能降低。

7. 经纤维支气管镜或开胸肺活检　肺组织大体标本为灰黄色，切面有僵硬或结节感。光镜下示肺泡腔或细支气管腔内有成堆巨噬细胞和少量Ⅱ型肺泡细胞,胞浆内酸性细胞质含有过碘酸雪夫(PAS)染色阳性的黄棕色颗粒。电镜下显示,肺泡腔内的Ⅱ型肺泡细胞有大量的微纤毛和特征性的嗜锇酸板状包涵体,核增大而有深切迹,故具有双核样轮廓。

间质性肺炎的分类

目前被较多学者所采用的分类是援引 Katzenstein 和 Fiotelli 提出的分类法。

1. 急性间质性肺炎(AIP)

2. 慢性间质性肺炎包括

(1) 普通型间质性肺炎(UIP)。

(2) 脱屑性间质性肺炎(DIP)。

(3) 未分型慢性间质性肺炎(NIP)。

3. 其他包括

(1) 淋巴细胞性间质性肺炎(LIP)。

(2) 巨细胞性间质性肺炎(GIP)。

(3) 肉芽肿性间质性肺炎。

弥漫性泛细支气管(DPB)

日本厚生省特定疾患间质性肺疾病调查研究班在 1980 年首次推出 DPB 的诊断标准后几经修改,于 1995 年再次确定新的临床诊断标准。

(1) 临床症状:持续性咳嗽、咳痰、活动时气短。

(2) 胸部听诊:断续性湿罗音,有时伴有干罗音或高调喘鸣音。

(3) 胸部 X 线:双肺弥漫分布的颗粒样结节状阴影及肺的过度膨胀,进展期病例可见支气管扩张,胸部 CT 检查呈小叶中心性颗粒样结节状阴影。

(4) 肺功能检查:1 秒率降低(<70%),动脉血氧分压降低(<10.7 kPa),可伴有肺活量减少,残气量增加,通常无肺弥散功能降低。

(5) 实验室检查:冷凝集效价增高 64 倍以上。

(6) 有慢性鼻窦炎或既往有鼻窦炎病史(尽可能经 X 线证实)。

满足上述(1)~(6)项者 DPB 的临床诊断即可成立,但最终确诊需病理组织学检查。

嗜酸粒细胞性肺炎(EP)

第17、18版西塞尔内科学已将其独立列为专节描述，认为是一种病因不明的慢性间质性肺疾病。自Carrington提出慢性EP(CEP)后，陆续有文献报道急性嗜酸粒细胞性肺炎(AEP)。其临床和病理均与CEP相似，只是病程较短，且可致急性呼吸衰竭、低氧血症，故而现代的嗜酸粒细胞性肺炎应包括AEP和CEP两种情况。

急性嗜酸粒细胞性肺炎

1989年，Badesch和Allen等命名急性嗜酸粒细胞性肺炎(AEP)后，相继有一些病例报道。其临床症状为发热及急性呼吸衰竭，X线表现为肺弥漫性阴影及嗜酸粒细胞向肺组织浸润征象，为非感染性的炎症性疾病。按Allen的诊断标准为：1周以内的急性发作病程；低氧血症($PaO_2<60$ mmHg)；X线上表现为肺弥漫性阴影；BALF中嗜酸粒细胞增多在25%以上；有感染和喘息症状，但无明显的特应性反应病史；激素治疗具有良好的快速反应。

农　民　肺

1. 明确的接触发霉饲料后的发病史。
2. X线片中见到肺部弥漫性病变。
3. 查到对嗜热性放线菌中一种以上的抗体。

饲　鸽　者　肺

诊断依据如下。

(1) 有抗原密切接触史。

(2) 呼吸困难伴干咳，肺部闻及Velcro音。

(3) X线呈弥漫性间质改变。

(4) 肺功能呈限制性通气功能障碍和不同程度的低氧血症。

(5) 进一步确定诊断尚需做血清沉淀抗体检查和肺活检，此外支气管肺泡灌洗液细胞学检查有一定参考价值，淋巴细胞增加，$CD8^{+}>CD4^{+}$。

本病患者若脱离抗原，包括养鸽环境，在早期可自行缓解。

夏 季 肺 炎

1. 夏季发病。
2. 有经过数年在同一季节复发的病例。
3. 可见家族发病。
4. 居住处和环境可能诱发。
5. 以咳嗽、呼吸困难、发热为主要症状。
6. 胸部 X 线表现为弥漫性小结节阴影。
7. 血沉快、白细胞增加。
8. 肺功能减低。
9. OT 反应多数病例为阴性。
10. 病理组织学表现为肉芽肿性肺炎。

夏季型过敏性肺炎

1. 夏季在家期间出现反复发热、咳嗽和呼吸困难。

2. 临床经过、放射学及呼吸功能检查(满肺均可闻及爆裂音，以肺底部明显)；胸片上可见小结节状、结节状及网状结节阴影，波及两肺，但无肺门淋巴结肿大。急性发作时肺活量和弥散量降低，相当于预计值的 80%。

3. 间接荧光抗体法和沉淀法抗体检测，可检测有皮肤毛孢子菌的循环抗体。

4. 经支气管肺活检可获得形态学改变，并达到国际公认的诊断标准。

Q 热 肺 炎

临床上可表现为不典型肺炎、快速进展型肺炎和无肺部症状型肺炎 3 种形式。起病大多较急(也可缓慢起病)，几乎所有患者均有发热，伴有寒意或寒战，于 2～4 天内升达 39～40℃，呈弛张型，75%的病例有明显的头痛，这一特点有助于和其他肺炎相鉴别。除发热、头痛之外,尚有肌肉疼痛(尤以腰肌、腓肠肌为著)、脸及眼结膜充血、腹泻、疲乏、大汗衰竭等表现。偶有眼球后疼痛及关节痛,无皮疹。

呼吸道症状并不突出,仅28%患者于病程第3~4天出现干咳、胸痛,有少量黏痰或痰中带血。体检时可在肺底闻及少许湿罗音,快速进展型肺炎可有肺实变的体征。大多数患者无呼吸道症状,仅在胸片检查时发现肺炎的存在。5%患者有脾肿大,X线检查约半数患者两肺下叶有一个或多个、大小不等的圆形或锥形实变阴影。35%病例有少量胸腔积液。

本型Q热病程一般为10~14天。

Q热肺炎的X线表现

Q热肺炎X线表现的常见特征是:呈肺段炎性模糊影且吸收缓慢,常伴有肺体积缩小,有时发生肺叶实变,病变多发生在下叶,可多发或单发,线形肺不张少见,一般无胸膜渗出。

隐源性机化性肺炎(COP或BOOP)

Davison等1983年首先报告了COP,此病表现为气喘、不适、发热、血沉快,X线胸片可见肺炎改变,肺功能检查为限制性通气障碍,弥散功能降低;肺活检示组织学典型特征为:在肺泡、肺泡管,偶尔在呼吸性细支气管内存在由"胶原和网硬蛋白形成疏松的纤维"构成的结缔组织,但保存了支气管肺泡结构。某些患者可见肺间质慢性炎细胞浸润及部分纤维化。COP对皮质激素治疗反应良好,无论症状、X线胸片及肺功能均可得到迅速改善。Epler等1985年总结了30年开胸肺活检的组织学改变,提出了BOOP的名称。现在已知BOOP与COP完全相同。

闭塞性细支气管机化性肺炎(BOOP)

咳嗽、呼吸困难、发热等症状可有可无。当胸部X线检查发现双侧或一侧出现多发性斑状阴影时,可考虑到本病。尤其各种抗生素治疗无效,并否定支原体肺炎、军团菌病之后,BOOP的可能性就更大。如行开胸活检,可见相应的病理改变；或行支气管肺活检，可见肺泡壁炎症及OB(闭塞性细支气管炎)、OP(机化性肺炎)等改变。

毛细支气管炎(一种病毒性肺炎)

（中华人民共和国卫生部　1986年）

诊　断　依　据

2岁以内发病，多发生于6个月以内。急性发病、突然发作性喘憋为本病的特点。发病前常先有感冒，发作时烦躁不安，呼吸、心率增快，有鼻翼扇动、三凹征，发绀明显。可有高热，但多在38℃以下或不发热。两肺听诊有广泛哮鸣音，不喘时可听到中、细湿罗音或捻发音。

支气管肺炎

（中华人民共和国卫生部　1986年）

病因：① 细菌性：主要由肺炎球菌、流感杆菌、金黄色葡萄球菌、大肠杆菌等引起。② 病毒性：主要由腺病毒、呼吸道合胞病毒、流感病毒或副流感病毒引起。

诊断依据：急性发病，发热(热度可高可低，部分可无发热)，咳嗽，可有呼吸困难(如鼻翼扇动、三凹征、点头呼吸、呻吟等症状，幼婴、体弱儿及营养不良儿可表现不明显)及发绀。听诊肺部有中、细湿罗音。

X线检查：胸部X线摄片或胸部透视有节段或大片阴影。

球形肺炎

球形肺炎是一种比较少见的肺部急性炎症，其临床表现、症状和体征与一般肺炎相似，但肺部X线表现特殊，呈孤立性球形病变。其诊断要点如下。

(1) 急骤起病，有畏寒、发热、胸闷、胸痛、咳嗽等一般呼吸道症状。

(2) 白细胞总数增高。

(3) 肺野出现圆形、卵圆形或类圆形阴影，边缘模糊或大部分模糊。

(4) 病灶密度较淡或中等密度。中心密度高,边缘密度低。

(5) 病灶周围有小片状炎症,或邻近肺门侧血管纹理增多、增粗,显示“局部充血征”。

肺癌引起的阻塞性肺炎

1. 年龄大于 40 岁,男性多见。

2. 多为鳞状上皮癌。

3. 起病缓慢,逐渐发热。

4. 首发症状常为刺激性呛咳、咳痰、痰中带血丝。

5. 有时出现顽固性剧烈胸痛。

6. 体检时局部可闻及固定性哮鸣音。

7. 抗炎治疗炎症吸收缓慢,疗程达 2 周以上。

8. 在同一部位反复发生感染,且不断恶化,尤其是肺段、肺叶肺炎,伴肺体积缩小。

9. 如果是已经确诊为肺癌的患者,怀疑其是否发生肺炎时应及时摄 X 线胸片、血象检查、痰涂片及痰细菌培养;如果原来不知患者患有肺癌,即患者是以肺炎为肺癌的首发表现时,可在抗炎治疗的同时进行必要的检查:病灶断层(X 线检查、CT),支气管镜检查、痰找癌细胞、经皮或经支气管镜肺活检。

流行性喘憋性肺炎

(全国小儿呼吸道疾病学术会议　1987 年)

1. 流行病学

(1) 暴发和广泛流行,短期内发病者突然增多。

(2) 流行季节:一般我国南方多在夏秋季,以 6～9 月为多;北方多在冬春季,以 1～3 月为多。

(3) 发病年龄:多在 2 岁以内,但大面积流行时,可有少数 3～4 岁,或个别更大年龄的儿童发生。

2. 病原

病原还不是非常明确,每次流行不一定是相同病原。

3. 临床

(1) 临床表现:本病潜伏期约 1～4 天,临床上呈典型、不典型毛细支气管炎或肺炎经过，即于短暂前驱期（可有发热、微咳、喷嚏、流鼻涕等症状）之后进入喘憋期。此期以喘憋和发作性喘憋加重为特征，可出现咳嗽、鼻翼扇动、呼吸急促、心率增快。重者极端烦躁、面色灰白、口唇及指、趾发绀、三凹征明显。肺部叩诊呈过清音，听诊有哮鸣音及小湿罗音，在极重的发作性喘憋情况下，甚至听不到呼吸音、哮鸣音及湿罗音。患儿心率及呼吸极度加速，小婴儿重者呼吸每分钟可达 80 次，心率 200 次以上。X 线检查可见支气管周围炎或斑片状阴影、肺气肿。多数患儿外周血白细胞正常或偏低，少数轻度增高。本病发热多在 37.5～39℃，但也有 37.5℃以下或高热者。

(2) 分型：普通型（喘憋症状较轻，持续时间短）、重型（喘憋重，反复发作性喘憋加重，持续时间长，有的患儿可有疑似心力衰竭）、极重型（发作性喘憋加重不易缓解，并发心力衰竭、呼吸衰竭，少数患儿还可出现腹胀、胃肠道出血等）。

(3) 经过：一般发病 2～4 天发作性喘憋缓解，咳喘及其他症状逐渐好转，整个病程为 4～7 天。重者在喘憋期出现并发症，少数患儿死亡。

重症肺炎

（全国小儿重症肺炎研讨会　1989 年）

以下几点可作为重症肺炎诊断标准的参考。

(1) 腺病毒肺炎或其他病毒性肺炎有继发细菌感染者；或细菌性肺炎交叉感染病毒。

(2) 呼吸极端困难，发绀明显，肺部罗音密集或有肺实变体征，X 线检查示大片状阴影者。

(3) 有心力衰竭、呼吸衰竭、脑病、微循环障碍及出现休克或（和）DIC 任何一项者。

(4) 并有脓胸、脓气胸或（和）败血症、中毒性肠麻痹者。

(5) 有多器官功能衰竭者。

(1)、(2)项为基本条件，再加上(3)～(5)项中任何一项者即为重症肺炎。

休克型肺炎（中毒型肺炎）

1. 严重肺炎发生毒血症，起病急骤，有恶寒高热、血压下降至 10.6/6.6 kPa (80/50 mmHg)以下，病情迅速恶化；原有高血压者，血压下降 20%以上，脉压差小于 2.6 kPa(20 mmHg)，常伴有心率增快、面色苍白、四肢厥冷、出冷汗、脉搏及心音减弱。可出现神志模糊或烦躁不安，有时血压测不到，少尿或无尿。

2. 血白细胞总数及中性粒细胞增高或减低，细胞内有中毒颗粒，核左移。

3. X线检查　肺炎呈多样性，病变范围不一定与症状的严重度成正比。

坏死性肺炎

坏死性肺炎是介于肺炎与肺脓肿之间的一种肺部坏死性感染性疾病。国外文献早有论述，但国内很少有人应用这一诊断，现结合文献总结如下。

(1) 坏死性肺炎是由多种细菌混合感染，尤其是厌氧菌感染所引起肺实质的一种化脓性炎症。

(2) 肺内病变为多发小区域的坏死。

(3) 临床上以发热、咳嗽、大量脓臭痰为特征。

(4) X线空洞大小诊断标准，多数文献认为肺内多发小空洞≤1.0 cm。

(5) 治疗上应积极采用大剂量、联合使用抗生素，至少包括一种抗厌氧菌感染的药物，同时疗程要长。

(6) 预后差，尤其是厌氧菌坏死性肺炎病死率高达30%。

难治性肺炎

难治性肺炎是指在诊断上不易明确真正的致病微生物的肺部感染，或数种致病菌混杂存在，经常被认为有效的药物治疗，虽经相当时日亦不见功效，或症状稍缓解又多次反复，病程拖延，并发症多，预后堪虑的一类病例，其临床特点如下。

(1) 难治性肺炎常发生在老年人。

(2) 致病菌常数种同时存在，故对一般抗生素容易产生耐药性，初用疗效尚好，但不能持久，时间一长疗效下降，症状反复加重，形成顽固难治病例。

(3) 感染的来源往往由于病毒感染并发细菌感染、误吸性感染、院内交叉感染等。

(4) 难治性肺炎多为支气管肺炎和间质性肺炎，病情危重，难以治愈。

(5) 临床表现常不典型，这类患者起病常为隐袭，很少有突然寒战继而高热者。热度往往不高甚至不觉发热，或有受寒史，继之出现上呼吸道炎症，经治疗不仅无效，反而症状加重，严重者发生气促和呼吸困难。病情继续恶化，可导致无欲状、神志模糊或嗜睡等神经症状，易引起重视。

中毒性肺炎

1. 病因　刺激性气体进入呼吸道深部，到达肺泡，易引起肺实质的炎症反应。此外，锰、镉、烟尘等吸入及汽油呛入肺内而引起肺炎，亦是常见原因。

2. 中毒性肺炎的症状除上呼吸道刺激症状外，主要表现为胸闷、胸痛、气急、剧咳、咳痰，有时痰中带有血丝。

3. 白细胞总数和中性粒细胞比例均增高，2～3 天内可恢复正常，如持续增高，则有继发细菌性感染的可能。

4. X 线征象可有局部片状阴影和密度不高的点状阴影，肺纹理增粗，边缘不整，上肺野比较清晰。

5. 治疗原则同中毒性呼吸道炎症，必要时加用抗生素。

类脂性肺炎

1. 有吸入油脂类物质(如汽油、煤油、石蜡油、油类滴鼻药等)史。

2. 可有发热和全身不适，呛咳、干咳或咳痰，胸部有压迫感。病变广泛者出现呼吸困难和发绀，肺部呼吸音减弱和湿罗音。

3. X 线检查　吸入初期呈阻塞性肺气肿征；2～3 天后显示斑片状阴影，局限于 1 个或数个肺段，以两肺下叶基底段或右肺上叶后段较多见；2 个月后逐渐吸收，可遗留肺纤维条索影。慢性阶段表现为两肺下部间质纤维化或有油性肉芽肿形成。

4. 痰中找到油滴或含油滴的巨噬细胞，苏丹Ⅲ染色呈鲜红色。经支气管肺活检病理检查对诊断有助。

脂肪性肺炎

1. 病史　多有下列病史。

(1) 老年慢性病者，特别是伴有吞咽困难的老年或体弱患者，在服用油脂性药物如鱼肝油或油脂性缓泻剂时误吸入肺。

(2) 小儿特别是营养不良儿，有食管憩室者，饮牛奶或鱼肝油时误呛入肺。

(3) 鼻腔内用药(其中含有油类)，可沿后鼻孔吸入肺部。

(4) 遇难海轮,燃料油外漏浮于海面,此油吸入肺内。

(5) 支气管造影、淋巴管血管造影后油剂未排出。

2. 症状

大多数患者没有症状,多半是胸透时发现异常。少数人出现慢性咳嗽、活动后呼吸困难,有时可有胸痛、咯血、低热、盗汗及体重减轻等。大量油剂吸入时,可有高热,产生弥漫性肺纤维化及肺心病。

3. 体征

可完全正常;亦可有发热,心动过速。偶有浊音、支气管肺泡呼吸音和湿罗音。

4. 血气分析

轻症者休息时正常,活动后可有低氧血症,重症者休息时亦有低氧血症、低碳酸血症及呼吸性碱中毒。

5. 痰特异性检查

痰中可找到含脂滴的吞噬细胞,用苏丹Ⅲ或Ⅳ染色,脂滴呈深黄色,直径5~10 μm,脂滴亦可见于细胞外。

6. X线检查

早期为炎症表现,显示肺泡浸润,根据吸入油剂的多少,病变可为单侧或双侧,局灶性或弥漫性,可分为若干节段,影像致密均匀,边缘模糊,有时可相当清晰,常见右肺底部或下叶尖段,肺门阴影加深,偶有胸膜反应;在慢性病例偶可形成"石蜡瘤",直径 2~3 cm 的圆形致密阴影,周围为间质纤维化和散在粟粒状油性肉芽肿,这些表现有助于与肺癌鉴别;后期呈纤维化病灶,条索状或结节状。

7. 肺 CT 检查

能准确地发现肺肿块中的脂肪,脂肪密度与肿瘤不同,故可以鉴别。

胆固醇性肺炎

1. 病史　常有下列病史。

(1) 慢性支气管肺感染,如慢性支气管炎、肺脓肿、支气管扩张、肺癌等。

(2) 吸入二氧化锑、矽末、赤铁矿末、铅或炭等粉末。

(3) 大量吸烟者,Ⅱ型肺泡上皮细胞内含较多的胆固醇结晶。

(4) 放射治疗后。

2. 症状　较一般细菌性肺炎轻微,抗炎治疗后吸收缓慢。

3. 肺穿刺活检　对诊断有重要价值。

4. 分类　按气道有无阻塞分为两类。

(1) 胆固醇性肺炎合并支气管阻塞：广泛性肺病变引起的弥漫性间质性肺炎、支气管癌引起的阻塞性肺炎以及阻塞性细支气管炎，由于炎症存在，引起慢性支气管阻塞，继发胆固醇变性沉着。

(2) 胆固醇性肺炎不合并支气管阻塞者：

1) 原发性：病因不明，胆固醇沉积呈节段性或肺叶浸润，亦可呈肺不张，或炎性假瘤，或不吸收性肺炎，或肉质肺。

2) 继发性：① 合并有肺边缘性肿瘤、肺脓肿、肺栓塞、支气管扩张症等，使胆固醇聚集在肺边缘的实质内。② 肺动脉粥样硬化引起胆固醇性栓塞，继发肺动脉高压，引起局限性包围性胆固醇性肉芽肿。

机化性肺炎

1. 症状　临床症状轻微或无症状。

2. X线检查

(1) 肺部残留一条纹状网格及点状阴影，肺炎病灶有粗索条影与肺门相连。

(2) 肺门淋巴结肿大，肺门阴影较深，肺门附近出现代偿性肺气肿，膈肌变形，胸膜增厚。

(3) 可出现肺段或肺叶的密度较高的实变阴影，呈明显肿块状。

吸入性化学性肺炎

吸入性化学性肺炎系指吸入刺激性的化学物质进入下呼吸道所引起的肺实质炎症。

(1) 本病可有上呼吸道刺激症状，尤以高度水溶性的化学气体明显。表现为咽喉烧灼感、咽喉疼痛、鼻塞、流涕和声音嘶哑等。

(2) 一旦刺激物吸入下呼吸道，常有剧烈咳嗽和咳痰。严重者可咳出坏死的支气管上皮组织或咯血。

(3) 患者亦可有气急、胸闷、喘息和胸痛。有些患者尚伴头痛、头晕、恶心和呕吐等全身症状。

(4) 早期体征不明显，或因支气管痉挛出现呼吸次数增多，发绀和两肺哮鸣音。Victoria 认为发绀、呼吸浅快、肺部湿罗音或管状呼吸音提示肺泡化学性炎变。

(5) 胸片可见两肺散布点状、片状浸润阴影，沿支气管方向辐射状分布，肺纹理增粗，边缘不整。少数患者可有肺叶和肺段不张、肺气囊和大片融合实变。胸片正常并不代表肺实质来受损害，即使出现肺实质受损的临床表现者胸片亦可正常。

呼吸衰竭患者呼吸机相关肺炎

接受机械通气治疗的呼吸衰竭患者，常因医院内获得性肺炎而难以恢复，且此种肺炎不易诊断。最近 Fagon 等用支气管镜和刷检对疑似呼吸机相关肺炎的 147 例患者进行检测，得出以下结论。

(1) 尸检发现机械通气患者有明显的肺炎，ARDS 患者尤甚。

(2) 根据 15 个临床变量值分析确诊者，临床表现各异。

(3) ARDS 患者合并的肺炎常不易作出诊断，而由其他原因引起的呼吸衰竭常易诊断肺炎。

为了能更好地识别呼吸机相关肺炎和确定其微生物病原，可采用以下检测方法，非损伤性方法包括：痰分析和血培养，损伤性方法包括：支气管镜、支气管灌洗、支气管刷、保护性标本毛刷(PSB)、BAL 等检查。

呼吸机相关性肺炎(一)

呼吸机相关性肺炎(ventilator associated pneumonia, VAP)指原无肺部感染的患者，机械通气治疗 48 小时后发生肺部感染，或原有肺部感染，机械通气治疗 48 小时以上发生新的肺部感染情况。国外文献报道 VAP 的发病率为 9%～70%(平均 20%～25%)，病死率可高达 50%～69%。由于 VAP 诊断标准尚未完全规范化，故其漏诊率和误诊率较高。近年来，由于纤维支气管镜(简称纤支镜)在小儿肺部疾病诊治中的广泛应用，为 VAP 的诊治开辟了新的前景。

VAP 的诊断主要依靠体征、胸片和病原学检查，目前诊断标准未统一。Meduri 提出的诊断标准：

(1) 患者机械通气≥48 小时后发生肺部炎症。

(2) 出现发热(体温>37.5℃)，呼吸道脓性分泌物，肺部可闻及湿罗音，外周血象白细胞增多(>10×10^{9}/L)。

(3) 胸部 X 线检查发现肺部有浸润性阴影或出现新的浸润性阴影。

(4) 支气管分泌物分离到病原菌。

呼吸机相关性肺炎(二)

呼吸机相关性肺炎(ventilator-associated pneumonia, VAP)是患者接受机械通气(mechanical ventilation, MV)48小时后所并发的肺实质感染。一直以来,对于VAP的诊断争议较多,VAP的早期诊断因缺乏敏感性和特异性较高的诊断标准而难以建立。肺活检的组织学和病原学的发现是诊断的"金标准",但是在临床实践中很难普遍开展。目前,临床上常见的诊断方法包括三个方面:临床诊断标准,非支气管镜诊断技术和支气管镜诊断技术。

经典的VAP临床诊断标准

1972年,Johnsone等提出VAP临床诊断标准,指接受MV治疗48小时后符合下列条件者。

(1) X线显示新发生的或进展性的肺浸润。

(2) 体温>38.3℃或比平时体温上升≥1℃。

(3) 血白细胞计数>10×10^9/L;或比基础白细胞增高25%以上。

(4) 气管支气管内出现脓性分泌物。

Fabregas等将临床诊断标准与死亡即刻的尸检肺组织学检查作比较,发现临床诊断标准中胸片的敏感性高达92%,但特异性差,仅为33%。如肺不张、肺栓塞、肺水肿、肿瘤、放射性肺炎、ARDS及药物反应等胸片均可出现浸润影。相反,许多老年患者反应差,临床虽有肺炎却无发热、白细胞升高的表现。而将胸片结合其他3个临床指标中的任意两项,敏感性可达69%,特异性为75%。由于该标准存在较大的假阳性和假阴性,导致许多没有肺炎的患者接受了不必要的治疗,这也是多重耐药菌株产生的重要原因;相反,一些患有肺炎者可能因得不到及时的治疗而致死亡。

呼吸机相关性肺炎(三)

(中华医学会重症医学分会　2013年)

呼吸机相关性肺炎(ventilator-associated pneumonia,VAP)是重症医学科(ICU)内机械通气患者最常见的感染性疾病之一。VAP可使机械通气患者住院时间和ICU留治时间延长,抗菌药物使用增加,并导致重症患者病死率增加,严重影响重症患者的预后。随着我国重症医学的发展,机械通气技术在 ICU 应用的日益普及,如何正确诊断、有效预防与治疗 VAP 成为重症医学领域最关注的问题之一。中华医学会重症医学分会结合近年来国内外在该领域的热点问题和研究成果,组织专家进行讨论,应用循证医学的方法制定了本指南,旨在对我国 ICU 内机械通气患者 VAP 的诊断、预防和治疗方面的管理达成共识。

定义与流行病学

VAP 指气管插管或气管切开患者在接受机械通气 48 小时后发生的肺炎。撤机、拔管 48 小时内出现的肺炎,仍属 VAP。

目前 VAP 在国内外的发病率、病死率均较高,导致 ICU 留治时间与机械通气时间延长,住院费用增加。国外报道,VAP 发病率为 6%～52%或(1.6～52.7)例/1 000 机械通气日,病死率为 14%～50%;若病原菌是多重耐药菌或泛耐药菌,病死率可达 76%,归因死亡率为 20%～30%。在我国,VAP 发病率在 4.7%～55.8%或(8.4～49.3)例/1 000 机械通气日,病死率为 19.4%～51.6%。VAP 导致机械通气时间延长 5.4～14.5 天,ICU 留治时间延长 6.1～17.6 天,住院时间延长 11～12.5 天。在美国,VAP 导致住院费用增加超过 4 000 美元/每次住院。

重症患者存在多种与发生 VAP 相关的危险因素,包括与患者的基础状态、诊疗相关操作及药物治疗相关因素等。

根据 VAP 发病时间,可将 VAP 分为早发 VAP 和晚发 VAP。早发 VAP 发生在机械通气≤4 天,主要由对大部分抗菌药物敏感的病原菌(如对甲氧西林耐药的金黄色葡萄球菌、肺炎链球菌等)引起;晚发 VAP 发生在机械通气≥5 天,主要由多重耐药菌或泛耐药菌[如铜绿假单胞菌、鲍曼不动杆菌、对甲氧西林耐药的金黄色葡萄球菌(MRSA)]引起。在我国,VAP 的致病菌多为铜绿假单胞菌和鲍曼不动杆菌,而部分的早发 VAP,也可由多重耐药的病原菌(如铜绿假单胞菌或 MRSA)引起。

诊　　断

VAP 的诊断困难,争议较大。临床表现和影像学的改变均缺乏特异性。活检肺组织培养是肺炎诊断的金标准。因其是有创检查,临床取材困难,早期不常进行,不利于指导早期初始的经验用药。文献报道的多种检测方法目前尚无统一标准,因此各种病原学检测方法对 VAP 诊断的准确性受到质疑。

根据现有的研究证据,VAP 的诊断主要依据临床表现、影像学改变和病原学诊断。近年来，一些与感染相关的生物标志物可提高临床对感染的识别，其对VAP的诊断意义值得关注。而临床肺部感染评分（CPIS）可行性好，能对VAP的诊断量化，有助于临床诊断VAP。

一、临床诊断

1. 胸部X线影像可见新发生的或进展性的浸润阴影是VAP的常见表现。

2. 如同时满足下述至少2项可考虑诊断VAP。

(1) 体温>38℃或<36℃。

(2) 外周血白细胞计数 $>10\times10^9/L$ 或 $<4\times10^9/L$。

(3) 气管支气管内出现脓性分泌物。需排除肺水肿、急性呼吸窘迫综合征、肺结核、肺栓塞等疾病。

二、微生物学诊断

1. 标本的留取

VAP的临床表现缺乏特异性，早期获得病原学检查结果对VAP的诊断和治疗具有重要意义。疑诊VAP患者经验性使用抗菌药物前应留取标本行病原学检查。

获取病原学标本的方法分为非侵入性和侵入性，非侵入性方法一般指经气管导管内吸引（endotracheal aspiration，ETA）分泌物；侵入性方法常包括经气管镜保护性毛刷（protected specimen brush，PSB）和经气管镜支气管肺泡灌洗（bronchoalveolar lavage，BAL）获取样本。用上述方法获取的标本进行定量培养有助于病原微生物的诊断，因此建议有条件的单位应开展细菌的定量培养。ETA留取标本的优点是取样快、操作简单且费用低，在临床上较易实施；缺点是容易被上气道定植菌污染。ETA常以定量培养分离细菌菌落计数 $\geqslant10^5$ cfu/ml为阳性阈值。不同的研究报道该方法的敏感性和特异性变化较大，敏感性为38%～100%，特异性为14%～100%。因此，该方法主要用于指导开始抗菌药物的目标治疗的药物选择及治疗过程中对病原学的动态监测。

PSB以定量培养分离细菌菌落计数 $\geqslant10^3$ cfu/ml为阳性阈值，其敏感性为50%（38%～62%），特异性为90%（79%～97%）；BAL以定量培养分离细菌菌落计数 $\geqslant10^4$ cfu/ml为阳性阈值，其敏感性为65%（54%～74%），特异性为82%（71%～91%）。

目前的研究表明，与ETA相比，通过PSB和BAL留取标本做定量培养是更准确的病原学诊断方法，但与上述有创检查方法相比，ETA留取标本的操作简单，费用低廉，更易实施。

推荐：与ETA相比，PSB和BAL取气道分泌物用于诊断VAP的准确性更高(1B)。

2. 气道分泌物涂片检查

气道分泌物定量培养需要48～72小时,耗时较长,不利于VAP的早期诊断与指导初始抗菌药物的选择。分泌物涂片检查(革兰染色法)则是一种快速的检测方法,可在接诊的第一时间初步区分革兰阳性菌、革兰阴性菌和真菌。研究表明,以≥2%的白细胞内有微生物吞噬为阳性标准,分泌物涂片具有较高的敏感性和特异性(敏感性为80%,特异性为82%)。O'Horo等对24项相关研究进行Meta分析发现,对发病率在20%～30%的VAP,与分泌物培养相比,分泌物涂片对VAP诊断的敏感性和特异性分别为79%和74%,其中阳性预测值为40%,阴性预测值超过90%。因此对疑诊VAP患者,分泌物涂片阳性对VAP微生物学诊断的参考价值有限,不应作为初始经验性治疗的抗菌药物选择的唯一依据。而分泌物涂片阴性,特别是革兰阳性菌的涂片结果为阴性时,对排除VAP更有意义。

推荐: 气道分泌物涂片检查,有助于VAP诊断和病原微生物类型的初步判别(1C)。

三、感染的生物标志物

C反应蛋白(CRP)和降钙素原(PCT)是近年来临床上常用的判断感染的生物学指标。由于CRP水平在非感染性疾病中也常升高,因此对感染性疾病的诊断特异性较低。PCT与肺部感染密切相关,其水平升高常提示机体存在细菌感染,且随着病原微生物被清除,PCT的水平下降。研究表明,在疾病治疗过程中,动态地监测PCT的变化有助于指导抗菌药物的使用及缩短其使用周期,但由于其敏感性较低,并缺乏高质量的随机对照研究,目前还无证据支持PCT有助于VAP的诊断。

对机械通气患者的前瞻性研究提示,人可溶性髓系细胞触发受体(soluble triggering receptor expressed on myeloid cells-1, sTREM-1)的表达水平是肺炎非常强的独立预测因素,但是否有助于VAP的诊断,研究结果则差异较大,甚至相反。因此,目前sTREM-1尚未能在临床推广使用。

1,3-β-D葡聚糖(BG)和半乳甘露聚糖(GM)是目前协助临床诊断侵袭性真菌感染常用的生物标志物。一项对免疫功能抑制患者的研究发现,支气管肺泡灌洗液中的GM对鉴别曲霉菌引起的VAP有较好的敏感性和特异性,但BG和GM在免疫功能正常的机械通气患者中研究甚少,能否作为VAP病原学鉴别的生物标志物尚需更多的证据支持。

四、感染和定植的鉴别分析

机械通气患者如果出现感染的临床征象(如发热、黄痰、外周血白细胞增多或减少)及肺部渗出的影像学表现,则需行微生物学检查以明确病原菌。下气道分泌物定量培养结果有助于鉴别病原菌是否为致病菌,经 ETA 分离的细菌菌落计数≥10^5 cfu/ml、经气管镜 PSB 分离的细菌菌落计数≥10^3 cfu/ml,或经 BAL 分离的细菌菌落计数≥10^4 cfu/ml 可考虑为致病菌;若细菌浓度低于微生物学诊断标准,仍需结合宿主因素、细菌种属和抗菌药物使用情况综合评估。

五、血培养和胸腔积液的培养

血培养是诊断菌血症的金标准,但对 VAP 诊断的敏感性一般不超过 25%,且 ICU 患者常置入较多的导管,即使血培养阳性,细菌亦大部分来自肺外,源自肺炎的菌血症不超过 10%。胸腔积液的培养在 VAP 诊断中的研究尚少,若患者有胸腔感染的征象,则要进行诊断性胸腔穿刺,以排除是否并发脓胸或肺炎旁胸腔积液。

六、CPIS

对 VAP 的诊断进行量化有利于 VAP 的诊断。1991 年 Pugin 等提出了 CPIS,该评分是综合了临床、影像学和微生物学的情况,用于诊断肺炎并评估感染的严重程度,由 6 项内容组成。

(1) 体温。

(2) 外周血白细胞计数。

(3) 气管分泌物情况。

(4) 氧合指数(PaO_2/FiO_2)。

(5) 胸部 X 线片示肺部浸润进展。

(6) 气管吸出物微生物培养。

2003 年 Luna 等对 CPIS 进行了修订,去除了对痰培养结果的要求,称为简化 CPIS,利于早期评估患者肺部感染程度。

2011 年发表的评价 CPIS 在 VAP 诊断中作用的 Meta 分析,共收录了 13 篇文献,大部分以支气管肺泡灌洗液定量培养作为诊断标准,2 篇文章与病理结果对比,1 篇文章与 PSB 定量培养结果对比,结果显示,CPIS 诊断 VAP 的敏感性为 65%(95%*CI*61%~69%),特异性为 64%(95%*CI*60%~67%),诊断 *OR* 值为 4.85(95%*CI*2.42~9.71),曲线下面积为 0.748(95%*CI*0.65~0.85),CPIS 在 VAP 的诊断强度属于中等。由于该评分系统简单易行,研究显示其可用于评估感染的严重程度,指导抗菌药物的调整时机,及时停用抗菌药物,减少不必要的暴露。因此,应用 CPIS 系统有助 VAP 的诊断。

推荐: CPIS 有助于诊断 VAP(1C)。

呼吸机相关性肺炎(四)

（第五届全国重症医学大会和第五届全国
老年呼吸病学术大会　2011 年）

2011 年 5 月下旬，中华医学会第五届全国重症医学大会和中华医学会第五届全国老年呼吸病学术大会分别在广州和北京召开。两会均邀请了多位国内外知名专家学者进行了专题报告和病例讨论。美国华盛顿中心医院的绍尔(Andrew Shorr)教授介绍了呼吸机相关性肺炎(VAP)的定义、诊断和治疗等方面的内容。现整理 Shorr 教授的精彩内容与读者共享。

一、肺部感染的概念

肺炎通常定义为肺实质的感染，一般分为社区获得性感染(CAP)和医院获得性感染(HAP)，如此分类是因为这两种肺炎通常具有不同的病原菌感染，后续的治疗也不相同。医疗机构相关性肺炎(HCAP)的病原菌与 HAP 的病原菌有相近的地方，都可能出现铜绿假单胞菌和鲍曼不动杆菌的感染。HCAP 患者的死亡率和病原菌耐药率介于 CAP 和 HAP/VAP 之间，三者形成一个完整的肺炎系统。

2005 年《胸》(Chest)上发表的一项对美国 50 多家医院的流行病学研究显示，急诊患者中，HCAP 的发生率占所有肺炎患者的 1/3 左右。在死亡率方面，CAP 的死亡率最低(10.0%)，VAP 死亡率最高(29.3%)，HCAP 和 HAP 的死亡率相近，分别为 19.8%和 18.8%。

二、VAP 的诊断

在 VAP 的诊断方面还存在着一些争议。临床肺部感染评分(CPIS)是一个常用的判断 VAP 的工具，但 2007 年的《美国医学会杂志》(JAMA)上发表的一篇文章显示，CPIS 在敏感性和特异性方面并没有通常认为的那么好，因此应该寻找新的手段来更好的在床旁判断肺部感染的情况。

对于细菌培养标本的采集，是应通过肺泡灌洗、纤维支气管镜还是从气管插管上吸取痰液？这些方法之间有什么区别？一项比较有创或无创方式获得痰液标本的研究显示，有创方式获得痰液标本的患者抗菌药物使用时间更短，14 天死亡率更低。但对 4 项研究的荟萃分析显示，用不同的采集方式诊断并没有明显影响患者死亡率，而采用有创方式检查者抗菌药物的更改比例较无创检查者高出近 2 倍。

呼吸机所致肺损伤

机械通气是新生儿呼吸衰竭最主要的治疗方法，随着呼吸机的应用，它的负面作用引起了人们的高度重视，Dreyfuss 等首先提出了呼吸机所致肺损伤的概念，Arthur 将呼吸机相关性肺损伤（VILI）分为四种类型：压力损伤、容量损伤、肺不张损伤和生物学损伤。

一、压力损伤

这是人们最早认识 VILI 的概念，当应用正压通气时，气道压增高，压力作用于肺泡和血管壁，气体可借此进入间质组织，然后沿支气管肺泡壁进入纵隔，产生气压伤（气胸、纵隔气肿、皮下气肿、气腹、空气栓塞等）。这种压力损伤虽然从临床上已被认识了许多年，但到目前为止，究竟是机械通气时的吸气峰压（PIP）、平均气道压、呼气末正压（PEEP）中的哪种压力所致仍未完全清楚，但有一点是清楚的，即 VILI 不是由某种单一气道压升高所致。早在 1983 年的研究就发现，一组应用 PEEP＞3.92 kPa，PIP＞9.8 kPa 的机械通气的患者全都发展成了气压损伤，但在对小号手的观察中发现，小号手吹号时，气道压每天可达 14.7 kPa 数百次，也没有造成气压损伤。所以，VILI 的决定因素可能在于局部肺膨胀的程度，另一个重要因素是与肺本身疾病有关，有些患者在应用呼吸机前，可能就已经有了肺损伤。

二、容量损伤

容量损伤是近年来备受关注的研究热点。Ranieri 等指出，造成 VILI 的决定因素是吸气末肺容量。吸气末肺高容量可造成肺的过度扩张，导致肺泡损伤，毛细血管通透性增加，液体滤出增多，造成肺水肿。Weg 等也发现，肺内气体膨胀同时 PIP＝3.43 kPa，可造成大鼠肺水肿，并在 1 小时内死亡。1999 年美国国立心肺和血液研究所急性呼吸窘迫综合征组发布的研究资料显示，应用6 ml/kg 潮气量比应用 12 ml/kg 潮气量的患者病死率降低了 25%。由此可见在 VILI 的形成中容量损伤的重要性，其主要的病理变化是肺水肿。

三、肺不张损伤

肺不张损伤被认为与强制性远端气管的反复开放和关闭有关。应用 PEEP＝0 kPa 的通气方法可以造成和加重这种损伤。在肺不张时，可在终末气道的远端发现空气。液体界面在打开不张的气道时，需要相对高的压力，这可造成上皮细胞破裂。在肺不张时,即使用低潮气量通气,VILI 仍然可以发生。Moriette 等在比较常规通气和高频振荡通气时发现,应用高频振荡通气可起到较好的氧合作用,降低常规正压通气引起的强制性远端气道反复开放和关闭而造成的肺不张损伤。高频振荡通气的优点不单纯是每次所给高频振荡的压力,很大程度上依赖于平均气道压和平均肺容量的应用。应用 PEEP 同样也可以避免和减少肺不张损伤,起到保护肺顺应性的作用。

四、生物学损伤

生物学损伤是指由机械通气引起,以炎性细胞和炎症介质为基础的损伤。细胞因子不仅可造成肺本身损伤,同时还可造成多器官功能损伤(MOD)。Narimanbekov 等发现在低氧血症和机械通气造成的兔肺损伤中,白细胞介素 1 受体拮抗剂合成减少。Tremblay 等发现,在应用不同模式进行机械通气时所产生的生物学变化也不相同,一组潮气量=15 ml/kg。PEEP=0 kPa;另一组潮气量=15 ml/kg,PEEP=0.98 kPa。结果为两组肺泡灌洗液中的细胞因子分别比正常对照组增加 6 倍和 3 倍,而在 PEEP=0 kPa 组中,肿瘤坏死因子-α比正常对照组高达 56 倍。通过分子杂交和免疫组化方法揭示,VILI 时细胞因子主要来源于气道和肺泡上皮细胞。另外一组研究发现,在 PEEP=0 kPa 的机械通气时,血清中肿瘤坏死因子-α和巨噬细胞炎性蛋白 2 明显增多,在应用同样潮气量而 PEEP=0.49 kPa 时,血清中则没有明显的细胞因子增多。可见,损伤性通气方法,如增加肺的膨胀、远端肺单位的反复关闭、开放可造成细胞因子增多,加重肺损伤。

机械通气相关性肺炎

一、诊断的"金标准"

肺组织病理学和微生物学检查显示炎症反应及发现相应病原微生物是 VAP 诊断的"金标准"。但该诊断标准在临床上应用十分困难,因为不同病理学家对 VAP 病理改变的识别有一定差异,微生物感染的肺组织学改变与肺炎之间相关性较差,长期机械通气患者肺组织内有多种微生物定植和感染,活检肺组织细菌定量培养与肺炎组织病理学严重程度间相关性较差,所以有人对"金标准"提出质疑。诊断标准的不确定性显著影响了 VAP 流行病学、临床及预防控制的研究。

二、临床诊断

临床上,VAP 的诊断主要结合症状、体征及影像学进行,发热、WBC 异常、脓性支气管分泌物、肺部听诊闻及罗音及新出现或进行性胸部X线浸润等是提示VAP的主要临床特征，其他特征尚有气急、心律失常及进行性恶化的气体交换障碍等。单独每一项主要临床特征敏感性均较高，但特异性较低，发热和WBC异常可缘于其他原因；机械通气，尤其是延长机械通气时间的患者，在没有并发肺炎的情况下亦可出现脓性支气管分泌物；不同医师对胸部X线浸润影的诊断也有差异；机械通气参数亦影响胸部X线表现。故VAP临床诊断价值有限，其阳性预测值仅25%左右。综合应用主要临床特征可增加VAP诊断的特异性，但如上述主要临床特征均阳性，则VAP诊断的敏感性会下降50%，这在临床是难以接受的。目前，人们比较一致认可的临床诊断标准为：新出现或持续性或进展性胸部X线浸润，且有3个或3个以上下列指标存在。

(1) 发热：直肠温度>38℃或<35.5℃。

(2) 血WBC>10×10^9/L和(或)核左移或<3×10^9/L。

(3) 气管吸出物革兰染色每高倍镜下>10个WBC。

(4) 气管吸出物培养阳性。

对仅临床诊断VAP患者予抗生素治疗，一般很少有真正VAP患者不能及时接受抗生素治疗，但会使许多非VAP患者接受不合理的广谱抗生素治疗，导致耐药菌产生，医疗费用增加。为提高VAP临床诊断的特异性和敏感性，Pugin等分别对发热、WBC计数、氧合情况、气道分泌物的量和性状、影像学异常及痰培养和革兰染色结果评分(0～2)，提出了肺部感染评分(clinical pulmonary infection score, CPIS)标准。以支气管肺泡灌洗(BAL)结果为VAP诊断标准，CPIS和BAL培养结果有较好的相关性($r=0.8$)，CPIS>6分者VAP诊断的特异性为100%，敏感性为93%。该评分标准包括了微生物学检查结果，同时也包含疾病严重程度及大量临床变量，可能使VAP的临床诊断更加准确。

机械通气(MV)肺炎

Johanson等提出诊断MV肺炎的临床标准。

(1) 发热。

(2) 白细胞增多。

(3) 脓性气管、支气管分泌物。

(4) 胸部X线呈现新的浸润。

后来Craven等又增加痰革兰染色白细胞数>20个/低倍视野和上皮细胞数<10个/低倍视野，并发现潜在的呼吸道病原菌。

机械通气(MV)患者医院内肺炎

Johanson 1972 年制定了 MV 患者医院内肺炎的诊断标准。

(1) 发热。

(2) 白细胞升高。

(3) 脓性气管、支气管分泌物。

(4) X 线胸片上出现新的、进展性的肺浸润。

1986 年，Craven 在此标准上又加上 1 条：痰检每低倍视野白细胞>25 个，鳞状上皮细胞<10 个及发现新的致病菌。1988 年，疾病检测中心制定的诊断标准包括临床、放射学和微生物学 3 个方面。

药 物 性 肺 炎

(日本　小宫武文)

(1) 投药后 1～6 周出现肺炎。

(2) 初发症状：发热、咳嗽、呼吸困难、皮疹(2 项以上为阳性)。

(3) 末梢血象呈现嗜酸粒细胞或白细胞增多。

(4) 药物敏感试验——淋巴细胞幼稚化试验、皮肤过敏试验阳性。

(5) 偶尔再投药，再次出现肺炎。

确诊：满足(1)、(4)或(1)、(5)。

疑诊：满足(1)、(2)或(1)、(3)。

注：1. 时间不特别限定。

2. 末梢血象需病初检查。

药物性肺炎的分型

(Лpncc BH et al)

药物性肺炎根据临床及 X 线表现可分为 3 型。

(1) 嗜酸粒细胞性药物性肺炎。

(2) 药物性坏疽性肺炎。

(3) 出血性药物性肺炎。

博来霉素肺炎

(Burkhardt et al)

凡接受博来霉素(争光霉素)治疗后,出现原因不明的咳嗽、咳痰、气短、呼吸困难;体检发现原因不明肺部细小罗音,或肺部 X 线检查纹理较前加重以及间质性肺炎表现,具有以上任何一项均应警惕博来霉素肺炎的可能。如能进一步排除细菌、真菌、病菌、支原体肺炎等肺部感染性疾病以及放射性肺炎、肺淤血、恶性肿瘤肺播散等,即应及时考虑博来霉素肺炎的诊断。

博来霉素肺炎的分型

Burkhardt 及近藤有好等根据临床经过予以分型。

(1) 隐匿型:临床上无或仅轻度异常表现。

(2) 急性型:药物治疗期间或治疗后短期发病,进展快,迅速出现两肺弥漫性斑片或条索状阴影,进一步恶化可导致呼吸功能衰竭,预后不良。

(3) 缓慢进行型:病程缓慢,可在博来霉素停止治疗后 1 年半之久发病。胸片检查常自两侧肋膈角出现条索状及网状阴影,逐渐向上蔓延达中、下肺野,此型预后较好。

甲氨蝶呤(MTX)肺炎

(Searles Mckendery)

1. 迅速出现的呼吸急促。
2. 体温在 38℃以上的发热。
3. 呼吸加快(≥28 次/分)及干咳。
4. 影像检查呈肺间质及肺泡性浸润。
5. 白细胞计数≤15 000/mm^3。
6. 血液及痰细菌培养阴性。
7. 限制性肺功能降低或弥散功能降低。
8. 入院时 PO_2≤55 mmHg。
9. 肺活检可见细支气管炎或间质性肺炎的表现,可见巨细胞,但未见 P.

Carinii 等病原体。

确诊：6 项以上阳性。

可能：5 项。

可疑：4 项。

中药引起的药物性肺炎

药物性肺炎的临床症状多有咳嗽、呼吸困难、发热。胸部 X 线呈弥漫性间质性肺炎改变，Liebow 认为病理改变可有嗜酸粒细胞和浆细胞浸润，血管炎和肉芽肿等改变。支气管肺泡灌洗液以淋巴细胞增加为特征，但上述改变无特异性。药物诱发试验是确诊的方法，但可能引起致命的不可逆变化，故不轻易进行。淋巴细胞刺激试验(LST)对诊断药物性肺炎很有价值，因为末梢血存在对药物敏感的致敏淋巴细胞，即或多种药物并用时也可以应用，其敏感性和阳性率高。中药虽然不良反应小，但随着应用增多，亦应注意不良反应。

药物性肺损害分类

由于引起肺损害的药物众多，临床表现也多种多样，可涉及几乎所有的肺部疾病类型。Dijon 大学医学中心的 Philippe Camus 教授及其研究小组在这个疾病分类中，列出了 11 大类和 51 小类病变类型，可见药物所致的肺损害的类型繁多。

1. 肺间质改变

(1) 肺间质纤维化。

(2) 闭塞性细支气管炎伴机化性肺炎(BOOP)。

(3) 脱屑性间质性肺炎(DIP)。

(4) 淋巴细胞性间质性肺炎。

(5) 过敏性肺泡炎。

(6) 肺浸润伴嗜酸粒细胞增多。

(7) 弥漫性肺钙化。

2. 肺水肿

(1) 肺动脉高压。

(2) 肺静脉闭塞。

(3) 肺血管炎。

(4) 肺栓塞。

3. 气道疾病

(1) 支气管痉挛伴(或不伴)喉头水肿。

(2) 咳嗽。

4. 胸膜病变

(1) 胸腔积液。

(2) 气胸。

(3) 血胸。

5. 肺出血

6. 肺部机会性感染

7. 肺血管改变

8. 纵隔改变

(1) 肺门及纵隔淋巴结肿大。

(2) 纵隔脂肪沉积。

(3) 假结节病。

(4) 胸腺肿大。

9. 神经肌肉病变肺泡低通气及呼吸衰竭

10. 肺肉芽肿样反应

11. 红斑狼疮样改变

12. 其他

(1) 胸痛。

(2) 呼吸困难。

风湿性肺炎

(Чероова НА)

最常见的表现为咳嗽(常有血痰)、进行性气喘、发绀、发热、血沉增快及白细胞增多。多为右下叶受累。

风湿性肺炎的分型

(Чероова НА)

根据临床及形态改变,作者将风湿性肺炎分为 4 型。

(1) 少见型：缓慢发病,病变呈小叶性。

(2) 哮喘型：以频繁出现发作时呼吸困难为特征，主要因肺血管痉挛所致，偶尔由于支气管痉挛及肺水肿。

(3) 出血型：因肺血管炎而表现为肺出血综合征。

(4) 胸膜受累型：又分 2 个亚型。

1) 呈小叶性改变者，以寒战、高热发病，干性胸膜炎，有明显肺炎体征。

2) 呈小叶性改变者，其肺炎体征多被同时存在的胸腔渗出液所掩盖。

急性狼疮肺炎

(Matthay RA et al)

1. 所有患者均符合美国风湿病协会提出的系统性红斑狼疮(SLE)的诊断标准。

2. 其特征是严重呼吸困难、发热、无寒颤、呼吸急促、心动过速和发绀，可伴有胸膜渗液、心包炎。

3. 全部病例均有动脉血缺氧(PO_2 为 20～62 mmHg)。

4. 咽喉部、痰液和血液培养均无细菌、病毒或真菌感染的证据。

5. X 线发现为葡萄状阴影，多见于下叶，亦可为两侧性。

卡氏肺孢子虫肺炎(PCP)

Follansbee 等详细描述了 PCP 的临床病理特点。

(1) 起病缓慢。

(2) 获诊前持续发热 2～5 周。

(3) 呼吸道症状明显，包括干咳无痰、胸痛、呼吸急促、进行性呼吸困难和低氧血症，肺部可闻及散在性湿罗音。

(4) X 线胸片呈弥漫性网状结节状间质性浸润阴影。

(5) 纤维支气管镜活检见肺间质单核细胞浸润，肺泡含嗜伊红物质，乌洛托品银(methenamine silver)染色可发现大量卡氏肺孢子虫包囊或滋养体。

放射性肺炎(RP)

RP 的 X 线表现分级如下。

0 级：X 线胸片阴性。

Ⅰ级：与照射野一致的阴影。

Ⅱ级：融合的块状影。

Ⅲ级：伴有肺部纤维收缩性改变;并发现 X 线胸片上的这些改变与组织病理学变化以及病情轻重呈高度一致性。

放射性肺炎的 CT 分型

1. 均匀同质性的密度增加,发生于放疗后的 7 周至 4.25 个月。
2. 斑块状实变,多发生于放疗后的 25 天至 1.3 年。
3. 分散性实变,发生于放疗后 11 周至 10.8 年。
4. 固体性实变,发生于放疗后 5.8 个月至 13.8 年。

乳腺癌放疗后的辐射性肺炎

(德国杜塞尔多夫大学　埃德温·伯尔克和克里斯汀·马图舍克　2009 年)

一名有Ⅰ期右侧乳腺癌(根据肿瘤—淋巴结—转移分类法,属于 T1N0M0)病史的 58 岁妇女,因呼吸急促和咳嗽 2 周就诊。就诊前 8 个月,她接受了患侧乳房病灶切除术和辅助放疗。在 5 周(治疗)期间,该患者接受了总辐射剂量为 50 Gy 的靶区放疗,靶区包括乳腺实质和前肺的一部分,如有叠加等剂量线的 CT 图像。放疗于患者就诊前 6 个月结束。后续的 CT 图像显示有典型的辐射性肺炎特征,包括实变的分布与肺叶或支气管肺段的解剖关系不一致。许多充气支气管造影片上可看到轻微的周围支气管扩张,后者经常进展为牵拉性支气管扩张症。虽然肺炎主要发生在肺的受照射区域内,但它有可能蔓延至未受照射的区域。该患者被给予泼尼龙治疗,剂量为 100 mg,每天 1 次,共 3 天,然后缓慢减量,治疗 5 周后她的症状消失。

不推荐细针穿刺组织检查作为间皮瘤诊断的首选,因为其敏感性较低(30%)。也不推荐通过冰冻组织切片来对恶性胸膜间皮瘤进行诊断。

推荐使用世界卫生组织(WHO)呼吸系统肿瘤分类(2004 年),该分类系统为间皮瘤患者的诊断、预后和诊治提供了一定基础。

免疫组化检查

恶性胸膜间皮瘤的诊断应基于免疫组化检查。免疫组化方法取决于间皮瘤的肿瘤亚型,是上皮样的还是肉瘤样的。

为了从腺癌中分辨出上皮间皮瘤,推荐采用两种具有间皮瘤阳性诊断价值的标志物[核标志物,如抗钙网膜蛋白和抗 Wilms 瘤抗原 1 抗体,或者膜标志物抗上皮膜抗体(EMA),对于上皮样间皮瘤,可采用抗细胞角蛋白抗体(CK)5/6,抗 D2-40 或抗间皮素抗体等]以及两种具有阴性诊断价值的标准物(抗 Ber-EP4 抗体,一种膜标志物;抗甲状腺转录因子 1 抗体,一种核标志物,或抗癌胚抗原单克隆抗体、抗 B72-3 抗体、抗 MOC-31 抗体、抗雌激素/孕酮抗体、抗 EMA 抗体、胞浆染色)以确认诊断。

为了鉴别肉瘤样间皮瘤与鳞癌和移行细胞癌,推荐使用两种广谱的抗角蛋白抗体和两种具有阴性预测价值的标志物(如抗 CD_{34} 抗体和抗 B 细胞淋巴瘤 2 抗体标志物、抗结蛋白抗体、抗 S100 抗体以明确诊断。单一抗体的免疫染色阴性并不能排除间皮瘤诊断。

对于不典型的间皮细胞增生,目前还没有可靠的免疫组化标志物来鉴别其良恶性。

疾病终末期肺炎

常发生于晚期患者或长期卧床不起,体质极度衰弱者。常见的临终状态有:恶性肿瘤,脑出血,白血病,肾衰竭,烧伤,大手术后,长期用抗癌药、类固醇和抗生素者等。病原有真菌、细菌、原虫等,多为混合感染,也有菌群失调所致,可为吸入性或通过血行播散。如恶性肿瘤晚期患者的肺炎,多为革兰阴性杆菌、真菌和病毒所致。病毒性肺炎、革兰阴性杆菌肺炎、金黄色葡萄球菌性肺炎均是终末期患者常见的肺部感染。因其无呼吸道症状、发热、白细胞增高,常被疏忽而致死亡。

肺炎并发心力衰竭

(中华人民共和国卫生部　1986 年)

肺炎并发心力衰竭临床诊断参考依据如下。

(1) 心率突然超过 180 次/分。

(2) 呼吸突然加快,超过 60 次/分。

(3) 突然发生极度烦躁不安。

(4) 明显发绀,面色、皮肤苍白、发灰、发花、发凉,指(趾)甲微血管再充盈时间延长,尿少或无尿。

(5) 有奔马律、心音低钝、颈静脉怒张。X 线检查示心脏扩大。指纹延至命关或气关,并由红色转蓝色等。

(6) 肝脏迅速增大。

(7) 颜面、眼睑或下肢水肿。

如果出现(1)～(4)项,作为疑似心力衰竭,第(5)项供参考,先用氧及镇静剂(复方氯丙嗪或地西泮),20～30 分钟后如能入睡,(1)～(4)项症状缓解,即可间接停氧。如仍不好转,或出现肝脏增大和(或)水肿,即可确诊有并发心力衰竭,应即用速效洋地黄制剂、利尿剂等。

注:以上标准不包括新生儿和毛细支气管炎患儿。

肺炎并发呼吸衰竭

(中华人民共和国卫生部　1986 年)

肺炎并发呼吸衰竭诊断参考依据如下。

(1) 临床诊断参考依据:轻症呼吸衰竭:呼吸困难,三凹征明显,呼吸加快,偶有呼吸节律改变,口唇发绀,轻度烦躁或精神萎靡。中症呼吸衰竭:呼吸困难、三凹征加重,呼吸浅快,节律不整,偶有呼吸暂停,口唇发绀明显(有时呈樱红色),嗜睡或躁动,对针刺反应迟钝。重症呼吸衰竭:呼吸困难,三凹征明显或反而不明显,呼吸由浅快转为浅慢,节律紊乱,常出现下颌呼吸和呼吸暂停,呼吸音减低,口唇发绀加重,四肢末端发绀、发凉,昏睡或昏迷,甚至惊厥,此时可能出现脑水肿、脑疝表现(如球结膜水肿、视盘水肿、瞳孔及肌张力改变等)。

(2) 血气指标:Ⅰ型呼吸衰竭(轻症呼吸衰竭):非高原地区吸空气时 PaO_2 ≤6.67 kPa(50 mmHg)。Ⅱ型呼吸衰竭:PaO_2≤6.67 kPa(50 mmHg)及 $PaCO_2$≥6.67 kPa(50 mmHg)。中症:$PaCO_2$ 为 6.67～9.20 kPa(50～69 mmHg),重症:$PaCO_2$≥9.33 kPa(70 mmHg)。

细菌性肺炎引起的胸膜感染

1. 各种细菌性肺炎往往并有本症。胸腔积液多见于肺炎的同侧,并发生于肺炎的同时。

2. 有发热、胸痛、咳嗽、咳脓性痰等症状。肺炎部位常可听到湿罗音，并有胸腔积液体征。

3. 血中白细胞数增多，中性粒细胞数也增多。

4. X线胸片显示，除肺部炎症浸润阴影外，还有胸腔积液阴影。

5. 超声波检查，在胸腔积液部位显示液平段。

6. 抽出的胸水外观混浊，胸水常规白细胞计数超过 $50\times10^9/L$，中性粒细胞占优势。胸水涂片可见到细菌，培养有致病菌生长。

肺炎渗出物的新分类

细菌性肺炎常可产生胸液，称为肺炎性渗出液，但预后极不相同。为指导治疗，在1995年第3版《胸膜疾病》一书中，作者提出了关于肺炎性渗出液的新型分类如下。

Ⅰ型：为非显著型，量少，卧位X线检查胸液<10 mm，不需要胸穿。

Ⅱ型：为普通型，卧位胸片胸液>100 mm，胸水葡萄糖>40 mg/dl，pH值>7.20，乳酸脱氢酶(LDH)<1 000 IU/L，革兰染色和细菌培养阴性。

Ⅲ型：为临界合并型，pH值7.0～7.2，LDH>1 000 IU/L，葡萄糖>40 mg/ml，革兰染色和细菌培养阴性。

Ⅳ型：为单纯合并型，pH值<7.0，葡萄糖<40 mg/ml，革兰染色和细菌培养阳性，但胸液无包裹和明显脓性。

Ⅴ型：为复杂合并型，pH值<7.0，葡萄糖<40 mg/ml，革兰染色和细菌培养阳性，多发性包裹积液和明显脓性。

Ⅵ型：为单纯性脓胸，脓腔为单个。

Ⅶ型：为复杂性脓胸，脓液大量，呈多发性包裹。

肺炎型流感

1. 患者发生在流感的流行期，并且有流感的一般临床表现。

2. 患者的热型呈弛张热或间歇热，或其高热持续5天以上不退。

3. 突然表现出严重的呼吸道症状，如明显的气急、胸闷、发绀、阵咳、咳血痰和烦躁不安。

4. 周围血象检查白细胞计数始终偏低，中性粒细胞也减少。

5. 肺部出现肺炎体征，如两下肺呼吸音减低，并有干、湿罗音，X线检查两肺呈散在絮状阴影。

肺炎性假瘤

1. 病史　可有肺部感染史，少数患者为体检时发现。

2. 症状　临床症状轻微或缺如。

3. X线检查

(1) 圆形肿瘤型：轮廓整齐，边缘清楚，密度高而均匀，直径约2 cm，无分叶状改变、卫星病灶及肺门联系。

(2) 结节状型：边缘及轮廓清楚，但密度不均匀，形态不完整，呈椭圆或不整形，直径4～5 cm。

(3) 浸润型：大片状阴影，浓淡不均，边缘模糊，有长期发热史。

(4) 纵隔增宽型：纵隔一侧增宽，边缘模糊不清。

肺部炎症假瘤

1. 过去多有肺炎或呼吸道感染史。

2. 病程长久。

3. 症状轻微或根本缺如。

4. X线上呈局限性球形或近球形病变，边缘光滑，密度加深。形状变化不大。

5. 病理检查可见多种炎性细胞错综出现并伴有不同数量的纤维组织增生；无核分裂现象或仅偶见。

肺孢菌病

肺孢菌病(pneumocystis pneumoni，PCP)是由卡氏肺孢菌(pneumocystis carinii，PC)引起，主要累及肺脏的一种机会感染性真菌病。主要通过飞沫经呼吸道传播，也可经人-人接触传播和宫内感染。常发生于免疫功能低下的人群，是艾滋病最常见的机会性感染之一。临床特征为发热、干咳、呼吸困难、发绀等，症状较重，而X线胸片表现相对较轻是本病特点之一。治疗上可选的药物不多，病死率极高。

诊断标准

一、诊断条件及临床类型

1. 流行型

又称经典型、婴幼儿型。多见于早产儿、营养不良、虚弱婴儿或有先天性免疫功能缺陷的婴幼儿。高发于出生后6个月内。起病缓慢逐渐加重。早期全身不适和呼吸增快。随后出现干咳，呼吸困难进行性加重。患儿常有鼻翼扇动和发绀，心动过速，低热等。患儿拒食、腹泻、体重减轻。肺部体征轻微，X线胸检可见双肺弥漫性浸润灶。整个病程2周至2个月，患儿多死于呼吸衰竭。

2. 散发型

又称现代型、儿童-成人型。此型多见于先天性或后天获得性免疫缺陷的儿童或成人。艾滋病患者并发的肺孢菌肺炎属此型。本型临床表现不典型，常被基础病所掩盖。大多数患者以咳嗽为首发性症状，继而出现胸痛、呼吸困难、发绀，最终死于呼吸衰竭。未经治疗者病情严重，多在4～8天内死亡。体格检查肺部阳性体征轻微或缺如。

二、诊断标准

1. 疑似病例

有明显先天性或获得性免疫功能缺陷状况。如先天性免疫功能缺陷的婴幼儿或患有粒细胞缺乏症、恶性肿瘤、器官移植患者、长期接受免疫抑制药物治疗者，艾滋病患者等符合以下一项者即可诊断。

(1) 全身症状：病程中出现原发病无法解释的全身不适、发热。

(2) 呼吸道症状：干咳、胸痛、呼吸增快、进行性呼吸困难。

2. 临床诊断病例

疑似病例具备以下条件之一者即可诊断。

(1) 肺部X线检查符合两肺弥漫性混合性肺泡及间质炎症，呈小颗粒状阴影、融合性结节及云雾状改变。

(2) 呼吸道症状或肺部病变，抗生素治疗无效或加重。

(3) 诊断性治疗疗效确切，如复方磺胺甲噁唑或喷他脒等治疗有效。

3. 确诊病例

疑似病例具备以下一项者即可诊断。

(1) 病原体检查：取患者痰液、支气管肺泡灌洗液或肺活检组织，采用吉姆萨染色法或哥氏银染色法或甲苯胺蓝-D染色法检出卡氏肺孢菌。

(2) 核酸检测：采用PCR扩增技术或核酸分子杂交技术，检出卡氏肺孢菌核酸及其扩增产物。

(3) 血清学检查：用直接荧光法或免疫组化检出体液标本或肺组织中卡氏肺孢菌滋养体或包囊抗原。

疗效判断标准

一、治愈标准

1. 临床症状及体征消失。
2. 外周血象恢复正常，血气分析的pH值、PaO_2、$PaCO_2$维持正常水平。
3. X线检查肺部病变吸收消散。
4. 痰涂片检查无异常发现，培养3次阴性。

二、好转标准

1. 症状、体征好转。
2. 外周血象正常，血气分析的pH值、PaO_2、$PaCO_2$维持正常水平。
3. 胸部X线检查病变吸收好转，痰涂片或培养阴性。

三、无效标准

1. 症状、体征未改善或恶化。
2. 胸部X线检查病变未吸收，痰涂片或培养病原菌阳性。

肺曲霉病

（中华结核和呼吸杂志编辑委员会　中华医学会呼吸病学分会感染学组　2007年）

肺曲霉病(pulmonary aspergillosis)主要由烟曲霉引起。该真菌常寄生在上呼吸道，患者在免疫力严重低下时才出现侵袭性曲霉病。曲霉的内毒素使组织坏死，病灶可为浸润、实变、空洞、支气管周围炎或粟粒状弥漫性病变。侵袭性肺曲霉临床表现复杂，进展迅速，预后极差。

诊断标准

一、临床类型

1. 过敏性肺曲霉病(allergic bronchopulmonary aspergillosis)

患者喘息、畏寒、发热、乏力、刺激性咳嗽、咳棕黄色黏痰,偶带血。哮喘样发作为其突出的临床表现,一般解痉平喘药难以奏效,外周血嗜酸性粒细胞增多。X线检查双肺呈叶、段分布的浸润病灶,呈游走性变化。脱离接触或抗过敏治疗后,症状短期内消失。

2. 曲霉肿(aspergilloma)

又称曲霉球。曲霉寄生于原有的肺结核、支气管囊肿、支气管扩张及肺癌形成的空洞内。本病症状轻,可有刺激性咳嗽,常反复咯血,甚至发生威胁生命的大咯血。因曲霉肿与支气管多不相通,故痰量不多,痰中亦难以发现曲霉。X线胸片显示在原有的慢性空洞内有一团球影,随体位改变而在空腔内移动。

3. 侵袭性肺曲霉病(invasive aspergillosis)

分原发性和继发性侵袭性肺曲霉病。原发性侵袭性肺曲霉病患者免疫功能正常,多因职业关系而长时间暴露于存在大量曲霉孢子的环境中,如处理动物皮毛、养鸽子、脱粒等,吸入大量孢子,引起暴发性肺部感染,并血行播散至身体其他部位。继发性侵袭性肺曲霉病多见于全身情况极差、免疫功能低下的患者。临床表现有高热、胸痛、咳嗽、咳棕色黏痰或脓性痰及咯血。病变广泛时出现气急和呼吸困难,甚至呼吸衰竭。侵及胸膜可致胸膜炎或脓胸。X线胸片以胸膜为基底的多发的楔形阴影或空洞;胸部CT早期为晕轮征,即肺结节影(水肿或出血)周围环绕低密度影(缺血),后期为新月体征。

4. 播散性曲霉病(disseminated aspergillosis)

曲霉经血行播散至全身或肺部,病情严重,有高热、寒战、咳嗽、呼吸困难等。X线检查肺部早期出现局限或多发性浸润及结节状阴影,病灶迅速扩大融合成大片实变,或坏死形成空洞。

二、诊断标准

1. 疑似病例

有明显免疫功能低下,如患有粒细胞缺乏、慢性疾病(肝硬化、糖尿病等),长期大量使用抗生素、糖皮质激素、免疫抑制剂者,大面积烧伤以及器官移植患者等，或短期内有吸入大量曲霉孢子史，并出现以下情况之一者可诊断。

(1) 全身中毒症状：畏寒、寒战、高热、大汗及外周血象白细胞增高。

(2) 呼吸道症状：咳嗽、咳痰(棕色黏痰)、胸痛、气急和呼吸困难。

2. 临床诊断病例

疑似病例符合以下之一者即可诊断。

(1) X线胸片或胸部CT具有典型的晕轮征或新月征。

(2) 抗生素治疗无效或病情迅速加重，又无其他原因可解释。

(3) 诊断性抗真菌治疗有效。

3. 确诊病例

疑似病例符合以下之一者即可诊断。

(1) 病原学检查：取合格痰液直接镜检或真菌培养检出曲霉菌丝或孢子；或采用核酸探针技术或聚合酶链反应等检测曲霉核酸阳性。

(2) 组织病理学检查：肺活检组织可呈坏死性、化脓性或肉芽肿性改变。其组织中发现曲霉菌丝。

(3) 血清学检查：采用免疫双扩散法试验(ID)、对流免疫电泳(CIE)、乳胶凝集试验(LA)以及酶联免疫吸附试验(ELISA)检测曲霉抗原和抗体，双份血清抗体效价升高4倍或阴转阳。

疗效判断标准

一、治愈标准

1. 全身中毒症状及呼吸道症状痊愈，体征消失。

2. 外周血象恢复正常，X线检查肺部病变吸收消散，痰涂片检查无异常发现，培养3次阴性。曲霉球经外科手术切除，无复发者。

二、好转标准

1. 全身中毒症状及呼吸道症状及体征好转。

2. 外周血象接近正常，胸部X线检查病变吸收好转，痰涂片或培养阴性。

三、无效标准

1. 全身中毒症状及呼吸道症状未改善或恶化，体征未消失。

2. 胸部X线检查病灶未吸收，痰涂片或培养阳性。

弥漫性肺泡出血

[美国科罗拉多大学医学部　拉腊(Lara)　施瓦茨(Schwarz)]

弥漫性肺泡出血(DAH)是一种可导致呼吸衰竭的致命性临床综合征。DAH的症状常为非特异性,高达1/3的患者无咯血,其X线表现亦缺乏特异性。

一、定义与病因

DAH是一组包括咯血、贫血、弥漫性X线肺泡浸润和低氧性呼吸衰竭等的临床症候群,其组织病理包括肺泡内出现红细胞(RBC)和纤维蛋白,以及充满含铁血黄素的巨噬细胞沉积。肺毛细血管炎是DAH最常见的组织学特征,其表现包括以嗜中性粒细胞为主的间质浸润、肺泡和毛细血管壁纤维素样坏死、白细胞破碎。

DAH的肺泡微循环损伤可能源于肺部,亦可为系统性疾病所致。报告显示,导致DAH最常见的病因是韦格纳肉芽肿(WG,32%),随后为肺出血-肾炎(Goodpasture)综合征(13%)、特发性肺含铁血黄素沉积(IPH,13%)、胶原血管病(13%)和显微镜下多血管炎(MPA,9%)。

二、临床表现和诊断

各种年龄患者均可出现DAH。其常与已有疾病相关,亦可为某一潜在系统性疾病的起始症状。DAH的核心表现咯血可能突然发生,也可能需要数天至数周时间的不断进展。此外,高达33%患者的起始症状亦可能无咯血。DAH的其他症状包括发热、胸痛、咳嗽和咳喘。

除病史外,物理检查、常规实验室检查、针对结缔组织病和系统性血管性的血清学试验对诊断DAH均有帮助。无咯血的患者须接受连续支气管肺泡灌洗(BAL),以揭示RBC计数的持续变化进而诊断DAH。当患者出现血细胞比容下降时,医师亦应警惕DAH的可能性。胸部X线表现为非特异性,胸部CT扫描可证实胸部X线结果,并可更精确地判定病变程度。使用纤维支气管镜可确立DAH的临床诊断和排除感染。当血清检测或病史不足以确定病因时,可进行外科肺活检。经支气管活检常不够充分。

三、DAH相关特异性疾病

1. 孤立性寡免疫肺毛细血管炎　一种局限于肺且无相关系统性疾病临床

或血清学特征的小血管炎。一项研究显示，孤立性寡免疫肺毛细血管炎是导致DAH的最常见原因。与发生DAH的系统性血管炎或胶原血管病相比，此类患者的转归较好。

2. IPH　一种因反复发作DAH而导致慢性贫血和肺纤维化的罕见综合征。IPH的组织学缺乏毛细血管炎证据，肺泡基底膜常增厚但结构完整。反复发生的DAH导致铁释放入肺和肺内大量充满含铁血黄素的巨噬细胞聚集，这导致IPH晚期患者的肺呈棕褐色。

3. ANCA相关肉芽肿性血管炎　一种以上下呼吸道肉芽肿性炎症、坏死性血管炎和抗中性粒细胞胞浆抗体(ANCA)阳性为特征的系统性血管炎。ANCA相关肉芽肿性血管炎中的ANCA以胞浆蛋白酶3(PR3)为抗原。发生DAH的ANCA相关肉芽肿性血管炎患者常病情较重、年龄较大并多为男性。目前主要使用皮质类固醇和环磷酰胺进行诱导缓解治疗，使用甲氨蝶呤或硫唑嘌呤进行缓解后维持治疗。

4. MPA　与ANCA相关肉芽肿性血管炎不同，MPA不累及上呼吸道，其核周型ANCA的抗原为中性粒细胞髓过氧化物酶(MPO)且MPO-ANCA滴度与疾病活动度无关。在治疗方面，可使用糖皮质激素、环磷酰胺，推荐使用血浆置换进行诱导缓解治疗。

5. SLE　在系统性红斑狼疮(SLE)住院患者中，DAH发生率为4%。SLE相关性DAH患者大多伴有肾小球肾炎。使用连续BAL检查可对DAH和急性狼疮性肺炎进行鉴别诊断。可使用大剂量脉冲式甲泼尼龙治疗DAH，对类固醇耐药者可使用硫唑嘌呤、环磷酰胺或静脉内γ球蛋白；大剂量静脉内甲泼尼龙+环磷酰胺是最有效的联合治疗方案。

6. 其他结缔组织病　在混合结缔组织病、类风湿关节炎、多肌炎、皮肌炎、原发性抗磷脂综合征和硬皮病患者中较少发生DAH。其治疗与SLE相关DAH相似。

7. Goodpasture综合征　即抗肾小球基底膜抗体病相关DAH，主要累及肺和肾脏。Goodpasture综合征常见于吸烟的20多岁男性，>90%的患者循环中存在抗肾小球基底膜抗体。免疫抑制治疗或血浆置换可改善此类患者转归。

8. 肺同种异体移植物排斥　肺毛细血管炎是急性肺移植排斥的一种形式。鉴别急性细胞性排斥和移植后毛细血管炎常需要进行组织活检，但在超过50%的病例中两者常同时存在。治疗重症病例可使用静脉注射皮质类固醇和血浆置换。

9. 骨髓移植　此类患者DAH发生率约为5%，死亡率为50%～100%。移植受者发生DAH的危险因素包括老年、全身照射、清髓性异基因干细胞移植和严重急性移植物抗宿主病。大多发生DAH的患者须接受机械通气和皮质类固醇治疗，但效果尚不确定。

变态反应性支气管肺曲菌病(ABPA)

英国学者 Hinson 等(1952)首先报告了变态反应性支气管肺曲菌病,但迄今为止,本病尚无统一的诊断标准。目前较多采用由 Rosenberg 提出的诊断标准。

1. 主要诊断依据

(1) 哮喘。

(2) 外周血嗜酸粒细胞数增多。

(3) 曲菌抗原皮试速发型反应(+)。

(4) 曲菌特异性沉淀素测定结果(+)。

(5) 血清总 IgE 抗体滴度增高。

(6) 近端支气管扩张(经平片或支气管造影证实)。

(7) 一过性或固定性肺部浸润灶。

2. 次要诊断依据

(1) 多次痰培养或显微镜检查烟色曲菌(+)。

(2) 有咳出棕褐色痰栓或颗粒史。

(3) 烟色曲菌皮试出现 Arthus 现象。

符合上述 7 条主要标准者方可确诊为本病。

变应性支气管肺曲菌病

(日本　木谷、诚一)

哮喘患者常因周围血中嗜酸粒细胞增加、IgE 浓度升高、胸部 X 线检查呈一过性肺部浸润阴影、曲菌变应原(Asp 变应原)皮试呈速发性反应等而疑及本病,并开始进一步检查。临床表现为喘鸣、咳嗽、咯血、棕黄色黏液脓性痰、发热、胸痛和血沉增快、C 反应蛋白升高等;若有肺部浸润,则可闻及罗音;发生肺纤维化可出现低氧血症。临床诊断常根据 Rosenberg 等的诊断标准。

1. 主要诊断标准

(1) 哮喘:哮喘为本病必不可少的症状。自发生哮喘至出现本病的间隔时间较长,但哮喘发病年龄越大,该间隔时间就越短;肺部出现浸润阴影时有没有哮喘症状。

(2) 周围血中嗜酸粒细胞增加:急性期达 1 000/mm^3 以上,缓解期或使用类固醇激素后下降,可作为反映病情变化的一项指标。

(3) Asp 变应原速发性皮试阳性：本病除 Asp 变应原速发性皮试阳性外，6 小时后常出现迟发性反应阳性而呈双相反应性。

(4) 抗 Asp 变应原沉淀抗体阳性：采用 Ouchlerlony 法通过患者血清 Asp 与变应原反应而测定沉淀抗体。急性期呈阳性，而缓解期呈阴性。

(5) 血清总 IgE 浓度升高：血清总 IgE 浓度升高(>4 000 U/ml)，而缓解期降至正常范围。

(6) 肺部浸润阴影：急性期肺部因嗜酸粒细胞浸润而发生改变，胸部 X 线检查呈一过性、游走性浸润阴影；病变支气管因含有菌丝的痰栓堵塞而出现一过性肺不张。

(7) 近端支气管扩张症：为 ABPA 的特异性改变。因段或亚段等近端支气管扩张而与一般的远端支气管扩张症不同，末梢支气管正常。胸部 X 线检查可见因支气管壁肥厚所致的双轨征(tram line shadow)、支气管扩张的印戒征(ring shadow)以及痰栓堵塞支气管的牙膏征(tooth paste shadow)和手套指样征(gloved finger shadow)；支气管造影可确诊，CT 也有助于诊断。

(8) 抗 Asp 变应原的特异性 IgE 和 IgG 抗体效价升高(追加项目)：不仅抗 Asp - IgE 抗体，抗 Asp - IgG、IgA、IgM 抗体效价也随病情变化而变化，病情恶化时升高。

2. 次要诊断标准

(1) 痰中查到烟曲菌：烟曲菌常深埋于痰栓中生长发育，痰培养未必获得阳性结果，但咳出棕黄色痰栓时镜检和培养的阳性率均较高，支气管镜检查有助于采集到痰栓样痰标本。

(2) 有咳出棕黄色痰栓的既往史。

(3) Asp 变应原的局部皮肤过敏坏死反应(Arthus 型反应)阳性。

3. 分期

病期诊断标准：符合变应性支气管肺曲菌病主要诊断标准第 1～6 条者为高度可疑，血清学抗 Asp - IgE、IgG 抗体及沉淀抗体阳性期且尚未出现近端支气管扩张症者血清反应阳性期(ABPA - S 期)，全部符合主要诊断标准者可确诊或诊断为近端支气管扩张症。Ⅰ期为急性期；Ⅱ期为缓解期；Ⅲ期为再燃期；Ⅳ期为类固醇激素依赖性哮喘期；Ⅴ期为肺纤维化期。表 3 - 16 可作为常因晚期肺纤维化而引起死亡的 ABPA 的早期诊断和早期治疗的指南。

表 3 - 16　ABPA 病期诊断标准

分期	胸部 X 线检查	IgE RIST	IgE RAST - Asp/IgG Asp	嗜酸粒细胞
ABPA - S 期	不定	升高	升高	不定
Ⅰ期急期性	渗出	明显升高	升高	增加

（续表）

分期	胸部X线检查	IgE RIST	IgE RAST－Asp/IgG Asp	嗜酸粒细胞
Ⅱ期缓解期	阴性	正常上限	升高或正常	正常
Ⅲ期再燃期	渗出或支气管扩张	明显升高	升高	升高
Ⅳ期类固醇激素依赖性哮喘期	支气管扩张	正常上限	不定	不定
Ⅴ期肺纤维化期	纤维化	不定	正常	正常

侵袭性肺部真菌感染

侵袭性肺部真菌感染的定义

一、侵袭性肺部真菌感染的确诊

1．深部组织感染真菌

对针吸或活检获得的病变组织作组织/细胞化学检查见菌丝或孢子，并发现伴有相应的组织损害；或在正常无菌和在临床及影像学检查均提示感染的部位获取标本培养真菌阳性。

2．酵母菌

针吸或肺活检获得的病变组织作组织或细胞化学检查，见酵母细胞或假菌丝；或在正常无菌和在临床及影像学检查均提示感染的部位获得标本培养酵母菌阳性。

二、真菌血症的判断

1．真菌　血培养真菌阳性，并伴有与受累器官相应的临床体征和症状。

2．酵母菌　血培养假丝酵母菌或其他酵母菌阳性，并伴有与受累器官相应的临床症状和体征。

三、很可能或可能的侵袭性肺部真菌感染判断标准

需具备以下至少1项宿主因素标准、1项微生物学标准和1项主要（或2项次要）临床标准。

1．宿主因素

（1）中性粒细胞减少，其计数＜5×10^9/L的天数＞10天。

(2)持续发热超过 96 小时,且经适当的广谱抗生素治疗无效。

(3) 体温>38℃或<36℃,并伴有以下情况之一。

a. 在近 60 天内有持续的(>10 天)中性粒细胞减少;

b. 在近 30 天内接受或正在接受免疫抑制剂治疗;

c. 曾有侵袭性真菌感染史;

d. 伴有艾滋病。

(4) 有器官移植后的体征和症状。

(5)持续应用皮质激素(>3 周)。

2. 微生物标准

(1) 痰、支气管肺泡灌洗液(BALF)培养为真菌或新型隐球菌阳性。

(2) 抽吸标本培养为真菌阳性、细胞学或直接镜检阳性;痰、BALF 中真菌或隐球菌的细胞学或直接镜检阳性。

(3) 痰、BALF 中真菌或隐球菌的细胞学或直接镜检阳性。

(4) 脑脊液、BALF 液或≥2 次血标本曲霉抗原阳性。

(5) 血隐球菌抗原阳性。

(6) 在无菌体液作细胞学或直接镜检发现真菌成分。

(7) 无导尿管患者 2 次尿培养酵母菌阳性。

(8) 无导尿管患者尿假丝酵母菌管型阳性。

(9) 血培养白假丝酵母菌阳性。

(10) 肺部异常而细菌学培养阴性,包括与下呼吸道感染相关的任何标本如血、痰、BALF 等。

以上宿主因素与微生物标准适用于任何系统侵袭性真菌感染的诊断。临床上应根据患者微生物采集的部位和临床标准而判断属于哪一部位的真菌感染。

3. 临床标准

(1) 主要标准:在 CT 影像学检查新出现任何下述浸润性阴影:晕轮征、新月体征、实变区内的空腔。

(2) 次要标准:① 下呼吸道感染的症状(咳嗽、胸痛、咯血和呼吸困难)。② 胸膜摩擦音。③ 不在主要标准之内的任何新的肺部浸润影。

肺部真菌感染的检查方法和流程

一、检查方法

在肺部真菌感染中以假丝酵母菌最为常见,其次为曲霉。

1. 假丝酵母菌感染的实验室主要检查方法如下所述。

(1) 痰、BALF 镜检和活检组织染色。

(2) 血、呼吸道分泌物和活检组织培养。

(3) 检测沉淀素(CIE 法)。

(4) 检测假丝酵母菌甘露聚糖抗原及抗体(ELISA 法)。

(5) 检测 β-1,3-D-甘露聚糖。

(6) 血聚合酶链反应(PCR)检测。

2. 曲霉感染的实验室主要检查方法如下所述。

(1) 痰、BALF 镜检或活检组织染色;

(2) 呼吸道分泌物和活检组织培养;

(3) 检测沉淀素(CIE 法);

(4) 高危患者每周 2 次检测乳甘露聚糖(ELA 法);

(5) 检测 β-1,3-D-甘露聚糖;

(6) 呼吸道分泌物和血 PCR 检测。

二、检查流程

中性粒细胞减少和实体器官移植者合并肺部真菌感染时,往往没有或很少伴有相应的体征和症状,较可能的真菌感染是侵袭性曲霉、卡氏肺孢子虫肺炎(PCP)或其他真菌性肺炎。一些专家推荐的检查流程见图 3-2。

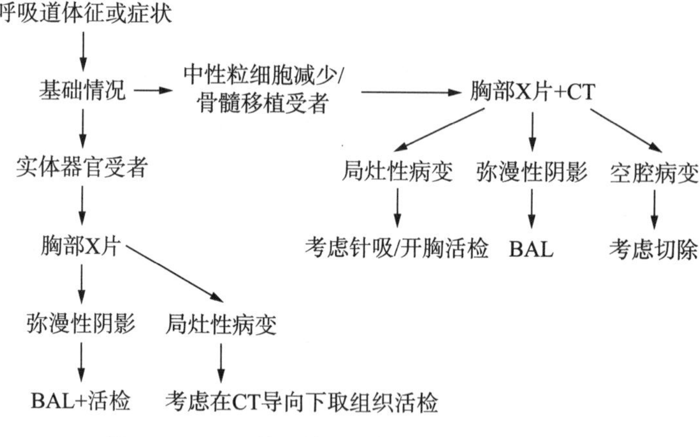

图 3-2 不同基础情况肺部真菌感染检查流程

真菌性肺炎的诊断标准

根据临床特征、实验室检查结果,并按照上述诊断定义作出真菌性肺炎的诊断。

一、假丝酵母菌肺炎的诊断条件

1. 胸片示急性浸润阴影，与临床考虑的真菌性肺炎相符合。

2. 获得的下呼吸道组织，包括经胸针吸、经支气管活检、开肺活检或胸腔镜直接活检培养真菌阳性。

3. 在染色的活检切片中发现假菌丝。

假丝酵母菌是肺部真菌感染中主要的病原菌，其中以白假丝酵母菌(*candida albicans*)、热带假丝酵母菌(*C. tropicalis*)最为常见，且致病力也最强。其他少见的有克柔假丝酵母菌(*C. krusei*)、近平滑假丝酵母菌(*C. parapsilosis*)、伪热带假丝酵母菌(*C. pseudotropicalis*)和高里假丝酵母菌(*C. guillermondii*)等。假丝酵母菌为双相真菌，有芽生酵母及菌丝，在机体免疫功能低下时假丝酵母菌大量繁殖、出芽并转为菌丝，对宿主上皮黏附及入侵造成感染。假丝酵母菌在含有玉米琼脂培养基中可形成大而壁厚的休止期，名为厚膜孢子(*chlamydospores*)，以及在 37℃ 血清等条件下1～3 小时形成芽管(菌丝)，后者可作为白假丝酵母菌的诊断指标。假丝酵母菌胞壁结构中含有甘露聚糖蛋白成分，在临床上可将甘露聚糖蛋白作为血清诊断的靶抗原。

肺部假丝酵母菌感染在临床上主要有 2 种形式，一种是假丝酵母菌从口咽部吸入或直接蔓延；另一种经血行播散造成肺部感染。也有人将肺部假丝酵母菌感染分为支气管炎型和肺炎型 2 种类型。原发性假丝酵母菌肺炎较少见，大多见于血源性肺假丝酵母菌病。肺部假丝酵母菌感染的临床表现类似慢性支气管炎、肺炎以及肺结核的空洞形成，患者大多同时伴有细菌感染。主要症状为低热、咳嗽、黏性痰或硬块状痰，有时可带血丝；肺部听诊有中度湿罗音；也可呈大叶性肺炎而伴高热、咳嗽、咳痰等。慢性过程者类似肺结核，可伴有胸膜炎。胸部 X 线提示可见大小不等、形状不一的均匀阴影，边界模糊，可累及 2 个以上的肺叶，但很少累及至肺尖。如为血行播散，肺内呈小结节或大小不等的融合结节或肺实质浸润。

二、曲霉肺炎诊断条件

1. 持续或进行性肺浸润，而抗细菌治疗无效。

2. 痰或 BALF 中检出曲霉。

3. 有肺炎的临床表现(咳嗽、呼吸困难、胸膜疼痛、罗音和胸膜摩擦音)。

4. 胸部 X 片或其他影像学检查有特征性改变，如胸膜下密度增高阴影、结节、楔形或空腔阴影；CT 扫描见晕轮征；由浸润性病变进展为空腔或新月体病变。BALF 中其他病原体检查阴性。血中持续的曲霉抗原阳性。

曲霉(*Aspergillus*)为非二性形态的丝状真菌,菌落表面被覆色素而不光滑,镜下可见菌丝和芽孢,菌丝具有45°角二叉分支。曲霉广泛分布于自然界,多为寄生,属条件致病菌。每一曲霉大小为1.5～6 μm,当在空气中散飘的曲霉被易感者吸入下呼吸道则引起患病,亦称为曲霉病(*aspergillosis*)。

曲霉属有130余种,绝大部分为非致病菌。引起肺曲霉病及败血病等全身感染的90%为烟曲霉(*A. fumigatus*),其次为黄曲霉(*A. flavus*)。通常少量曲霉的存在并不引起致病,但当种种原因引起机体抵抗力低下或有大量病原体侵入时即可发生组织损害。侵袭性肺曲霉病临床症状不明显,早期诊断较困难。根据临床发病特点还可分为急性和慢性坏死性肺曲霉病。非侵袭性肺曲霉病在临床上另有2种类型:第一种是寄生型:曲霉可寄生在肺空腔内,逐渐生长形成曲霉球,并可引起大咯血。第二种是变态反应型:因吸入大量曲霉孢子而引起变态反应。变应性肺、支气管曲霉病常由烟曲霉引起,此型亦称变应性支气管肺曲霉病(allergic bronchopulmonary aspergillosis, ABPA)。

发生ABPA的主要表现为发作性哮喘。ABPA的诊断标准如下。

(1) 血嗜酸粒细胞增高;

(2) 曲霉抗原皮试即刻阳性;

(3) 血清IgE增高;

(4) 血清抗曲霉特异IgE抗体阳性;

(5) X线胸片检查示肺浸润;

(6) 近端支气管扩张;

(7) 哮喘症状:附加诊断标准为痰曲霉培养阳性、痰嗜酸粒细胞阳性、痰栓形成和迟缓的皮试阳性。这2种类型的肺曲霉病预后较好,前者可作手术切除,后者则可给予皮质激素等抗过敏治疗。

侵袭性肺曲霉病的临床表现常为发热,20%的患者在呼吸和咳嗽时有胸痛症状,疾病后期也可发生致命性咯血。侵袭性肺曲霉病的病死率较高,即使给予积极的治疗,其病死率仍在40%～65%。在器官移植等免疫受损者并发侵袭性肺曲霉病的发病率甚至高达10%～20%。

因为侵袭性肺曲霉病在临床上诊断较困难,一些专家推荐本病以下几种不同定义。

(1) 确诊(definite)侵袭性肺曲霉病:在组织病理学上见到具有分叉支的菌丝,或经创伤性检查获得组织培养阳性。

(2) 临床诊断很可能的(probable)侵袭性肺曲霉菌病:粒细胞减少、接受肿瘤化疗、使用泼尼松10 mg/天以上等免疫受损者,在胸片上出现新的结节影或空腔性阴影;或2次痰培养或1次BALF、支气管冲洗或刷检培养曲霉阳性;或BALF细胞学检查见特征性菌丝;或BALF中2次曲霉PCR阳性。

(3) 可能的(possible)侵袭性肺曲霉菌病：影像学检查发现典型的侵袭性曲霉病的征象，如晕轮征或空腔阴影及痰或支气管分泌物曲霉培养阳性。

肺放线菌病

1. 临床表现

多起病缓慢，早期症状不明显或不规则低热、盗汗、全身不适、轻咳、咳少量黏痰；严重者可畏寒、高热、咳嗽频繁并咳大量脓痰，痰中带血或大咯血，日久则乏力、虚弱、体重减轻；有脓胸、胸壁脓肿或瘘管时，除有胸部剧痛外，尚可自瘘管排出脓液，常反复难愈，并可播散至肝、脾、肾等其他脏器。

2. 实验室检查

痰、瘘管中脓液涂片可见大量有特征性的硫黄颗粒，革兰染色见 Y 形分枝阳性菌丝，抗酸染色阴性。厌氧培养或动物接种有助于本病的诊断。

3. X 线检查

肺部散在不规则斑片状阴影，以中、下野为多，偶有大片状实变影，其间可见小透亮区，并可见胸膜反应、胸水及肋骨、脊椎骨膜炎、骨质侵蚀等。

肺隐球菌病

1. 病史

常发生于淋巴肉瘤、白血病、糖尿病及长期应用激素、抗肿瘤药物、广谱抗生素者。

2. 临床表现

起病缓慢，病程迁延，约 1/3 患者无症状或症状轻微，可有低热、盗汗、轻咳、咳少量黏痰、胸痛、体重减轻等，常因播散至中枢神经系统时才被检出本病，查体肺部常无阳性体征或有少许干、湿罗音，少数可有胸腔积液征。

3. 实验室检查

血白细胞计数正常，痰、脑脊液涂片墨汁染色可找到隐球菌，普通染色不着色；乳胶凝集反应滴度≥1∶8 阳性，间接荧光抗体检测、补体结合试验均有助于诊断，且对预后判断有帮助。痰培养早期即可获得阳性结果。

4. X 线检查

肺纹理加重，见小斑片状浸润或结节样孤立圆形病灶，肺门淋巴结不大，重者可有粟粒样改变。

肺曲菌病

1. 病史

在原有慢性支气管炎、支气管扩张、肺脓肿、支气管囊肿、肺癌、肺结核、结节病等肺部疾患患者，特别是长期应用广谱抗生素、激素、免疫抑制药、抗肿瘤药物及一些重症疾病晚期，易于发生。

2. 临床表现

临床上除可有弛张型或不规则发热、消瘦、乏力、虚弱外，常见咳嗽、咳绿色或咖啡色颗粒样痰，或脓痰，或痰中带血，甚至中等量或大量咯血，反复难愈，抗结核治疗无效，部分患者尚可有哮喘、胸痛等，并可因曲菌血行播散致败血症、肝、肾、脑膜、心内膜等部位炎症，出现相应症状。查体病变部位可叩诊浊音，可闻及管状呼吸音或呼吸音减弱，或可闻及干、湿罗音。

3. 实验室检查

血白细胞总数正常，但嗜酸粒细胞计数可增高；痰涂片可见曲菌、菌丝、孢子，连续多次痰真菌培养可获阳性结果。血清曲菌沉淀试验、曲菌浸出液抗原皮肤试验对诊断有帮助；术后曲菌球及组织病理检查可以证实诊断。

4. X线检查

可见斑点状、条索状或结节状阴影，其中曲菌球在X线上有特殊形态，对诊断很有帮助，表现为肺空腔病变中有一球形或椭圆形实质性阴影，常见一半月形透亮区，呈偏心性，曲菌球体随体位变动可发生移动，其周围较少炎症反应，以肺上叶尤其肺尖多见。

肺毛真菌病

1. 病史

本病多发生于白血病、淋巴瘤、肝硬化、重症糖尿病、严重烧伤、粒细胞缺乏症患者，多为终末期感染。

2. 临床表现

患者可有程度不等的不规则发热、咳嗽、咳痰带血或咯血、胸痛、气急、发绀等肺炎及肺梗塞症状，当由血行播散致肺外器官如脑、心、肝、脾等部位引起梗塞或脓肿时，尚可见相应昏迷、抽搐、心肌缺血等表现。查体除可闻及干、湿罗音外，尚可闻及胸膜摩擦音，出现胸水征。

3. 实验室检查

多次痰涂片为同一真菌，痰培养亦可获同样结果，活体组织病理检查发现血管壁内菌丝可明确诊断。

4. X线检查

见肺部大片状浸润阴影，其间或可见结节状阴影或空洞形成，或胸腔积液。

肺奴卡菌病

1. 病史

常继发于白血病、肺结核、结节病及应用肾上腺皮质激素等免疫功能低下者，常为直接吸入含有菌落之尘埃感染，少有人-人、动物-人之间传播。

2. 临床表现

初起可有恶寒、不规则发热、咳嗽、乏力、食欲不振等，进一步发展，可咳大量无臭、黏稠脓痰，痰内不含颗粒，可出现脓胸、胸壁瘘管，尚可经血行播散至脑、心、肝、肾等组织引起相应症状。体检于病变部位可闻及干、湿罗音、管状呼吸音、胸膜摩擦音。

3. 实验室检查

血白细胞及中性粒细胞可增高，血沉加速，痰涂片可见颗粒状、革兰染色阳性、抗酸的菌体和菌丝。痰培养及组织病理检查有助于诊断。

4. X线检查

可见大片状或小片状浸润影，其间可见小透亮区，或孤立球形病灶，内有空洞，也可见包裹性胸腔积液征。

肺组织胞浆菌病

1. 临床表现

急性期多无症状，少数有急起发热、头身疼痛、咳嗽、咳痰、胸痛、恶心等，少有阳性体征。老人、小儿及免疫低下者可造成感染播散，致肝、脾、心等其他器官损害；重复感染可形成慢性肺组织胞浆菌病，有低热、咳嗽、胸痛、咯血、贫血、全身淋巴结肿大等。

2. 实验室检查

血白细胞总数减少，淋巴细胞增多；痰涂片、培养、组织病理检查可获阳性结果。组织胞浆菌素皮肤试验阳性及补体结合试验阳性均对诊断有帮助。

3. X线检查

见肺部小片状浸润阴影或粟粒样病变，肺门淋巴结肿大，随病情好转而消失，或遗留大小相同、分布均匀的钙化点。慢性期患者除可见片状浸润影外，尚可见结节状阴影及单发或多发空洞。

肺包虫病

1. 流行病学特点

患者多为畜牧民、兽医、狗及猫饲养者，因食入虫卵而被感染，无明显季节、年龄等区别。

2. 临床表现

发病缓慢，早期常无任何症状，当棘球囊渐增大压迫支气管、交感神经时，可产生刺激性干咳、胸闷、胸痛、一侧面部无汗、眼睑下垂等；当棘球囊破裂或受压支气管、肺段继发感染时，则大量咳痰，可呈黏液性、脓性、黏液血性，甚至使人窒息，并可因肝、脑、肾等部位受累产生相应症状。查体可无阳性体征，有肺不张、继发感染时可闻及干、湿罗音，有肺实变征。

3. 实验室检查

血嗜酸粒细胞计数增多，包虫囊液皮内试验阳性率较高，补体结合试验、间接血凝试验均有助于诊断，术后组织病理检查可明确诊断。不主张诊断性穿刺，以免穿刺处漏液引起过敏反应和继发性棘球蚴感染。痰镜检查到虫钩或头节可确诊。

4. X线检查

肺部可见一孤立球状阴影，边界清楚，周围可见炎性反应灶，囊内可见透亮区及液平，囊肿可随呼吸而变形，以右肺为多。当发生压迫、继发感染时可见肺不张、肺实变及胸水征。

肺阿米巴病

1. 病史

多数患者有阿米巴肝脓肿、阿米巴痢疾病史。

2. 临床表现

病初常有寒战、弛张高热、干咳或咳少量黏痰、乏力、出汗、右下胸痛，肝源性脓肿破入胸腔者可剧烈胸痛、呼吸困难，在肺内形成脓肿后则咳典型巧克力样痰;发生支气管胸膜瘘者则突然咳出大量巧克力色痰,并可有咯血。日久则见消瘦、贫血征。体检右下肺叩诊浊音,呼吸音减低,有干、湿罗音及胸水征,可有肝大、右下胸压痛、叩痛等。

3. 实验室检查

血白细胞计数可增多,痰、胸水及粪便涂片、培养可查到阿米巴滋养体或包囊,间接荧光抗体试验、酶联免疫吸附试验均可协助诊断。

4. X线检查

肝源性患者可见右下肺片状浸润阴影,边界不清,其中可见不规则透亮区及液平,并右侧膈肌抬高、运动受限、右侧胸水征。肠源性患者可见两肺多发性小脓肿,或小片状浸润影。

肺血吸虫病

1. 病史

有流行地区疫水接触史。

2. 临床表现

感染后 1～2 周内常有低热,少数患者为弛张高热、咳嗽、血痰、胸痛、荨麻疹等,均在 1 周左右消失。至 6 周后,可再出现干咳、气促、胸痛,重症患者可见高热、气急、发绀、肝、脾肿大等肺水肿及心衰表现。查体早期常无阳性肺部征象,后期可闻及干、湿罗音、水泡音及胸水征。

3. 实验室检查

血白细胞可增多至 10×10^9/L～20×10^9/L,嗜酸粒细胞增多,痰中可找到血吸虫虫卵或幼虫,大便孵化及虫卵检查、直肠黏膜压片检查阳性。皮内试验、环卵沉淀试验、尾蚴膜试验等免疫学检查均有助于诊断。

4. X线检查

早期可见肺部片状阴影,密度较淡,边缘不清,或可呈粟粒样,以中下肺野为多,迁延日久则可见新旧不等、密度不一或密度较高、边界清楚的不规则片状阴影。早期改变多在 3～5 个月内消退。严重患者可有肺动脉高压征。

肺吸虫病

1. 流行病学特点

患者有流行地区居留史,并曾生食蟹、喇蛄、野猪肉等,无明显季节性。

2. 临床表现

潜伏期多为 6 个月。患者起病常缓慢，可有低热、畏寒、头痛、胸闷，咳嗽、咳痰反复日久，痰为白色黏稠状，铁锈色或烂桃肉样血痰，或痰中带血，痰量较大，为本病典型症状。部分患者有胸痛、气急表现；少数急性期患者可因异体蛋白引起过敏反应，出现高热、畏寒、胸闷、咳嗽、荨麻疹等表现。查体肺部可闻及干、湿罗音，并可有胸水征及皮下结节，尚可因虫体移行出现腹腔、脑、肾等部位症状。

3. 实验室检查

血、痰嗜酸粒细胞增多，痰涂片可见虫卵、夏科-雷登晶体，痰普通培养及结核菌培养均阴性，皮肤试验可呈阳性反应，对流免疫电泳试验、间接血凝试验、酶联免疫吸附试验等免疫学检查对诊断均有帮助，但需注意其中与血吸虫病、华支睾吸虫病的交叉阳性反应。

4. X 线检查

可见片状、结节状圆形浸润影，以中、下肺野及内侧带较多，其间可见较多蜂窝状小透亮区，大小不等，壁厚薄不一，日久不愈，则可见致密点状、条索状阴影，胸膜增厚、粘连。

肺型疟疾

1. 流行病学特点

于夏秋季蚊虫较多季节在流行地区居住过、不明原因发热并有呼吸道症状者，均应考虑本病。

2. 临床表现

于发热前期可有头痛、乏力、轻咳、全身酸痛，常误诊为感冒；典型发作为3～5 天后出现周期性高热、寒战、出汗、胸痛、偶见血痰，间歇期常无症状；重症患者除有高热无汗、脾脏迅速增大外，呼吸可增速、咳嗽、咳白黏痰、胸闷、气急、发绀等。查体肺部可闻及干、湿罗音，重症患者满肺湿罗音、奔马律，并有贫血征、脾大等。

3. 实验室检查

血红细胞、白细胞均可减少，厚、薄血片染色可见红细胞内疟原虫，间接荧光抗体检查、血凝试验等对诊断有一定帮助。部分患者痰中可发现疟原虫。

4. X 线检查

肺部纹理增重，或有小点片状阴影，重者可见肺门阴影增大，两肺片状模糊影等肺水肿征象。

肺泡微石症

1. 症状

往往于体检时发现，虽然胸部 X 线表现已很明显而典型，但多无呼吸道症状或症状轻微。随着病情的发展，逐渐出现呼吸困难、胸闷、咳嗽、咳少量痰，有时可咳出白色沙砾样物。晚期症状加重，常并发肺源性心脏病及心力衰竭等。

2. 体征

早期可无异常体征，以后逐渐出现发绀、杵状指，肺底可有湿罗音或少许细捻发音等。

3. 辅助检查

(1) 实验室检查：一般血清钙、血清碱性磷酸酶、甲状旁腺功能、血常规、血沉等均无异常，钙代谢亦无异常。

(2) X 线检查：两肺广泛弥漫性微石阴影，呈细砂状、星花状、吹雪样或云雾样，密度甚高，轮廓清楚，两肺下野较明显，内带比外带多，病变可遮盖心影、肺门及膈肌。胸膜及心包膜有时亦见钙化现象。

(3) 肺功能检查：轻症肺功能正常。重症肺活量减少，呈限制性通气功能障碍。最大通气量减低，残气量增加，通气/血流比例失调，弥散功能降低，低氧血症，多不伴有高碳酸血症。

(4) 肺活检：有确诊价值。常用纤支镜肺活检，阳性率很高。

肺血管炎

一、美国风湿病协会提出的韦格纳肉芽肿(WG)诊断标准

1. 口腔溃疡或鼻异常分泌物。

2. 异常胸部 X 线表现，包括结节、空洞和固定浸润影；尿沉渣中有红细胞管型或每高倍显微镜视野下有 5 个以上红细胞；组织活检证实肉芽肿性炎症。

符合上述标准可诊断，此方法诊断敏感性和特异性分别为 88.2% 和 92.0%。

二、美国风湿病协会的淋巴瘤样肉芽肿病(LYG)诊断标准

1. 哮喘。

2. 外周血嗜酸性粒细胞血症。

3. 单神经或多神经病变。

4. 非固定性肺浸润。

5. 鼻窦炎。

6. 血管外嗜酸粒细胞浸润。

符合以上4项或以上可以诊断，此方法诊断敏感性和特异性分别为85.0%和99.7%。

LYG是以血管为中心的淋巴增生性疾病，诊断依赖病理检查。坏死性结节病样肉芽肿病(NSG)诊断也依赖病理检查。血型(BG)诊断依赖于病理检查，肉芽肿以细支气管为中心，患者有哮喘和特应性体质，支气管内有黏液栓，周围血及组织中有嗜酸粒细胞增高，对曲菌抗原具有高度敏感性，均有助于诊断。有学者认为，合并哮喘的BG即是变应性支气管肺曲菌病(ABPA)。MPA无统一的诊断标准，中年男性，亚急性进行性肾功能不全，伴有弥漫性肺泡出血或其他系统性血管炎，ANCA阳性，肾脏病理为局灶性节段性坏死性肾炎且无免疫复合物沉积，排除其他疾病，即可以诊断。MPA诊断中病理检查十分重要，结合临床表现可以诊断。

三、CSS的诊断

变应性肉芽肿血管炎(Churg-Strallss综合症，CSS)具有三联综合征：重度哮喘；肺和肺外器官有中、小动脉及静脉炎以及坏死性肉芽肿；周围血EOS增高。有典型的临床三联征，并排除感染性疾病等即可作出临床诊断。

四、在肺血管炎诊断方面的诊断步骤

1. 应明确肺血管炎是综合征，许多疾病均可引起肺血管炎的临床表现。

2. 在考虑病因时应注意感染性疾病，如结核、真菌、细菌及寄生虫等感染。肺军团菌、革兰阴性杆菌、病毒、立克次体感染常累及小血管和毛细血管内皮。虽然肺血管炎的病因较多，但常见的为韦格纳肉芽肿、结缔组织病、变应性肉芽肿血管炎，淋巴瘤样肉芽肿也有报道。过敏性紫癜、冷球蛋白血症、巨细胞动脉炎均很少累及肺血管，但近年有引起肺大出血的报道。白塞病引起肺血管炎的病例约5%，主要为肺动脉瘤。大动脉炎也可表现为肺动脉狭窄和闭塞，出现肺动脉高压。

3. 明确抗中性粒细胞胞浆抗体对诊断的重要性，抗中性粒细胞胞浆抗体的发现提高了肺血管炎的诊断水平。胞浆型抗中性粒细胞胞浆抗体阳性可诊断韦格纳肉芽肿，核周型抗中性粒细胞胞浆抗体阳性可诊断显微镜下多血管炎，敏感性和特异性均可达到90%。

4. 积极获取病理学证据，但经支气管镜肺活组织检查（活检）的阳性率不到10％，因此必要时应及时进行胸肺活检，以明确诊断。

肺淀粉样变

1. 临床表现

进行性呼吸困难，反复肺部感染，可有充血性心力衰竭及心律失常。充血性心力衰竭后或有肾病综合征时，往往可出现胸水。

2. X线检查

X线胸片表现为弥漫性网状结节样浸润，可以伴有肺门淋巴结肿大、心脏扩大。

3. 肺功能检查

表现为典型的限制性呼吸困难和弥散功能减退。

4. 特殊检查

需要依据活检作病理检查，刚果红染色，在偏光显微镜下为黄绿两色性的双折光体。全身性原发性淀粉样变通常取直肠黏膜活检，有时也可以从皮肤和皮下脂肪取活检。如病变局限于肺部，可通过支气管镜活检或开胸肺活检。

移植肺

1. 症状　肾移植后42～102天，突然出现发热、咳嗽、咳痰、气短等。

2. 体征　一般较少，重症者可有发绀。

3. X线表现　为肺门和下肺叶处广泛片状、结节状浸润阴影。

4. 肺功能主要表现为弥散功能减退，PaO_2 降低，$PaCO_2$ 可正常。

5. 血冷凝集试验和嗜异凝集反应可呈阳性。

铝肺

在铝加工过程中由于吸入该物质引起肺纤维化已有许多报道。此病的特征如下。

(1) 与接触粉尘的量和时间无明显关系，发病后呈急性经过，多数发展为呼吸功能不全，并发症多数为可致命的继发性气胸。

(2) 胸部X线照片多数为上中肺野见网状或小粒状阴影，随着病程的进展可见上肺野收缩而下肺野呈肺气肿改变，而像硅沉着病那样的较大片阴影者很少。

(3) 组织学检查所见为间质纤维化及部分肺气肿，胸膜亦常呈纤维性肥厚。

(4) 肺组织中可检出沉着的铝颗粒以及吞噬铝颗粒的巨噬细胞浸润。

强直性脊柱炎(AS)肺

（海军风湿病研究中心）

1. 具备AS诊断标准(Med Clin North Am，1977，61：347)。
2. 有肺部疾患症状、体征和(或)经胸片及透视证实有肺部病变。
3. 排除结核、非特异性感染及占位性病变等所致肺病。

胺碘酮肺中毒

1. 具有呼吸困难、咳嗽、肺浸润等表现而无其他原因可解释。
2. 停用或减少胺碘酮剂量后有关症状和胸片改变好转、消退。
3. 肺活检所见类似其他药物反应(如纤维化、肺泡壁增厚、肺泡内泡沫样巨噬细胞积聚，中性粒细胞和淋巴细胞渗出)。
4. 和其他药物性肺炎一样，激素可使之恢复。
5. 用于其他肺部疾患的特异治疗无效。

弥漫性肺间质纤维化

（日本厚生省肺纤维症调查研究班第二次修订）

1. 主要症状及体征

(1) 干咳。

(2) 喘息(Hugh－JonesⅡ度以上)。

(3) 杵状指。

(4) 特殊罗音(细捻发音或捻发音)。

2. 胸部X线

(1) 阴影分布：弥漫性播散，下肺野＞上肺野，边缘性分布。

(2) 阴影性质：细小的结节状、云絮状，细小结节状＋蜂窝状(网状)，多发性蜂窝状。

(3) 肺野缩小(横膈上升,下肺野缩小)。

3. 肺功能检查

(1) 肺容量减低(肺活量与肺总容量占预计值百分比减低)。

(2) 肺弥散功能减低(D_LCO 与 D_LCO/VA 占预计值百分比减低)。

(3) 低氧血症(PaO_2 减低)。

4. 血液-免疫学检查

(1) 血沉增快。

(2) 乳酸脱氢酶增高。

(3) 类风湿因子试验阳性。

5. 病理检查

与特发性间质性肺炎的病理改变相一致。

诊断判断如下。

(1) 确定诊断:具备包括 2 在内的三大项以上,或全部具备 1 项及 5 项。

(2) 怀疑诊断:全部具备包括 2 在内的两大项。

(3) 除外诊断:硅沉着病、肺结核、慢性支气管炎、弥漫性细支气管炎、肺炎、肺癌、结节病、胶原性疾病、过敏性肺炎、放射性肺炎、药物诱发性肺炎。

肺泡蛋白沉着症(PAP)

本病表现无特异性,当同时出现以下情况时应考虑本病的可能。

(1) 原因不明的呼吸困难,经抗感染和利尿治疗无效。

(2) 肺部 X 线示双肺弥漫性阴影,自肺门向外放射,呈结节状、羽毛状、斑片状及网状,边缘模糊,甚至融合成片,类似肺水肿样表现。

(3) 肺功能主要为限制性通气功能障碍,但本病的确诊需依据经纤支镜或开胸肺活检,如见典型的病理表现,BALF(支气管肺泡灌洗液)中巨噬细胞量少,有大量嗜酸颗粒及形态多样的嗜酸性小体,PAS 染色阳性而阿尔新蓝(Alcianblue)染色阴性,即可确诊。电镜示大量板层体及无定型碎屑是本病特征性表现。另外,须排除其他肺弥漫性疾病和卡氏肺孢子虫肺炎、肺水肿等。

嗜酸粒细胞性肺浸润

修改的 Crofton 分类后的 Citro 分类法。

(1) 单纯性肺嗜酸粒细胞浸润症。

(2) 迁延性肺嗜酸粒细胞增多症。

(3) 热带性嗜酸粒细胞增多症。

(4) 哮喘性肺嗜酸粒细胞增多症。

(5) 结节性动脉炎和其类似的疾病,韦格纳肉芽肿。

肺性嗜酸粒细胞浸润症(PIE 综合征)

(日本　泷泽敬夫)

1. 末梢血中嗜酸粒细胞增多和肺部一过性游走性嗜酸粒细胞浸润阴影是诊断本病的基本条件。

2. 临床上不同类型分别有各自的临床表现,但又不能明确归类其他疾病。

3. 痰中含有嗜酸粒细胞和经呼吸道肺组织活检对诊断有帮助。

4. 肺功能测定可供参考。

肺性嗜酸粒细胞浸润症分型

表 3-17　Fraser 的肺性嗜酸粒细胞浸润症分型

主要分型	亚分型	疾病
原发性嗜酸粒细胞性肺炎	一过性肺性嗜酸粒细胞增多症。迁延性肺性嗜酸粒细胞增多症	吕佛琉综合征、慢性嗜酸粒细胞性肺炎、嗜酸粒细胞增多综合征
原因明确嗜酸粒细胞性肺炎	药物所致者、寄生虫所致者、真菌所致者	呋喃妥因、青霉素、磺胺类等,蛔虫症、钩虫病、血吸虫病、粪虫病、热带肺嗜酸粒细胞增多症、过敏性肺性曲真菌病
伴有血管炎或肉芽肿性嗜酸粒细胞性肺炎	胶原性血管疾病	Wegener 肉芽肿、过敏性肺肉芽肿、结节性多动脉炎、坏死性肺泡炎、坏死性脉管炎、坏死性肉芽肿等

有特定原因的嗜酸粒细胞肺病

1. 药物性

据有关报道，引起嗜酸粒细胞肺病的主要药物有呋喃妥因，其他如阿司匹林、青霉素及四环素，甚至连治疗哮喘的药物色苷酸钠也可引起本病的发生，但停药后病情能很快获得改善，而呋喃妥因引起者，其病情也有迁延至 1 个月以上的。

2. 寄生虫性

蛔虫、粪类圆线虫、斑氏丝虫等均可成为致病原因。热带性嗜酸粒细胞增多症与丝虫引起的丝虫病，在 Crofton 的分类中，两者颇为一致。

3. 真菌性

主要介绍过敏反应性支气管肺曲菌病(ABPA)。

(1) 概述：曲菌，特别是烟曲菌与人体密切相关。一是引起感染症，如曲菌球、慢性坏死性肺曲菌病、侵入性肺部曲菌病；二是使人体发生过敏反应，即过敏反应性支气管肺曲菌病，此病是在哮喘或过敏体质的基础上大量吸入曲菌孢子而引起的过敏反应。也有认为即使不伴有喘息，ABPA 诊断也可成立。

(2)诊断和检查：根据 Rosenberg 制订的标准进行诊断。

主要标准：喘息；外周血嗜酸粒细胞增多；曲菌抗原皮内试验快速型皮肤反应阳性，曲菌抗原沉淀抗体阳性，血清 IgE 升高，有肺浸润阴影史(迁延性或固定性)；中心支气管扩张。

次要标准：痰中找出曲菌；有棕黄色痰液栓子咳出史；曲菌抗原皮内试验迟发型皮肤反应阳性。

主要标准全满者为确诊；主要标准满 6 项者基本确诊。

有特定原因的嗜酸粒细胞肺病的分期

Patterson 等将本病分为 5 期。

第Ⅰ期为急性期，具有本病的各条诊断标准，皮质激素治疗后肺浸润消散，血清 IgE 降低，急性症状和体征均消失。

第Ⅱ期为缓解期，血清 IgE 和胸部 X 线所见正常至少 6 个月，某些患者可停用皮质激素。

第Ⅲ期为复发期，急性期症状再度出现，或患者虽无症状，但肺部出现新的浸润阴影，且血清总 IgE 升高 2 倍以上。皮质激素可使之缓解，这些患者可能不需长期治疗，复发可发生于缓解 7 年之后。

第Ⅳ期为激素依赖期，此期需要皮质激素控制哮喘和(或)预防 ABPA 的反复发作。

第Ⅴ期为纤维化期，胸部X线呈广泛纤维化改变，常可演变至不可逆性肺损害。

伴有血管炎的嗜酸粒细胞肺病

本病于1951年为Churg和Strauss两氏所首先报道，故命名为Churg-Strauss综合征。其临床表现特点为喘息、发热、嗜酸粒细胞增多、坏死性血管炎以及血管外肉芽肿等。本病病因不明，好发于30～50岁的年龄段，无性别差异，首先出现支气管哮喘和外周血嗜酸粒细胞增多，后至血管炎综合征而发病。对本病的诊断可参考长泽所提出的临床诊断标准。

主要表现：① 支气管哮喘；② 嗜酸粒细胞增多；③ 血管炎综合征。

实验室指标：① 白细胞增加（10 000/μl以上）；② 血小板增加（400 000/μl以上）；③ 血沉增快（60 mm/小时以上）；④ 血清IgE增加（600 U/ml以上）；⑤ 类风湿因子阳性。

凡满足上述主要表现①、②、③，且临床过程先出现①、②，后出现③及实验室指标①至⑤全阳性者，即可确诊。

同时下列表现也可供临床诊治时参考：① 成人发病多见，无性别差异；② 哮喘病型不限于特应性反应型；③ 从哮喘发病至血管炎综合征发病病程多在3年内；④ 未治疗者的外周血嗜酸粒细胞数高达2 000/μl以上，但激素治疗可快速使之恢复正常；⑤ 在血管炎综合征的脏器症状中多发性单神经炎几乎必发，其他如皮肤症状（紫斑、皮下出血等），消化系症状（出血、腹膜炎），循环系统症状（心功能不全、心肌梗死、心包炎），呼吸系统症状（间质性肺炎、胸膜炎），肌炎、关节炎发生率高，肾症状很少见；⑥ 血管炎综合征发病时，支气管哮喘有持续发作者，也有缓解者；⑦ 胸部X线无特征性表现；⑧ 应与表现为肺嗜酸粒细胞增多症及血管炎综合征的其他疾病（PAN等）相鉴别。

特发性嗜酸粒细胞增多综合征

Parriol等提出的诊断标准如下。

(1) 周围血液中嗜酸粒细胞增多，其绝对值＞1.5×10^9/L，持续6个月以上。

(2) 常有多脏器受累的证据。

(3) 经详细检查无继发性嗜酸粒细胞增多症的原因。

嗜酸性淋巴肉芽肿

具有以下表现可作为诊断依据。

(1) 缓慢增大的软组织肿块,可单发或多发,并可两侧对称发病,其常见部位为腮腺部、耳后、耳下、颊部、颈部及肘部等,多伴有浅表淋巴结肿大。

(2) 病变部位常有瘙痒或瘙痕及色素沉着。

(3) 嗜酸粒细胞明显而持续增高。

(4) 病理组织学所见:淋巴组织(淋巴细胞及淋巴滤泡)增生和嗜酸粒细胞浸润所构成的肉芽肿。

急性肺脓肿

1. 可有口腔手术、全身麻醉、昏迷、异物吸入、齿槽溢脓、扁桃体炎、龋病(龋齿)、肺炎或其他部位化脓性病灶之病史。

2. 可分以下几种。

(1) 急性吸入性肺脓肿:起病急骤、寒战、高热,多呈弛张热型、胸痛、咳嗽、咳大量脓痰或脓血样痰,常有恶臭,少数患者可有咯血。

(2) 血源性肺脓肿:多先有原发病灶、继有畏寒、高热、咳嗽、咳痰量不多、少有脓血。

3. 病变范围小,且局限于深部可无体征,病变范围较大时,局部叩诊呈浊音、语言震颤增强,呼吸音减低或增强,可闻及支气管性呼吸音或湿罗音。

4. 急性期白细胞总数及中性粒细胞增高。

5. 胸部X线检查　肺部可见大片浓密炎症阴影,其中有透亮区及液平。血源性肺脓肿则一肺或两肺见多个小片状阴影或球形阴影,其中可见小空洞及液面。

6. 痰培养及厌氧菌培养可培养出致病菌。

7. 需与细菌性肺炎、支气管扩张、空洞型肺结核、支气管癌继发感染等鉴别。

慢性肺脓肿

1. 急性肺脓肿引流不畅或治疗不充分,病情迁延3个月以上而脓肿不吸收者。

2. 有不规则发热、贫血和消瘦,主要是咳脓痰和常有不等量咯血。

3. 部分患者出现杵状指(趾)。

4. 周围血白细胞一般无明显变化或略增高。

5. X线胸片显示厚壁空洞，空洞周围有纤维组织增生，可有多房性透光区。有时在病变部位合并胸膜增厚，掩盖肺内的病变，只有加滤光板摄片或体层摄片才能显示脓肿。

肺 气 肿

1. 自觉症状

一般症状为气急、咳嗽，患者年龄大多在40岁以上，时有较多的黏液痰咳出。

2. 体征

呼气相延长，因肺组织过度膨胀、膈肌运动受限致呼吸音减低；因呼气阻力增加，有时出现缩唇呼吸及喉部呼气期鼾音。病情进展时，辅助呼吸肌参与呼吸，有时因膈肌低平，当膈肌收缩时，出现胸腔径缩小的Hoover征。

3. 胸部X线检查

肺组织过度膨胀，肺野透光度增加，肺血管纹理减少，膈肌低平，胸腔前后径扩大，心胸比例缩小(滴状心)等。

4. CT

胸部CT，特别是高分辨率CT(HR-CT)有助于评价肺气肿的程度和范围，但层厚10 mm的扫描不适用于肺气肿的定量诊断。肺气肿时HR-CT呈边缘不清的圆形或类圆形高透光区，根据高透光区的分布，可将肺气肿分为小叶中央型、全小叶型及远端腺泡型3种。

5. 肺功能检测

肺组织的过度膨胀使肺总量(TLC)、功能残气量(FRC)和残气容积(RV)增加；肺气肿时TLC的增加是由RV增加引起的，因此残气率(RV/TLC)增加，而肺活量(VC=TLC-RV)减少；病情进展时，还可出现限制性通气功能障碍(VC%<80%)。

肺气肿时肺功能的特征性改变是由气道阻力增加和气道的易阻塞性所致的呼气功能障碍，其中1秒量(FEV_1)和1秒率($FEV_1\%=FEV_1/VC$)为阻塞性通气障碍的指标，$FEV_1\%>70\%$时可诊断为阻塞性通气障碍。

FEV%实有两种含义，其一为FEV_1/VC的Tiffneau法，其二为FEV_1/FVC_1(FVC为用力肺活量)的Gaensler法。后一方法因可一次测定，故广泛应用于临床，但让重度阻塞性通气障碍患者用力呼气可因混入空气而使FVC变小、$FEV_1\%$变大，因此，动态评价肺气肿阻塞性通气障碍程度时以FEV_1为宜。

轻度肺气肿时，上述肺功能检查常无异常改变，宜行闭合容积(CV)测定。包括肺气肿在内的阻塞性肺疾病患者，CV 增加，闭合容积曲线的Ⅲ相斜率变大。

阻塞性肺气肿

（全国防治慢性气管炎工作会议）

表 3－18　阻塞性肺气肿分度

	分度项目	轻　　度	中　　度	重　　度
病史	1. 慢性支气管炎等病史	有	有	有
	2. 气短	劳动时轻度	平静时轻度，劳动或稍活动后明显	平静时明显
体征	1. 胸廓形状	肋间隙略增宽	肋间隙增宽	典型桶状
	2. 叩诊反响	略增强	增强	明显增强或空盒音
	3. 呼吸音	略减弱	减弱	明显减弱
	4. 心尖搏动(位置)	正常	内移	移至剑突下
	5. 心界	正常	略缩小	明显缩小或不易叩出
	6. 心音(心尖区)	无改变	减弱	明显减弱或遥远
	7. 肺肝界	第 6 肋缘下	第 7 肋缘下	第 8 肋缘下
	8. 肺底活动度	4 cm 以上	3～4 cm	3 cm 以下
X线	1. 横膈运动受限，横膈低位变平	2～1.5 cm、横膈位于第 11 后肋或肋间	1.4～0.6 cm 第 11 后肋或肋间	0.5 cm 至不动第 12 后肋以下
	2. 肺血管文理	变化不显著	外围分支纤细稀疏	纤细、稀疏、变直
	3. 肺大泡	偶见	可见	较常见
	4. 肺野透明度增加(深呼吸时变化)	明显	中等	轻度或无变化
	5.	0.45～0.4	0.39～0.35	0.34 以下
肺功能	1. 最大通气量(占预计值百分比)	61%～80%	41%～60%	40%以下
	2. 第 1 秒时间肺活量(占肺活量%)	60%～50%	50%～40%	40%以下
	3. 残气量/肺总量比值	40%～50%	50%～60%	60%以上

第四章　慢性阻塞性肺疾病(COPD)

慢性阻塞性肺疾病(COPD)(一)

对COPD的诊断,应综合考虑其临床症状和肺功能改变,下面是用记分法表示的Burrows等的诊断标准。

1. 咳痰量

－2分　每天都在10 ml以下

－1分　每天多在10 ml以下

0分　变化不定,每天平均10 ml

＋1分　每天多在10 ml以上

＋2分　每天都在10 ml以上

2. 全肺容量

－2分　为正常标准量的125％以上

－1分　120％～125％

0分　111％～119％

＋1分　105％～110％

＋2分　105％以下

3. D_LCO/VA

－2分　1.5以下

－1分　1.5～2.0

0分　2.1～2.9

＋1分　3.0～3.5

＋2分　3.5以上

慢性阻塞性肺疾病(二)

(1995年)

COPD的定义一直比较混乱,1995年美国胸科学会采用了一种复合定义法对COPD进行了定义,即"COPD是由慢性支气管炎和肺气肿所引起的气流阻塞,其程度呈进行性的,可能伴有气道高反应性,部分表现是可逆的"。

慢性阻塞性肺疾病(三)

(中华医学会呼吸病学分会)

定　义

COPD是具有气流阻塞特征的慢性支气管炎和(或)肺气肿。气流阻塞进行性发展,但部分有可逆性,可伴有气道高反应性。

慢性支气管炎是具有慢性咳嗽、咳痰特征的一种疾病。咳嗽、咳痰至少每年3个月,连续2年,并排除其他原因所致的慢性咳嗽患者。支气管哮喘的气流阻塞具有可逆性,现已认为它是一种具有复杂的细胞与化学介质参与的特殊炎症性疾病,不属于COPD。但也有某些支气管哮喘患者,在疾病进程中发展为不可逆性气流阻塞,当支气管哮喘与慢性支气管炎和(或)肺气肿重叠存在或难以鉴别时,也可列入COPD范围。没有气流阻塞的慢性支气管炎或肺气肿不属于COPD。已知病因或具有特异病理表现并有气流阻塞的一些疾病,如囊性纤维化、弥漫性泛细支气管炎或闭塞性细支气管炎等也不包括在COPD内。

临床表现

(1) 咳嗽:初起早晨加重,以后晚上也明显。

(2) 咳痰:黏液性痰,合并感染时有脓性痰。

(3) 气短:逐渐加重,活动后明显。

(4) 喘息:有的患者发生。

(5) 吸烟史:多有长期较大量吸烟。

(6) 职业史:如较长期粉尘、烟雾或有害气体接触史。

在发病过程中,常有反复呼吸道感染史,冬季发病多。随疾病进展,急性加重变得频繁。COPD后期发生低氧血症和(或)高碳酸血症,并可发生肺源性心脏病。

体　征

早期COPD体征可不明显。通常COPD胸部听诊可有呼气延长或呼气时干罗音。随疾病进展，出现胸部过度膨隆、前后径增加、横膈运动受限、呼吸音减低、心音遥远。此外，两肺底或肺野可有湿罗音和(或)干罗音。晚期患者呼吸困难加重，常采取身体前倾位，颈、肩部辅助呼吸肌参加呼吸运动。呼吸时常呈缩唇呼气，有口唇发绀及右心衰竭体征。

实验室检查及特殊检查

1. 胸部X线检查

X线检查对COPD的诊断敏感性不很高，但对确定肺部并发症和鉴别其他肺部疾病(肺间质纤维化、肺结核)有意义。早期COPD胸部X线检查可无明显变化。一般COPD患者除可出现肺纹理增加、紊乱等非特征性改变外，主要为肺气肿改变，如肺容量扩大、胸腔前后径增大、肋骨走向变平、肺野透明度增加、横膈位置降低、膈穹隆变平以及心脏悬垂狭长、肺动脉及其主要分支增宽、肺野周围血管纹理减少纤细等。并发肺动脉高压和肺心病者，除右心增大X线征象外，还可有肺动脉圆锥膨隆、肺门血管影扩大、右下肺动脉增宽等。

2. CT

CT检查、特别是高分辨率CT(HRCT)比普通胸片有更大的敏感性与特异性。它可以确定小叶中心型或全小叶型肺气肿等病变，了解肺大泡的大小和数量，估计肺大泡区域肺气肿的程度，对预计外科手术效果有一定意义。但CT检查不应作为一种常规检查。

3. 肺功能检查

肺功能检查对COPD的诊断以及估计其严重程度、疾病进展和预后有重要意义。气流阻塞是通过第一秒钟用力呼气容积(FEV_1)和FEV_1与肺活量(VC)或用力肺活量(FVC)的比例减少来确定的。FEV_1/FVC是轻度COPD的一项敏感指标。FEV_1占预计值的百分比对中至重度COPD气流阻塞测定是很好的指标，它变异性小，容易操作，因而常作为COPD肺功能检查的基本内容。最大呼气峰流速(PEF)与最大呼气流量-容积曲线(MEFV)也可作为大致可资比较的气流阻塞指标。肺容量改变包括肺总量(TLC)、功能残气量(FRV)和残气容积(RV)增加，肺活量(VC)下降等。因肺总量增加的程度不及残气量增加的程度大，故RV/TLC增大。由于肺泡毛细血管床丧失，弥散面积减少，一氧化碳弥散量(D_LCO)减低，与肺气肿严重程度成比例。D_LCO/VA(肺泡通气量)测定比单纯D_LCO要敏感。但D_LCO与D_LCO/VA并无特异性，也不能据此发现肺气肿。动脉血气检查可显示轻至中度低氧血症，早期COPD不发生高碳酸血症。随疾病进展，低氧血症逐渐明显，可同时出现高碳酸血症。

4. 化验

COPD低氧血症：当动脉血氧分压（PaO_2）低于 7.5 kPa（1 kPa＝7.5 mmHg)时常常发生血红蛋白、红细胞增加，即继发性红细胞增多。COPD感染加重时痰常由黏液性变为脓性，痰涂片主要为中性粒细胞。培养常见病原菌为肺炎链球菌、嗜血流感杆菌、卡那摩耶菌(moraxella catarrhalis)、肺炎克雷伯杆菌等。

诊断与分级

COPD诊断要根据病史、体征、实验室检查等多方面综合进行。肺功能检查(FEV_1/FVC、FEV_1%、RV/TLC、RV)对确立气流阻塞及其严重程度和肺气肿诊断有重要意义。如有 FEV_1%或 FEV_1/FVC 下降即可诊断有气流阻塞。胸部X线检查对肺气肿诊断和鉴别其他原因所致肺部疾病有较大意义。由于 FEV_1 下降与 COPD 严重程度和预后有很好的相关关系，故根据 PEV_1 下降对 COPD 分级。根据 FEV_1 下降，将 COPD 分为Ⅰ级、Ⅱ级和Ⅲ级(表 4－1)。

表 4－1　COPD 分级

分　级	EFV_1%
Ⅰ级(轻)	≥70
Ⅲ级(中)	50～69
Ⅲ级(重)	≤50

Ⅱ、Ⅲ级应做动脉血气检查，以了解 PaO_2 和动脉血二氧化碳分压($PaCO_2$)改变。

在 COPD 发展过程中，根据病情可分为急性加重期和稳定期。急性加重期：患者在短期内咳嗽、喘息加重，痰呈脓性或黏液脓性，量明显增加或可伴发热等炎性表现。稳定期：患者咳嗽、咳痰、气短等症状稳定或症状轻微。

慢性阻塞性肺疾病(四)

(中华医学会呼吸病学分会慢性阻塞性肺疾病学组　2002 年)

前　　言

慢性阻塞性肺疾病(COPD)由于其患病人数多，病死率高，社会经济负担重,已成为一个重要的公共卫生问题。在世界,COPD居当前死亡原因的第4位。根据世界银行/世界卫生组织发表的研究,至2020年COPD将成为世界疾病经济负担的第5位。在我国,COPD同样是严重危害人民群众身体健康的重要慢性呼吸系统疾病,近来对我国北部及中部地区农村102 230成年人群调查,COPD约占15岁以上人口的3%,患病率之高是十分惊人的。

为了促使对COPD这一疾病的关注,降低COPD的患病率和病死率,继欧、美等国家和地区制定COPD诊治指南以后,2001年4月美国国立心、肺、血液研究所(NHLBI)和世界卫生组织(WHO)共同发表了《慢性阻塞性肺疾病全球倡议》(Global Initiative for Chronic Obstructive Lung Disease, GOLD)。本指南是在我国1997年《COPD诊治规范(草案)》基础上参照GOLD有关内容制定的。我们希望通过我国COPD诊治指南的制定,进一步引起有关卫生组织与政府部门对本病的关注,改进对COPD的预防和治疗措施,激励人们的研究兴趣,通过大家的共同努力,降低本病在我国的患病率与病死率。

定　义

COPD是一种具有气流受限特征的疾病,气流受限不完全可逆、呈进行性发展,与肺部对有害气体或有害颗粒的异常炎症反应有关。

肺功能检查对确定气流受限有重要意义。在吸入支气管舒张剂后,1秒用力呼气容积(FEV_1)<80%预计值,且FEV_1/用力肺活量(FVC)<70%表明存在气流受限,并且不能完全逆转。为确定COPD的诊断,应努力提供标准化的肺功能检查。慢性咳嗽、咳痰常先于气流受限存在许多年;但不是所有有咳嗽、咳痰症状的患者均会发展为COPD。少数患者,仅有不可逆气流受限改变而无慢性咳嗽、咳痰症状。

COPD与慢性支气管炎和肺气肿密切相关。通常,慢性支气管炎是指在排除了慢性咳嗽的其他已知原因后,患者每年咳嗽、咳痰3个月以上,并连续2年者。肺气肿则指肺部终末细支气管远端气腔出现异常持久的扩张,并伴有肺泡壁和细支气管的破坏而无明显的肺纤维化。"破坏"是指呼吸性气腔扩大且形态不均匀一致,肺泡及其组成部分的正常形态被破坏和丧失。当慢性支气管炎、肺气肿患者肺功能检查出现气流受限、并且不能完全可逆时,则能诊断COPD。如患者只有"慢性支气管炎"和(或)"肺气肿",而无气流受限,则不能诊断为COPD,可将具有咳嗽、咳痰症状的慢性支气管炎视为COPD的高危期。

支气管哮喘也具有气流受限,但支气管哮喘是一种特殊的气道炎症性疾病,其气流受限具可逆性,它不属于COPD。某些患者在患病过程中,可能慢性支气管炎合并支气管哮喘或支气管哮喘合并慢性支气管炎。在这种情况下,表现为气流受限不完全可逆,从而使两种疾病难以区分。此外,一些已知病因或具有特征病理表现的气流受限疾病,如肺囊性纤维化、弥漫性泛细支气管炎以及闭塞性细支气管炎等均不属于 COPD。

发病机制

COPD 的发病机制尚未完全明了。目前普遍认为 COPD 以气道、肺实质和肺血管的慢性炎症为特征,在肺的不同部位有肺泡巨噬细胞、T 淋巴细胞(尤其是 $CD8^+$)和中性粒细胞增加。激活的炎症细胞释放多种介质,包括白三烯 B4(LTB4)、白介素 8(IL－8)、肿瘤坏死因子 α(TNF－α)和其他介质。这些介质能破坏肺的结构和(或)促进中性粒细胞炎症反应。除炎症外,肺部的蛋白酶和抗蛋白酶失衡及氧化与抗氧化失衡也在 COPD 发病中起重要作用。吸入有害颗粒或气体可导致肺部炎症;吸烟能诱导炎症并直接损害肺脏;COPD 的各种危险因素都可产生类似的炎症过程,从而导致 COPD 的发生。

化验检查:低氧血症,即 $PaO_2<55$ mmHg 时,血红蛋白及红细胞可增高,血细胞比容>55%可诊断为红细胞增多症。并发感染时,痰涂片可见大量中性粒细胞,痰培养可检出各种病原菌,常见者为肺炎链球菌、流感嗜血杆菌、卡他莫拉菌、肺炎克雷伯杆菌等。

诊断与鉴别诊断

COPD 的诊断应根据病史、危险因素接触史、体征及实验室检查等资料综合分析确定。存在不完全可逆性气流受限是诊断 COPD 的必备条件。肺功能检查是诊断 COPD 的金标准。用支气管舒张剂后 $FEV_1<80\%$ 预计值及 $FEV_1/FVC<70\%$ 可确定为不完全可逆性气流受限。COPD 早期轻度气流受限时可有或无临床症状。胸部 X 线检查有助于确定肺过度充气的程度及与其他肺部疾病鉴别。

COPD 应与支气管哮喘、支气管扩张症、充血性心力衰竭、肺结核等鉴别。与支气管哮喘的鉴别有时存在一定困难。COPD 多于中年后起病,哮喘则多在儿童或青少年期起病;COPD 症状缓慢进展,逐渐加重,哮喘则症状起伏大;COPD 多有长期吸烟史和(或)有害气体、颗粒接触史,哮喘则常伴过敏体质、过敏性鼻炎和(或)湿疹等,部分患者有哮喘家族史;COPD 时气流受限基本为不可逆性,哮喘时则多为可逆性。然而,部分病程长的哮喘患者已发生气道重构,气流受限不能完全逆转;而少数 COPD 患者伴有气道高反应性,气流受限部分可逆。此时应根据临床及实验室所见全面分析,必要时作支气管激发试验、支气管舒张试验和(或)PEF 昼夜变异率来进行鉴别。在小部分患者中,两种疾病可重叠存在。

严重度分级

COPD严重度分级是基于气流受限的程度。气流受限是诊断COPD的主要指标，也反映了病理改变的严重度。由于FEV_1下降与气流受限有很好的相关性，故FEV_1的变化是严重度分级的主要依据。此外，还应考虑临床症状及并发症的程度。临床严重度分为四级(表4-2)。

表4-2 临床严重度分级

级别	分级标准
0级(高危)	具有罹患COPD的危险因素 肺功能在正常范围 有慢性咳嗽、咳痰症状
Ⅰ级(轻度)	$FEV_1/FVC<70\%$ $FEV_1\geqslant 80\%$预计值 有或无慢性咳嗽、咳痰症状
Ⅱ级(中度)	$FEV_1/FVC<70\%$ $30\%\leqslant FEV_1<80\%$预计值 (ⅡA级：$50\%\leqslant FEV_1<80\%$预计值；ⅡB级：$30\%\leqslant FEV_1<50\%$预计值) 有或无慢性咳嗽、咳痰、呼吸困难症状
Ⅲ级(重度)	$FEV_1/FVC<70\%$ $FEV_1<30\%$预计值或$FEV_1<50\%$预计值 伴呼吸衰竭或右心衰竭的临床征象

由于COPD是一个渐进性疾病，早期防范尤为重要。严重程度分级中将具有危险因素及慢性咳嗽、咳痰症状而肺功能尚属正常者定为0级，即高危患者。这是基于不少COPD患者在慢性咳嗽、咳痰症状数年后，方出现气流受限的自然病程而设置的。对这部分患者应定期进行肺功能监测，以及早发现气流受限。

Ⅱ级(中度)有较宽的FEV_1范围，大部分患者属此级，是COPD致残的关键时期和长期监测、治疗的重点。区分为ⅡA和ⅡB级是出于治疗的目的，因$FEV_1<50\%$预计值者(ⅡB级)急性加重显著增多，而反复急性加重可加速病情进展且严重影响生活质量，需加强监测及治疗。

COPD病程可分为急性加重期与稳定期。COPD急性加重期是指在疾病过程中，患者短期内咳嗽、咳痰、气短和(或)喘息加重，痰量增多，呈脓性或黏液脓性,可伴发热等炎症明显加重的表现。稳定期则指患者咳嗽、咳痰、气短等症状稳定或症状轻微。

慢性阻塞性肺疾病(五)

(NHLBI、WHO)

2001年4月,美国心肺血流研所(NHLBI)和世界卫生组织(WHO)共同召开研讨会,公布了COPD全球创意(Global Initiative for Chronic Obstructive Lung Disease, GOLD)的新指南。这个指南上COPD的定义是划时代的,与至今各国制定指南上的定义不同,完全不使用慢性支气管炎或肺气肿这个诊断名。以前的定义上,根据症状学定义的慢性支气管炎和根据病理形态学定义的肺气肿,在定义上相互混淆,难以理解。而本GOLD不是仅针对先进国家,着重是以世界中各个国家的一般医生为对象。在这一背景下制定,是这个指南最重要的视点。

慢性阻塞性肺疾病的定义

COPD为以不能完全可逆的气流受限为特征的疾病。此气流受限通常是进行性的,与对有害颗粒或气体的异常炎症反应有关。对表现为咳嗽、咳痰或呼吸困难症状的所有患者,同时/或者具有这种疾病的危险因素病史的所有患者,均须考虑COPD的诊断。

诊断根据肺计量仪确定,应用支气管扩张药测定的FEV_1低于预计值80%,$FEV_1/FVC<70\%$时,证明存在完全不可逆的气流受限。

不能利用肺计量仪时,COPD的诊断可以使用可用的手段。异常的呼吸困难和强制性呼气时间延长等临床症状和体征,在辅助诊断上可以利用。最大呼气流速的降低与COPD的诊断没有矛盾,但因其他疾病和体力低下时也有可能发生,所以特异性低。重要的是要改善COPD的诊断,必须尽可能地使用标准化的肺计量仪。慢性咳嗽及咳痰常常在出现气流阻塞的若干年之前就已经发生,但是,不是所有的咳嗽及咳痰都会进展成COPD。

慢性阻塞性肺疾病(六)

(日本呼吸学会)

日本呼吸学会的慢性阻塞性肺疾病(COPD)指南中,COPD的定义是:由于吸入有害微粒或气体引起肺部炎症，进而出现进行性气流受限的疾病。这里的气流受限有不同程度的可逆性，发病和经过缓慢，可出现劳力性呼吸困难。

COPD 包括伴有肺泡壁破坏的肺气肿型和中央气道病变为主体的慢性支气管炎型，两者的最大病因都是吸烟。COPD 的全球患病率和病死率有逐年上升的趋势。为此，最近发布了全球规模的 COPD 的诊治指南——GOLD(Global Initiative for Chronic Obstructive Lung Disease)。

日本也是 COPD 高发国之一，一项大规模研究(NICE study)结果表明，男性发病率为 13.1%、女性为 4.4%，而许多轻度 COPD 患者因没有就诊而未包括在统计之内，所以还有许多的 COPD 潜在患者。

COPD 的最大病因是吸烟。90%以上的 COPD 患者是重度吸烟者，所以说禁烟是 COPD 最好的预防措施。非吸烟者随着老龄化，肺弹性收缩力下降、1 秒量(FEV_1)也有所下降，但只是轻度下降，到七八十岁仍可以不出现症状。另一方面，COPD 患者则随年龄增加，肺弹性收缩力显著下降，会早期出现阻塞性换气功能障碍，大约 60 岁即可出现劳力性呼吸困难等自觉症状。FEV_1 的动态变化与自觉症状、预后之间的关系是：FEV_1 下降至最大值(20 岁前后)的 30%(绝对值约 1.0 L)，即可出现气喘等自觉症状；若降至 15%以下可出现死亡。不过，也有一小部分吸烟者 FFV_1 只是轻度下降，并无阻塞性障碍，即不发生 COPD。这一人群对烟草敏感性差异的机制尚未明了，有待今后的深入研究。此外，也可看到禁烟的效果，如果四五十岁开始禁烟，那么 FEV_1 下降的程度将变缓，到高龄时也仅有轻微的自觉症状。

COPD 典型的临床症状：咳嗽、咳痰、劳动时呼吸困难。其中，慢性支气管炎型主要表现为咳嗽、咳痰；而肺气肿型则主要表现为劳动时呼吸困难。但是慢性支气管炎型可发展成以呼吸困难为主的临床表现，因此呼吸困难是 COPD 最重要的临床症状。而 COPD 最重要的生理学特征是慢性不可逆性的气道阻塞，这一点可与支气管哮喘相鉴别。也就是说，支气管哮喘患者，吸入支气管扩张剂后 FEV_1 增加 20%以上，而 COPD 患者则不超过 20%。

COPD 可根据临床症状、物理学所见、胸部 X 片、CT、肺功能检查等进行确诊。其中肺功能检查，特别是用肺活量计(spirometer)测定 FEV_1 和 1 秒率(FEV_1/FVC)是最重要的诊断依据。知道患者何时出现临床症状，且吸入支气管扩张剂后用肺活量计测定确认为阻塞性换气障碍($FEV_1/FVC<70\%$)，即可诊断为 COPD。

诊 断 指 南

有下面 1～3 个临床症状的其中一项或者有 COPD 发病的高危因素，特别是长期吸烟史,应想到 COPD 的可能性,应进行肺功能检查。肺功能检查是诊断 COPD 最基本的检查。

1. 慢性咳嗽。
2. 慢性咳痰。
3. 劳力性呼吸困难。
4. 长期吸烟史或者职业性粉尘接触史。

诊 断 基 准

在参考诊断指南的基础上,要结合以下两点。

1. 给予支气管扩张剂后肺功能检查 $FEV_1/FVC<70\%$。
2. 排除其他通气受限的疾病。

根据肺活量计测定的结果,可对 COPD 进行病程分类(表 4-3)。值得注意的是,这里把肺活量计测定完全正常但有慢性咳嗽、咳痰的情况列为 COPD 高危人群。

表 4-3 COPD 的病程分类

病期	特征
0 期:COPD 高危人群	肺功能检查正常
	慢性症状(咳嗽、咳痰)
Ⅰ期:轻度 COPD (mild COPD)	FEV_1* /FVC** <70%
	$FEV_1\geq 80\%$(预测值)
	不论有无慢性症状(咳嗽、咳痰)
Ⅱ期:中度 COPD (moderate COPD)	$FEV_1/FVC<70\%$
	$50\%\leq FEV_1<80\%$(预测值)
	不论有无慢性症状(咳嗽、咳痰)
Ⅲ期:重度 COPD (severe COPD)	$FEV_1/FEC<70\%$
	$30\%\leq FEV_1<50\%$(预测值)
Ⅳ期:极重度 COPD (very severe COPD)	$FEV_1/FVC<70\%$
	$FEV_1<30\%$(预测值),或者 $FEV_1<50\%$(预测值)
	且有慢性呼吸衰竭或者合并右心衰竭

注:* FEV_1:1 秒量;FVC:用力肺活量。** FEV_1 值原则上为给予支气管扩张剂后所测得的值。

慢性阻塞性肺疾病(七)

［慢性阻塞性肺疾病全球创议(GOLD)　2009 年］

GINA 与 GOLD 分别创立于 1993 年与 1998 年，其创建为哮喘与慢性阻塞性肺部疾病(COPD)的统一诊断和分期提供了一个构架，在促进这两种疾病的规范化诊治方面作出了很大的贡献。

近几年，研究者每年都会对过去 1 年中发表的相关文献进行回顾，并据此对两大指南进行更新。由于采纳了大量的循证医学资料，这两大指南充分体现了哮喘与 COPD 防治方面的最新进展。

2009 年 12 月及 2010 年 1 月，GOLD 与 GINA 相继于网站上(www.goldcopd.org 与 www.ginasthma.org)公布了其最近一次更新的结果，更新的主要依据为 2008 年 7 月 1 日至 2009 年 6 月 30 日期间公开发表的相关研究。现将其主要更新点列出，供读者参考。

COPD 诊断与分级

肺功能在 COPD 的诊断与分级中起至关重要的作用。应用支气管扩张剂后第一秒用力呼气容积与用力肺活量的比值(FEV_1/FVC)<0.7，表明存在不完全可逆的气流受限，即可诊断 COPD。

但随着年龄的变化，肺容量会有所改变。老年人存在轻微的 COPD 以及肺容量的下降都是正常的。而采用固定比率(FEV_1/FVC)作为肺功能参考值，会导致对老年人的过度诊断。

2009 版指南补充提出，对于年龄<45 岁的个体，这一固定比率可能会导致诊断不足。

慢性阻塞性肺疾病(八)

(中华医学会呼吸病学分会慢性阻塞性肺疾病学组　2007 年)

前　　言

慢性阻塞性肺疾病(COPD)由于其患病人数多，死亡率高，社会经济负担重，已成为一个重要的公共卫生问题。COPD 目前居全球死亡原因的第 4 位，世界银行/世界卫生组织公布,至 2020 年 COPD 将位居世界疾病经济负担的第 5 位。在我国,COPD 同样是严重危害人民身体健康的重要慢性呼吸系统疾病。近期对我国 7 个地区 20 245 个成年人进行调查,COPD 患病率占 40 岁以上人群的 8.2%,其患病率之高十分惊人。

为了促使社会、政府和患者对 COPD 的关注,提高 COPD 的诊治水平,降低 COPD 的患病率和病死率,继欧美等各国制定 COPD 诊治指南以后,2001 年 4 月美国国立心、肺、血液研究所(NHLBI)和 WHO 共同发表了《慢性阻塞性肺疾病全球倡议》(Global Initiative for Chronic Obstructive Lung Disease, GOLD),GOLD 的发表对各国 COPD 的防治工作发挥了很大促进作用。我国也参照 GOLD 于 1997 年制定了《COPD 诊治规范(草案)》,并于 2002 年制定了《慢性阻塞性肺疾病诊治指南》。它们的制定,对有关卫生组织和政府部门关注本病防治,提高医务人员对 COPD 的诊治水平,促进 COPD 的研究,降低其在我国的患病率与病死率起到很好的作用。本次是对 2002 年 COPD 诊治指南的最新修订。

定　　义

COPD 是一种具有气流受限特征的可以预防和治疗的疾病,气流受限不完全可逆、呈进行性发展,与肺部对香烟烟雾等有害气体或有害颗粒的异常炎症反应有关。COPD 主要累及肺脏,但也可引起全身(或称肺外)的不良效应。

肺功能检查对确定气流受限有重要意义。在吸入支气管舒张剂后,第一秒用力呼气容积(FEV_1)/用力肺活量(FVC)<70%表明存在气流受限,并且不能完全逆转。慢性咳嗽、咳痰常先于气流受限存在许多年;但不是所有有咳嗽、咳痰症状的患者均会发展为 COPD。部分患者可仅有不可逆气流受限改变而无慢性咳嗽、咳痰症状。

COPD 与慢性支气管炎和肺气肿密切相关。通常,慢性支气管炎是指在排除了慢性咳嗽的其他已知原因后,患者每年咳嗽、咳痰 3 个月以上,并连续 2 年者。肺气肿则指肺部终末细支气管远端气腔出现异常持久的扩张,并伴有肺泡壁和细支气管的破坏而无明显的肺纤维化。当慢性支气管炎、肺气肿患者肺功能检查出现气流受限,并且不能完全可逆时,则能诊断为 COPD。如患者只有“慢性支气管炎”和(或)“肺气肿”,而无气流受限,则不能诊断为 COPD。

虽然哮喘与 COPD 都是慢性气道炎症性疾病,但两者的发病机制不同,临床表现以及对治疗的反应性也有明显差异。大多数哮喘患者的气流受限具有显著的可逆性,是其不同于 COPD 的一个关键特征;但是,部分哮喘患者随着病程延长,可出现较明显的气道重塑,导致气流受限的可逆性明显减小,临床很难与

COPD 相鉴别。COPD 和哮喘可以发生于同一位患者;而且,由于两者都是常见病、多发病,这种概率并不低。

一些已知病因或具有特征病理表现的气流受限疾病,如支气管扩张症、肺结核纤维化病变、肺囊性纤维化、弥漫性泛细支气管炎以及闭塞性细支气管炎等,均不属于 COPD。

发病机制

COPD 的发病机制尚未完全明了。目前普遍认为 COPD 以气道、肺实质和肺血管的慢性炎症为特征,在肺的不同部位有肺泡巨噬细胞、T 淋巴细胞(尤其是 CD)和中性粒细胞增加,部分患者有嗜酸性粒细胞增多。激活的炎症细胞释放多种介质,包括白三烯 B4(LTB4)、白细胞介素 8(1L－8)、肿瘤坏死因子 α(TNF－α)和其他介质。这些介质能破坏肺的结构和(或)促进中性粒细胞炎症反应。除炎症外,肺部的蛋白酶和抗蛋白酶失衡、氧化与抗氧化失衡以及自主神经系统功能紊乱(如胆碱能神经受体分布异常)等也在 COPD 发病中起重要作用。吸入有害颗粒或气体可导致肺部炎症;吸烟能诱导炎症并直接损害肺脏;COPD 的各种危险因素都可产生类似的炎症过程,从而导致 COPD 的发生。

病理

COPD 特征性的病理学改变存在于中央气道、外周气道、肺实质和肺的血管系统。在中央气道(气管、支气管以及内径＞2～4 mm 的细支气管),炎症细胞浸润表层上皮,黏液分泌腺增大和杯状细胞增多使黏液分泌增加。在外周气道(内径＜2 mm 的小支气管和细支气管)内,慢性炎症导致气道壁损伤和修复过程反复循环发生。修复过程导致气道壁结构重塑,胶原含量增加及瘢痕组织形成,这些病理改变造成气腔狭窄,引起固定性气道阻塞。

COPD 患者典型的肺实质破坏表现为小叶中央型肺气肿,涉及呼吸性细支气管的扩张和破坏。病情较轻时这些破坏常发生于肺的上部区域。但随着病情发展,可弥漫分布于全肺,并有肺毛细血管床的破坏。由于遗传因素或炎症细胞和介质的作用,肺内源性蛋白酶和抗蛋白酶失衡,为肺气肿性肺破坏的主要机制,氧化作用和其他炎症后果也起作用。

COPD 肺血管的改变以血管壁的增厚为特征,这种增厚始于疾病的早期。内膜增厚是最早的结构改变,接着出现平滑肌增加和血管壁炎症细胞浸润。COPD 加重时平滑肌、蛋白多糖和胶原的增多进一步使血管壁增厚。COPD 晚期继发肺心病时,部分患者可见多发性肺细小动脉原位血栓形成。

病 理 生 理

在 COPD 肺部病理学改变的基础上出现相应 COPD 特征性病理生理学改变,包括黏液高分泌、纤毛功能失调、气流受限、肺过度充气、气体交换异常、肺动脉高压和肺心病以及全身的不良效应。黏液高分泌和纤毛功能失调导致慢性咳嗽及多痰,这些症状可出现在其他症状和病理生理异常发生之前。小气道炎症、纤维化及管腔的渗出与 FEV_1、FEV_1/FVC 下降有关。肺泡附着的破坏、使小气道维持开放的能力受损亦有作用,但这在气流受限中所起的作用较小。

随着 COPD 的进展,外周气道阻塞、肺实质破坏及肺血管的异常等减少了肺气体交换能力,产生低氧血症,以后可出现高碳酸血症。长期慢性缺氧可导致肺血管广泛收缩和肺动脉高压,常伴有血管内膜增生,某些血管发生纤维化和闭塞,造成肺循环的结构重组。COPD 晚期出现的肺动脉高压是其重要的心血管并发症,并进而产生慢性肺源性心脏病及右心衰竭,提示预后不良。

COPD 可以导致全身不良效应,包括全身炎症和骨骼肌功能不良等方面。全身炎症表现为全身氧化负荷异常增高、循环血液中细胞因子浓度异常增高以及炎症细胞异常活化等,骨骼肌功能不良表现为骨骼肌重量逐渐减轻等。COPD 的全身不良效应具有重要的临床意义,它可加剧患者的活动能力受限,使生活质量下降,预后变差。

危 险 因 素

引起 COPD 的危险因素包括个体易感因素以及环境因素两个方面,两者相互影响。

一、个体因素

某些遗传因素可增加 COPD 发病的危险性。已知的遗传因素为 α_1-抗胰蛋白酶缺乏。重度 α_1-抗胰蛋白酶缺乏与非吸烟者的肺气肿形成有关。在我国 α_1-抗胰蛋白酶缺乏引起的肺气肿迄今尚未见正式报道。支气管哮喘和气道高反应性是 COPD 的危险因素,气道高反应性可能与机体某些基因和环境因素有关。

二、环境因素

1. 吸烟

吸烟为 COPD 重要发病因素。吸烟者肺功能的异常率较高,FEV_1 的年下降率较快，吸烟者死于 COPD 的人数较非吸烟者为多。被动吸烟也可能导致呼吸道症状以及 COPD 的发生。孕期妇女吸烟可能会影响胎儿肺脏的生长及在子宫内的发育，并对胎儿的免疫系统功能有一定影响。

2. 职业性粉尘和化学物质

当职业性粉尘及化学物质（烟雾、过敏源、工业废气及室内空气污染等）的浓度过大或接触时间过久，均可导致与吸烟无关的 COPD 发生。接触某些特殊的物质、刺激性物质、有机粉尘及过敏源能使气道反应性增加。

3. 空气污染

化学气体如氯、氧化氮、二氧化硫等，对支气管黏膜有刺激和细胞毒性作用。空气中的烟尘或二氧化硫明显增加时，COPD 急性发作显著增多。其他粉尘如二氧化硅、煤尘、棉尘、蔗尘等也刺激支气管黏膜，使气道清除功能遭受损害，为细菌入侵创造条件。烹调时产生的大量油烟和生物燃料产生的烟尘与 COPD 发病有关，生物燃料所产生的室内空气污染可能与吸烟具有协同作用。

4. 感染

呼吸道感染是 COPD 发病和加剧的另一个重要因素，肺炎链球菌和流感嗜血杆菌可能为 COPD 急性发作的主要病原菌。病毒也对 COPD 的发生和发展起作用。儿童期重度下呼吸道感染和成年时的肺功能降低及呼吸系统症状发生有关。

5. 社会经济地位

COPD 的发病与患者社会经济地位相关。这也许与室内外空气污染的程度不同、营养状况或其他和社会经济地位等差异有一定内在的联系。

临 床 表 现

1. 症状

(1) 慢性咳嗽：通常为首发症状。初起咳嗽呈间歇性，早晨较重，以后早晚或整日均有咳嗽，但夜间咳嗽并不显著。少数病例咳嗽不伴咳痰。也有部分病例虽有明显气流受限，但无咳嗽症状。

(2) 咳痰：咳嗽后通常咳少量黏液性痰，部分患者在清晨较多；合并感染时痰量增多，常有脓性痰。

(3) 气短或呼吸困难：这是 COPD 的标志性症状，是使患者焦虑不安的主要原因，早期仅于劳力时出现，后逐渐加重，以致日常活动甚至休息时也感气短。

(4) 喘息和胸闷：不是 COPD 的特异性症状。部分患者特别是重度患者有喘息；胸部紧闷感通常于劳力后发生，与呼吸费力、肋间肌等容性收缩有关。

(5) 全身性症状：在疾病的临床过程中，特别在较重患者，可能会发生全身性症状，如体重下降、食欲减退、外周肌肉萎缩和功能障碍、精神抑郁和(或)焦虑等。合并感染时可咳血痰或咯血。

2. 病史特征

(1) 吸烟史：多有长期较大量吸烟史。

(2) 职业性或环境有害物质接触史：如较长期粉尘、烟雾、有害颗粒或有害气体接触史。

(3) 家族史：COPD 有家族聚集倾向。

(4) 发病年龄及好发季节：多于中年以后发病，症状好发于秋冬寒冷季节，常有反复呼吸道感染及急性加重史。随病情进展，急性加重愈渐频繁。

(5) 慢性肺源性心脏病史：COPD 后期出现低氧血症和(或)高碳酸血症，可并发慢性肺源性心脏病和右心衰竭。

3. 体征

COPD 早期体征可不明显。随疾病进展，常有以下体征。

(1) 视诊及触诊：胸廓形态异常，包括胸部过度膨胀、前后径增大、剑突下胸骨下角(腹上角)增宽及腹部膨凸等；常见呼吸变浅，频率增快，辅助呼吸肌如斜角肌及胸锁乳突肌参加呼吸运动，重症可见胸腹矛盾运动；患者不时采用缩唇呼吸以增加呼出气量，呼吸困难加重时常采取前倾坐位，低氧血症者可出现黏膜及皮肤发绀，伴右心衰竭者可见下肢水肿、肝脏增大。

(2) 叩诊：由于肺过度充气使心浊音界缩小，肺肝界降低，肺叩诊可呈过度清音。

(3) 听诊：两肺呼吸音可减低，呼气相延长，平静呼吸时可闻干罗音，两肺底或其他肺野可闻湿罗音；心音遥远，剑突部位心音较清晰响亮。

实验室检查及其他监测指标

1. 肺功能检查

肺功能检查是判断气流受限的客观指标，其重复性好，对 COPD 的诊断、严重程度评价、疾病进展、预后及治疗反应等均有重要意义。气流受限是以 FEV_1 和 FEV_1/FVC 降低来确定的。FEV_1/FVC 是 COPD 的一项敏感指标，可检出轻度气流受限。FEV_1 占预计值的百分比是中、重度气流受限的良好指标，它变异性小，易于操作，应作为 COPD 肺功能检查的基本项目。吸入支气管舒张剂后 $FEV_1/FVC\% < 70\%$ 者，可确定为不能完全可逆的气流受限。呼气峰流速(PEF)及最大呼气流量-容积曲线(MEFV)也可作为气流受限的参考指标，但 COPD 时 PEF 与 FEV_1 的相关性不够强，PEF 有可能低估气流阻塞的程度。气流受限可导致肺过度充气，使肺总量(TLC)、功能残气量(FRC)和

残气容积(RV)增高,肺活量(VC)减低。TLC 增加不及 RV 增加的程度大,故 RV/TLC 增高。肺泡隔破坏及肺毛细血管床丧失可使弥散功能受损,一氧化碳弥散量(D_LCO)降低,D_LCO 与肺泡通气量(VA)之比(D_LCO/VA)比单纯 D_LCO 更敏感。深吸气量(IC)是潮气量与补吸气量之和,IC/TLC 是反映肺过度膨胀的指标,它在反映 COPD 呼吸困难程度甚至反映 COPD 生存率上具有意义。作为辅助检查,不论是用支气管舒张剂还是口服糖皮质激素进行支气管舒张试验,都不能预测疾病的进展。用药后 FEV_1 改善较少,也不能可靠预测患者对治疗的反应。患者在不同的时间进行支气管舒张试验,其结果也可能不同。但在某些患者(如儿童时期有不典型哮喘史、夜间咳嗽、喘息表现),则有一定意义。

2. 胸部 X 线检查

X 线检查对确定肺部并发症及与其他疾病(如肺间质纤维化、肺结核等)鉴别有重要意义。COPD 早期 X 线胸片可无明显变化,以后出现肺纹理增多、紊乱等非特征性改变;主要 X 线征为肺过度充气:肺容积增大,胸腔前后径增长,肋骨走向变平,肺野透亮度增高,横膈位置低平,心脏悬垂狭长,肺门血管纹理呈残根状,肺野外周血管纹理纤细稀少等,有时可见肺大泡形成。并发肺动脉高压和肺源性心脏病时,除右心增大的 X 线征外,还可有肺动脉圆锥膨隆,肺门血管影扩大及右下肺动脉增宽等。

3. 胸部 CT 检查

CT 检查一般不作为常规检查。但是,在鉴别诊断时 CT 检查有益,高分辨率 CT(HRCT)对辨别小叶中心型或全小叶型肺气肿及确定肺大泡的大小和数量,有很高的敏感性和特异性,对预计肺大泡切除或外科减容手术等的效果有一定价值。

4. 血气检查

当 FEV_1<40%预计值时,或具有呼吸衰竭或右心衰竭的 COPD 患者均应做血气检查。血气异常首先表现为轻、中度低氧血症。随疾病进展,低氧血症逐渐加重,并出现高碳酸血症。呼吸衰竭的血气诊断标准为静息状态下海平面吸空气时动脉血氧分压(PaO_2)<60 mmHg(1 mmHg=0.133 kPa)伴或不伴动脉血二氧化碳分压($PaCO_2$)增高>50 mmHg。

5. 其他实验室检查

低氧血症,即 PaO_2<55 mmHg 时,血红蛋白及红细胞可增高,红细胞压积>55%可诊断为红细胞增多症。并发感染时痰涂片可见大量中性粒细胞,痰培养可检出各种病原菌,常见者为肺炎链球菌、流感嗜血杆菌、卡他摩托菌、肺炎克雷伯杆菌等。

诊　　断

1. 全面采集病史进行评估

诊断 COPD 时,首先应全面采集病史,包括症状、既往史和系统回顾、接触史。症状包括慢性咳嗽、咳痰、气短。既往史和系统回顾应注意:出生时低体重、童年时期有无哮喘、变态反应性疾病、感染及其他呼吸道疾病史如结核病史;COPD 和呼吸系统疾病家族史;COPD 急性加重和住院治疗病史;有相同危险因素(吸烟)的其他疾病,如心脏、外周血管和神经系统疾病;不能解释的体重下降;其他非特异性症状,喘息、胸闷、胸痛和晨起头痛;要注意吸烟史(以包年计算)及职业、环境有害物质接触史等。

2. 诊断

COPD 的诊断应根据临床表现、危险因素接触史、体征及实验室检查等资料综合分析确定。考虑 COPD 的主要症状为慢性咳嗽、咳痰和(或)呼吸困难及危险因素接触史;存在不完全可逆性气流受限是诊断 COPD 的必备条件。肺功能测定指标是诊断 COPD 的金标准。用支气管舒张剂后 $FEV_1/FVC<70\%$ 可确定为不完全可逆性气流受限。凡具有吸烟史和(或)环境职业污染接触史和(或)咳嗽、咳痰或呼吸困难史者均应进行肺功能检查。COPD 早期轻度气流受限时可有或无临床症状。胸部 X 线检查有助于确定肺过度充气的程度及与其他肺部疾病鉴别。

严重程度分级

COPD 严重程度评估需根据患者的症状、肺功能异常、是否存在并发症(呼吸衰竭、心力衰竭)等确定,其中,反映气流受限程度的 FEV_1 下降有重要参考意义。根据肺功能有 COPD 严重性分为 4 级(表 4-4)。

表 4-4　慢性阻塞性肺疾病临床严重程度的肺功能分级

级　别	特　　征
Ⅰ级(轻度)	$FEV_1/FVC<70\%$,FEV_1 占预计值百分比≥80%
Ⅱ级(中度)	$FEV_1/FVC<70\%$,50%≤FEV_1 占预计值百分比<80%
Ⅲ级(重度)	$FEV_1/FVC<70\%$,30%≤FEV_1 占预计值百分比<50%
Ⅳ(极重度)	$FEV_1/FVC<70\%$,FEV_1 占预计值百分比<30%或 FEV_1 占预计值百分比<50%,或伴有慢性呼吸衰竭

Ⅰ级(轻度 COPD):其特征为轻度气流受限($FEV_1/FVC<70\%$但 $FEV_1\geq 80\%$预计值),通常可伴有或不伴有咳嗽、咳痰。此时患者本人可能还没认识到自己的肺功能是异常的。

Ⅱ级(中度 COPD):其特征为气流受限进一步恶化($50\%\leq FEV_1<80\%$预计值),并有症状进展和气短,运动后气短更为明显。此时,由于呼吸困难或疾病的加重,患者常去医院就诊。

Ⅲ级(重度 COPD):其特征为气流受限进一步恶化($30\%\leq FEV_1<50\%$预计值),气短加剧,并且反复出现急性加重,影响患者的生活质量。

Ⅳ级(极重度 COPD):为严重的气流受限($FEV_1<30\%$预计值),或者合并有慢性呼吸衰竭。此时,患者的生活质量明显下降,如果出现急性加重则可能有生命危险。

虽然 $FEV_1\%$预计值对反映 COPD 严重程度、健康状况及病死率有用,但 FEV_1 并不能完全反映 COPD 复杂的严重情况,除 FEV_1 以外,已证明体重指数(BMI)和呼吸困难分级在预测 COPD 生存率等方面有意义。

BMI 等于体重(kg)除以身高(m)的平方,$BMI<21\ kg/m^2$ 的 COPD 患者死亡率增加。

功能性呼吸困难分级,可用呼吸困难量表来评价,具体如下。

0 级:除非剧烈活动,无明显呼吸困难。

1 级:当快走或上缓坡时有气短。

2 级:由于呼吸困难比同龄人步行得慢,或者以自己的速度在平地上行走时需要停下来呼吸。

3 级:在平地上步行 100 m 或数分钟后需要停下来呼吸。

4 级:明显的呼吸困难而不能离开房屋,或者当穿脱衣服时气短。

如果将 FEV_1 作为反映气流阻塞(obstruction)的指标,呼吸困难(dyspnea)分级作为症状的指标,BMI 作为反映营养状况的指标,再加上 6 分钟步行距离作为运动耐力(exercise)的指标,将这四方面综合起来建立一个多因素分级系统(BODE),被认为可比 FEV_1 更好地反映 COPD 的预后。

生活质量评估:广泛应用于评价 COPD 患者的病情严重程度、药物治疗的疗效、非药物治疗的疗效(如肺康复治疗、手术)和急性发作的影响等。生活质量评估还可用于预测死亡风险,而与年龄、PEV_1 及体重指数无关。常用的生活质量评估方法有圣乔治呼吸问卷(SGRQ)和治疗结果研究(SF-36)等。

此外,COPD 急性加重次数也可作为 COPD 严重程度的一项监测指标。

COPD 病程可分为急性加重期与稳定期。COPD 急性加重期是指患者出现超越日常状况的持续恶化,并需改变基础 COPD 的常规用药者,通常在疾病过程中,患者短期内咳嗽、咳痰、气短和(或)喘息加重,痰量增多,呈脓性或黏脓性,可伴发热等炎症明显加重的表现。稳定期则指患者咳嗽、咳痰、气短等症状稳定或症状轻微。

慢性阻塞性肺疾病(九)

[美国得克萨斯州本托布总医院　尼古拉·哈南尼亚(Nicola A. Hanania)　加拿大萨斯喀彻温大学　达西斯·马辛纽克(Darcy D. Marciniuk)]

慢性阻塞性肺疾病(COPD)是导致发病和死亡的最主要原因之一。目前COPD位列全球死因的第五位,预计在2020年其将成为第三位死因。此外,目前已将COPD视为一种可对患者带来严重生活负担的寿命限制性疾病。

COPD诊断主要基于肺功能测定,其显示气道阻塞可能为部分可逆。由于疾病在多年间缓慢进展,因此早期症状较轻微且隐匿,从而导致就诊、早期诊断和适宜治疗延迟。COPD管理目标为改善症状、肺功能和健康状况,以及减少急性发作频率、疾病进展速度和患者死亡率。

一、现存指南存在不足之处

迄今为止已公布了数个COPD指南。尽管上述指南旨在使COPD诊断和管理最佳化,但仍存在诸多影响其临床实施的问题。

为了统一和改善对COPD的认识,美国内科医师学会(ACP)、美国胸科医师学会(ACCP)、美国胸科学会(ATS)和欧洲呼吸学会(ERS)于近期发布了COPD临床实践更新指南。该指南解决了多个重要问题,并对发表于2007年的ACP指南进行了更新。

二、新指南更新点

尽管指南强调,孤立的病史和体格检查对COPD诊断并不敏感,但是临床医生应认识到,许多患者否认自身存在临床症状的原因可能是其活动限定在不会引发症状的水平。如果患者活动量达到相同年龄阶段正常人水平,则可能出现临床症状。因此,医师需询问患者日常活动量,而并非仅限于询问患者症状。

新指南仍强力推荐在伴有呼吸系统症状的患者中应用肺功能测定早期诊断COPD,但并无证据支持在未伴呼吸系统症状的人群中应用肺功能测定筛查。

新指南指出,对于伴有呼吸道症状且一秒钟用力呼气容积(FEV_1)占预计值百分比60%～80%的COPD患者,吸入支气管扩张剂可能有益;对于FEV_1占预计值百分比<60%的患者,推荐联合治疗。

然而，目前在轻度或无症状 COPD 患者的药物治疗方面存在临床分歧。但是，值得指出的是，尽管缺乏对 COPD 患者采取上述治疗推荐的强有力证据支持，但是我们必须牢记，缺乏证据并不一定等同于缺乏效益。此外，指南强调了呼吸康复的重要性。在 FEV_1 占预计值百分比＜50％的症状性患者中，医师应考虑采用呼吸康复治疗。在 FEV_1 占预计值百分比＞50％的症状性或运动受限患者中亦可考虑采用康复治疗。指南继续推荐对伴有严重静息性低氧血症的患者（$PaCO_2$≤55 mmHg 或脉搏氧饱和度≤88％）应用氧疗。

COPD 已成为全球性紧急医疗事件。COPD 对患者健康产生严重消极影响，优化药物和非药物治疗所带来的以患者为中心的临床获益不能再被忽视。更新指南通过强调基于证据的 COPD 诊断和治疗统一性方法而向前迈出了重要一步。

慢性阻塞性肺疾病（十）

（日本呼吸学会　2009 年）

日本目前采用的慢性阻塞性肺疾病（COPD）指南发布于 2009 年，纳入了 TORCH 和 UPLIFT 等研究的主要证据，但未纳入对前述两项研究的亚组分析结果。

日本呼吸学会（JRS）将 COPD 定义为一种因长期吸入或暴露于香烟等有毒物质导致肺部的炎性疾病，以不能完全逆转的进行性气道阻塞为特征，并可不同程度地导致外周气道病变和肺的气肿性病变。在临床上，以劳力性呼吸困难、慢性咳嗽和咳痰为特征。根据影像学检查可将 COPD 分为肺气肿型和非肺气肿型两种表型。

JRS 的 COPD 诊断标准与慢性阻塞性肺疾病全球创议（GOLD）2010 版相同，即应用支气管扩张剂后肺活量测定显示的第 1 秒用力呼气量（FEV_1）与用力肺活量（FVC）之比小于 0.7，并排除其他导致气道阻塞的疾病的可能。

一、分级

基于肺活量测定对 COPD 进行分级，依据 FEV_1（80％、50％、30％）将患者气道阻塞状况分为轻、中、重和极重 4 个等级。

与 GOLD 2010 报告不同，JRS 指南明确认为，单纯依赖 FEV_1 不能反映 COPD 患者的疾病严重程度，即肺活量等级不等于 COPD 的严重程度。

事实上，JRS 的 COPD 指南并没有进行疾病严重度分级。对 COPD 严重度的分级应基于 FEV_1 值、症状（呼吸困难、活动耐受性）以及加重期 3 个方面的数据。

二、COPD 合并哮喘

JRS 指南纳入对 COPD 合并哮喘患者的治疗推荐意见,这也是 GOLD 2010 报告中未涉及的内容。

JRS 指南指出,伴有发作性呼吸困难、喘息及咳嗽(尤其是夜间和晨起)、过敏体质、痰及外周血嗜酸性粒细胞计数增加的 COPD 患者,提示合并哮喘,应给予相应的治疗。无论 COPD 患者严重程度如何,均应给予 ICS 治疗,同时联用长效 LAMA 或 LABA,亦可联用白三烯受体拮抗剂(LTRA)。

三、COPD 加重期

JRS 对 COPD 加重期的定义与 GOLD 2010 报告相同。加重期治疗遵循“ABC”方法,A 为抗生素,B 为支气管扩张剂,C 为激素。吸入性 SABA 为一线用药,稳定期 GOLD Ⅲ或Ⅳ级患者、严重呼吸困难和需要住院治疗的患者病情出现加重时,推荐应用全身激素治疗。对脓痰和需要通气辅助治疗的患者,推荐应用抗生素。

JRS 指南亦对治疗全身性并发症和肺部并发症提出建议。全身性并发症包括心血管疾病(CVD)、骨质疏松、胃肠道疾病、抑郁和体重减轻;肺部并发症包括肺动脉高压、肺炎、气胸和肺癌。这也是 GOLD 2010 报告未纳入的内容。

慢性阻塞性肺疾病(十一)

(GOLD　2013 年修订版)

慢性阻塞性肺疾病全球策略(Global Initiative for Chronic Obstructive Lung Disease, GOLD)。

一、定义

慢性阻塞性肺疾病(简称慢阻肺)是一种以持续气流受限为特征的可以预防和治疗的疾病,其气流受限多呈进行性发展,与气道和肺组织对烟草烟雾等有害气体或有害颗粒的慢性炎症反应增强有关。主要累及肺脏,但也可引起全身(肺外)的不良效应。可存在多种并发症。急性加重和并发症影响患者整体疾病的严重程度。肺功能检查对确定气流受限有重要意义。在吸入支气管舒张剂后,$FEV_1/FVC<70\%$表明存在持续气流受限。慢性咳嗽、咳痰常早于气流受限许多年存在,但非所有具有咳嗽、咳痰症状的患者均会发展为慢阻肺,部分患者可

仅有持续性气流受限改变，而无慢性咳嗽、咳痰。

慢阻肺与慢性支气管炎和肺气肿密切相关。

慢性支气管炎是指排除慢性咳嗽的其他已知原因后，患者每年咳嗽、咳痰 3 个月以上，并连续 2 年以上者。

肺气肿是指肺部终末细支气管远端气腔出现异常持久的扩张，并伴有肺泡壁和细支气管破坏而无明显的肺纤维化。

当慢支和肺气肿患者的肺功能检查出现持续性气流受限，则能诊断为慢阻肺；如果仅有慢支和(或)肺气肿，而无持续气流受限，则不能。

慢阻肺与哮喘：两者都是慢性气道炎症性疾病，但发病机制不同，临表及治疗反应性也有明显差别。大多数哮喘患者的气流受限具显著可逆性，这是不同于慢阻肺的一个关键特征。但部分哮喘患者随着病程延长，可出现较明显的气道重塑，导致气流受限的可逆性明显减小，临床很难与慢阻肺相鉴别。慢阻肺和哮喘可以发生于同一位患者，且由于两者都是常见病、多发病，这种概率并不低。

一些已知病因或具有特征性病理改变的气流受限疾病，如支气管扩张症、肺结核、弥漫性泛细支气管炎和闭塞性细支气管炎等均不属于慢阻肺。

二、发病机制

尚未明了，吸入有害颗粒或气体可引起肺内氧化应激、蛋白酶和抗蛋白酶失衡及肺部炎症反应。慢阻肺患者肺内炎症细胞以肺泡巨噬细胞、中性粒细胞和 $CD8^+$ T 细胞为主，激活的炎症细胞释放多种炎性介质，包括白三烯 B4、IL-8、TNF-α 等，这些炎性介质能够破坏肺的结构和(或)促进中性粒细胞炎症反应。自主神经系统功能紊乱(如胆碱能神经受体分布异常)等也在慢阻肺的发病中起重要作用。

三、病理学表现

存在于气道、肺实质和肺血管。中央气道，炎症细胞浸润表层上皮，黏液分泌腺增大和杯状细胞增多使黏液分泌增加。外周气道，慢性炎症反应导致气道壁损伤和修复的过程反复发生。修复过程导致气道壁结构重塑，胶原含量增加及瘢痕组织形成，这些病理改变造成气道狭窄，引起固定性气道阻塞。

慢阻肺典型的肺实质破坏表现为小叶中央型肺气肿，涉及呼吸性细支气管的扩张和破坏。轻时破坏常发生于肺的上部区域，随着病情的发展，可弥漫分布于全肺并破坏毛细血管床。

肺血管改变以血管壁增厚为特征，内膜增厚是最早的结构改变，接着出现平滑肌增加和血管壁炎症细胞浸润。慢阻肺加重时，平滑肌细胞增至肥大、蛋白多糖和胶原的增多进一步使血管壁增厚。晚期继发肺心病时，部分患者可见多发性肺细小动脉原位血栓形成。

四、病理生理学改变

在肺部病理学改变基础上，出现相应的慢阻肺特征性病生改变，如黏液高分泌、纤毛功能失调、小气道炎症、纤维化及管腔内渗出、气流受限和气体陷闭引起的肺过度充气、气体交换异常、肺动脉高压和肺心病，以及全身的不良效应。黏液高分泌和纤毛功能失调导致慢性咳嗽和多痰，这些症状可出现在其他症状和病生异常发生之前。肺泡附着的破坏使小气道维持开放能力受损，这在气流受限的发生中也有一定作用。

随着病情的进展，外周气道阻塞、肺实质破坏和为血管异常等降低了肺气体交换能力，产生低氧血症，并可出现高碳酸血症。长期慢性缺氧可导致肺血管广泛收缩和肺动脉高压，常伴有血管内膜增厚，某些血管发生纤维化和闭塞，导致肺循环的结构重组。慢阻肺晚期出现肺动脉高压，进而产生慢性肺源性心脏病及右心衰竭，提示预后不良。

慢阻肺可导致全身不良效应，包括全身炎症反应和骨骼肌功能不良，并促进或加重并发症的发生等。全身炎症表现有全身氧化负荷异常增高、循环血液中促炎细胞因子浓度异常增高及炎症细胞异常活化等，骨骼肌功能不良表现为骨骼肌重量逐渐减轻等。慢阻肺的全身不良效应可使患者的活动能力受限加剧，生命质量下降，预后变差，因此具有重要的临床意义。

五、危险因素

1. 个体因素

某些遗传因素，遗传易感性，如已知的 α_1 -抗胰蛋白酶缺乏，重度缺乏与非吸烟者的肺气肿形成有关，再如哮喘和气道高反应性是满足发病的危险因素。

2. 环境因素

(1) 吸烟：是最重要的环境发病因素。

(2) 空气污染：化学气体(氯、氧化氮和二氧化硫等)对支气管黏膜有刺激和细胞毒作用。

(3) 职业性粉尘和化学物质。

(4) 生物燃料烟雾。

(5) 感染：呼吸道感染是其发病和加重的另一个重要因素，病毒和/或细菌感染是急性加重的常见原因。儿童期重度下呼吸道感染和成年时的肺功能减低及呼吸系统症状的发生有关。

(6) 社会经济地位：室内外空气污染程度不同、营养状况等与社会经济地位的差异也许有一定内在联系；体重指数越低，患病率越高。

六、临床表现

1. 症状

特征性症状是慢性和进行性加重的呼吸困难、咳嗽和咳痰。

(1) 呼吸困难：最重要的症状，也是患者体能丧失和焦虑不安的主要原因；

(2) 慢性咳嗽：常为首发，早期早晨较重；

(3) 咳痰咳嗽：常咳少量黏液性痰，并感染时量增多，常为脓性痰；

(4) 喘息和胸闷：不是特异性症状，部分患者特别是重症者有明显的喘息，听诊有广泛的吸气相或呼气相哮鸣音，胸部紧闷感常于劳力后发生，与呼吸费力和肋间肌收缩有关；

(5) 其他：尤较重者可能发生全身性症状，如体重下降、食欲减退、外周肌肉萎缩和功能障碍、精神抑郁和/或焦虑等，长时间剧烈咳嗽可导致咳嗽性晕厥，合并感染时可咳血痰。

2. 病史

(1) 危险因素。

(2) 既往史：哮喘史、过敏史、儿童时期呼吸道感染及其他呼吸系统疾病。

(3) 家族史：家族聚集倾向。

(4) 发病年龄和好发季节：多中年以后，好发于秋冬寒冷季节，随着病情的进展，急性加重愈加频繁。

(5) 并发症：心脏病、骨质疏松、骨骼肌肉疾病和肺癌等。

(6) 对生命质量的影响：活动能力受限、劳动力丧失、抑郁和焦虑等。

(7) 慢性肺源性心脏病史：后期出现低氧血症和(或)高碳酸血症，可合并慢性肺炎性心脏病和右心衰。

3. 体征

视、触：胸廓形态异常，如胸部过度膨胀、前后径增大、剑突下胸骨下角(腹上角)增宽和腹部膨凸等，常见呼吸变浅、频率增快、辅助呼吸肌(如斜角肌和胸锁乳突肌)参加呼吸运动，重症患者可见胸腹矛盾运动，患者不时用缩唇呼吸以增加呼出气量，呼吸困难加重时常采取前倾坐位，低氧血症患者可出现黏膜和皮肤发绀，伴有右心衰竭的患者可见下肢水肿和肝脏增大。

叩：过清音，心浊音界缩小，肝界降低

听：呼吸音减低，呼气延长，干湿罗音，肺底或其他肺野可有湿罗音，心音遥远，剑突部心音较清晰响亮。

七、实验室检查及其他检测指标

1. 肺功能　是判断气流受限的重复性较好的客观指标，对慢阻肺的诊断、严重程度评价、疾病进展、预后及治疗反应等均有重要意义。气流受限是以 FEV_1 和 FEV_1/FVC 降低来确定的。

2. 胸部X线　有鉴别意义。

3. 胸部CT　一般不作常规。

4. 脉搏氧饱和度检测和血气分析　稳定期如果 FEV_1 占预计值＜40％,或临床症状提示呼吸衰竭或右侧心力衰竭时应监测血氧饱和度,如果血氧饱和度＜92％,应进行血气检查。

5. 其他实验室检查　低氧血症时血红蛋白和红细胞可增高,血细胞比容＞0.55可诊断为红细胞增多症,有些患者表现为贫血。感染时痰涂片可见大量中性粒细胞,痰培养可检出病原菌。

八、诊断与鉴别诊断

1. 全面采集病史进行评估　症状、接触史、既往史和系统回顾等。

2. 诊断　临床表现、危险因素接触史、体征及实验室检查等治疗,综合分析确定。持续存在气流受限是诊断的必备条件。肺功能检查是诊断慢阻肺的金标准。

3. 鉴别　与哮喘、充血性心力衰竭、支气管扩张症、肺结核、闭塞性细支气管炎、弥漫性泛细支气管炎。

4. 鉴别要点

(1) 慢阻肺:中年发病,症状缓慢进展,长期吸烟史或其他烟雾接触史;

(2) 哮喘:早年发病(通常在儿童期),每日症状变化快,夜间和清晨症状明显,也可有过敏史、鼻炎和/或湿疹,有哮喘家族史;

(3) 充血性心力衰竭:胸部X线片示心脏扩大、肺水肿,肺功能检查提示有限制性通气障碍而非气流受限;

(4) 支气管扩张症:大量脓痰,常伴有细菌感染,粗湿罗音,杵状指,X线胸片或CT示支气管扩张、管壁增厚;

(5) 肺结核:所有年龄均可发病,X片示肺浸润性病灶或结节状、空洞样改变,微生物检查可确诊,流行地区高发;

(6) 闭塞性细支气管炎:发病年龄较轻,不吸烟,可能有类风湿关节炎病史或烟雾接触史,呼气相CT显示低密度影;

(7) 弥漫性泛细支气管炎:主要发生在亚洲人群中,多为男性非吸烟者,几乎均有慢性鼻窦炎,X片和高分辨率CT示弥漫性小叶中央型结节影和过度充气征。

九、慢阻肺的综合评估

根据患者的临床症状、急性加重风险、肺功能异常的严重程度及并发症情况进行综合评估，目的是确定疾病的严重程度，包括气流受限的严重程度，患者的健康状况和未来急性加重的风险程度，其最终目的是指导治疗。

1. 症状评估

(1) mMRC

0 级　只有在剧烈活动时感到呼吸困难；

1 级　在平地快步行走或步行爬小坡时出现气短；

2 级　由于气短，平地走时比同龄人慢或者需要停下来休息；

3 级　在平地行走约 100 m 或数分钟后需要停下来喘气；

4 级　因为严重呼吸困难而不能离开家，或在穿脱衣服时出现呼吸困难。

(2) CAT

从不咳嗽(0～5 分)	总是在咳嗽
一点痰也没有；	有很多很多痰；
没有任何胸闷的感觉；	有很严重的胸闷感觉；
爬坡或上 1 层楼时，没有气喘的感觉；	爬坡时，感觉严重喘不过气来；
在家能做任何事情；	做任何事情都很受影响；
尽管有肺部疾病，但对外出很有信心；	因为有肺部疾病，对外出没有信心；
睡眠非常好；	由于有肺部疾病，睡眠相当差；
精力旺盛。	一点精力都没有。

2. 肺功能 FEV_1 占预计值

30％、50％、80％分四级。

3. 急性加重风险评估

上一年发生≥2 次急性加重史，或上一年因急性加重住院 1 次，预示以后频繁发生急性加重的风险大。

十、急性加重的判断和严重程度评估

诊断主要依靠患者急性起病的临床过程，其特征是呼吸系统症状恶化超出日间的变异，并由此需要改变其药物治疗。主要表现为气促加重，常伴喘息、胸闷、咳嗽加剧、痰量增多、痰液颜色和(或)黏度改变及发热等，也可出现全身不适、失眠、嗜睡、疲劳、抑郁和意识不清等症状。运动耐量下降、发热和(或)胸部影像学异常时也可能为慢阻肺急性加重的征兆。气促加重，咳嗽、痰量增多及出现脓性痰常提示有细菌感染。

急性加重的评估基于病史、反映严重程度的体征及实验室检查。

急性加重期不推荐肺功能测定，因为患者无法配合且检查结果不够准确；动脉血气分析：氧分压＜50 mmHg，二氧化碳分压＞70 mmHg，pH 值＜7.30 提示病情重，需进行严密监护或入住 ICU 行无创或有创机械通气；部分患者血白细胞计数增高及中性粒细胞核左移可为气道感染提供佐证，但通常慢阻肺急性加重患者白细胞计数并无明显改变。

慢性阻塞性肺疾病(十二)

(中华人民共和国卫生部　2010 年)

一、范围

本标准规定了慢性阻塞性肺疾病的诊断依据、诊断、鉴别诊断。

本标准适用于全国各级医疗机构及其医务人员的慢性阻塞性肺疾病的诊断。

二、术语和定义

下列术语和定义适用于本标准。

慢性阻塞性肺疾病(chronic obstructive pulmonary disease，COPD)是一种具有气流受限特征的可以预防和治疗的疾病，气流受限不完全可逆、呈进行性进展，与肺部对香烟烟雾等有害气体或有害颗粒的异常炎症反应有关。COPD 主要累及肺脏，但也可引起全身(或称肺外)的不良效应。

三、缩略语

下列缩略语适用于本标准。

COPD：慢性阻塞性肺疾病(chronic obstructive pulmonary disease)

AECOPD：慢性阻塞性肺疾病急性加重(acute exacerbation chronic obstructive pulmonary disease)

FEV_1：第一秒用力呼气容积(forced expiratory volume in one second)

FVC：用力肺活量(forced vital capacity)

V_A：肺泡通气量(alveolar ventilation)

四、诊断

(一) 危险因素

1. 吸烟史　长期大量吸烟史。
2. 职业史、环境有害物质接触史。
3. 室内外空气污染，如生物燃料燃烧史。

4. 家族史　COPD 有家族聚集倾向。

(二) 临床表现

1. 症状　① 慢性咳嗽：常为首发症状。初起咳嗽呈间歇性，晨起为著，后期早晚或整日均有咳嗽，但夜间咳嗽并不明显；② 咳痰：通常咳白色黏液或泡沫样痰，偶带血丝，一般清晨较多；合并感染时痰量增多，常有脓性痰。少数病例咳嗽不伴咳痰；③ 气短或呼吸困难：最主要的临床症状，早期于劳力时出现，后渐加重，日常活动甚至休息时也感气短；④ 喘息和胸闷：部分患者，特别是重度患者常有喘息；胸部紧闷感通常于劳力后发生；⑤ 全身性症状：体重下降、食欲减退、肌肉萎缩和活动障碍、精神抑郁和(或)焦虑等。

2. 体征　早期体征不明显，疾病进展可出现以下体征：① 视诊、触诊：缩唇呼吸；皮肤及黏膜发绀；呼吸变浅快；桶状胸，肋间隙增宽；并发右心功能不全时可出现颈静脉充盈，肝-颈回流征阳性，肝脏肿大，双下肢水肿；② 叩诊：心浊音界缩小，肺肝界降低，叩诊呈过清音；③ 听诊：两肺呼吸音可减低，呼气相延长，可闻干罗音和(或)湿罗音；心音遥远，剑突部心音较清晰响亮。

(三) 辅助检查和实验室检查

1. 肺功能检查　FEV_1 与 FVC 之比(FEV_1/FVC)＜70%。FEV_1 占预计值的百分比可正常或下降。此外，还可出现以下改变：肺总量、功能残气量和残气容量增高，肺活量减低；残气容量/肺总量增高；一氧化碳弥散量(D_LCO)降低等。

2. 胸部 X 线检查　① 早期胸片：无明显变化。② 后期胸片：肺纹理增多、紊乱或稀疏等非特征性改变。

3. 动脉血气检查　初期正常，疾病进展可出现呼吸衰竭。

4. 其他实验室检查　血红蛋白、红细胞及红细胞压积可增高。痰涂片及痰培养查病原菌。

(四) 诊断原则

① 根据危险因素、临床表现及辅助检查和实验室检查综合分析确定；② 肺功能检查应用支气管舒张剂后 FEV_1/FVC＜70%可确定气流受限，是诊断的必备条件；③ 基于气流受限的程度，COPD 严重度分为 4 级见表 4-6。

5. 鉴别诊断

① 支气管哮喘；② 充血性心力衰竭；③ 支气管扩张；④ 肺结核；⑤ 闭塞性细支气管炎；⑥ 弥漫性泛细支气管炎；⑦ 间质性肺疾病。

表 4-6 COPD 严重度肺功能分级

疾病严重程度分级	特　征
Ⅰ：轻度	$FEV_1/FVC<70\%$ $FEV_1\geq 80\%$预计值
Ⅱ：中度	$FEV_1/FVC<70\%$ $50\%\leq FEV_1<80\%$预计值
Ⅲ：重度	$FEV_1/FVC<70\%$ $30\%\leq FEV_1<50\%$预计值
Ⅳ：极重度	$FEV_1/FVC<70\%$ $FEV_1<30\%$预计值或 $FEV_1<50\%$预计值，伴有慢性呼吸衰竭

6. 并发症

① 自发性气胸；② 慢性肺源性心脏病；③ 呼吸衰竭。

慢性阻塞性肺疾病(十三)

(北京大学第一医院　2013 年)

慢性阻塞性肺病(chronic obstructive pulmonary disease, COPD)的发病率及病死率不断增高，成为备受关注的疾病之一。自 2001 年慢性阻塞性肺病全球倡议(Global Initiative for Chronic Obstructive Lung Disease, GOLD)出炉了有关 COPD 诊断、管理的策略，使其成为了指导全球多个地区有关 COPD 诊疗的依据。GOLD 文件每年都会更新，并根据最新的研究结果和专家共识对 GOLD 治疗策略进行修订。2011 年的 GOLD 指南较前几版的指南一个最主要的变化就是对患者的评价由原来仅依据肺功能进行评价，转为结合肺功能、症状评分及急性加重风险进行综合评估。强调重视急性加重在疾病进展中的作用，并强调治疗的目的之一要减少急性加重的频率。2013 年在 GOLD(2011 修订版)的基础上再次进行了更新(GOLD 2013 更新版)，已在 GOLD 官方网站(www.goldcopd.org)公布。该更新主要参考了从 2011 年 7 月 1 日至 2012 年 12 月中旬发表在 PubMed(www.nlm.nih.gov)上的出版物，共计 201 篇，其中的 30 篇对 GOLD(2013 更新版)产生了重要影响。

GOLD(2013 更新版)延续了 GOLD(2011 修订版)的框架和中心内容，并对 COPD 的诊断、评估、管理作出了完善或新推荐。更新的内容主要包括以下几个方面。

一、有关 COPD 的诊断

主要对临床诊断及肺功能检查操作标准作出要求。由原来的"有呼吸困难、慢性咳嗽、咳痰并(或)有危险因素暴露史的患者应考虑诊断为 COPD"更改为"有呼吸困难、慢性咳嗽、咳痰且有危险因素暴露史的患者应考虑诊断为 COPD"。理由是使用"并(或)"会将部分哮喘患者误诊为 COPD,并且除了部分由哮喘发展成的 COPD 外,没有暴露史的 COPD 患者罕见。肺功能检查操作由"肺功能检查中,FVC 及 FEV_1 取三次测量的最大值,并且要求三次测量中的最大值及最小值差异小于 5%或 100 ml"改为"肺功能检查中,FVC 及 FEV_1 取三次测量的最大值,并且要求三次测量中的最大值及最小值差异小于 5%或 150 ml",目的与其他指南推荐相一致。

二、有关 COPD 评估

1. 新增临床 COPD 问卷(Clinical COPD Questionnaire, CCQ)评估 COPD 症状

在原 2011 修订版中,推荐使用 COPD 评估测试(COPD assessment test, CAT)或改良英国医学研究理事会(MRC)呼吸困难指数(modified british medical research council, mMRC)评估 COPD 患者症状。两者主要评估临床症状及对生活状态的影响以及预测日后病死的风险。新增的 CCQ 问卷主要包括 10 个项目,分别对症状、功能和精神状态进行评分,有利于发现 COPD 临床控制不佳的患者,也可作为追踪治疗效果的客观标准之一。根据目前的知识,将 CCQ 0～1 分的患者归入为 A 和 C 组,即少症状组,将 CCQ>1 分患者归入 B 和 D 组。与繁冗的圣乔治评分相比,CCQ 不但有很好的一致性,而且临床操作性更好。这一更新有利于更为全面、客观、有效地评估 COPD 临床症状。

2. 危险度评估

评估危险度时将"有过 1 次或以上需要住院治疗的急性加重"归为高危组。原因是严重的急性加重预示着未来发生急性加重的风险明显增高。

稳定期慢性阻塞性肺疾病(一)

(欧美四学会　2010 年)

美国内科医师学会(ACP)、美国胸科医师学会(ACCP)、美国胸科学会(ATS)联合欧洲呼吸学会(ERS)对 2007 年版 ACP 稳定期慢性阻塞性肺疾病(COPD)诊治临床实践指南进行了更新,于 2011 年 8 月 2 日发表于《内科学年

鉴》(Ann Intern Med 2011,155：179)。新指南的更新是基于 2007 年 3 月～2009 年 12 月 COPD 研究进展。

2007 年 ACP 稳定期 COPD 指南

推荐 1：在伴有呼吸系统症状(尤其是呼吸困难)的患者中,应行肺功能检查以诊断气流阻塞。在无症状患者中肺功能检查不应用于筛查气流阻塞。

推荐 2：稳定期慢性阻塞性肺疾病(COPD)治疗应用于伴呼吸系统症状并且 FEV_1 小于 60%预计值(肺功能检查所示)的患者。

推荐 3：对于 FEV_1 小于 60%预计值的症状性 COPD 患者,临床医生应开具下述单药中的一种维持治疗：长效吸入性 β 受体激动剂、长效吸入性抗胆碱药或吸入性糖皮质激素。

推荐 4：对于 FEV_1 小于 60%预计值的症状性 COPD 患者,临床医生可考虑联合应用吸入治疗。

推荐 5：对于伴静息低氧血症($PaO_2 \leqslant 55$ mmHg)的 COPD 患者,临床医生应采用氧疗。

推荐 6：对于 FEV_1 小于 50%预计值的症状性 COPD 患者,临床医生应考虑对其应用肺康复治疗。

稳定期慢性阻塞性肺疾病(二)

(欧美四学会　2011 年)

美国医师协会(American College of Physicians, ACP)、美国胸科医师协会(the American College of Chest Physicians, ACCP)、ATS 和 ERS 联合发布了新版“稳定期慢性阻塞性肺疾病诊治临床实践指南”。该指南是对 2007 年 ACP 稳定期 COPD 指南的更新,主要针对所有从事 COPD 临床工作的医生,更注重临床应用,具有较强的实用性。

指南采用的证据来自 2007 年版指南发布后至 2009 年 12 月发表的有关文献,并对这些文献进行了充分的总结和评估,同时使用 ACP 指南评级系统对证据及推荐进行分级,将证据按照循证医学证据的质量分为高、中、低 3 级,并将这些分级标注在推荐的诊疗措施中,使读者正确地认识这些证据的可靠性。同时,指南对诊疗措施的推荐又分为强、弱 2 级,主要依据诊疗措施使患者获益与发生不良反应风险的情况,以及评估费用负担来确定。当获益明显超过上述不利因素时,指南给予强推荐;如果获益有限,而不良反应风险较大或费用负担过高时则予以弱推荐。应该指出的是，这里所指“获益明显或有限”是根据目前证据中的多数人，而在临床实践中肯定存在部分或某些群体有效或疗效不足的情况。

2011 年版的指南共更新了 7 项推荐意见，本文对其中的部分观点扼要进行介绍。

1. 对有呼吸道症状的患者应该进行肺功能检查，以诊断气流阻塞(强推荐、中等质量证据)；对无呼吸道症状的患者可不进行肺功能筛查(强推荐、中等质量证据)。指南首先评价了病史和体征在预测气流阻塞中的价值，并指出：联合考虑症状、体征和吸烟量较单独 1 个指标能够更好地预测气流阻塞的发生。吸烟指数超过 40 包年是最好的单独预测气流阻塞的指标(阳性似然比为 12.95%CI 为 2.7～50)。如果同时具备以下 3 项指标，即吸烟指数＞55 包年、听诊有哮鸣音和自述有喘息，基本可以确定存在气流阻塞(阳性似然比为 156)；若 3 项均无，则基本可排除有气流阻塞(阳性似然比为 0.02)。该指南肯定了将症状、体征和吸烟指数三者联合用于预测气流阻塞的作用，使临床医生对诊断 COPD 更具有主动性，特别是对于非呼吸科专业医生(包括社区医生)及肺功能检测能力不足的地区来讲，更具有可行性。这样的论述将对 COPD 的诊断和防治起到积极的促进作用。需要提出的是，我们国家的研究显示存在非吸烟的 COPD 患者，而指南中也特别强调了 3 项联合判断的价值高于单项，因此在我国临床实践中还应注意其他危险因素。

毫无疑问，肺功能检查对于诊断 COPD 是必需的，新指南明确了应该对有呼吸道症状，尤其是呼吸困难的患者进行肺功能检查，以确定是否存在气流阻塞。但是对无呼吸道症状的患者，即使有吸烟等 COPD 发病危险因素，也不推荐用肺功能检查来筛选是否存在气流阻塞。指南中特别指出：对所有具备发病危险因素的无症状个体进行肺功能检查，其经济和公共卫生费用是巨大的。ATS 临床问题组前任组长 Gerard Criner 博士说：“对于无呼吸系统症状的患者常规进行肺活量检查可能是不必要的，会增加成本，且给患者‘贴上不必要的疾病标签’，如果长期治疗还可能带来危害，目前的研究结果也不能确定长期治疗是否可以预防症状的发生和发展。”很显然，新指南在提出此观点时是基于已有证据，并综合考虑医疗费用的影响及长期治疗的可行性，这也正是指南更新的意义之一。不过，在临床实际工作中，某些患者出于种种原因，自觉或不自觉地仅从事不引起症状的活动，而掩盖了真实的身体状况，这值得临床医生给予特别关注，不仅要询问患者的症状，还要询问日常活动量，通过认真仔细的问诊可以识别出此类患者。

关于常规定期的肺功能检查在戒烟和病情监测中的作用，指南中指出：没有高质量的证据表明肺功能检查可以帮助患者更快戒烟。另外，临床症状的改善与肺功能变化或 FEV_1 下降延缓没有必然相关性，而且肺功能检测也存在较大的个体差异,目前对初始治疗后通过定期肺功能检查监测疾病或调整治疗方案的必要性尚缺少新的支持证据,因此不应使用肺功能检测来监测患者对治疗的反应和指导戒烟。上述论述提示,肺功能是诊断 COPD 的重要方法,但其作用有限,仅用肺功能来评价和监测 COPD 的发生和发展过程是不够的,也是不恰当的。

指南在对稳定期 COPD 患者药物治疗和康复治疗的推荐中均提到"有症状"一词。一项肺部健康研究结果显示,无症状的轻、中度气流阻塞患者吸入溴化异丙托品后并不能保证其以后不出现症状。目前尚缺少足够的证据表明无症状患者可以因使用长效支气管舒张剂获益,也没有评价长效 β_2-受体激动剂(LABA)、长效抗胆碱药物(LAMA)和吸入型糖皮质激素(ICS)有危险因素,但对无气流阻塞、无症状个体有效性的随机对照研究。因此,新指南重申了 2007 年 ACP 指南的观点:对于无症状患者,无论是否存在气流阻塞的危险因素,还是肺功能检查是否提示气流阻塞,均不推荐采用积极的药物治疗。

2. FEV_1 占预计值%为 60%~80%,伴有呼吸道症状的 COPD 患者可使用吸入型支气管舒张剂治疗(弱推荐、低质量证据)。7 项为期 1 年以上的大规模研究结果显示,轻、中度气流阻塞和肺功能正常的高危 COPD 患者使用 ICS、长效或短效抗胆碱药物,在减少急性加重、改善生命质量、降低住院率和病死率方面很少获益。指南对该项措施的推荐力度为弱推荐,其原因可能在于,目前对 FEV_1 占预计值%为 60%~80%的 COPD 患者采用吸入支气管舒张剂的证据有限,结果之间存在矛盾,但这并不包括为缓解急性症状而使用短效支气管舒张剂。

3. 对于 FEV_1 占预计值%<60%并伴有呼吸道症状的 COPD 患者,推荐使用吸入型支气管舒张剂(强推荐、中等质量证据)。对于有呼吸道症状、FEV_1 占预计值%<60%的稳定期 COPD 患者,指南强烈推荐采用吸入型支气管舒张剂治疗,因为已发表的试验多以这部分患者为研究对象,他们是最能从吸入型支气管舒张剂中获益的人群。

4. 对有症状且 FEV_1 占预计值%<60%的 COPD 患者,选择使用 LAMA 或 LABA 单药治疗(强推荐、中等质量证据),药物的选择应基于患者个体情况及不良反应来考虑。

不管是 LAMA 还是 LABA,均可以减少急性加重,改善健康相关的生命质量,但对降低病死率、住院率及改善呼吸困难等还缺乏肯定的结论。

在药物不良反应方面,一项在 2007 年 ACP 指南发布后的荟萃分析结果显示,吸入抗胆碱药与主要不良心血管事件风险增高有关,2009 年美国食品药品管理局注意到,该研究的某些方法学缺陷可以解释其与噻托溴铵对肺功能的潜在长期疗效(Understanding Potential Long-term Impacts on Function with

Tiotropium，UPLIFT)研究结果不同，包括研究选择的偏倚，缺乏患者随访时间的评估，许多试验缺乏撤出患者不良事件的资料，缺乏患者水平数据，在主分析中将短效和长效抗胆碱药结合等。

因此，目前的研究结果表明，LAMA 和 LABA 的治疗效果无明显区别。在两类药物疗效相似的情况下选择药物，取决于患者的喜好、费用及不良反应，医生应权衡利弊，采取个体化方案选择某单药治疗。尽管在减少急性加重方面 ICS 优于安慰剂，但考虑到其不良反应及其对 COPD 的抗炎作用明显不及哮喘，因此不推荐优先将 ICS 作为 COPD 稳定期单药治疗药物。

5. 对于有症状、FEV_1 占预计值％＜60％的稳定期 COPD 患者，可给予 LAMA、LABA 和 ICS 联合治疗(弱推荐、中等质量证据)。对于 FEV_1 占预计值％＜60％、有症状的 COPD 稳定期患者，可考虑采用联合吸入型药物治疗(LAMA、LABA 或 ICS)，指南中对该项措施的推荐力度为弱推荐。迄今为止，针对 COPD 药物治疗(Towards a Revolution in COPD Health，TORCH)和 UPLIFT 研究仍是研究时间最长、影响最大的 2 项研究，TORCH 研究中入选患者平均 FEV_1 占预计值％为 44％，联合治疗组(沙美特罗/氟替卡松)急性加重发生率和圣乔治呼吸问卷评分均更低(降低 3.2 分)。UPLIFT 研究对象平均 FEV_1 占预计值％为 48％，噻托溴铵组患者急性加重频率降低，距离初次急性加重的时间明显延长，因急性加重的初次住院时间明显延长。从 UPLIFT 研究设计可以看出，由于患者可以应用除其他类型的吸入抗胆碱能药物外的所有呼吸系统药物，可以说入组的 COPD 患者已得到目前最佳的药物治疗，尤其是噻托溴铵治疗组患者，大部分应用了包括噻托溴铵、ICS 和长效 β-受体激动剂等药物的联合治疗，因此有学者认为，最佳的治疗效果是联合用药的综合结果。但是指南中指出，UPLIFT 研究并非真正的联合治疗与安慰剂比较，因安慰剂组中 90％以上的患者合并使用其他类型药物，2/3 的患者应用 ICS、LABA 或 ICS＋LABA。目前比较沙美特罗/氟替卡松和噻托溴铵这两种药物作用的临床研究并不多。关于减少 COPD 急性加重新标准的研究结果表明，沙美特罗/氟替卡松和噻托溴铵对 COPD 急性加重的影响和改善 FEV_1 均无显著差异。近来另外一项随机对照试验研究结果显示，LABA＋ICS＋LAMA 方案与 LAMA＋安慰剂比较，可以更好地改善肺功能，提高健康相关生命质量，降低中、重度 COPD 患者的住院率。基于以上研究结果，指南中指出：与单药治疗比较，有些研究报道长期使用联合治疗可降低急性加重频率、住院次散、病死率及改善健康相关生命质量，也有一些研究并未证实这些益处。总之，目前尚缺少强力推荐、广泛使用联合治疗的足够证据，对联合治疗发生不良事件的危险也没有一致结论。另外，目前比较不同联合方案在治疗 COPD 中价值的研究较少，因此，指南中尚不能确定联合治疗的时机及采用何种联合治疗方案。

慢性阻塞性肺疾病急性加重(AECOPD)(一)
——AECOPD 定义、严重性评价

(慢性阻塞性肺急性加重诊治专家组)

一、关注 AECOPD 的临床意义

蔡柏蔷教授(北京协和医院呼吸内科):慢性阻塞性肺疾病(COPD)成为我国农村成人最常见的疾病,发病率达 8.8%。在我国许多基层医院,AECOPD 是呼吸内科主要的医疗对象。在北京某区三甲医院,一年中 AECOPD 患者占呼吸内科住院患者近 80%,而且 AECOPD 患者住院病死率明显高于日本等发达国家。同时,由于目前呼吸学界对 AECOPD 防治的关注程度落后于 COPD 流行病学调查,相关指南或建议纲领性较强,有必要对基层医师进一步指导。

黄绍光教授(上海瑞金医院呼吸内科):大家熟知,COPD 是难以逆转且进行性加重的慢性严重气道阻塞性疾病。而 AECOPD 的发病频度与严重程度对疾病本身进展影响极大。首先是直接加重呼吸困难、咳嗽、咳痰,其次是降低生活质量,加剧肺功能下降速率,增加住院率与病死率,同时增加医疗费用。研究发现,每次住院病死率 5%~10%,平均 8.3%;每年 3~4 次加重者 3 年生存率不足 50%;而且频发加重患者每年 FEV_1 下降幅度较普通 COPD 患者额外降低 8 ml。AECOPD 每次住院费用约 1.2 万元人民币,机械通气患者达 3 万~5 万元,远远超出普通家庭与当前医保承受能力,已经构成严重的社会问题。因此,AECOPD 规范化治疗与预防必须给予高度重视。

二、AECOPD 的定义与定位

蔡柏蔷教授:2011 年慢性阻塞性肺疾病全球防治创议(GOLD)对 AECOPD 给予较多关注,其中 AECOPD 定义为呼吸系统症状恶化,超出日常的变异,并且需要改变药物治疗。但是并无症状与肺功能等专项检验的量化指标。在某种程度上影响规范化治疗的执行。AECOPD 症状、肺功能个体差异很大,与基础肺功能、加重诱因及个体敏感性都有关,这也成为难以量化的理由。通常情况下,当患者咳嗽加重、咳痰增多,喘息加重;活动能力明显下降影响基本生活(进食与入睡);经自行调解药物不能缓解,需要急诊或门诊治疗者应为 AECOPD 的基本标准。也有专家建议,患者经呼吸专科医师评估需要住院并给予全身抗菌药物与激素治疗才能逐渐缓解症状时,作为一次 AECOPD 对待。后者似显严苛且仍然缺乏具体量化标准。

姚婉贞教授(北京大学第三医院呼吸内科)：首先，在我国COPD发病率如此之高且仍在攀升的当下，国际呼吸杂志组织这个座谈会，对厘清AECOPD诊疗中一些问题非常有益。由于患者的文化差异，以患者主诉症状为依据评估急性加重及频度确实有问题。甚至以抗菌药物与激素使用作为标准也未必准确。例如有许多COPD患者家中备有多种抗菌药物并自行服用，部分患者间断使用口服激素缓解喘息症状。而绝大多数患者没有使用简易肺量计的习惯，加之我国COPD患者稳定期药物维持治疗很不规范，正规吸入支气管扩张剂患者比例不高。对于未就诊患者评估AECOPD频度与程度困难较大。这本身也强化了COPD临床多样性的现实。但是从科研角度，还是应该建立包括症状、肺功能、治疗层次与效果等在内的评估系统，以期对患者近、远期预后作出正确判断。

三、AECOPD严重程度判断

黄绍光教授：AECOPD患者基本上需要医师调整治疗方案。因此，必须对其病情严重程度进行准确评估。原则上首先根据症状判断急性加重状态，再结合加重前后病史、体征、肺功能、动脉血气及实验室检测结果综合评价决定分层治疗。参考ATS/ERS建议，根据COPD急性加重和预后的临床关系把AECOPD严重度分为：Ⅰ级，门诊治疗；Ⅱ级，需要住院治疗；Ⅲ级，出现呼吸衰竭，需收入ICU。而具体参数包括：$FEV_1 < 1$ L可提示严重发作；$PaO_2 <$ 50 mmHg，$PaCO_2 > 70$ mmHg，pH值<7.35提示病情严重，需进行严密监护或入住ICU行无创通气治疗；当无创通气失败(如缺氧进一步加重，pH值<7.25)且伴有明显神智障碍，严重血压下降等是病情危重指标，常需要有创机械通气治疗。部分患者还可能有并发症，如冠状动脉粥样硬化性心脏病、左心衰竭、肺栓塞、急性胃黏膜病变等。

阎锡新教授(河北医科大学第二医院呼吸内科，河北省呼吸疾病研究所)：AECOPD症状及既往发病情况个体差异较大。除肺功能损害程度不同外，还与肺气肿病理类型及本次加重诱因相关。如支气管炎型肺气肿(又称紫肿型，BB型)咳痰与喘鸣严重，而气肿型肺气肿(又称红喘型，PP型)活动受限明显加重，而咳痰不多。通常，典型COPD在吸烟15～20年形成，并经常出现冬春季感冒后咳嗽、咳痰2周以上；首次住院前3～5年出现活动后气短，首次住院后5年生存率为50%左右，首次插管救治后5年生存率不足25%。BB型多因频发咳痰、喘息发作较早获得诊断，而PP型肺气肿多呈逐渐加重的活动受限，多被患者忽视，首次住院时多已达重度甚至极重度肺气肿。认识COPD演进规律有助于制定长期防治结合的方案，并准确评估预后，同时可能提高健康教育效果。

慢性阻塞性肺疾病急性加重(AECOPD)(二)

[慢性阻塞性肺疾病急性加重(AECOPD)诊治专家组]

慢性阻塞性肺疾病(Chronic Obstructive Pulmonary Disease, COPD)简称慢阻肺,是一种严重危害人类健康的常见病、多发病。我国对 7 个地区 20 245 名成年人进行调查 40 岁以上人群中慢阻肺患病率高达 8.2%。世界银行/世界卫生组织的资料表明,到 2020 年慢阻肺将位居世界疾病经济负担的第 5 位,全球死亡原因的第 3 位。慢阻肺患者每年约发生 0.5~3.5 次的急性加重,慢阻肺急性加重(AECOPD)是慢阻肺患者死亡的重要因素,也是慢阻肺患者医疗费用居高不下的主要原因。例如,2006 年美国 AECOPD 住院病死率为 4.3%,每人每年平均住院费用高达 9 545 美元。国内研究表明,AECOPD 住院患者每人每次平均住院费用高达 11 598 元人民币。AECOPD 对患者的生活质量、肺功能、疾病进程和社会经济负担产生严重的负面影响。因此,AECOPD 预防、早期发现和科学治疗是临床上的一项重大和艰巨的任务。

一、慢阻肺急性加重概述

1. AECOPD 的定义　AECOPD 是指一种急性起病的过程,其特征是患者呼吸系统症状恶化,超出日常的变异范围,并需要改变药物治疗方案。

2. AECOPD 的病因　引起 AECOPD 最常见的原因是上呼吸道病毒感染和气管-支气管细菌感染,AECOPD 期间细菌负荷增加,并且感染的新菌株引起的特异性免疫反应以及中性粒细胞炎症与细菌性 AECOPD 相关,也表明细菌感染导致 AECOPD 的发生。肺部病毒和细菌感染或定植常常伴随气道炎症的加剧。但是,约 1/3 的 AECOPD 病例急性加重的原因难以确定。

3. AECOPD 的治疗目标　AECOPD 的治疗目标为减轻急性加重的病情,预防再次急性加重的发生。

4. AECOPD 的治疗　AECOPD 期间支气管扩张剂的使用常选择单用短效 β_2 受体激动剂或联用短效抗胆碱能药物。全身糖皮质激素和抗菌药物的使用可以缩短恢复时间,改善肺功能(FEV_1)和低氧血症(PaO_2),减少早期复发和治疗失败的风险,缩短住院时间。目前不推荐应用抗病毒药物治疗 AECOPD。

5. AECOPD 的预防　AECOPD 是可预防的,减少急性加重及住院次数的措施:① 戒烟;② 接种流感和肺炎疫苗;③ 掌握包括吸入装置用法在内的治疗知识;④ 单用吸入长效支气管扩张剂或联用吸入糖皮质激素;⑤ 应用磷酸二酯酶- 4抑制剂等。

AECOPD最常见病因是呼吸道感染，78%的AECOPD患者有明确的病毒或细菌感染依据，其他诱发因素包括吸烟、空气污染、吸入过敏源、外科手术、应用镇静药物、气胸、胸腔积液、充血性心力衰竭、心律不齐以及肺栓塞等。目前认为，AECOPD发病因素为多源性，病毒感染、空气污染等因素加重气道炎症，从而继发细菌感染。

二、慢阻肺急性加重的病因

1. AECOPD与病毒感染　目前已有明确证据表明上呼吸道病毒感染会诱发AECOPD，几乎50%AECOPD患者合并上呼吸道病毒感染，常见病毒为鼻病毒属、呼吸道合胞病毒和流感病毒。64%的患者在AECOPD之前有感冒病程，鼻病毒属是普通感冒最为常见的诱因，也是AECOPD的重要诱发因素。呼吸道合胞病毒也是AECOPD的一个重要因素。流感病毒所致的AECOPD相对较少。冬季由于气温较低，呼吸道病毒流行增加，AECOPD的发病也随之增多。上呼吸道病毒感染引起的AECOPD比细菌感染症状重，持续时间长，同时复发次数也有所增加。病毒感染后，痰液中不仅中性粒细胞增高，嗜酸粒细胞数量也增高。AECOPD患者还常存在细菌和病毒混合感染，约25%的AECOPD住院患者存在病毒和细菌混合感染，并且这类患者病情较重，住院时间明显延长。

2. AECOPD与细菌感染　40%～60%的AECOPD患者从痰液中可以分离出细菌，最为常见的三种病原体是流感嗜血杆菌、卡他莫拉菌和肺炎链球菌，其次为铜绿假单胞菌、肠道阴性菌、金黄色葡萄球菌和副流感嗜血杆菌等。支气管镜检查提示稳定期慢阻肺患者25%存在下呼吸道细菌定植，而急性加重期则高达50%。吸烟是下呼吸道定植菌存在的独立危险因素。若患者稳定期肺泡灌洗液或痰液中中性粒细胞计数、白介素8、肿瘤坏死因子α水平增高，则提示患者存在下呼吸道定植菌，在急性加重期上述炎症指标会进一步加重，抗感染治疗后炎症指标会进一步下降，说明AECOPD时患者气道炎症明显加重。抗感染治疗对于感染性AECOPD是有效的，尤其对气流受限严重以及急性加重症状明显的患者(呼吸困难严重、痰量增加和痰液变脓)，也就是Anthonisen Ⅰ型患者疗效明显。

慢阻肺侵性炎症累及肺脏各个部位，而且各部位都具有炎症特异性，中央气道以中性粒细胞浸润为主，巨噬细胞位于气道腔、气道壁和肺实质，$CD8^+$淋巴细胞主要侵及气道壁和肺实质。AECOPD发病与气道炎症加重有关，细菌、病毒感染以及空气污染均可以诱发加重，其中约50%与细菌感染有关。临床研究提示，吸入糖皮质激素通过抑制气道炎症以减少AECOPD发病率，降低病死率。

3. AECOPD与环境因素　气道炎症也可以由非感染因素引起，如吸烟、大气污染、吸入变应原等均可引起气道黏膜水肿、平滑肌痉挛和分泌物增加，从而导致定植菌的过度生长。流行病学调查发现空气污染尤其是10 μm左右的微粒浓度(PM 10)与AECOPD发病有关,室内温度以及室外温度的降低也能诱发AECOPD。除此之外,尚有一部分AECOPD患者发病原因不明。

三、慢阻肺急性加重的诊断、鉴别诊断和严重性评价

1. 临床表现　AECOPD的主要症状是气促加重,常伴有喘息、胸闷、咳嗽加剧、痰量增加、痰液颜色和(或)黏度改变以及发热等。此外,可出现心动过速、呼吸急促、全身不适、失眠、嗜睡、疲乏、抑郁和精神紊乱等非特异性症状。当患者出现运动耐力下降、发热和(或)胸部X线影像学异常时,可能为慢阻肺症状加重的征兆。痰量增加及出现脓性痰常提示细菌感染。

2. 诊断　目前,AECOPD的诊断完全依赖于临床表现。即患者主诉症状的突然变化(基线呼吸困难、咳嗽、咳痰情况)超过日常变异范围。至今还没有一项单一的生物标志物可应用于AECOPD的临床诊断和评估。以后可能会有一种或一组生物标志物可以用来进行更精确的病因学诊断。

3. 鉴别诊断　10%～30%显著急性加重的慢阻肺患者治疗效果差。对于这些病例应重新评价是否存在容易与AECOPD混淆的其他疾病,例如:肺炎、充血性心力衰竭、气胸、胸腔积液、肺栓塞和心律失常等。药物治疗依从性差也可引起症状加重,与真正的急性加重难以区分。血脑钠肽水平升高结合其他临床资料,可以将由充血性心力衰竭而引起的急性呼吸困难患者与AECOPD患者区分开来。

4. AECOPD的严重性评估　AECOPD发生后应该与患者加重前的病程、症状、体征、肺功能测定、动脉血气分析及其他实验室检查指标进行比较,以判断AECOPD的严重程度(表4-7)。应特别注意了解本次病情加重或新症状出现的时间,气促、咳嗽的严重程度和频度,痰量和痰液颜色,日常活动的受限程度,

表4-7　AECOPD的评估:病史和体征

病　史	体　征
FEV_1的严重程度	辅助呼吸肌参与呼吸运动
病情加重或新症状出现的时间	胸腹矛盾运动
既往加重次数(急性加重,住院)	进行性加重或新出现的中心性发绀
并发症	外周水肿
目前稳定期的治疗方案	血流动力学不稳定
既往应用机械通气的资料	右心衰竭征象
	反应迟钝

是否曾出现过水肿及其持续时间，既往加重时的情况和有无住院治疗，及目前治疗方案等。本次加重期实验室检查结果与既往结果对比可提供极为重要的信息，这些指标的急性改变较其绝对值更为重要。对于AECOPD患者，神志变化是病情恶化和危重的指标，一旦出现需及时送医院救治。是否出现辅助呼吸肌参与呼吸运动，胸腹矛盾呼吸、发绀、下肢水肿、右心衰竭、血流动力学不稳定等征象亦有助于判定AECOPD的严重程度。对极重度慢阻肺患者，神志变化是病情恶化的最重要指标，一旦出现需立即送医院诊治。

AECOPD严重程度的分级目前尚无统一的、临床适用的客观标准，为了便于临床操作，2004年美国胸科学会(ATS)/欧洲呼吸学会(ERS)推出的慢阻肺诊断和治疗标准，将AECOPD的严重程度分为三级：Ⅰ级，门诊治疗；Ⅱ级，普通病房住院治疗；Ⅲ级，入住ICU治疗(急性呼吸衰竭)。

5. 临床检查

(1) 常规实验室检查：血红细胞计数及红细胞压积有助于了解红细胞增多症或有无出血。血白细胞计数通常对了解肺部感染情况有一定帮助。部分患者肺部感染加重时白细胞计数可增高和(或)出现中性粒细胞核左移。

(2) X线胸片：急性加重期的患者就诊时，首先应行X线胸片检查以鉴别是否合并胸腔积液、气胸与肺炎。X线胸片也有助于AECOPD与其他具有类似症状的疾病鉴别，如肺水肿和胸腔积液等。

(3) 动脉血气分析：对于需要住院治疗的患者来说，动脉血气是评价加重期疾病严重程度的重要指标。在海平面呼吸室内空气条件下，$PaO_2 < 60$ mmHg和(或)$PaCO_2 > 50$ mmHg，提示呼吸衰竭。如$PaO_2 < 50$ mmHg，$PaCO_2 > 70$ mmHg，pH值＜7.30，提示病情危重，需严密监控病情发展或入住ICU治疗。

(4) 肺功能测定：$FEV_1 < 1$ L，提示肺功能损害极为严重，急性加重期患者常难以满意地进行肺功能检查。因为患者无法配合，且检查结果不够准确，故急性加重期间不推荐进行肺功能检查。

(5) 心电图和超声心动图：对右心室肥厚、心律失常及心肌缺血诊断有帮助。

(6) 血液生化检查：有助于确定引起AECOPD的其他因素，如电解质紊乱(低钠、低钾和低氯血症等)、糖尿病危象或营养不良(低白蛋白)等，亦可发现合并存在的代谢性酸碱失衡。

(7) 痰培养及药物敏感试验等：痰液物理性状为脓性或黏液性脓性时，则应在开始抗菌药物治疗前留取合格痰液行涂片及细菌培养。因感染而加重的病例若对最初选择的抗菌药物反应欠佳，应及时根据痰培养及抗菌药物敏感试验指导临床治疗。但咽部共生的菌群可能干扰微生物学检测结果。在肺功能为

GOLD Ⅲ级和 GOLD Ⅳ级的慢阻肺患者中,铜绿假单胞菌为重要致病菌。已经较长时间使用抗菌药物和反复全身应用糖皮质激素治疗的患者,注意真菌感染可能性,特别是近期内反复加重的 AECOPD 患者。

对于重度 AECOPD 患者,推测可能为难治性病原菌感染(铜绿假单胞菌)或对抗菌药物耐药(曾使用抗菌药物或口服糖皮质激素治疗,病程迁延,每年急性加重超过 4 次,FEV_1 小于 30%),推荐采用气管内吸取分泌物(机械通气患者)进行细菌检测,或应用经支气管镜保护性毛刷从末端气道获得的标本进行实验室检查。

四、慢阻肺急性加重的住院治疗指征

AECOPD 的治疗目标为减轻急性加重的临床表现,预防再次急性加重的发生。根据 AECOPD 严重程度的不同和(或)伴随疾病严重程度的不同,患者可以门诊治疗或住院治疗。当患者急诊就诊时要首先进行氧疗并判断是否为致命的急性加重。如果判断为致命的急性加重,患者需尽快收住 ICU 治疗。如果不是致命的 AECOPD,患者可急诊或普通病房住院治疗。

1. 入住普通病房指征

(1) 症状显著加剧,如突然出现的静息状况下呼吸困难;

(2) 重度慢阻肺;

(3) 出现新的体征或原有体征加重(如发绀、神志改变、外周水肿);

(4) 有严重的并发症(如心力衰竭或新出现的心律失常);

(5) 初始药物治疗急性加重失败;

(6) 高龄患者;

(7) 诊断不明确;

(8) 院外治疗无效或医疗条件差。

2. 入住 ICU 指征

(1) 严重呼吸困难,且对初始治疗反应差;

(2) 意识状态改变(如意识模糊、昏睡、昏迷等);

(3) 经氧疗和无创正压机械通气(NIV)后,低氧血症(PaO_2<40 mmHg)仍持续或呈进行性恶化和(或)严重进行性加重的呼吸性酸中毒(pH 值<7.25);

(4) 需要有创机械通气;

(5) 血流动力学不稳定,需要使用升压药。

慢性阻塞性肺疾病急性加重(三)

慢性阻塞性肺疾病(COPD)是一种可预防和治疗的疾病,以气流限制不完全可逆为特征。如患者出现症状的加重和(或)需要增加药物的治疗,称为 COPD 急性加重(acute exacerbation of COPD, AECOPD)。早期 COPD 发生急性加重(AE)并不常见,中重度肺功能损害者发生频率明显增加,如第一秒用力呼气容积(FEV_1)>1.5 L,每年 AE 少于 1 次,如 FEV_1<1.25 L,每年 AE 的次数将大于 2.5 次。频繁发生 AE 对患者的自然病程将产生不利影响,如肺功能损害、气道炎症加重和气道定植菌的增加。严重 AECOPD 的住院病死率高达 11%,入住 ICU 者病死率 11%~24%。而且约半数患者出院后 6 个月内将至少再入院 1 次。早期诊断和干预可能是阻止疾病进展的关键环节。

AECOPD 的定义和临床分型

迄今,对 AECOPD 的定义尚未达成共识。1987 年,Anthonisen 等以症状的加重定义 AECOPD 后,目前更多地以症状的增加和(或)需要对治疗进行调整作为 AECOPD 的定义。2000 年,欧美专家共识会议定义为:AECOPD 与稳定期相比,患者情况持续恶化,超过日间正常的变化,即有 COPD 基础的患者急性起病,并需要对常规用药加以调整,此定义被认为具有可操作性。2001 年,美国内科医师学院-美国内科学会/美国胸科医师学会(ACP - ASIM/ACCP)的 AECOPD 指南中,则定义为气促、咳嗽和痰量增加。同年,在《慢性阻塞性肺疾病防治全球创议》(GOLD)中,AECOPD 的定义是气促加重为主要表现,常伴有喘息和胸部紧迫感,咳嗽和痰量增加,痰的颜色和黏度改变,可伴有发热。2004 年,美国胸科学会/欧洲呼吸学会(ATS/ERS)第一次共同推出 COPD 患者的诊断和治疗标准,定义 AECOPD 是疾病自然病程中的一种事件,其特征是患者的呼吸困难、咳嗽和(或)痰出现了超过日常基础状态的变化,需要对治疗进行调整。

AECOPD 严重程度的分级目前还没有客观的标准。ACP - ASIM/ACCP 的指南根据 Anthonisen 等提出的症状进行分型,以患者出现气促加重、痰量增加、痰变脓性 3 个症状的多寡来判断。如果 3 个症状全部出现为 1 型;仅有 2 个症状为 2 型;如仅有 1 个症状,伴有以下 5 项之一,可诊断为 3 型:① 过去 5 天有上呼吸道感染;② 没有其他明确原因的发热;③ 喘息增加;④ 咳嗽增加;⑤ 呼吸频率或心率比基线值增加 20%以上。也有以治疗场所作为分级标准,如患者在家可自行处理为轻度;需要在家庭医师和医院门诊治疗为中度;需要住院治疗为重度。而 ATS/ERS 则根据发作和预后的临床关系把严重度分为:Ⅰ级,在家治疗;Ⅱ级,需要住院治疗;Ⅲ级,导致呼吸衰竭。

慢性阻塞性肺疾病的分类

表 4－8　慢性阻塞性肺疾病的分类(Bwrrows and sletcher)

项目	A 型(提示肺气肿)	B 型(提示慢性支气管炎)
发病年龄	较高	较年轻，小儿
咳痰	黏性，量少	常为脓性，10 ml/d 以上
胸片	肺气肿变化	炎症性变化
慢性肺炎	少见	常见
红细胞增多症	少见	常见
肺活量	轻度减低	高度减低
残气量	高度增加	中度增加
全肺气量	明显地增加	正常或减低
$PaCO_2$	急性恶化以外正常或减低	第一秒<1 L
D_LCO/V_A	高度减低	正常或稍减低

慢性阻塞性肺疾病的分型

当前被大多数所公认者为 Fishman 的临床分型(表 4－9)。

表 4－9　Fishman 的临床分型

项目	以支气管炎为主型	以肺气肿为主型
临床表现		
一般外貌	肥胖型：眼泪汪汪、面色浅黑、四肢暖	消瘦型：气促、不安、用辅助肌呼吸、四肢凉
年龄	40～50 岁	50～75 岁
起病	以咳嗽为主	以呼吸困难为主
发绀	显著	轻度或无
咳嗽	咳嗽重，呼吸困难不明显	咳嗽轻、呼吸困难明显
痰	黏稠	少

（续表）

项目	以支气管炎为主型	以肺气肿为主型
上气道感染	容易发生	常有发生
呼吸音	中等度减弱	显著减弱
右心衰竭	一般发生	只见于感染期或晚期
胸部 X 线	膈肌正常，心影肥大，肺野正常或纹理粗大	滴状心，膈肌低平，肺透亮度增加
经过	不卧床，但有右心衰竭、昏迷等危险	因呼吸困难不能工作，病程长，晚期可发生右心衰竭、昏睡
肺功能		
一秒率	降低	降低
FRC	中等度增加	显著增加
TLC	正常或轻度增加	显著增加
RV	中等度增加	显著增加
肺伸缩率	正常或减少	正常或减少
弹性收缩力	正常或升高（负压）	下降（正压）
MVV	中等度减少	显著减少
气道阻力	增加	正常或轻度增加
D_LCO	正常或下降	下降
PaO_2	中等度或高度下降	轻度下降
$PaCO_2$ 增高	见于慢性	只在感染时增加
血细胞比容	一般增高	正常或轻度增高
肺动脉压	高	正常或轻度增高

慢性阻塞性肺疾病的病情分级

（美国胸部疾病学会）

1 级：无症状。

2 级：通气障碍。

3 级：低氧血症。

4 级：高二氧化碳血症。

5 级：肺心病：代偿性；非代偿性。

慢性阻塞性肺疾病临床轻重度分级

表 4-10　Cotes 临床轻重分级

评价项目	临床分级	能力(记分)	1 秒量(L/s)
生活不能自理,进食需要别人帮助	—	8	0.3
在别人帮助下才能坐起、穿衣	—	7	0.5
能谈话、能步行 10 m、能洗浴	—	6	0.7
能步行 100 m、能唱歌、能上八个台阶	—	5	1.1
能步行 400 m	4	4	1.6
能慢慢走相当长的一段路	3	3	2.1
能在平地上任意行走,并无气急	2	2	2.6
能快步走路、爬坡并不出现气急	1	1	3.1

慢性阻塞性肺疾病严重度分级

(GINA　2003 年)

定　　义

COPD 是一种以不完全可逆的气流受限为特征的疾病状态。气流受限呈进行性,与肺对毒性颗粒或气体的异常炎症反应相关。

COPD 的严重度分级

表 4-11　COPD 严重度的分级

分级	严重度	标准
0 级	高危状态	肺量图正常 慢性症状(咳嗽、咳痰)

（续表）

分 级	严重度	标 准
Ⅰ级	轻度	$FEV_1/FVC<70\%$ $FEV_1 \geq 80\%$预计值 有或无慢性咳嗽、咳痰症状
Ⅱ级	中度	$FEV_1/FVC<70\%$ $50\% \leq FEV_1<80\%$预计值 有或无慢性咳嗽、咳痰症状
Ⅲ级	重度	$FEV_1/FVC<70\%$ $30\% \leq FEV_1<50\%$预计值 有或无慢性咳嗽、咳痰症状
Ⅳ级	极重度	$FEV_1/FVC<70\%$ $FEV_1<30\%$预计值或 $FEV_1<50\%$ 预计值合并慢性呼衰

注：以吸入支气管扩张剂后的 FEV_1 为基础的分级。

FEV_1：用力呼气第一秒的排气量；FVC：用力肺活量；呼吸衰竭：动脉血氧分压(PaO_2)小于 8.0 kPa (60 mmHg)伴或不伴动脉 CO_2 分压 $PaCO_2$ 大于 6.7 kPa(50 mmHg)，在海平面呼吸空气时。

1. 0 级　高危状态　以慢性咳嗽、咳痰为特征。肺功能仍然正常。

2. Ⅰ级　轻度 COPD　以轻度气流受限($FEV_1/FVC<70\%$但 $FEV_1 \geq 80\%$预计值)为特征。通常但不是所有都有慢性咳嗽、咳痰的症状。在这个阶段，患者可能甚至都没有察觉到他们的肺功能有异常。这提醒了医务工作者必须对所有的吸烟者做肺功能测试来观察并记录他们的肺功能情况。

3. Ⅱ级　中度 COPD　以加重的气流受限($50\% \leq FEV_1<80\%$预计值)和活动后气急的症状的进展为特征。这阶段时患者通常开始因为他们的呼吸困难或一次急性发作而寻求医疗帮助。

4. Ⅲ级　重度 COPD　以进一步加重的气流受限($30\% \leq FEV_1<50\%$预计值)为特征，气急加重，反复急性发作使患者的生活质量受到影响。

5. Ⅳ级　极重度 COPD　以严重的气流受限($FEV_1<30\%$预计值)或慢性呼吸衰竭为特征。呼吸衰竭定义为在海平面水平，动脉血氧分压(PaO_2)小于 8.0 kPa(60 mmHg)伴或不伴动脉血二氧化碳分压($PaCO_2$)大于 6.7 kPa (50 mmHg)。呼吸衰竭可能影响心脏例如肺源性心脏病(右心衰竭)。肺源性心脏病的临床表现包括颈静脉压升高和踝部水肿。极严重的 COPD，只要有上述并发症，即使 $FEV_1>30\%$预计值也应归为Ⅳ级。在这个阶段，生活质量受到相当大的影响，这时的急性发作可能威胁到生命。

慢性阻塞性肺疾病性自发性气胸

临 床 特 点

1. 多见于40岁以上患者,男性多于女性,秋冬季易发生,起病多不突然。

2. 常无确切、明显诱因,有时仅仅因为COPD急性发作,病情恶化即可引起气胸。

3. 由于患者年龄较大,长期缺氧,痛觉敏感性下降,因而胸痛发生率较低,即使自觉有胸痛,程度也远较普通气胸患者为轻。

4. COPD患者平素就有不同程度的呼吸困难,发生气胸后常常仅表现为呼吸困难的加重,不像既往身体健康者发生气胸后出现突发性呼吸困难那么明显。其气胸症状常被原发病症状所掩盖,而被误认为原发病加剧,故凡遇COPD患者呼吸困难、发绀突然加重或进行性加重时应警惕自发性气胸的可能。

5. 心率常超过100次/分。

6. COPD患者发生气胸时常为限局性气胸,肺脏受压面积较小,并常合并邻近胸膜肥厚,故常缺乏典型气胸体征,加之COPD患者发生气胸前即可有肺气肿体征,因而发生气胸后病变处叩诊音变化不明显,呼吸音减低不显著,因而易漏诊。

7. 以张力性气胸多见,胸膜腔内压力较高,抽气后胸内压下降不满意。此外双侧气胸也较多见。

8. 由于COPD患者发生气胸时常为限局性,因而X线检查时应拍摄正、侧位胸片,必要时应透视检查,转动患者多方位全面观察。

慢性阻塞性肺疾病性肺叶肺段性肺炎

临 床 特 点

1. 由于COPD、肺心病患者多为中、老年人,因而即使发生肺炎,临床症状也多不典型,如无发热或仅为低热,并缺乏明显呼吸道症状,或者即使有些呼吸道症状也常被误认为COPD原有症状的加重。许多患者仅表现为精神萎靡不振、嗜睡、食欲不振、恶心、呕吐。

2. COPD 患者平素即有一些体征，如肺部呼吸音减低，散在干、湿罗音，发生肺炎时局部呼吸音变化不显著，实变体征也可不明显。

3. COPD 患者在合并肺叶、肺段性肺炎时，X 线胸片可有其特点，即在相应肺野内出现网状、小片状密度增高影，内含有囊性密度减低区，与一般大叶性肺炎时肺内出现的肺段性均匀一致的密度增高影不同，极易被误诊为间质性肺炎、支气管扩张。这是因为肺气肿时肺毛细血管床面积减少，孔氏孔消失，肺泡缺乏侧支通气，细支气管狭窄、扭曲变形，肺泡腔扩大，肺泡壁破坏融合，肺部炎症时渗出液很难充满全部肺泡，因而呈现 X 线胸片上所见的散在囊性密度减低区。

4. COPD 合并肺炎时外周血 WBC 总数和(或)中性粒细胞百分比增高不明显，但早期 C 反应蛋白即明显升高。

慢性阻塞性肺疾病性肺栓塞

临床特点

1. 大块肺栓塞时患者常常突然发生昏厥和休克，或剧烈咳嗽、咯血，偶有喘息和呼吸困难，呼吸频率可达 40～50 次/分，大量出汗。也可表现为右心衰竭或右心衰竭进一步加重，常常造成猝死，而人们对此缺乏足够的认识，多认为是死于呼吸障碍、痰堵窒息、休克、心衰等。

2. 中等栓塞时肺叶、肺段血管栓塞，常表现为肺梗死，可出现咯血、胸痛、胸部摩擦音、胸腔积液，发生率高且易反复发生。

3. 肺小动脉栓塞，亚段及其分支栓塞者通常无临床症状，主要表现为肺动脉高压，右心增大，反复发生右心衰竭或顽固性右心衰竭。

慢性阻塞性肺疾病性支气管肺癌

临床特点

1. COPD 患者平素就有反复发作的咳嗽、咳痰，因而发生肺癌时，出现一些呼吸道症状时不易引起足够的警觉。而被误认为是原有病的加剧。咳嗽是肺癌原发肿瘤引起的最常见的早期症状,肿瘤生长在支气管内可引起刺激性干咳,或咳少量黏液痰。如果肿瘤引起远端支气管狭窄,咳嗽为持续性,且呈高调金属音,具有一定特征,故COPD患者在病程中如果咳嗽性质发生变化应提高警惕。

2. 慢性支气管炎伴发肺癌时,其组织类型以鳞状上皮癌多见,而此型肺癌患者痰中常带血或间断血痰,对此应予足够的重视。

3. 肺癌时可因肿瘤阻塞引起支气管狭窄、阻塞性肺不张,或因转移到胸膜引起癌性胸腔积液,造成胸闷气急,也容易被误诊为原发病的加重、恶化。

慢性阻塞性肺疾病性上消化道出血

临床特点

1. 相当一部分COPD患者合并消化性溃疡时,其首发症并不是上腹痛而是上消化道出血,其溃疡病症状常被呼吸衰竭或心力衰竭所掩盖,或被患者忽略。但是绝大多数患者在呕血和便血之前有明显腹胀、厌食、恶心,尤以顽固性腹胀为突出。

2. 如果患者平素无肾功能损害,血中尿素氮突然升高或进行性升高,而肌酐正常,在除外肾脏病变、药物性肾损害情况下应高度警惕患者是否出现上消化道出血。

3. COPD乃至肺心病患者因长期缺氧,从而导致红细胞生成增多,血红蛋白、RBC可异常升高。因而如果一个重度COPD患者临床上有明显缺氧(PaO_2下降)而相应的血红蛋白却正常甚或低于正常,应疑有上消化道出血。

慢性阻塞性肺疾病伴发冠心病

临床特点

1. 多为老年人,常有长期重度吸烟史。

2. 常缺乏冠心病病史。

3. 在冠心病发作之前多无典型的前期症状,而以肺部感染加重为常见诱因。

4. 即使发生急性心肌梗死也常为无痛性心肌梗死(82.4%),首发临床症状多为突发性呼吸困难或原有呼吸困难加重,恶心、呕吐、大汗。这可能是因为本病多见于老年人,老年人对疼痛不敏感,或表述不准确,尤其是长期缺氧时,痛觉敏感度下降。此外,肺心病患者的呼吸困难比较突出,可能掩盖了心绞痛。

5. 左心衰竭发生率较高,易被误认为是肺心病加重而被忽视。

6. 肺心病心电图酷似心肌梗死图形,常常误将后者心电图改变误认为肺心病心电图变化。

只有充分了解 COPD 患者情况及其他既往病史,才能够对其康复适应证进行正确判断,制定个体化康复方案,同时保证康复治疗过程中的安全。除左表列出的患者评估标准外,任何对康复项目有干扰的医学、身体、经济或心理因素都应引起医师注意。各种呼吸困难评估调查可使呼吸困难程度和康复效果客观化。

此外,临床医师还应排除已经存在的任何类型咳嗽、哮鸣、胸痛、神经系统疾病、心理障碍、过敏,既往传染病和损伤。

COPD 患者部分评估标准如下所述。

1. 肺部疾病的家族史。
2. 症状进展并且影响功能。
3. 病情加重和住院史。
4. 营养状况和体重变化。
5. 药物治疗情况。
6. 查体发现胸部叩诊为过清音。
7. 呼吸音低和心音遥远。
8. 影像学显示膈肌低平,心影狭长,胸骨后半透明性增加,外周肺血管减少。
9. 肺气肿患者气体弥散容积减少。
10. 气体陷闭。
11. 最大呼气中期流速(MMEF)减低,呼声中期时间延长。
12. 肺顺应性正常或增大,流量功能增加。
13. 肺残气和肺总量增加。
14. 临床运动试验;3、6 或 12 分钟步行试验。
15. 评估无氧阈值和最大运动耐力,制定精确的运动计划。

COPD 分期

根据使用支气管扩张剂后的肺量测定值,对 COPD 进行分期和严重度分级*(表 4－12)。

表 4－12　COPD 分期

COPD 的分期和严重度	定　义
1 期-轻度	FEV_1：FVC＜0.70，FEV_1≥预计值的 80%
2 期-中度	FEV_1：FVC＜0.70，FEV_1 为预计值的 50%～79%
3 期-重度	FEV_1：FVC＜0.70，FEV_1 为预计值的 30%～49%
4 期-极重度	FEV_1：FVC＜0.70，FEV_1＜预计值的 30%或 FEV_1＜预计值的 50%加慢性呼吸衰竭。

*改编自慢性阻塞性肺疾病全球倡议。COPD 指慢性阻塞性肺疾病，FEV_1 指 1 秒钟用力呼气容积，FVC 指用力肺活量。

COPD 临床表型

(首都医科大学附属北京同仁医院)

研究提示，COPD 部分临床特征可预测疾病急性加重，并且可能与患者病残率和死亡率相关。伯格(Burgel)等在对 322 例患者 8 种临床特征(年龄、吸烟指数、FEV_1、BMI、急性加重频率、呼吸困难评分和并发症等)分析的基础上，将患者划分为 4 种临床表型。研究发现患者临床特征在同一表型中具有一致性，但在同一类慢性阻塞性肺病全球创议(GOLD)分级中存在显著差异，提示以上变量可能代表独立的 COPD 表型，而以 FEV_1 为基础的 GOLD 分级不能区分不同的临床表型(图 4－1)。

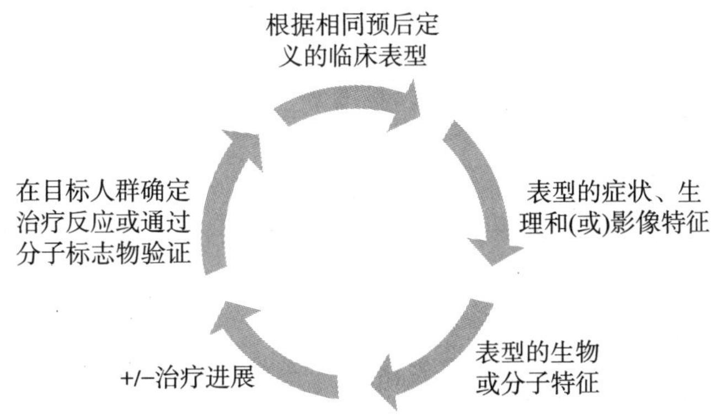

图 4－1　理想表型结构

一、年龄和性别

娜娜尼亚(Nanania)等人比较了老年患者(≥65 岁)与年轻患者疾病严重度及并发症发生率。结果显示，老年患者与年轻患者一秒钟用力呼气容积(FEV_1)%无显著差异，但 CT 显示，老年患者气体滞留和肺气肿百分比较高、6 分钟步行距离和静息血氧饱和度较低。而年轻 COPD 患者呼吸困难症状较重、生活质量较差、重度急性加重频率较高。老年 COPD 患者并发症(冠心病、高血压、骨质疏松、外周血管病)风险较高。

性别亦与 COPD 临床表现相关。COPD 基因研究显示，无论 GOLD 分级高低，女性患者症状较重、急性加重及并发症(胃食管反流和阻塞性睡眠呼吸暂停)发生率较高。并且女性患者生活质量较差，较易出现抑郁、焦虑，且对烟草毒性作用敏感。邦(Bon)等的研究发现，在 FEV_1 相近时，男性患者肺气肿改变较女性显著。

二、BODE 指数

研究发现，BODE 指数[包括体质指数(BMI)、气流阻塞程度、呼吸困难及运动耐力]对 COPD 患者死亡风险的预测价值优于 FEV_1。原因不明的体重下降是 COPD 患者死亡率增加的独立预测因子。法国一项研究显示，在 4 088 例慢性支气管炎或肺气肿患者中，23%的男性和 30%的女性存在营养不良(BMI<20)，且 BMI 与气流受限程度显著相关。

呼吸困难为影响患者生活质量的主要症状，日本一项研究发现，呼吸困难程度与患者 5 年生存率显著相关($P<0.001$)。

三、临床症状

慢性咳嗽和咯痰是 COPD 主要症状，与肺功能加速下降以及呼吸道感染危险性增加相关。然而，具有这种慢性支气管炎症状的 COPD 患者，其临床与放射学表现有何特征，尚不明确。

一项比较了有无慢性支气管炎患者的临床和影像资料的 COPD 基因研究发现，慢支组吸烟量较大、生活质量(SGRQ 评分)较差、呼吸困难评分和疾病综合评分(BODE 指数)均较高，加重次数较多。肺部 CT 显示，慢支组肺气肿程度低于对照组，但反映 COPD 严重度的指标 FEV_1 无显著差异。结果提示，通过评估 COPD 患者中的慢性支气管炎症状可能检出一个频繁加重和入院且预后较差的高危组别。

四、急性加重

急性加重是 COPD 病程中的重要事件。赫斯特(Hurst)等的最新研究结果证实,“频繁发作 COPD”是一种独特的疾病表型,并指出,询问患者既往急性加重频率是预测以后 COPD 加重频率最便捷和准确方法之一。

该研究意义在于,医师可以早期干预中度 COPD 患者中的频繁加重型,而对非频繁加重的重度 COPD 患者不一定采取以减少急性加重为目的的干预措施。

目前尚不清楚影响 COPD 加重频率的因素。汉(Han)等探讨了肺部 CT 影像学表现与急性加重次数的相关性,发现肺气肿与加重频率减少相关,而气道壁厚度(WA%)可能与加重频率增加相关。

COPD 合并肺动脉高压

(北京协和医院呼吸内科)

肺动脉高压(PH)是 COPD 的重要并发症。PH 新分类中,COPD 合并 PH 归于第 3 组,即肺部疾病和(或)低氧所致 PH。COPD 患者出现严重气流受限时可发生 PH(平均肺动脉压>35 mmHg)。肺泡性低氧是 PH 产生的主要原因,平均肺动脉压与 COPD 严重程度密切相关。

一、肺动脉高压临床分类

1. 动脉型肺动脉高压(PAH)

特发性 PH、可遗传性 PH、药物和毒物所致 PH 和相关性肺动脉高压(APAH)。

2. 左心疾病所致的 PH

收缩功能不全、舒张功能不全和瓣膜疾病。

3. 肺部疾病和(或)低氧所致的肺动脉高压

慢性阻塞性肺疾病、间质性肺疾病、其他伴有限制性或阻塞性或混合性通气障碍的肺部疾病、睡眠呼吸暂停、肺泡通气不足、慢性高原缺氧和发育异常。

4. 慢性血栓栓塞性 PH

5. 原因不明和(或)多种机制所致的 PH

(1) 血液系统疾病(如脾切除术);

(2) 系统性疾病(如结节病);

(3) 代谢性疾病(如糖原储积病);

(4) 其他(如肿瘤样阻塞)。

COPD 合并“不成比例”PH 是一个新概念。其定义为平均肺动脉压为 35~40 mmHg,伴轻中度气流受限,但合并显著低氧血症、低二氧化碳血症和一氧化碳弥散量(D_LCO)降低。由于气流受限并不严重,故其发生重症 PH 的原因并不一定为 COPD 进展所致,其严重低氧血症原因为通气灌注失衡,或存在右向左分流。

二、诊断

COPD 合并 PH 诊断较困难,临床医师常为原发疾病所困惑。识别"不成比例"PH 策略为,当患者出现不能解释的呼吸困难或右心功能衰竭时可检测:① D_LCO和静态肺功能;② 高分辨 CT 肺动脉造影;③ 夜间睡眠呼吸监测;④ 超声心动图。若未发现相关疾病,则考虑右心导管检查。

1. 肺功能指标预测平均肺动脉压　肺功能对于预测 COPD 患者平均肺动脉脉压并无多大价值。若患者平均肺动脉压较高,而肺功能未出现明显损伤,PaO_2 显著降低,且具有低二氧化碳血症倾向,则提示合并"不成比例"PH。

2. 多普勒超声心动图　该法是目前诊断 PH 的最佳无创方法,与右心导管检查结果强相关,但其对 COPD 患者的三尖瓣反流信号检出率(24%～77%)较低,多普勒超声心动图测得的肺动脉收缩压与右心导管相差28 mmHg。

3. 磁共振成像　磁共振成像(MRI)可能是测量右心室射血分数和右心室重量的最佳方法。MRI 可以测量右室壁厚度和左室后壁厚度,右心室肥厚指数与平均肺动脉压具有较好相关性,但 MRI 在诊断 COPD 相关 PH 中的作用尚需进一步研究。

4. 右心导管检查　该法是评价右心功能和测量肺动脉压的金标准,能够精确测量右心房、右心室和肺动脉压力。若需要应用特异性 PH 的治疗药物,则所有 COPD 合并 PH 的患者均应接受右心导管检查。其缺点为有创伤性,并需要相关设备。

肺气肿(一)

(日本肺气肿研究学会)

临床诊断标准

肺气肿包括弥漫性肺气肿、局限性肺气肿、肺囊泡、囊泡性肺气肿。

弥漫性肺气肿包括以下类型。

1. 慢性肺气肿　病史,自、他觉症状,理学检查,胸部 X 线,有肺气肿特征异常,应作以下区分。

(1) 高度怀疑:① 标准Ⅰ:除肺描记图外,应进行肺总量、肺内气体分布及其他可以做的详细肺功能检查,得以诊断者。② 标准Ⅱ:只以肺描记图为准(1秒率在55%以下)符合者,并参考MBC,MME及支气管扩张剂的效果。

(2) 可疑:不能符合以上标准者(例如1秒率为55%~70%)。

(3) 不能分类者:未进行上项检查或不能进行者,而临床上疑有肺气肿者。

2. 慢性肺气肿+肺纤维性变　符合肺纤维性变的定义,且有上述肺气肿的表现者。

3. 由结核、尘肺及其他疾病合并而来的肺气肿。

肺功能诊断标准

表4-13　肺气肿肺功能诊断标准

肺　功　能	宽的标准	严的标准
1. 肺描记图法(spiro graphy)		
(1) 1秒率(%)	<70	<55
(2) 气速指数	<0.8	<0.6
(3) MBC(%)	<70~80	<50
(4) 气管扩张剂投予后1秒量改善度	500 ml以下	300 ml以下
MBC改善度	25%以下	15%以下
2. 肺气量		
(1) 残气量	>125	>150
(2) 残气率	>35	>45
3. 肺内气体分布		
(1) 肺内Nz排泄率	>1.5	>2.5~3.5
(2) △Hc,△Hz	中度	高度
4. 力学功能		
(1) 黏性抵抗(cmH_2O/s)	3.0	4.0~5.0
(2) 肺应变性(L/cmH_2O)	0.25	0.30

注:MBC=最大通气量;MME=最大呼气中期流速;△Hc=氦气测定法;△Hz=氮气测定法。

肺气肿(二)

(美国国立心肺血液研究所肺病学会)

1959年,英国内科医生小组提出:凡有肺泡扩大,无论是否伴有肺组织的破坏均可列为肺气肿范畴。

美国胸科学会认为：肺气肿是与终末细支气管相连的气腔永久性异常扩大，并伴有肺泡壁的破坏，但无明显的纤维化。所谓肺气肿的组织破坏，是指呼吸气腔不均一性扩大，肺泡及其结构成分排列紊乱甚至缺失，已得到公认。

肺气肿呼吸困难分度

Hugh-Jones 的呼吸困难分度。

Ⅰ度：工作步行和上下台阶可与同年龄健康者一样。

Ⅱ度：平地步行与同年龄健康者一样，但上坡和上下台阶不如健康者。

Ⅲ度：平地步行不及健康者，但若自己慢步步行可走 1.6 km 以上。

Ⅳ度：若不是边歇边走连 50 m 都走不完。

Ⅴ度：说话、穿衣均有气急，因呼吸困难不能外出。

MRC 呼吸困难评分

表 4－14　MRC 呼吸困难评分标准

分级	呼吸困难程度
1	只有在剧烈运动时会引起呼吸困难
2	爬坡或赶路时会感觉呼吸困难
3	因为呼吸困难平地行走比同龄人慢或不得不停下来休息
4	平地行走大约 100 m 或几分钟后就停下来休息
5	气急显著以至于无法离开住房或穿衣服时也会呼吸困难

吸气性呼吸困难分度

Ⅰ度：安静时无呼吸困难表现，活动或哭闹时出现轻度吸气性喘鸣音、三凹征和鼻翼扇动。

Ⅱ度：安静时也有轻度吸气性呼吸困难，出现轻度吸气性喘鸣音、三凹征和鼻翼扇动，活动、哭闹时加重。

Ⅲ度：因二氧化碳蓄积和缺氧，患者除有Ⅱ度呼吸困难体征外，还出现烦躁不安、不愿进食和嗜睡。

Ⅳ度：有更严重的Ⅲ度呼吸困难症状，并有颜面苍白或发绀、出冷汗、呼吸加快、脉细弱、心律失常。最后出现意识模糊，昏迷，大小便失禁，呼吸、心跳停止。

肺功能减退分级

Ⅰ级：基本正常。最大通气量和肺活量接近正常或位于正常范围最低限度，换气功能正常。

Ⅱ级：稍有减退。最大通气量预计值有20%～25%降低，稍有过度通气，换气功能正常。一般运动无气急，运动耐力降低。

Ⅲ级：显著减退。最大通气量预计值可有50%～60%降低，过度通气较显著。缺氧表现可有或无。二氧化碳轻度增加或正常，pH值偏高或正常。活动后易气急，静息时无。

Ⅳ级：严重损害。最大通气量预计值可有70%～80%降低，通气减低，缺氧及二氧化碳潴留。pH值下降。静息可能无气急，稍有活动即气急，可有发绀。

Ⅴ级：呼吸衰竭。最大通气量预计值降低大于80%，有缺氧、心力衰竭、二氧化碳潴留，pH值更低。静息有气急或有端坐呼吸，渐入昏迷。

气 短 分 级

1. 国内将气短分为以下4级。

Ⅰ级：登2楼感气急，尚能胜任日常工作，但易劳累。

Ⅱ级：用一般速度走路有气急，虽然可勉强工作，但往往会因气急加重而再度休息。

Ⅲ级：穿衣、洗脸、说话和大便等日常生活即有气急，不能参加工作，劳动力大部分丧失。

Ⅳ级：静息时也有气急，劳动力已完全丧失。

2. 国外Grob将气急分为以下5度。

Ⅰ度：登高时气急。

Ⅱ度：快走时气急。

Ⅲ度：慢走时气急。

Ⅳ度：简单生活动作时气急。

Ⅴ度：安静时气急。

舌质发绀分度

Ⅰ度：活动后舌质呈微紫红色；休息时舌质正常，呈粉红色。

Ⅱ度：在休息状态下舌质仍呈微紫红色，舌尖及周边紫色较深。

Ⅲ度：在休息状态下全部舌质呈紫色，单纯给氧不能纠正。

口唇发绀分度

Ⅰ度：口唇黏膜微呈紫色变暗，如冻伤初期，口唇发绀不明显。

Ⅱ度：口唇黏膜明显发绀。

Ⅲ度：口唇黏膜及口周均呈发绀，有单纯输氧不易纠正的呼吸困难。

低氧血症分度

据动脉血氧分压可将其分为以下 3 度。

轻度：氧分压为 10.7～8.0 kPa。

中度：氧分压为 8.0～5.3 kPa。

重度：氧分压＜5.3 kPa。

肺通气储量库氏分级

通气储量百分比$=\dfrac{\text{最大通气量}-\text{静息通气量}}{\text{最大通气量}}\times 100\%$（其常数为 93%）。

Ⅰ级：通气储量百分比≥93%。通气功能健全，可胜任手术。

Ⅱ级：通气储量百分比为 92%～87%。通气功能健全，尚可考虑手术。

Ⅲ级：通气储量百分比为 86%～71%。通气功能不佳，应慎重选择手术。

Ⅳ级：通气储量百分比为 70%～60%。通气功能严重受损。

限制性通气障碍分度

根据肺总量(TLC)实测值/预计值百分比可将其分为以下3度。

Ⅰ度(轻度):肺总量实测值/预计值百分比<80%。

Ⅱ度(中度):肺总量实测值/预计值百分比<60%。

Ⅲ度(重度):肺总量实测值/预计值百分比<40%。

肺毛细血管楔压分度

0度:肺毛细血管楔压为2.0～2.7 kPa。

Ⅰ度:肺毛细胞血管楔压<2.4 kPa。

Ⅱ度:肺毛细血管楔压为2.4～2.7 kPa。

Ⅲ度:肺毛细血管楔压为2.8～3.4 kPa。

Ⅳ度:肺毛细血管楔压为3.5～4.0 kPa。

Ⅴ度:肺毛细血管楔压>4.0 kPa。

慢性肺气肿临床分级

表4-15 美国胸科学会的临床分级

轻重程度	临床所见				肺功能和实验的结果
	自觉症状	理学所见	检验所见	X线所见	
1. 无症状	无	无	无	无	无
2. 通气障碍	具有以下一种或一种以上症状 (1) 慢性咳嗽 (2) 哮鸣,特别是在运动时或感染存在时 (3) 呼吸困难发作性或持续性Ⅰ度、Ⅱ度、Ⅲ度、Ⅳ度 (4) 疲劳感	具有以下一种或两种以上体征 (1) 胸廓前后径增大 (2) 叩诊呈过度反响 (3) 呼吸音减弱 (4) 呼气延长 (5) 使用呼吸辅助肌 (6) 罗音及哮鸣音 (7) 横膈位低,运动受限 (8) 心音减弱		具有以下一种或一种以上表现 (1) 肺野X线透过度增高 (2) 末梢血管影减少 (3) 横膈低位与运动受限 (4) 心垂悬 (5) 肺大泡	具有以下一种或一种以上表现 (1) 呼出速度降低 ① FEV_1、FEV_2、PEV_3、降低 ② 最大呼气中期流速下降 (2) 最大通气减少 (3) 残气量上升 (4) 肺内气体混合指数上升,气体分布异常 (5) 肺活量下降 (6) 气道阻力增加

（续表）

<table>
<tr><th rowspan="2">轻重程度</th><th colspan="4">临床所见</th><th rowspan="2">肺功能和实验的结果</th></tr>
<tr><th>自觉症状</th><th>理学所见</th><th>检验所见</th><th>X线所见</th></tr>
<tr><td>3. 低氧血症</td><td>1. 大部分有上述症状
2. 有以下一种或一种以上症状
(1) 食欲不振
(2) 体重减轻
(3) 虚弱</td><td>1. 有上述一种或一种以上体征
2. 有以下一种或一种以上体征
(1) 发绀
(2) 红细胞增多</td><td>1. 无症状
2. 红细胞增多</td><td></td><td>1. 有上述一种或一种以上表现
2. 有下述一种或一种以上表现
(1) 血氧饱和度只在运动后下降
(2) 血氧饱和度或血氧分压安静时下降
(3) 氧分压降低</td></tr>
<tr><td>4. 二氧化碳蓄积</td><td>1. 大部分有2～3类症状
2. 有以下一种或一种以上症状
(1) 易激惹
(2) 意识紊乱
(3) 嗜睡</td><td>1. 有2～3类中一种或多种体征
2. 有以下一种或一种以上体征
(1) 意识紊乱
(2) 易激惹
(3) 昏睡、昏迷
(4) 视盘水肿</td><td>1. 无症状与体征
2. $PaCO_2$ ↑
3. CO_2CP ↑</td><td></td><td>1. 具有2～3类之一种或一种以上表现
2. 有以下一种或一种以上表现
(1) 二氧化碳分压运动后上升
(2) 二氧化碳分压休息时上升
(3) 血pH值降低</td></tr>
<tr><td rowspan="2">5. 肺心病</td><td>代偿性
1. 大部分有2～3类症状
2. 间歇出现4类症状
3. 过去可能有过心衰</td><td>1. 有2～4类中一种或一种以上体征
2. 过去有过下述一种或一种以上体征</td><td>1. 与1～3类同
2. 心电图
(1) 正常
(2) 右室肥厚
(3) 肺型P波</td><td>1. 具有2类中一种或一种以上表现
2. 肺动脉扩张
3. 心脏扩大</td><td>1. 具有2～4类之一种或一种以上表现
2. 具以下一种或一种以上表现
(1) 肺动脉压运动时升高
(2) 肺动脉压安静时升高
3. 过去有以上异常</td></tr>
<tr><td>失代偿性
1. 大部分有2～3类症状
2. 间歇出现4类症状
3. 有以下一种或一种以上症状
(1) 浮肿
(2) 右肋下部压痛</td><td>1. 有2～4类一种或一种以上体征
2. 有以下一种或一种以上体征
(1) 浮肿
(2) 肝肿大
(3) 颈静脉怒张
(4) 腹水
(5) 肝颈反流征阳性
(6) 奔马律</td><td></td><td></td><td>1. 有2～5类之一种或一种以上表现
2. 有以下一种或一种以上表现
(1) 右心室舒张终期压力升高
(2) 静脉压上升
(3) 循环时期延长</td></tr>
</table>

第五章　肺　栓　塞

肺栓塞(PE)

表 5-1　肺栓塞(PE)的评分标准

项　目	评　分
年龄<65 岁	+3
确诊癌症	+4
腿痛	+3
胸骨后疼痛	−3
心率>90 次/分	+4
心率增加>20 次/分	+4
新出现 S_3 或 S_4	−4
阳性肺扫描	+5
矫正因子	+8
总分	1～31

表中标准中的矫正因子(+8),是每个病例都要加上的,以便使所有的积分均为阳性。

总积分：1～10 分：可以排除 PE。

11～18 分：为可疑。

19～23 分：为高度可疑。

24～31 分：可确诊。

肺 栓 塞

肺栓塞(pulmonary embolism, PE)是由于肺动脉或其分支被栓子堵塞而引发的严重疾患,其中99%的栓子为静脉或右心系统形成的血栓回流到肺动脉,所以PE通常指肺血栓栓塞症(pulmonary thromboembolism, PTE)。在我国PE是常见病。2008年公布了欧洲心脏病协会(ESC)的急性PE诊治指南以及美同胸科医师学会(ACCP)第8版血栓栓塞症抗栓治疗指南。

一、肺栓塞的分类和危险分层

最新ESC指南指出,评估PE的严重性应依据肺栓塞早期死亡的风险,而不是依据肺动脉内血栓形状、分布及解剖学特点。因此,建议对肺栓塞早期死亡(即住院或30天死亡率)的风险进行危险分层,取代原来的急性大面积肺栓塞、急性次大面积肺栓塞等分类。

危险分层指标包括:临床特征、右心功能不全表现及心肌损伤标记物。临床特征包括休克和低血压(收缩压<90 mmHg或血压降低>40 mmHg达15分钟以上,排除新出现的心律失常、低血容量或败血症)。右心功能不全表现包括超声心动图示右心扩大、运动减弱或压力负荷过重,螺旋CT示右心扩大,B型利钠肽或N末端B型利钠肽原升高,右心导管置入术示右心室压力增大。心肌损伤标记物变化包括心脏肌钙蛋白T或I阳性。

根据是否存在上述情况,可在床旁快速区分高危及非高危PF患者(表5-2)。该危险分层方法也可用于疑诊PE的患者,有助于针对不同的患者选择最佳的治疗方案。

表5-2 PE早期死亡风险的危险分层

肺栓塞相关早期死亡风险	危险分层指标			可能的治疗推荐
	休克或低血压	右心室功能不全	心肌损伤	
高危>15%	+	(+)[a]	(+)[a]	溶栓或栓子切除术
中危3%~15%	−	+	+	住院治疗
		+	−	
		−	+	
低危<1%	−	−	−	早期出院或家庭治疗

注:a有休克或低血压时,不必证实右室功能不全或心肌损伤即可分类到高危。

二、诊断

1. 临床判断　Geneva 和 Wells 评分系统可以很好地通过临床表现和危险因素预测 PE 发生的可能(表 5-3)。

表 5-3　Geneva 校正分数和 Wells 分数

变　量	Geneva 校正分数	变　量	Wells 分数
易患因素		易患因素	
年龄>65 岁	+1	既往深静脉血栓或 PE	+1.5
既往深静脉血栓或 PE	+3	近期手术或制动	+1.5
一个月内外科手术或骨折	+2	癌症	+1
恶性肿瘤活跃期	+2	症状	
症状		咯血	+1
单侧下肢痛	+3	临床体征	
咯血	+2	心率>100 次/分	+1.5
临床体征		深静脉血栓临床体征	+3
心率 75～94 次/分	+3	临床判断	
心率≥95 次/分	+5	PE 外的其他诊断选择	+3
下肢深静脉触痛和单侧水肿	+4	临床概率(3 级)	
临床概率		低	0-1
低	0-3	中	2-6
中	4-10	高	≥7
高	≥11	临床概率(2 级)	
		非 PE	0-4
		PE	>4

2. 血清 D-二聚体测定　D-二聚体对诊断 PE 的敏感性高,但特异性低。目前被推荐用于低或中度可能性的患者,对于这部分患者,D-二聚体阴性可以明确排除 PE。

3. CT 检查　在临床实践中,CT 血管造影术已成为可疑 PE 患者肺血管系统成像的首选方法。它能提供肺动脉乃至节段水平的显影。多个研究结果支持多排 CT(multidetector computed tomography, MDCT)可作为单一标准排除 PE 的证据。CT 检查阴性,但有高临床可能性的患者是否应进一步进行通气/灌注显像或肺血管造影检查,目前仍存在争议。

4. 通气/灌注显像(V/Q显像) 单光子发射计算机断层成像(SPECT)能提高诊断的准确性。PIOPEDⅡ研究证实,V/Q显像阳性者能确诊高临床可能性PE患者,而灌注扫描正常则可排除PE。对于V/Q显像判断为中度和低度可能性的病例,需进行肺动脉造影、螺旋CT等其他检查。

5. 肺血管造影 肺动脉造影具有良好的敏感性和特异性,可以发现肺动脉亚段内1～2 mm的小血栓,是诊断或排除PE的金标准。肺血管造影为有创检查,有一定危险性,死亡率约为0.2%(95%CI: 0%～0.3%),目前已较少应用。

6. 超声心动图和下肢静脉压迫超声(compression venous utrasonography, CUS) 超声心动图诊断PE的敏感性仅为60%～70%,但对有休克或低血压表现的可疑高危PE患者,在急诊处理决策中床旁超声心动图检查是很有用的。超声心动图检查如未发现右心室超负荷或功能不全,可作为血流动力学稳定的依据,排除PE。

CUS已经在很大程度上替代了静脉造影诊断深静脉血栓。CUS对近端深静脉血栓形成诊断的敏感性超过90%,特异性为95%。已证实30%～50%的PE患者有深静脉血栓形成。

7. 诊断步骤 ESC指南根据危险分层的结果,将可疑PE分为高危和非高危两组,并制定了简洁的诊断步骤(图5-1、图5-2)。

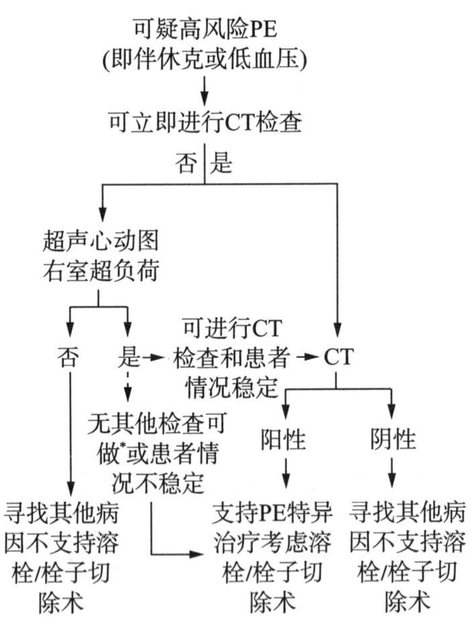

图5-1 对可疑高风险PE患者的建议诊断步骤

注: * 经食管超声心动图可在大部分有右室负荷和PE的患者中检出肺动脉血栓,并最终在螺旋CT中得到证实。

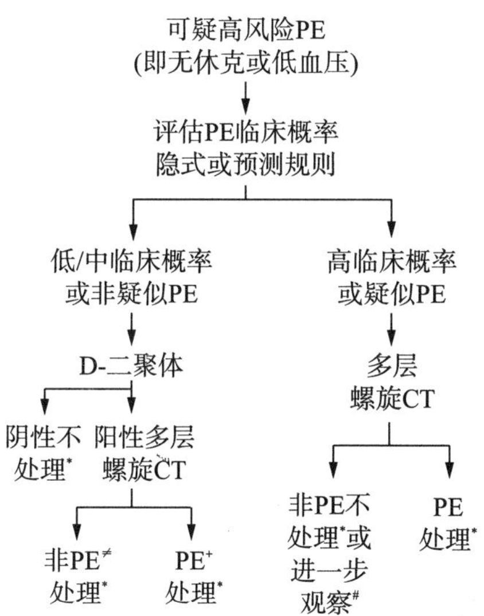

图 5-2　对可疑非高风险 PE 患者的建议诊断步骤

注：* PE 患者实施抗凝治疗；# 如果高临床概率患者的多层螺旋 CT 结果为阴性，可考虑在终止 PE 治疗前行进一步的观察；+ 如果最近端的血栓，至少位于肺段内的，CT 就有诊断价值；≠ 如果 CT 结果阴性，需做下肢近端静脉超声来排除 PE。

急性肺栓塞

（贾恩卡洛・阿涅利和塞西莉・贝卡蒂尼
意大利佩鲁贾大学内科和心血管医学及卒中单元）

急性肺栓塞的临床表现范围从休克或持续性低血压到轻度呼吸困难。肺栓塞甚至有可能是无症状的，并且在为了其他目的而实施的影像学操作中被诊断出来。急性肺栓塞的死亡率范围从 60%到<1%，取决于临床表现。抗凝是肺栓塞疗法的基础。患者有可能需要入住加强监护病房，以及采用溶栓或导管或外科栓子清除术治疗，这取决于估计的不良转归危险，但早期出院或在家治疗也可予以考虑。本篇综述根据临床表现和估计的不良转归危险，对(急性肺栓塞的)最佳诊断策略和处理着重进行讨论(图 5-3)。

肺栓塞临床概率的最初评估，依据的是临床判断或临床决策规则(韦尔斯评分以及经修订的日内瓦评分)。如果患者处于休克状态，或者收缩压<90 mmHg 或血压降幅>40 mmHg，并持续>15 分钟(在没有新发心律失常、血容量不足和脓毒症的情况下)，则应考虑是血流动力学不稳定。在不能进行多排 CT 检查的病例中，或者在有肾功能衰竭或对造影剂过敏的患者中，使用通气—

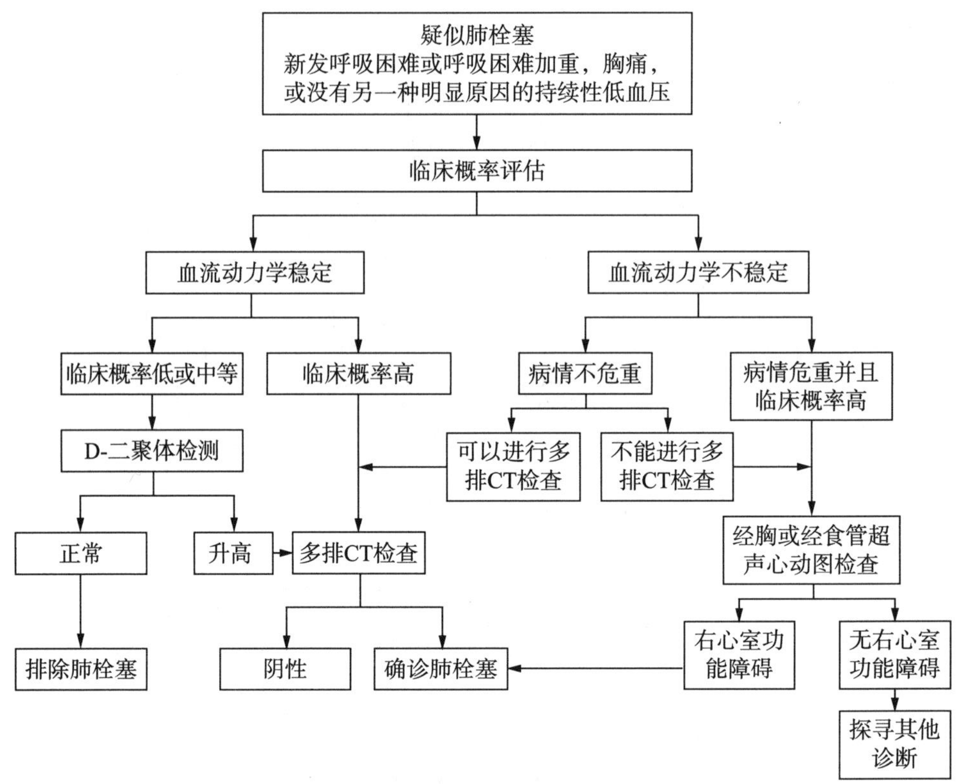

图 5-3　肺栓塞的诊断性检查程序

灌注扫描是一种备选方法。在临床概念高和 D-二聚体水平升高，多排 CT 检查所见阴性的患者中，静脉超声检查应予以考虑。在有右心室功能障碍的危重患者中，溶栓是一种治疗选择；当患者的病况已经稳定时，如果对临床处理仍有疑问，则应实施多排 CT 检查。在适合接受经皮栓子清除术的患者中，当发现右心室功能障碍后，可在操作前即刻进行常规肺血管造影检查，以确定肺栓塞的诊断。

一、诊断

医师应对所有以下列表现就诊的患者都疑及肺栓塞：新发呼吸困难或呼吸困难加重，胸痛，或持续性低血压而没有其他明显的原因。然而，该诊断仅在20％的患者中通过客观检测得到证实。这一百分率在某些国家甚至更低，如美国，美国进行肺栓塞检查的阈值特别低。临床医师应根据患者的情况是处于血流动力学稳定状态还是处于不稳定状态，按临床表现的严重度来制定诊断性检查程序。

在血流动力学稳定的患者中，肺栓塞的诊断应遵循一种依次进行的诊断性检查程序，其中包括临床概率评估，D-二聚体检测，以及(如果需要的话)多排计算机体层摄影(CT)，或通气—灌注扫描。在肺栓塞临床概率高的患者中，D-二聚体检测的价值有限。在癌症患者、妊娠妇女以及住院的老年患者中 D-二聚体水平升高的(诊断)特异性下降。大多数住院患者在被怀疑有肺栓塞时都不应接受 D-二聚体检测。根据临床表现和危险因素进行的临床概率评估(既可以基于临床判断含蓄地作出评估，也可以采用临床决策规则明确地作出评估)，将可疑的肺栓塞患者归入数种预测概率类别中。临床概率驱动诊断性检查程序并有助于对诊断性试验(结果)作出解读。

在肺栓塞临床概率低或中等的血流动力学稳定患者中，如果用敏感的酶联免疫吸附试验测定 D-二聚体且检测结果正常，则可避免不必要的进一步检查。在这类患者中，如果不给予抗凝治疗，则估计的 3 个月血栓栓塞危险 0.14% [95%可信区间(CI)为 0.05～0.41]。在 D-二聚体检测结果正常的可疑肺栓塞患者中，约 50%的门诊患者以及 20%的住院患者避免了进一步检查。

肺栓塞临床概率高而且血流动力学稳定的患者，或者 D-二聚体水平高者，均应接受多排 CT 检查。在多排 CT 检查所见阴性，未接受过抗凝治疗的患者中，3 个月时血栓栓塞事件的发生率大约为 1.5%；该发生率在 D-二聚体水平高的患者中为 1.5%，以及在 D-二聚体水平正常的患者中约为 0.5%。通过同时进行下肢 CT 静脉造影检查，CT 肺血管造影检查的阴性预测值有边缘性升高(从 95%～97%)。然而，CT 静脉造影检查增加了总的辐射暴露量，因此应避免。在肺栓塞临床概率高但 CT 检查所见阴性的患者中，额外进行其他检测的价值还有争议。静脉超声检查显示，不到 1%的这类患者有深静脉血栓形成。在临床所见提示有肺栓塞的妊娠妇女中，以下风险超过了对辐射的担忧：漏诊一个可能致死的诊断，或者使母亲和胎儿暴露于不必要的抗凝治疗。多排 CT 传输给母亲的辐射剂量高于通气—灌注肺扫描，但传输给胎儿的辐射剂量低于后者。最近，肺栓塞诊断Ⅲ前瞻性研究(PIOPEDⅢ)试验(ClinicalTrials.gov 编号，NCT00241826)显示，在被用于诊断肺栓塞时，磁共振血管造影术的敏感性不够，并且技术上(达标)影像不足的发生率高。

在没有条件进行多排 CT 检查的病例中，或者在肾功能衰竭或对造影剂过敏的患者中，通气—灌注扫描是一种备选方法。通气—灌注扫描结果正常基本上可排除肺栓塞，其阴性预测值为 97%。检查所见提示肺栓塞概率高的一次肺扫描，阳性预测值为 85%～90%。然而，通气—灌注扫描仅在 30%～50%可疑肺栓塞的患者中具有诊断价值。一项纳入经影像学检查已排除肺栓塞患者的随机研究显示，3 个月时，在 0.4%曾接受 CT 检查的患者中以及在 1.0%曾接受通气—灌注扫描者中，静脉血栓栓塞得以诊断。在大约 4%接受过一次未能作出诊断的通气—灌注扫描检查的患者中，用超声检查可检出深静脉血栓形成。

如果先进行下肢静脉超声检查，则10%可疑肺栓塞的患者能够避免肺扫描或多排CT检查。对于怀疑肺栓塞并且超声检查证实有深静脉血栓形成，但血流动力学稳定的患者，可以不作进一步检查就给予抗凝治疗。在可疑肺栓塞的妊娠妇女中，以及在有多排CT检查禁忌证的患者中，静脉超声检查应在影像学检查之前进行。

对于低血压或处于休克状态的血流动力学不稳定的患者，应进行多排CT检查，因为其在肺动脉主干中检出栓子的敏感性为97%。如果暂时不能进行多排CT检查，则应进行超声心动图检查，以证实存在右心室功能障碍。在大多数血流动力学不稳定的肺栓塞患者中，经食管超声心动图检查有可能通过显示肺动脉主干中的栓子来确诊。在病情极为危重，不能安全转运或转运不切实际的患者中，如果床旁超声心动图显示有右心室超负荷的明确征象，则应考虑溶栓疗法。当患者的病况已稳定，而且该患者可被安全移动时，如果对临床处理仍有疑问，则应进行多排CT检查。应用经过验证的诊断流程图，已使常规肺血管造影术的使用有所减少。这种操作目前仅用于有(经)导管治疗适应证的罕见病例。

二、危险分层

对于怀疑有急性肺栓塞的患者，应按照住院期间发生不良转归的危险进行分层。临床医师应迅速(对患者)进行危险分层，因为致死性肺控塞通常发生于入院后早期。危险分层的依据是临床特征以及心肌功能障碍或损伤的标志物。

肺栓塞的实验室检查及危险分层

急性肺栓塞(PE)的临床表现较复杂，早期诊断、正确判断病情及合理治疗对预后影响重大。选择性肺动脉造影因假阳性率低、不易漏诊，成为临床上诊断PE的“金标准”，但该检查为创伤性，费用较高，且有时难以开展。因此，目前除了综合考虑患者的症状、体征与既往病史，应用无创性综合超声影像技术、增强CT或放射性核素显像之外，部分实验室检查[如D-二聚体、脑钠肽(BNP)和心肌肌钙蛋白等]同样有助于PE的诊断及预后判断。

一、肺栓塞的实验室检查

1. D-二聚体　D-二聚体是交联纤维蛋白的降解产物，急性血凝块形成激活凝血及纤溶系统可升高D-二聚体水平。因此，在急性PE及深静脉血栓形成(DVT)的情况下，D-二聚体很少处于正常水平，但在肿瘤、炎症、感染、坏死、主动脉撕裂、住院或妊娠等情况下，D-二聚体也可能升高。

当急性 PE 或 DVT 发生时，用定量酶联免疫分析(ELISA)或 ELISA 衍生(ELISA-derived)的方法检测 D－二聚体的敏感性高(＞95％)，特异性低(约40％)，而采用全血凝集法和定量乳胶凝集法测定 D－二聚体的敏感性为 85％～90％。研究显示，D－二聚体阴性对 PE 患病可能性小或中等的患者(应用 Wells 量表评分＜11 分或应用修正的 Geneva 量表评分＜7 分)，确定 PE 诊断的可能性极小，但 D－二聚体阴性可排除 Wells 量表评分≤4 分者罹患 PE 的可能。

基于 D－二聚体对 PE 的阴性预测值较高，阳性预测值较低，D－二聚体水平正常无法排除 PE 的诊断，但其作为急性 PE 的初筛指标已得到公认。因此，疑似 PE 的患者都应检测 D－二聚体，作为排除诊断的指标。

2. 动脉血气分析　动脉血气分析是疑似 PE 的首选检查项目，用于评估动脉携氧及酸碱代谢状况。PE 患者可能出现低氧血症，但血气结果正常也不能排除 PE，低氧血症合并低碳酸血症可增加 PE 的可疑性。

斯汀(Stein PD)等的研究显示，在动脉氧分压(PaO_2)、动脉二氧化碳分压($PaCO_2$)、肺泡动脉氧分压差[$P(A-a)O_2$]正常(PaO_2＞80 mmHg、$PaCO_2$＞35 mmHg、$P(A-a)O_2$＜20 mmHg)且存在心血管危险因素的患者中，14％被确诊为 PE；在无心血管危险因素的患者中，38％被确诊为 PE。若患者 PaO_2 正常且 D－二聚体为阴性，则可完全排除 PE，患者无须接受肺部 CT 检查。

各项血气分析指标对年轻或老年患者的预后评价价值各异，年轻患者若 $P(A-a)O_2$＞50 mmHg、肺泡动脉氧分压比值＜0.5，提示预后差；老年患者短期不良预后只与低血氧饱和度相关，与 $P(A-a)O_2$ 关系不大。

3. 脑钠肽(BNP)　越来越多的证据表明，急性 PE 导致右心室功能不全可增加心肌负荷，并促使 BNP 释放入血。因此，BNP 或 N 末端钠尿肽前体(NT－proBNP)水平升高，可反映右心功能不全的严重程度与血流动力学的变化情况。

新近研究显示，与超声心动图相比，BNP 可提供更多与预后相关的信息。虽然 BNP 或 NT－proBNP 水平升高与不良预后有关，但其预测不良预后的阳性值较低(12％～26％)，而低水平的 BNP(＜50 pg/ml)或 NT－proB NP(＜500 pg/ml)预测良性预后的价值较高(阴性预测值为 95％～97％)。

4. 心肌损伤标志物　研究发现，心肌肌钙蛋白 T(cTnT)和肌钙蛋白 I(cTnI)升高与 PE 患者预后较差相关。詹尼蒂斯(Giannitsis)等的研究显示，50％的大面积 PE 患者 cTnT 升高(＞0.1 ng/ml)，35％的次大面积和非大面积 PE 患者 cTnT 升高。希门尼斯(Jimènez D)等的大规模前瞻性研究显示，在血流动力学稳定的患者中，cTnI 升高(＞0.1 ng/ml)提示可能存在致命性 PE，而 cTnI 阴性者的预后较好(阴性预测值为 93％)。

部分研究发现，cTnT 升高的 PE 患者死亡率为 44％，而 cTnT 阴性者死亡率仅 3％。另有研究显示，cTnI 升高(＞0.5 ng/ml)的患者发生 3 个月内死亡的风险较高，较 cTnI 阴性患者升高 3.5 倍。

5. 心脏型脂肪酸结合蛋白(H－FABP)　有研究显示，心脏型脂肪酸结合蛋白(H－FABP)可早期反映心肌损伤，与 BNP、肌钙蛋白、肌红蛋白相比，能更好地预测 PE 患者的预后。

以 H－FABP 为 6 ng/ml 为界值，其对 PE 患者短期死亡率的阳性预测值为 23%～37%，阴性预测值为 96%～100%。因此，测定 H－FABP 可进一步明确患者的危险分层，有助于制订治疗策略。

二、肺栓塞患者的危险分层

PE 患者应接受个体化死亡风险评估，该评估较明确栓塞的解剖形态与面积更为重要。2000 年欧洲心脏病学会(ESC)公布的《急性肺栓塞诊断与治疗指南》首次根据血流动力学状态将 PE 分为"大面积"与"非大面积"。2008 年 ESC 肺栓塞指南指出，由于"大面积"、"次大面积"、"非大面积"等术语在临床上易与血栓形状、分布及解剖学负荷相联系引起混淆，强调应根据早期死亡风险对 PE 严重程度进行个体化评估，建议以"高、中、低危"替代"大面积"、"次大面积"与"非大面积"等术语。采用危险分层的新术语既能反映 PE 最新进展，又能采取针对性治疗策略及预后改善，具有现实意义。

与 PE 早期死亡(住院或 30 天病死率)相关的危险指标包括：临床指标(休克或低血压)、右心功能不全的指标(超声心动图示右室扩大，运动减弱或压力负荷过重，螺旋 CT 示右室扩大，BNP 或 NT－proBNP 升高，右心导管检查示右心压力升高)及心肌损伤标志物(cTnT 或 cTnI 阳性)。根据上述指标将 PE 进行危险分层，能在床旁快速识别高危与非高危患者(表 5－4)，且该危险分层同样适用于疑似 PE 患者。高危 PE 属于威胁生命的急症(短期病死率>15%)，须快速准确地进行诊断与治疗。非高危 PE 根据有无右心室功能不全和心肌损伤可进一步分为中危与低危(短期 PE 相关病死率<1%)。

表 5－4　根据预期的 PE 相关早期病死率进行危险分层

PE 相关的早期病死率	休克或低血压	右心室功能不全	心肌损伤	治疗策略
高危(>15%)	(＋)	(＋)*	(＋)*	溶栓或栓子切除术
中危(3%～15%)	(－)	(＋)	(＋)	住院治疗
		(＋)	(－)	
		(－)	(＋)	
低危(<1%)	(－)	(－)	(－)	可早期出院或在家治疗

注：* 只要存在休克或低血压，不必证实有右心室功能不全或心肌损伤，即可将患者归为 PE 相关的早期死亡高危者。

同时新指南还提及，Geneva 预后评分量表应用 6 项危险因素[癌症、低血压(收缩压＜100 mmHg)，以上每项 2 分；心功能衰竭、深静脉血栓(DVT)病史、低氧血症(PaO_2＜8 kPa)、超声证实存在 DVT，以上每项 1 分]组成 8 分评分系统对患者进行危险分层，以决定患者是否适于门诊治疗(评分≤2 分的低危患者出现不良预后的概率为 2.2%，评分≥3 分的高危患者出现不良预后的概率为 26.1%)。此外，包括男性、心率加快、低体温、神志改变和血氧饱和度降低在内的 11 项与预后相关的临床表现组成了另一评分系统，也适用于对急性 PE 患者进行危险分层，从而预测患者 30 天内的死亡率(表 5－5)。

表 5－5　根据常规检查指标对 PE 患者 30 天内全因死亡率进行危险分层
(又名肺栓塞严重指数 P. E. S. I)

参　数	分值
年龄	1/年
男性	10
癌症	30
心功能衰竭	10
慢性肺部疾病	10
心率＞110 次/分	20
收缩压＜100 mmHg	30
呼吸频率≥30 次/分	20
体温＜36℃	20
定向力障碍、嗜睡、昏迷	60
动脉血氧饱合度(SaO_2)＜90%	20

注：危险分层(30 天内全因死亡率，%)Ⅰ级为＜65 分(0%)；Ⅱ级为 66～85 分(1%)；Ⅲ级为 86～105 分(3.1%)；Ⅳ级为 106～120 分(10.4%)；Ⅴ级为＞125 分(24.4%)。低危组为Ⅰ级和Ⅱ级。

总之，及时对 PE 患者进行危险分层将有助于选择最佳的诊断措施和治疗方案，以及科学地判定预后。

肺栓塞的分类

1. 按肺栓塞的临床可诊断范围分类

(1) 临床隐匿性肺栓塞：临床不能诊断。

(2) 伴有某种临床症状的肺栓塞：临床难以诊断。

(3) 临床显性肺栓塞：临床可诊断。① 急性大面积肺栓塞；② 急性次大面积肺栓塞；③ 慢性反复性肺栓塞合并肺动脉高压(慢性肺栓塞)。

大面积肺栓塞是指血栓堵塞了两支以上肺叶动脉或同等肺血管床范围；次大面积肺栓塞是指血栓堵塞了一支以上肺段动脉或两支以下肺叶动脉或相同范围的肺血管床。

2. 按血栓的大小分类

肺栓塞的病情程度取决于血栓的大小和肺血管床堵塞的范围。

(1) 大块血栓所致的肺栓塞：大块血栓引起的肺栓塞是指血栓堵塞了区域性肺动脉分支以上的动脉，而临床所说的肺栓塞主要是指大块血栓的肺栓塞。新鲜血栓堵塞肺动脉称为急性，血栓机化后堵塞肺动脉称为慢性。

(2) 微小血栓所致的肺栓塞：微小肺栓塞是指肌性动脉(外径为 100～1 000 微米以下的小动脉)被弥漫性栓塞的疾病。与大块血栓相同，血栓新鲜为急性，血栓被机化的称为慢性。但这种微小肺动脉栓塞的诊断属病理解剖学诊断范畴。

脂肪栓塞综合征(FES)(一)

FES 的诊断标准目前多采用修订的 Gurd 标准，即在有骨折等创伤史的前提下，如出现下列主要指标中的 1 个或次要指标中的 4 个便可诊断。

主 要 指 标

(1) 皮肤黏膜出血点。
(2) 除胸部疾病之外的呼吸道症状和肺部 X 线表现。
(3) 除颅脑损伤之外的中枢神经系统症状。

次 要 指 标

(1) 心动过速>120 次/分。
(2) 发热>38℃。
(3) 血或痰中找到脂肪球。
(4) 肾功能降低或尿中脂肪球。
(5) 眼底改变。
(6) 血红蛋白 1～2 天内较原水平降低 30 g/L 以上。
(7) 血小板减少。

(8) 血沉>70 mm/h。

(9) PaO_2<70 mmHg。

脂肪栓塞综合征(二)

(Gurd)

Gurd 和 Wilson 建立了 FES 的诊断标准，至今仍在临床上广泛使用。主要条件：① 肺部症状：以呼吸急促，呼吸困难，发绀为特征，伴有 PaO_2 降低和 $PaCO_2$ 升高；② 无头部外伤的神经症状：意识模糊、嗜睡、抽搐、昏迷；③ 皮肤黏膜出血点。次要条件：发热；心动过速；视网膜改变；黄疸；肾功能异常。实验室检查：贫血；血小板减少；血沉加快；血中巨脂肪球等。外伤经过 6～12 小时无症状间歇期后，具有 2 项主要条件，或 1 项主要条件、3 项次要条件以及血中巨脂肪球，可以诊断 FES。主要表现可用机械阻塞理论解释，而早期发热及血红蛋白下降等次要表现则难以用一种原因解释。

脂肪栓塞指数

Schohfeld 等指出，脂肪栓塞指数可作为 FES 的半定量诊断法。

各种体征的评分如下。

瘀斑为 5 分。

弥漫性肺泡渗出为 4 分。

低氧血症(PaO_2<9.3 kPa)为 3 分。

意识模糊为 1 分。

发热>38℃为 1 分。

心率>120 次/分为 1 分。

呼吸>30 次/分为 1 分。

脂肪栓塞综合征分类

(Schohfeld et al)

FES 好发于骨创伤后 12～48 小时。典型的综合征包括呼吸功能不全、脑功能障碍及皮肤瘀斑病变三联征。呼吸功能障碍常早期出现，症状轻重不等，轻者有呼吸急促、呼吸困难，重者类似 ARDS。长骨骨折引起的 FES，50%的患者存在严重的低氧血症，需要机械通气。脑功能障碍常出现于呼吸功能障碍之后，可有意识状态改变、惊厥及局部脑损害表现。典型的瘀斑常出现在头颈部、前胸部及腋下。有时，高热和不能解释的血红蛋白下降即是 FES 的开始。根据患者临床表现，FES 可有以下类型：

亚临床型 FES 又称不完全型 FES。多出现于伤后 24～72 小时内，一般无症状或症状无特异性。表现为心动过速，呼吸急促、发热。呼吸室内空气 PaO_2 <80 mmHg，$PaCO_2$<30 mmHg，血小板<200×10^9/L。此型几乎无死亡病例。

临床型 FES 又称完全型或典型 FES。伤后 12～48 小时出现典型的呼吸系统和脑部症状以及皮肤黏膜瘀斑三联征。脂肪颗粒聚集于肺及体循环的毛细血管，在脂蛋白酯酶的作用下释放出高浓度的游离脂肪酸，引起血小板聚集，轻微的 DIC 及肺、脑毛细血管破裂，肺组织学检查示肺泡内出血、肺毛细血管脂肪堆积及肺水肿。脑组织学检查示弥漫性脑水肿并有多处出血性紫癜。皮肤紫癜组织学检查显示有外周血管出血。胸片示双肺高密度影，呈“暴风雪”样改变。呼吸室内空气 PaO_2<60 mmHg，病死率 0.5%。

暴发型 FES 表现为伤后数小时出现急性肺水肿，严重低氧血症，低血压及脑征，病死率高于 50%，通常在 1～3 天内死亡。

特殊类型 FES 没有肺部症状的全身性脂肪栓塞，Pell 等认为这可能是脂肪颗粒通过开放的卵圆孔而进入全身循环，导致脑、肾、皮肤、视网膜及其他器官毛细血管的血栓。在正常人群中大约有 35%的人存在有开放的卵圆孔。

羊水栓塞(AFE)

1. 多发于多胎经产妇。
2. 具有羊水栓塞的症状与体征。
3. X 线胸片可出现弥漫性点片状阴影，或有轻度肺不张。
4. 心电图示右心房、右心室增大及心肌劳损。
5. 试管法凝血时间延长或不凝血。
6. 血小板及血浆Ⅱ、Ⅴ、Ⅷ凝血因子明显降低，凝血酶原时间显著延长。
7. 末梢血涂片或可找到有核角化细胞。
8. 经腔静脉插管取血作血液沉淀试验，静置后可分 3 层，底层为细胞，中层为棕黄层(buffy coat)，上层为羊水碎屑。取上层物涂片染色镜检，如见到鳞状上皮细胞、黏液、毳毛等，确诊意义较大。
9. PaO_2 常<60 mmHg。

AFE 的分期

Albrechtsen 将本病临床表现分为 3 期。

第一期：分娩时或分娩后突然出现呼吸困难、胸闷、发绀、咳嗽、烦躁不安、呕吐、血压下降、休克、心率增速、脉搏细弱甚至消失，两肺哮鸣或水泡音。如不及时抢救，患者多短期内死亡。此期主要是肺动脉高压、心肺功能障碍及过敏引起。

第二期：渡过第一期后部分患者出现产后大出血且血液不凝固，是本期特点，亦可合并全身出血倾向。此期主要是由于 DIC 所引起的。

第三期：肾功能衰竭，出现少尿、无尿及尿毒症。

肺血栓栓塞症(一)

（日本　村尾　诚等）

表 5－6　肺血栓栓塞症评分标准

项　目	内　容	评分
原发疾病及因素	(1) 恶性肿瘤	1
	(2) 血栓性静脉炎	1
	(3) 心脏病	1
	(4) 手术	1
	(5) 妊娠、妇产科疾患	1
	(6) 安静卧床	1
症状	(1) 呼吸困难	2
	(2) 胸痛	2
	(3) 血痰	2
	(4) 咳嗽	2
	(5) 发热	2
	(6) 心悸	1
	(7) 浮肿	1
	(8) 出汗	1
	(9) 意识丧失	1

（续表）

项　目	内　容	评分
体征	(1) 体温>37.8℃	1
	(2) 呼吸>16 次/分	2
	(3) 脉率>100 次/分	2
	(4) 收缩血压<100 mmHg	1
	(5) 罗音	2
	(6) 肝大	2
检查结果	(1) WBC>8×10^9/L	1
	(2) 血小板<200×10^9/L	1
	(3) 胆红质>1.2 mg/dl	1
	(4) GOT>40 U	1
	(5) GPT>35 U	1
	(6) 乳酸脱氢酶>450 U	1
	(7) CO 弥散量<80%	1
	(8) 动脉氧分压<85 mmHg	3
	(9) 纤维蛋白原<150 mg/dl	2
	(10) 纤维蛋白原>350 mg/dl	2
	(11) 纤维蛋白降解物>5 mg/ml	3
	(12) 抗凝血酶Ⅲ<28 mg/dl	1
心电图	(1) 右心室肥大	3
	(2) 肺型 P 波	3
	(3) 电轴右偏	3
	(4) $S_{Ⅰ}$、$Q_{Ⅲ}$、$T_{Ⅲ}$	2
	(5) 不完全性右束支传导阻滞	1
胸部 X 线	(1) 浸润阴影	2
	(2) 胸腔积液	1
	(3) 颗粒状、网状阴影	3
	(4) 肺门部肺动脉肥大	2
	(5) 膈肌抬高	2

判断如下。

(1) 22 分以上大体可以确诊。

(2) 20 分以上极为可疑。

(3) 17～19 分可疑。

(4) 15～16 分时必须进行下两项检查。

① 肺血流灌注及肺雾化吸入扫描：a. 肺灌注扫描呈区域性缺损。b. 雾化吸入扫描正常。c. 以上两项均检查。

② 肺血管造影：a. 血管阻塞症。b. 血管呈充盈缺损。

肺血栓栓塞症(二)

(中华医学会呼吸病学分会 2001 年)

一、前言

肺血栓栓塞征(pulmonary thromboembolism, PTE)目前已成为重要的医疗保健问题。据欧美国家的初步流行病学资料显示,其发病率高,病死率亦高,临床上漏诊与误诊情况严重。我国目前尚无准确的流行病学资料。过去曾将肺血栓栓塞症视为少见疾病,但据国内部分医院的初步统计和依临床经验估计,在我国肺血栓栓塞症绝非少见病,而且近年来其发病例数有增加的趋势。为促进国内医学界对肺血栓栓塞症的规范诊断与治疗,提高我国对肺血栓栓塞症的医疗水平,我们在充分参考国外诊治经验与研究成果的基础上,结合国内情况,制订本指南(草案)。

二、名词与定义

肺栓塞(pulmonary embolism, PE)是以各种栓子阻塞肺动脉系统为其发病原因的一组疾病或临床综合征的总称,包括肺血栓栓塞症、脂肪栓塞综合征、羊水栓塞、空气栓塞等。

PTE 为来自静脉系统或右心的血栓阻塞肺动脉或其分支所致疾病,以肺循环和呼吸功能障碍为其主要临床和病理生理特征。

PTE 为 PE 的最常见类型,占 PE 中的绝大多数,通常所称 PE 即指 PTE。

肺动脉发生栓塞后,若其支配区的肺组织因血流受阻中断而发生坏死,称为肺梗死(pulmonary infarction, PI)。

引起 PTE 的血栓主要来源于深静脉血栓形成(deep venous thrombosis, DVT)。PTE 常为 DVT 的并发症。

PTE 与 DVT 共属于静脉血栓栓塞症(venous thromboembolism，VTE)，为 VTE 的两种类别。

三、危险因素

PTE 的危险因素同 VTE,包括任何可以导致静脉血液淤滞、静脉系统内皮损伤和血液高凝状态的因素。易发生 VTE 的危险因素包括原发性和继发性两类。原发性危险因素由遗传变异引起,包括 V 因子突变、蛋白 C 缺乏、蛋白 S 缺乏和抗凝血酶缺乏等,常以反复静脉血栓栓塞为主要临床表现。如 40 岁以下的年轻患者无明显诱因或反复发生 VTE,或呈家族遗传倾向,应注意做相关遗传学检查。继发性危险因素是指后天获得的易发生 VTE 的多种病理生理异常。包括骨折、创伤、手术、恶性肿瘤和口服避孕药等。上述危险因素可以单独存在,也可同时存在,协同作用。年龄可作为独立的危险因素,随着年龄的增长,VTE 的发病率逐渐增高。

临床上对于存在危险因素、特别是同时存在多种危险因素的病例,应加强预防和及时识别 DVT 和 PTE 的意识。对 VTE 患者,应注意其中部分人存在隐藏的危险因素,如恶性肿瘤等。即使积极地应用较完备的技术手段寻找危险因素,临床上仍有相当比例的病例不能明确危险因素。

1. VTE 的原发危险因素

(1) 抗凝血酶缺乏;

(2) 先天性异常纤维蛋白原血症;

(3) 血栓调节因子(thrombomodulim)异常;

(4) 高同型半胱氨酸血症;

(5) 抗心脂抗体综合征(anticardiolipin antibodys syndrome);

(6) 纤溶酶原激活物抑制因子过量;

(7) 凝血酶原 20210A 基因变异;

(8) Ⅻ因子缺乏;

(9) Ⅴ因子 Leiden 突变(活性蛋白 C 抵抗);

(10) 纤溶酶原不良血症;

(11) 蛋白 S 缺乏;

(12) 蛋白 C 缺乏。

2. VTE 的继发危险因素

(1) 创伤/骨折;

1) 髋部骨折(50%～75%)

2) 脊髓损伤(50%～100%)

(2) 外科手术后;

1) 疝修补术(5%)
2) 腹部大手术(15%~30%)
3) 冠状动脉搭桥术(3%~9%)
(3) 脑卒中(30%~60%);
(4) 肾病综合征;
(5) 中心静脉插管;
(6) 慢性静脉功能不全;
(7) 吸烟;
(8) 妊娠/产褥期;
(9) 血液黏滞度增高;
(10) 血小板异常;
(11) 克罗恩病(Crohn's disease);
(12) 充血性心力衰竭(>12%);
(13) 急性心肌梗死(5%~35%);
(14) 恶性肿瘤;
(15) 肿瘤静脉内化疗;
(16) 肥胖;
(17) 因各种原因的制动/长期卧床;
(18) 长途航空或乘车旅行;
(19) 口服避孕药;
(20) 真性红细胞增多症;
(21) 巨球蛋白血症;
(22) 值入人工假体;
(23) 高龄。
注:括号内数字为该人群中发生 VTE 的百分率。

四、病理与病理生理

引起 PTE 的血栓可以来源于下腔静脉径路、上腔静脉径路或右心腔,其中大部分来源于下肢深静脉,特别是从腘静脉上端到髂静脉段的下肢近端深静脉(约占 50%~90%)。来源于盆腔静脉丛的血栓似较前有增多趋势。颈内和锁骨下静脉内插入和留置导管和静脉内化疗使来源于上腔静脉径路的血栓亦较以前增多。右心腔来源的血栓所占比例较小。血栓栓塞既可以是单一部位的,又可以是多部位的。病理检查发现,多部位或双侧性的血栓栓塞更为常见。一般认为栓塞更易发生于右侧和下肺叶。发生肺血栓栓塞后有可能在栓塞局部继发血栓形成,参与发病过程。

栓子阻塞肺动脉及其分支达一定程度后，通过机械阻塞作用，加之神经体液因素和低氧所引起的肺动脉收缩，导致肺循环阻力增加，肺动脉高压；右心室后负荷增高，右心室壁张力增高，右心室扩大，可引起右心功能不全；右心扩大致室间隔左移，使左心室功能受损，导致心排血量下降，进而可引起体循环低血压或休克；主动脉内低血压和右心房压升高，使冠状动脉灌注压下降，心肌血流减少，特别是右心室内膜下心肌处于低灌注状态。

栓塞部位肺血流减少，肺泡死腔量增大；肺内血流重新分布，通气血流比例失调；右心房压升高可引起未闭合的卵圆孔开放，产生心内血流右向左分流；神经体液因素引起支气管痉挛；栓塞部位肺泡表面活性物质分泌减少；毛细血管通透性增高，间质和肺泡内液体增多或出血；肺泡萎陷，呼吸面积减小；肺顺应性下降，肺体积缩小并可出现肺不张；如累及胸膜可出现胸腔积液。以上因素导致呼吸功能不全，出现低氧血症和代偿性过度通气（低碳酸血症）或相对性低肺泡通气。

由于肺组织同时接受肺动脉、支气管动脉和肺泡内气体三重氧供，故肺动脉阻塞时较少出现肺梗死。如存在基础心肺疾病或病情严重影响到肺组织的多重氧供，则可能导致肺梗死。

栓塞所致病情的严重程度取决于以上机制的综合和相互作用。栓子的大小和数量、多个栓子的递次栓塞间隔时间、是否同时存在其他心肺疾病、个体反应的差异及血栓溶解的快慢对发病过程有重要影响。

五、临床征象

1. 症状　PTE的临床症状多种多样，不同病例常有不同的症状组合，但均缺乏特异性。各病例所表现症状的严重程度亦有很大差别，可以从无症状到血流动力学不稳定，甚或发生猝死。以下根据国内外对PTE症状学的描述性研究，列出各临床症状、体征及其出现的比率。① 呼吸困难及气促（80%～90%）：是最常见的症状，尤以活动后明显；② 胸痛：包括胸膜炎性胸痛（40%～70%）或心绞痛样疼痛（4%～12%）；③ 晕厥（11%～20%）：可为PTE的唯一或首发症状；④ 烦躁不安、惊恐甚至濒死感（55%）；⑤ 咯血（11%～30%）：常为小量咯血，大咯血少见；⑥ 咳嗽（20%～37%）；⑦ 心悸（10%～18%）。

需注意，临床上出现所谓“PE三联征”（呼吸困难、胸痛及咯血）者不足30%。

2. 体征　① 呼吸急促（70%）：呼吸频率＞20次/分，是最常见的体征；② 心动过速（30%～40%）；③ 血压变化：严重时可出现血压下降甚至休克；④ 发绀（11%～16%）；⑤ 发热（43%）：多为低热，少数患者可有中度以上的发热（7%）；⑥ 颈静脉充盈或搏动（12%）；⑦ 肺部可闻及哮鸣音（5%）和（或）细湿罗音(18%～51%)，偶可闻及血管杂音；⑧ 胸腔积液的相应体征(24%～30%)；⑨ 肺动脉瓣区第二音亢进或分裂(23%)，$P_2>A_2$，三尖瓣区收缩期杂音。

3. 深静脉血栓的症状与体征　在注意 PTE 的相关症状和体征并考虑 PTE 诊断的同时，要注意发现是否存在 DVT，特别是下肢 DVT。下肢 DVT 主要表现为患肢肿胀、周径增粗、疼痛或压痛、浅静脉扩张、皮肤色素沉着、行走后患肢易疲劳或肿胀加重。约半数或以上的下肢深静脉血栓患者无自觉临床症状和明显体征。

4. 动脉血气分析　常表现为低氧血症，低碳酸血症，肺泡-动脉血氧分压差[$P_{(A\text{-}a)}O_2$]增大。部分患者的结果可以正常。

5. 心电图　大多数病例表现有非特异性的心电图异常。较为多见的表现包括 V_1～V_4 的 T 波改变和 ST 段异常；部分病例可出现 $S_{Ⅰ}Q_{Ⅲ}T_{Ⅲ}$ 征(即Ⅰ导联 S 波加深，Ⅲ导联出现 Q 波及 T 波倒置)。其他心电图改变，包括完全或不完全右束支传导阻滞、肺型 P 波、电轴右偏、顺钟向转位等。心电图改变多在发病后即刻开始出现，以后随病程的发展演变而呈动态变化。观察到心电图的动态改变较之静态异常，对于提示 PTE 具有更大意义。

6. 胸部 X 线平片　多有异常表现，但缺乏特异性。可表现为：区域性肺血管纹理变细、稀疏或消失，肺野透亮度增加；肺野局部浸润性阴影；尖端指向肺门的楔形阴影；肺不张或膨胀不全；右下肺动脉干增宽或伴截断征；肺动脉段膨隆以及右心室扩大征；患侧横膈抬高；少至中量胸腔积液征等。仅凭 X 线胸片不能确诊或排除 PTE，但在提供疑似 PTE 线索和排除其他疾病方面，X 线胸片具有重要作用。

7. 超声心动图　在提示诊断和排除其他心血管疾患方面有重要价值。对于严重的 PTE 病例，超声心动图检查可以发现右心室壁局部运动幅度降低；右心室和(或)右心房扩大；室间隔左移和运动异常；近端肺动脉扩张；三尖瓣反流速度增快；下腔静脉扩张，吸气时不萎陷。这些征象说明肺动脉高压、右心室高负荷和肺源性心脏病，提示或高度怀疑 PTE，但尚不能作为 PTE 的确定诊断标准。超声心动图为划分次大面积 PTE 的依据。检查时应同时注意右心室壁的厚度，如果增厚，提示慢性肺源性心脏病，对于明确该病例存在慢性栓塞过程有重要意义。若在右心房或右心室发现血栓，同时患者临床表现符合 PTE，可以作出诊断。超声检查偶可因发现肺动脉近端的血栓而确定诊断。

8. 血浆 D-二聚体(D-dimer)　D-二聚体是交联纤维蛋白在纤溶系统作用下产生的可溶性降解产物，为一个特异性的纤溶过程标记物。在血栓栓塞时因血栓纤维蛋白溶解使其血中浓度升高。D-二聚体对急性 PTE 诊断的敏感性达 92%～100%，但其特异性较低，仅为 40%～43%。手术、肿瘤、炎症、感染、组织坏死等情况均可使 D-二聚体升高。在临床应用中 D-二聚体对急性 PTE 有较大的排除诊断价值，若其含量低于 500 μg/L，可基本排除急性 PTE。酶联免疫吸附法(ELIA)是较为可靠的检测方法，建议采用。

9. 核素肺通气/灌注扫描　是 PTE 重要的诊断方法。典型征象是呈肺段分布的肺灌注缺损，并与通气显像不匹配。但是由于许多疾病可以同时影响患者的肺通气和血流状况，致使通气/灌注扫描在结果判定上较为复杂，需密切结合临床进行判读。一般可将扫描结果分为三类。

(1) 高度可能：其征象为至少一个或更多叶段的局部灌注缺损，而该部位通气良好或 X 线胸片无异常；

(2) 正常或接近正常；

(3) 非诊断性异常：其征象介于高度可能与正常之间。

10. 螺旋 CT 和电子束 CT 造影　能够发现段以上肺动脉内的栓子，是 PTE 的确诊手段之一。PTE 的直接征象为肺动脉内的低密度充盈缺损，部分或完全包围在不透光的血流之间(轨道征)，或者呈完全充盈缺损，远端血管不显影(敏感性为 53%～89%，特异性为 78%～100%)；间接征象包括肺野楔形密度增高影、条带状的高密度区或盘状肺不张、中心肺动脉扩张及远端血管分支减少或消失等。CT 对亚段 PTE 的诊断价值有限。CT 扫描还可以同时显示肺及肺外的其他胸部疾患。电子束 CT 扫描速度更快，可在很大程度上避免因心跳和呼吸的影响而产生的伪影。

11. 磁共振成像(MRI)　对段以上肺动脉内栓子诊断的敏感性和特异性均较高，避免了注射碘造影剂的缺点，与肺血管造影相比，患者更易于接受。适用于碘造影剂过敏的患者。MRI 具有潜在的识别新旧血栓的能力，有可能为将来确定溶栓方案提供依据。

12. 肺动脉造影　为 PTE 诊断的经典与参比方法。其敏感性约为 98%，特异性为 95%～98%。PTE 的直接征象有肺血管内造影剂充盈缺损，伴或不伴轨道征的血流阻断；间接征象有肺动脉造影剂流动缓慢，局部低灌注，静脉回流延迟等。如缺乏 PTE 的直接征象，不能诊断 PTE。肺动脉造影是一种有创性检查，发生致命性或严重并发症的可能性分别为 0.1%和 1.5%，应严格掌握其适应症。如果其他无创性检查手段能够确诊 PTE，而且临床上仅拟采取内科治疗时，则不必进行此项检查。

13. 深静脉血栓的辅助检查　① 超声技术：通过直接观察血栓、探头压迫观察或挤压远侧肢体试验和多普勒血流探测等技术，可以发现 95%以上的近端下肢静脉内的血栓。静脉不能被压陷或静脉腔内无血流信号为 DVT 的特定征象和诊断依据。对腓静脉和无症状的下肢深静脉血栓，其检查阳性率较低。② MRI：对有症状的急性 DVT 诊断的敏感性和特异性可达 90%～100%，部分研究提示，MRI 可用于检测无症状的下肢 DVT。MRI 在检出盆腔和上肢深静脉血栓方面有优势，但对腓静脉血栓其敏感性不如静脉造影。③ 肢体阻抗容积图(IPG)：可间接提示静脉血栓形成。对有症状的近端DVT具有很高的敏感性和特异性，对无症状的下肢静脉血栓敏感性低。④ 放射性核素静脉造影：属无创性DVT检测方法，常与肺灌注扫描联合进行。另适用于对造影剂过敏者。⑤ 静脉造影：是诊断DVT的"金标准"，可显示静脉堵塞的部位、范围、程度及侧支循环和静脉功能状态，其诊断敏感性和特异性均接近100%。

六、诊断方案

1. 根据临床情况疑诊PTE ① 对存在危险因素，特别是并存多个危险因素的病例，需有较强的诊断意识。② 临床症状、体征，特别是在高危病例出现不明原因的呼吸困难、胸痛、晕厥和休克，或伴有单侧或双侧不对称性下肢肿胀、疼痛等对诊断具有重要的提示意义。③ 结合心电图、X线胸片、动脉血气分析等基本检查，可以初步疑诊PTE或排除其他疾病。④ 宜尽快行常规D-二聚体检测(ELISA法)，据以作出可能的排除诊断。⑤ 超声检查可以迅速得到结果，并可在床旁进行，虽一般不能作为确诊方法，但对于提示PTE诊断和排除其他疾病具有重要价值，宜列为疑诊PTE时的一项优先检查项目。若同时发现下肢深静脉血栓的证据则更增加了诊断的可能性。

2. 对疑诊病例合理安排进一步检查以明确PTE诊断 ① 有条件的单位宜安排核素肺通气/灌注扫描检查，或在不能进行通气显像时进行单纯灌注扫描，其结果具有较为重要的诊断或排除诊断意义。若结果呈高度可能，对PTE诊断的特异性为96%，除非临床可能性极低，基本具有确定诊断价值；结果正常或接近正常时可基本排除PTE；如结果为非诊断性异常，则需要做进一步检查，包括选做肺动脉造影。② 螺旋CT/电子束CT或MRI有助于发现肺动脉内血栓的直接证据，已成为临床上经常应用的重要检查手段。有专家建议，将螺旋CT作为一线确诊手段。应用中需注意阅片医师的专业技能与经验对其结果判读有重要影响。③ 肺动脉造影目前仍为PTE诊断的"金标准"与参比方法。需注意该检查具有侵入性，费用较高，而且有时其结果亦难以解释。随着无创检查技术的日臻成熟，多数情况下已可明确诊断，故对肺动脉造影的临床需求已逐渐减少。

3. 寻找PTE的成因和危险因素 ① 对某一病例只要疑诊PTE，即应同时运用超声检查、核素或X线静脉造影、MRI等手段积极明确是否并存DVT。若并存，需对两者的发病联系做出评价。② 无论患者单独或同时存在PTE与DVT，应针对该例情况进行临床评估，并安排相关检查，以尽可能地发现其危险因素，并据以采取相应的预防或治疗措施。

实施PTE诊断方案中的几个相关问题：① 为便于临床上对不同程度的PTE采取相应的治疗，建议将PTE作以下临床分型：大面积PTE(massive,

PTE)：临床上以休克和低血压为主要表现，即体循环动脉收缩压<90 mmHg(1 mmHg=0.133 kPa)，或较基础值下降幅度≥40 mmHg，持续15分钟以上。须排除新发生的心律失常、低血容量或感染中毒症所致血压下降。非大面积PTE(nonmassive, PTE)：不符合以上大面积PTE标准的PTE。此型患者中，一部分人的超声心动图表现有右心室运动功能减弱，或临床上出现有心功能不全表现，归为次大面积PTE(submassive PTE)亚型。② 在上述诊断原则的基础上，各医疗单位可根据其自身设备、技术与工作情况，对检查与诊断方案作适度调整。但须注意，无论是PTE还是DVT，没有客观证据，不能确立诊断。③ 对高度疑诊PTE，但因不具备检查条件或因病情暂不能进行相关确诊检查的病例，在能比较充分地排除其他的可能诊断，并且无显著出血风险的前提下，可考虑给予抗凝甚或溶栓治疗，以免延误病情。

关于慢性栓塞性肺动脉高压：对于证实存在肺动脉内血栓栓塞的病例，尚不能即刻确认其属于急性PTE，因其中部分病例(占1%～5%)可能为慢性栓塞性肺动脉高压或慢性栓塞性肺动脉高压的急性加重。此时需注意追溯该例有无呈慢性、进行性病程经过的肺动脉高压的相关表现，如进行性的呼吸困难、双下肢水肿、反复晕厥、胸痛和发绀、低氧血症，并能排除慢性阻塞性肺疾病、原发性肺动脉高压、间质性肺疾病、结缔组织病、左心功能不全等。在此类病例常可发现DVT存在。影像学检查证实肺动脉阻塞，并可见提示慢性肺动脉血栓栓塞的征象：肺动脉内偏心分布、有钙化倾向的团块状物，贴近血管壁；部分叶或段的肺动脉呈截断现象；肺动脉管径不规则。右心导管检查示：静息肺动脉平均压>20 mmHg，活动后肺动脉平均压>30 mmHg。心电图示：右心室肥厚征。超声波检查显示：右心室壁增厚。符合慢性肺源性心脏病诊断标准，对于明确该病例存在慢性病程有重要意义。

肺血栓栓塞症(三)

肺血栓栓塞症(pulmonary thromoembolism, PTE)是指来自深静脉或右心的血栓阻塞肺动脉或其分支所造成的疾病，以肺循环和呼吸功能障碍为其主要临床特征，为肺栓塞的最常见类型，故通常所称的肺栓塞即指PTE。

一、临床分型

PTE的临床表现谱很广，这取决于阻塞的肺血管床的范围及原心肺疾病的程度。将肺栓塞分成不同类型或综合征有利于临床制定治疗方案及判断预后。PTE可分为以下临床类型：包括巨大肺栓塞、次巨大肺栓塞、小至中等肺栓塞、肺梗死等(表 5－7)。2000 年 8 月欧洲心脏病学会发表了"急性肺动脉栓塞的诊断及治疗指南",进一步明确了巨大、次巨大肺栓塞及非巨大肺栓塞的诊断标准。临床上以休克或低血压为主要表现:收缩压<90 mmHg,或收缩压下降40 mmHg持续15 分钟以上;排除新发生的心律失常、低血容量或败血症所致上述情况者为巨大肺栓塞。非巨大肺栓塞是指不符合巨大肺栓塞诊断标准的肺栓塞,在这类患者中,经超声心动图证实存在右心室收缩功能低下的亚组患者,定义为次巨大肺栓塞。

表 5－7　急性肺血栓栓塞的常见临床类型

临床类型	临床表现	治疗原则
巨大肺栓塞	通常血栓阻塞 50%以上的肺血管床。临床表现为突然发生的呼吸困难、晕厥和发绀,伴持续体循环低血压、休克等;存在右心室功能不全	溶栓治疗加肝素抗凝或介入治疗
次巨大肺栓塞	通常血栓阻塞小于 50%的肺血管床。临床表现为突然发生的呼吸困难,但体循环血压正常;可存在右心室功能不全	溶栓治疗加肝素抗凝或介入治疗
小至中等肺栓塞	"不可解释"的呼吸困难,体循环血压正常	肝素抗凝
肺梗死	通常肺栓塞栓子位于肺外周的肺动脉分支,邻近胸膜并靠近横膈;临床上有突然发生气短、胸痛,偶有咯血、胸膜摩擦音或胸腔积液;肺组织坏死时可有发热、白细胞增高,胸部 X 线检查示肺实变征象	肝素抗凝和非甾体类抗炎药物

二、PTE 辅助检查进展

1. 血浆 D－二聚体(D-dimer)　D－二聚体是交联纤维蛋白在纤溶系统作用下产生的可溶性降解产物,为一个特异性的纤溶过程标记物。在血栓栓塞时因血栓纤维蛋白溶解使其血中浓度升高。D－二聚体对急性 PTE 诊断的敏感性达92%～100%,但其特异性较低,仅为 40%～43%。手术、肿瘤、炎症、感染、组织坏死等情况均可使 D－二聚体升高。D－二聚体对急性 PTE 有较大的排除诊断价值,若其含量低于 500 μg/L,基本可除外急性 PTE。酶联免疫吸附法(ELISA)是较为可靠的检测方法。

2. 肺通气/灌注显像　是 PTE 重要诊断方法。既往将通气/灌注(V/Q)显像分为 3 种类型来判断其结果,即:① Vn/Qn:通气灌注均正常,可排除 PTE。② Vn/Qo:通气正常伴肺段或肺叶的灌注缺损,如结合典型临床症状,可确诊PTE。③ Vo/Qo:部分肺的通气及灌注缺损或两者缺损不匹配,此时不能诊断PTE,因为任何肺实质病变(如肺炎)都可出现这种类型,必要时需作肺动脉造影。

现根据 PIOPED(Prospective investigation of pulmonary embolism diagnosis)研究小组于 1994 年修订的 V/Q 显像判断标准，将诊断 PTE 的可能性分为：高度、中度、低度可能性和正常。新标准根据 3 个方面：① 肺灌注显像所示缺损范围的大小。② X 线胸片的表现。③ 肺通气显像的结果，进行综合判断(表 5-8)。

表 5-8 肺通气/灌注(V/Q)显像的解释标准

项 目	解 释 标 准
正常	肺部无灌注缺损 灌注扫描清楚地显示相应肺部的轮廓，并与 X 线胸片所见一致[胸片和(或)通气显像可能有异常]
高度可能性(HP)	≥2 个肺段、肺段内的大部分区域有灌注缺损(缺损范围超过该肺段的 75%)，而 X 线胸片正常；或者灌注缺损的范围大于通气显像所示的相应缺损范围或 X 线胸片的异常范围 ≥2 个肺段、肺段内中等范围的灌注缺损(缺损范围≥25%，而≤75%)，相应的通气显像和 X 线胸片正常，加上 1 个大肺段的通气/灌注不匹配(肺灌注显像异常而相对应部位的肺通气正常) ≥4 个肺段、肺段内中等大小的灌注缺损，相应的通气显像和 X 线胸片正常
中度可能性(IP)	不能归入低度或高度可能性的范围 难以分类成为低度或高度可能性
低度可能性(LP)	单个肺段中等程度的通气/灌注不匹配，有灌注缺损，X 线胸片正常 小肺段(<25%的肺段)的灌注缺损，X 线胸片正常 一侧肺小于 4 个肺段的灌注缺损或一个肺区内小于 3 个肺段的灌注缺损，而通气显像伴有相应的匹配的缺损，范围相等或较大 非肺段灌注缺损(因肋膈角的胸腔积液存在、心脏扩大、肺门突出、主动脉增宽、纵隔增宽和膈肌抬高所致)

3. 超声心动图 对严重的 PTE，超声心动图可发现：右心室壁局部运动幅度降低、右心室和(或)右心房扩大、室间隔左移和运动异常、近端肺动脉扩张、三尖瓣反流速度增快、下腔静脉扩张等，提示肺动脉高压、右心室高负荷和肺源性心脏病，但尚不能作为 PTE 的确定诊断标准。若在右心房或右心室发现血栓，同时临床表现符合 PTE，可以作出诊断。超声检查偶可因发现肺动脉近端的血栓而确定诊断。

4. 螺旋 CT 和电子束 CT 能发现肺段以上肺动脉内的栓子，可直接显示肺段血管，显示血栓部位、形态、与管壁关系及内腔受损情况。PTE 的直接征象为肺动脉内的低密度充盈缺损，部分或完全包围在不透光的血流之间(轨道征)，或者呈完全充盈缺损，远端血管不显影(敏感性为 53%～89%，特异性为 78%～100%)；间接征象包括肺野楔形密度增高影，条带状的高密度区或盘状肺不张，中心肺动脉扩张及远端血管分支减少或消失等。CT 对亚段 PTE 的诊断价值有限。电子束 CT 扫描速度更快，可在很大程度上避免因心跳和呼吸的影响而产生的伪影。

5. 磁共振成像(MRI) 对肺段以上肺动脉内栓子诊断的敏感性和特异性均较高，避免了注射碘造影剂的缺点，与肺血管造影相比，患者更易于接受。适用于碘造影剂过敏的患者。MRI 具有潜在的识别新旧血栓的能力，有可能为将来确定溶栓方案提供依据。

6. 肺动脉造影 为 PTE 诊断的“金标准”。其敏感性约为 98%，特异性为 95%～98%。PTE 的直接征象有肺血管内造影剂充盈缺损，伴或不伴轨道征的血流阻断；间接征象有肺动脉造影剂流动缓慢，局部低灌注，静脉回流延迟等。如缺乏 PTE 的直接征象，不能诊断 PTE。肺动脉造影是一种有创性检查，发生致命性或严重并发症的可能性分别为 0.1%和 1.5%，应严格掌握其适应证。如其他无创性检查手段能够确诊 PTE，则不必进行此项目检查。

三、诊断程序

肺动脉造影是诊断 PTE 的重要措施。但合理应用非创伤性诊断方法，如 D-二聚体测定、下肢静脉超声、肺通气/灌注显像，结合临床表现，可减少肺动脉造影的需求。

1. 非巨大肺栓塞的诊断程序 怀疑 PTE 时，应首先快速检测 D-二聚体，如<500 μg/L，可基本排除肺栓塞；如>500 μg/L，继续行下肢静脉超声检查，如有深静脉血栓形成，即可开始抗凝治疗；如下肢静脉超声检查无明显异常，应行肺通气/灌注显像，结果正常或接近正常者，不予治疗，PTE 高度可能者，可做超声心动图检查，以观察右心室功能，并采取合理治疗(溶栓或抗凝)；不能确诊者，应行肺动脉造影检查。目前已应用增强 CT 来替代肺通气/灌注显像和(或)肺动脉造影。但 CT 对肺段以下栓塞诊断有困难，需参考核素肺通气/灌注扫描结果，综合分析。

2. 巨大肺栓塞的诊断程序 怀疑巨大肺栓塞时，由于存在休克或低血压，病情危重，应首先行超声心动图检查，如为巨大肺栓塞，可显示肺动脉高压及右心室超负荷的征象；并可排除其他心血管疾病，如心脏压塞或主动脉夹层瘤。高度可疑 PTE 患者，可仅依据超声心动图结果行溶栓治疗。若患者病情稳定，应根据患者原有无心肺疾病情况选择肺通气/灌注显像和或增强 CT 血管造影检查(包括电子束 CT 和螺旋 CT),以明确诊断。

肺血栓栓塞症的评分法

尽管 PTE 临床表现不典型,病情严重程度在具体病例中亦各不相同,但临床工作者仍可根据患者临床表现较准确地评估 PTE 的可能性,以建立初步诊断。Wells 等对 930 例可疑 PTE 患者,采用临床表现评分结合简化全血凝集 D-dimer 试验(SimpliRED D-dimer)预测 PTE 的可能性。见表 5-9。

表 5-9 Wells 采用的临床表现评分方案

项 目	评分
临床 DVT 症状、体征(客观测量一侧下肢周径增大和深静脉区触痛)	3.0
心率(HR)>100 次/分	1.5
制动(不能上厕所的连续卧床>3 天)或 4 周前行手术	1.5
有以前诊断 DVT 或 PTE 的客观依据	1.5
咯血	1.0
肿瘤(肿瘤患者正接受治疗或治疗在过去 6 个月内已停止或正接受姑息治疗)	1.0
与其他可能的诊断相比,PTE 有同样的可能性或可能性更大	3.0

预测可能性:① <2 分:低度可能性,② 2~6 分:中度可能性,③ >6 分:高度可能性。研究结果表明,仅约一半患者需要进一步的影像学检查,在 24 小时内 93%的疑诊 PTE 可安全地诊断或排除。临床低度可能性结合正常 D-dimer 的阴性预测值为 99.5%。另外,英国胸科学会建议:根据临床表现判断患者 PTE 的可能性需有肺栓塞的临床表现,即气憋和(或)呼吸急促,可伴有胸膜炎性胸痛和(或)咯血;同时需要寻找另外两点:① 缺乏其他合理的临床解释;② 存在一项主要的危险因素。如果上述两点同时存在是高度临床可能,如果仅有其一是中度可能,如两点均无则是低度可能。这种尽量通过临床表现以尽快、较准确地诊断或排除 PTE 的策略,有助于减少复杂的、较昂贵的检查,对急诊科、基层医院诊断 PTE 有较大帮助。

肺血栓栓塞症的分型(一)

现根据 PIOPED(prospective investigation of pulmonary embolism diagnosis)

研究小组于1994年修订的V/Q显像判断标准，将诊断PTE的可能性分为：高度、中度、低度可能性和正常。新标准根据三个方面：① 肺灌注显像所示缺损范围的大小；② X线胸片的表现；③ 肺通气显像的结果，进行综合判断（表5-8）。

肺血栓栓塞症的分型(二)

肺血栓栓塞症（pulmonary thromboembolism，PTE）为一临床较常见的疾病。由于栓塞的范围和病程变化非常之广，故其临床表现谱极广，且无特异性，可从无症状到咯血乃至猝死。临床表现除与栓子大小有关外，与栓塞发生速度、基础心肺功能、一些体液因子（如内皮素或血栓素等）亦有关。危重患者可能因为心理状态改变、插管或潜在的疾病的影响而无任何主诉或症状。

很多PTE患者死前未获诊断。Pineda等对778例院内死亡的患者通过尸体解剖病因分析发现，9.1%患者的首要或主要死因为PTE。这些PTE主要包括以下几种类型：① 鞍状血栓栓塞；② 任一主肺动脉栓塞；③ 一叶以上肺动脉栓塞；④ 至少3个段或亚段肺动脉栓塞。虽然对PTE认识水平较之前提高，但是也仅有45%能够在死前被临床疑诊PTE。PTE的临床表现严重程度可有以下依次递增表现：轻度者无症状或有肺梗死综合征，中度者仅有呼吸困难综合征，重度者为循环衰竭或猝死。若不考虑慢性血栓栓塞性肺动脉高压（CTEPH），国外有学者将PTE分为三种主要临床类型：急性非大面积PTE（acute non-massive PTE），急性大面积PTE（acute massive PTE）及亚急性大面积PTE（sub-acute massive PTE）。见表5－10。

表5－10　PTE的主要临床类型

PTE临床类型	病史	阻塞肺循环面积	主要临床表现	典型压力值	
				PAP	RAP
急性非大面积	短，突然发作	<50%	呼吸困难或伴胸痛及咯血	正常	正常
急性大面积	短，突然发作	>50%	右室劳损或伴血流动力学不稳及晕厥、猝死	45/20	12
亚急性大面积	数周	>50%	呼吸困难伴右室劳损	70/35	8

注：PAP为肺动脉压，RAP为平均右房压，单位：mmHg。

肺血栓栓塞症的分型(三)

（欧洲心脏病学会　2000 年）

肺栓塞(pulmonary embolism, PE)是由来自静脉系统或右心的栓子进入肺循环,造成肺动脉或其分支堵塞,而引起肺循环障碍的临床和病理综合征,也是许多疾病的严重并发症之一。肺血栓栓塞症(pulmonary thromoembolism, PTE)是指来自深静脉或右心的血栓阻塞肺动脉或其分支所造成的疾病,以肺循环和呼吸功能障碍为其主要临床特征,为肺栓塞的最常见类型,故通常所称的肺栓塞即指 PTE。PTE 是十分常见的肺血管疾病,其临床表现谱很广,取决于阻塞的肺血管床的范围及原心肺疾病的程度。将肺栓塞分成不同类型或综合征有利于临床制订治疗方案及判断预后。PTE 可分为巨大肺栓塞、次巨大肺栓塞、小至中等肺栓塞、肺梗死等临床类型(表 5－7)。2000 年 8 月欧洲心脏病学会发表了“急性肺动脉栓塞的诊断及治疗指南”,进一步明确了巨大、次巨大肺栓塞及非巨大肺栓塞的诊断标准。临床上以休克或低血压为主要表现：收缩压＜90 mmHg,或收缩压下降 40 mmHg 持续 15 分钟以上;除外新发生的心律失常、低血容量或败血症所致上述情况者为巨大肺栓塞。非巨大肺栓塞是指不符合巨大肺栓塞诊断标准的肺栓塞,在这类患者中,经超声心动图证实存在右心室收缩功能低下的亚组患者,定义为次巨大肺栓塞。

肺血栓栓塞的分类

(Delen)

1. 重症

(1) 广泛肺血栓栓塞：临床诊断为急性肺源性心脏病。

(2) 复发性肺血栓栓塞：临床诊断为血栓栓塞性肺动脉高压症。

(3) 弥漫性微小肺血栓栓塞：临床诊断为呼吸窘迫综合征。

2. 轻症

(1) 亚广泛性肺血栓栓塞：临床诊断为单发性或多发性肺血栓栓塞。

(2) 肺梗塞：临床诊断为肺梗塞。

肺血栓栓塞症的临床分类

（日本　村尾　诚等）

1. 根据阻塞部位分

(1) 单发性。

(2) 多发性。

2. 根据栓子大小分

(1) 大栓塞。

(2) 小栓塞。

(3) 微栓塞。

3. 根据病程经过分

(1) 急性。

(2) 亚急性。

(3) 慢性及复发性。

4. 根据栓塞范围分

(1) 广泛性肺血栓栓塞症。

(2) 非广泛性肺血栓栓塞症。

5. 根据临床轻重分

重型：

(1) 广泛性肺血栓栓塞症：急性肺心病。

(2) 复发性肺血栓栓塞症：肺血栓栓塞性肺动脉高压症。

(3) 弥漫性肺血栓栓塞症：呼吸窘迫综合征。

轻型：

(1) 亚广泛性肺血栓栓塞症：单发性或多发性肺血栓栓塞症。

(2) 肺梗塞症。

急性大片肺栓塞

1. 胸部X线表现　急性期往往无表现，数天后可见胸膜或叶间胸膜为底边的楔状阴影。该阴影透光性强，可见血管影为其特点。此外，可见右心房、右心室及肺动脉扩张。

2. 心电图表现为突然出现右心室负荷增加，呈现 $S_1Q_3T_3$ 图形。

3. 血清乳酸脱氢酶(LDH)升高，而谷草转氨酶(GOT)正常。

4. 右心导管检查可见右心房压增高，接近右心室压，重症者肺动脉压在 30 mmHg 以上。

5. 选择性肺动脉造影可显示栓塞部位。

6. ^{131}I - MAA 或 ^{99m}Tc - MAA 肺扫描，观察放射性物质的肺分布情况，从而确定肺栓塞部位。

第六章　呼 吸 衰 竭

呼吸衰竭(一)

Campbell 等以动脉血气测定结果为客观指标，提出呼吸衰竭的诊断标准和分型。

1. 诊断标准　动脉血二氧化碳分压($PaCO_2$)在 50 mmHg 以上和(或)动脉血氧分压(PaO_2)在 60 mmHg 以下，即可诊断为呼吸衰竭。

2. 分型

(1) 低血氧性呼吸衰竭(Ⅰ型)：PaO_2<60 mmHg；$PaCO_2$ 正常或稍低。

(2) 通气不足性呼吸衰竭(Ⅱ型)：$PaCO_2$ 上升，PaO_2 下降。

注：$PaCO_2$ 的标准值为 50 mmHg 或以上。

呼吸衰竭(二)

(美国心肺和血液研究所)

PaO_2<60 mmHg 和(或)$PaCO_2$>50 mmHg，即可诊断为急性呼吸衰竭。

Ⅰ型和Ⅱ型呼吸衰竭可分别由不同疾病引起。Ⅰ型呼吸衰竭多为急性，以成人呼吸窘迫综合征(ARDS)为代表；Ⅱ型则可分为急性或慢性，80%以上由慢性阻塞性肺疾病所致。

呼吸衰竭(三)

(日本　横山)

日本厚生省特定疾病呼吸衰竭调查研究班横山教授提出的诊断标准。

(1) 吸入室内空气时的 PaO_2 降到 60 mmHg 以下所形成的呼吸障碍，或呈相当于呼吸障碍所引起的各种临床症状，即可诊断为呼吸衰竭(其中 PaO_2 在

70～60 mmHg 之间者称为“准呼吸衰竭”）。

（2）将呼吸衰竭分为两种类型，一种类型为 $PaCO_2$ 超过 45 mmHg 的异常高值，另一种类型为 $PaCO_2$ 并不升高。

（3）慢性呼吸衰竭系指呼吸衰竭症状至少持续 1 个月以上者。

呼吸衰竭（四）

（全国呼吸衰竭患者抢救经验座谈会　1981 年）

动脉血气分析改变对呼吸衰竭的判定标准是：在海平面大气压下，于静息条件下呼吸室内空气，并排除心内解剖分流和原发于心排血量降低（如休克、心衰）等情况后，动脉血氧分压（PaO_2）<60 mmHg（亦有人提出在吸氧的情况下 PaO_2<70 mmHg）即为呼吸衰竭。按血气分析的改变呼吸衰竭可分为两型：Ⅰ型（低氧血症型）表现为 PaO_2<60 mmHg，动脉血二氧化碳分压（$PaCO_2$）正常或稍低于正常；Ⅱ型（高碳酸血症型）表现为 PaO_2<60 mmHg，$PaCO_2$<50 mmHg。分型：（1）按病程分为急性和慢性。（2）按病理生理改变分为通气性和换气性。（3）按动脉血气改变分为Ⅰ型（低氧血症型）和Ⅱ型（高碳酸血症型）。（4）按病变部位分为中枢性和周围性。

成人型呼吸窘迫综合征（ARDS）（一）

（美国　Petty）

美国 Petty（1982）在 ARDS 专题会议提出的标准。

1. 临床背景

（1）原发于肺内急性病变。

（2）肺内疾病继发于全身性病变，如败血症等。

2. 除某些情况外

（1）肺内病变为慢性者。

（2）左心衰引起的肺水肿。

3. 呼吸困难

（1）呼吸次数 20 次/分以上。

（2）辅助呼吸机参加工作。

4. 胸部 X 线

（1）早期间质性肺水肿。

(2) 晚期肺泡内渗出。

5. 生理检查

(1) 吸氧 60%PaO_2<60 mmHg。

(2) 胸廓肺顺应性<50 ml/cmH_2O,一般为 20～30 ml/cmH_2O。

(3) 肺内真性分流(QS/QT)上升,死腔(VO/VT)增加。

6. 病理

(1) 单位体积的肺重量增加,全肺在 1 000 g 以上。

(2) 充血性肺不张。

(3) 透明膜形成。

(4) 肺纤维化。

成人型呼吸窘迫综合征(二)

(广州座谈会　1988 年)

1. 定义　成人型呼吸窘迫综合征(ARDS)系多种原发疾病,如休克、创伤、严重感染、误吸等过程中发生的急性进行性缺氧性呼吸衰竭。其病理生理主要改变为弥漫性肺损伤,肺微血管壁通透性增加和肺泡群萎陷,导致肺内血液分流增加和通气与血流比例失衡,临床表现为严重的不易缓解的低氧血症和呼吸频数、呼吸窘迫。

2. 临床诊断主要依据

(1) 具有可引起 ARDS 的原发疾病:包括:① 肺部疾病,如误吸、重症肺部感染(包括流感病毒、肺孢子虫病等)、肺外伤、肺栓塞(脂肪、羊水)和毒害气体吸入(光气、烟雾)等。② 肺外疾病,如创伤、败血症、各种原因的休克、体外循环、大量输库存血、急性胰腺炎、弥散性血管内凝血、长期高浓度氧(>70%)吸入等。

(2) 呼吸系统症状:呼吸频数(>28 次/分)和(或)呼吸窘迫。

(3) 血气分析异常:低氧血症,在海平面呼吸空气时,PaO_2<8 kPa (60 mmHg);PaO_2/FiO_2<300(PaO_2 单位为 mmHg)。

(4) 胸部 X 线征象:包括纹理增多,边缘模糊,斑片状阴影或大片阴影等肺间质性或肺泡性病变。

(5) 排除慢性肺疾病和左心衰竭。

凡具备以上五项或(1)、(2)、(3)、(5)项者,可诊断为 ARDS。

3. ARDS 高危病例及可疑病例　具备可引起 ARDS 的原发疾病(特别是脓毒血症、近期吸入胃内容物、肺挫伤、急性大量输血等)、呼吸频率有增加趋势者(>20 次/分),应列为高危病例,进行密切观察;对呼吸频率进行性增快(>20

次/分,＜28 次/分)和(或)PaO_2(PaO_2/FiO_2)进行性下降者(虽 PaO_2 仍大于 8 kPa)应列为可疑病例。

成人型呼吸窘迫综合征(三)

(Murray et al)

Murray 等 1988 年扩充了 ARDS 定义,认为须包括 3 个方面。

(1) 急性肺损伤的程度可用"4 点系统(four point system)"进行半定量评分,即氧合不足以通气/灌注指数(PaO_2/FiO_2)确定,ARDS 患者≤300 mmHg;胸片改变定为 0(双肺清晰)至 4 级(肺水肿、广泛肺受累);呼吸系统总顺应性,在用呼吸机行呼气末正压(PEEP)通气时,为潮气量/(最大气道压－PEEP) kPa。未用 PEEP 时,可于潮气量吸气末关闭呼吸阀,直接读出压力值即可算出。正常值为 90～110 ml/0.098 kPa,ARDS 时可＜30 ml/0.098 kPa,需考虑 PEEP 水平,因其既影响氧合,又在一定程度上反映呼吸衰竭的程度。按此评分系统,可将急性肺损伤分为轻至中度(0.1～2.5),及重度(≥2.5,即 ARDS)。

(2) 重视 ARDS 的原发和伴发病。在所有的高危因素中,脓毒血症综合征(SS)所致的 ARDS 发生率最高(38%),之后依次为胃内容物吸入(30%)、过量输血(24%)、肺挫伤(17%)和骨折(80%)等。值得注意的是,单个危险因素所致的 ARDS 发生率为 25%,多个则为 65%。

Pepe 等还根据 SS、大量急症输血(MET)和多发性严重骨折(FRX)等高危因素设计了预报 ARDS 的公式。创伤性 ARDS 高危评分＝1.6＋1.1(FRX)＋1.0(MET)－0.008(IPF,即最初通气/灌注指数);脓毒性和吸入性 ARDS 高危评分＝1.2＋1.3(SS)＋1.1(FRX)＋1.1(MET)－0.007(IPF)。如两式的值分别超过 0.85 和 0.65,则 ARDS 发生的可能性很大。

(3) Murray 的定义还重视肺外器官的功能状态。这对综合判断 ARDS 病情,特别是预后,很有意义。

成人型呼吸窘迫综合征(四)

(美国西南内科会议　1989 年)

1. 有易发因素的患者突然发生呼吸窘迫。
2. X 线胸片见双肺弥漫性浸润。
3. 生理学指标包括:吸入氧浓度＞60%时 PaO_2＜6.67 kPa;总呼吸顺应性

<50 ml/0.098 kPa；左心房压正常，即肺毛细血管楔压≤1.60 kPa。

成人型呼吸窘迫综合征(五)

(美欧标准)

1. 急性起病。
2. $PaO_2/FiO_2 \leqslant 40$ kPa。
3. X线胸片示双肺浸润影。
4. 肺动脉楔压≤2.4 kPa或无左心房高压临床证据。

具备以上4条可诊断急性肺损伤(ALI)。ARDS诊断标准除 $PaO_2/FiO_2 \leqslant 26.7$ kPa外，余同ALI。

成人型呼吸窘迫综合征(六)

(Schuster)

Schuster提出相应的ARDS诊断标准。

(1) 弥漫性(双侧性、非局限性)肺泡水肿。

(2) 肺血管通透性显著增加。

(3) 病理学上DAD。

该标准是严格的，亦是特异的。但临床上是不可行的，因不可能对怀疑ARDS的患者均做肺活检。为此，Schuster又提出一套临床上可实行的诊断标准。

(1) 与弥漫性(双侧)肺泡水肿一致的X线渗出改变。

(2) 显著增加的血管通透性，作者建议其值应为正常值的4～5倍或均值±2个标准差。

(3) 相应的临床表现，如ARDS发生的临床危险因素。

成人型呼吸窘迫综合征分期

(全国危重病急救医学学术会议　1995年)

一、修订诊断标准的说明

1978年，天津市急救医学研究所在天津主持召开了全国ARDS专题讨论会，结合国外诊断标准制定了我国最早的急性呼吸窘迫综合征（ADRS）试行诊断标准。以后的17年至今，国外Shoemaker（1985年）、Brandstetter（1986年）、Cryer（1989年）等，国内全国第二次ARDS研讨会（1988年）、全国呼吸衰竭学术研讨会（1995年4月）相继修订了ARDS的诊断标准，这些标准各有特点。

但从我国危重病急救医学发展的现状出发，ARDS诊断标准的制定不能过严，也不能过宽。要求高级医院及基层医院都能掌握应用，对先兆早期患者不能漏诊，及时治疗，改善预后。为此，1995年重修ARDS分期诊断标准如下。

二、1995年重修ARDS分期诊断标准

1. 有诱发ARDS的原发病因。

2. 先兆期ARDS的诊断应具备下述5项中的3项。

(1) 呼吸频率20～25次/分。

(2) (FiO_2 0.21)PaO_2≤9.31 kPa(≤70 mmHg)，>7.98 kPa(>60 mmHg)。

(3) PaO_2/FiO_2≥39.90 kPa(≥300 mmHg)。

(4) $P_{(A-a)}DO_2$(FiO_2 1.0)3.32～6.65 kPa(25～50 mmHg)。

(5) 胸片正常。

3. 早期ARDS的诊断应具备6项中的3项。

(1) 呼吸频率>28次/分。

(2) (FiO_2 0.21)PaO_2≤7.90 kPa(≤60 mmHg)，>6.60 kPa(>50 mmHg)。

(3) $PaCO_2$<4.65 kPa(<35 mmHg)。

(4) PaO_2/FiO_2≤39.90 kPa(≤300 mmHg)，>26.60 kPa(>200 mmHg)。

(5) (FiO_2 1.0)$P_{(A-a)}DO_2$>13.30 kPa(>100 mmHg)，>26.60 kPa(<200 mmHg)。

(6) X线胸片示肺泡无实变或实变≤1/2肺野。

4. 晚期ARDS的诊断应具备下述6项中的3项。

(1) 呼吸窘迫，频率>28次/分。

(2) (FiO_2 0.21)PaO_2≤6.60 kPa(≤50 mmHg)。

(3) $PaCO_2$>5.98 kPa(>45 mmHg)。

(4) PaO_2/FiO_2≤26.60 kPa(≤200 mmHg)。

(5) (FiO_2 1.0)$P_{(A-a)}DO_2$>26.60 kPa(>200 mmHg)。

(6) X线胸片示肺泡实变≥1/2肺野。

注：1. 当今国内应用可测数据机械通气尚未普及，故应用机械通气时，方能测定的肺顺应性及PEEP压力值，不予采用，需用右心导管才能准确测定的分流量(Qs/Qt)也不予采用。$P_{(A-a)}DO_2$虽是计算值，因ARDS主要是换气功能障碍，它是确定换气功能障碍的重要指标之一，并且能较准确地换算，故予采用。

2. 结合 APACHEⅢ危重病评分系统，可以较精确地评定病情严重程度及预测预后。

成人型呼吸窘迫综合征分类

Murray 提出对 ARDS 的诊断、严重程度分类的床边简便测定指标(表 6－1)。

表 6－1　ARDS 严重程度计分标准

项　目	计　分
1. 胸部 X 线筛查	
无肺泡性肺水肿表现	0
肺野的 1/4 显示肺泡性肺水肿	1
肺野的 2/4 显示肺泡性肺水肿	2
肺野的 3/4 显示肺泡性肺水肿	3
整个肺野均显示肺泡性肺水肿	4
2. 低氧血症筛查	
$PaO_2/FiO_2 \geqslant 300$	0
PaO_2/FiO_2 225～229	1
PaO_2/FiO_2 175～224	2
PaO_2/FiO_2 100～174	3
$PaO_2/FiO_2 < 100$	4
3. PEEP(正性呼气终末压)(人工呼吸器使用中者)	
PEEP　≤5 cmH_2O	0
PEEP　6～8 cmH_2O	1
PEEP　9～11 cmH_2O	2
PEEP　12～14 cmH_2O	3
PEEP　≥15 cmH_2O	4
4. 呼吸系统顺应性	
顺应性　≥80 ml/cmH_2O	0
顺应性　60～79 ml/cmH_2O	1
顺应性　40～59 ml/cmH_2O	2
顺应性　20～39 ml/cmH_2O	3
顺应性　≥19 ml/cmH_2O	4

（续表）

项　目	计　分
各项目计分的总和除以项目数即为平均分值，根据以下标准评定肺损伤的情况	
肺损伤计分均值	
无肺损伤	0
轻至中度的肺损伤	0.1～2.5
高度肺损伤(ARDS)	＞2.5

注：顺应性＝1次换气量/(最大气道内压－PEEP)。

急性呼吸窘迫综合征(ARDS)

见表6-2。

表6-2　急性肺损伤(ALI)和急性呼吸窘迫综合征(ARDS)的诊断标准

	发病	氧　合	胸部X线摄片	肺动脉楔压
ALI	急性开始	$PaO_2/FiO_2 \leqslant 40.0$ kPa (300 mmHg)(不管PEEP水平)	正位胸片可见两肺浸润	测定时，≤2.4 kPa (18 mmHg)，或无左心房高压的临床迹象
ARDS	急性开始	$PaO_2/FiO_2 \leqslant 26.7$ kPa (200 mmHg)(不管PEEP水平)	正位胸片可见两肺浸润	测定时，≤2.4 kPa (18 mmHg)，或无左心房高压的临床迹象

急性肺损伤/急性呼吸窘迫综合征(一)

(中华医学会呼吸病学分会　1999年)

一、定义

急性肺损伤/急性呼吸窘迫综合征(ALI/ARDS)是指由心源性以外的各种肺内外致病因素导致的急性、进行性缺氧性呼吸衰竭。ALI和ARDS具有性质相同的病理生理改变，严重的 ALI 被定义为 ARDS。ALI/ARDS 的病理基础是由多种炎症细胞(巨噬细胞、中性粒细胞和淋巴细胞等)介导的肺脏局部炎症反应和炎症反应失控所致的肺毛细血管膜损伤。其主要病理特征为由肺微血管通透性增高而导致的肺泡渗出液中富含蛋白质的肺水肿及透明膜形成，可伴有肺间质纤维化。病理生理改变以肺顺应性降低，肺内分流增加及通气血流比例失衡为主。临床表现为呼吸频数和呼吸窘迫、顽固性低氧血症，胸部 X 线显示双肺弥漫性浸润影，后期常并发多器官功能衰竭。

二、ALI/ARDS 的高危因素

1. 直接肺损伤因素　严重肺感染、胃内容物吸入、肺挫伤、吸入有毒气体、淹溺、氧中毒等。

2. 间接肺损伤因素　脓毒症(sepsis)、严重的非胸部创伤、重症胰腺炎、大量输血、体外循环、弥散性血管内凝血(DIC)等。

三、ALI/ARDS 的诊断标准

1. 有发病的高危因素。
2. 急性起病，呼吸频数和(或)呼吸窘迫。
3. 低氧血症　ALI 时动脉血氧分压(PaO_2)/吸氧浓度(FiO_2)≤300 mmHg(1 mmHg=0.133 kPa)；ARDS 时 PaO_2/FiO_2≤200 mmHg。
4. 胸部 X 线检查示两肺浸润阴影。
5. 肺毛细血管楔压(PCWP)≤18 mmHg 或临床上能除外心源性肺水肿。

凡符合以上 5 项可诊断为 ALI 或 ARDS。

急性肺损伤/急性呼吸窘迫综合征(二)

(美欧 ARDS 协调会议)

美欧 ARDS 协调会议(American-European Consensus Conference on ARDS, AECC)已确认 ARDS 是 ALI 终末阶段的概念，并将 ARDS 中的 A 由“adult”(成人)改为“acute”(急性)，以强调 ARDS 可发生于各年龄段。ALI 诊断标准为：① 急性起病；② 胸片上双肺有浸润；③ 肺毛细血管楔压(PCWP)≤18 mmHg(1 mmHg=0.133 kPa)，或无左心房高压的证据；④ 无论 PEEP 大小，均有肺氧合功能障碍，PaO_2/FiO_2≤300 mmHg。ARDS 诊断标准为：① ～③ 同 ALI；④ PaO_2/FiO_2≤200 mmHg。

急性肺损伤/急性呼吸窘迫综合征(三)

(全国呼吸衰竭学术研讨会　1999 年)

在国内,1999 年 9 月在昆明召开的全国呼吸衰竭学术研讨会上通过了 ALI/ARDS 诊断标准(草案),其内容基本上与 AECC 标准相同,包括:① 有发病的高危因素。② 急性起病,呼吸频数和(或)呼吸窘迫;③ 低氧血症:ALI 时 $PaO_2/FiO_2 \leqslant 300$ mmHg,ARDS 时 $PaO_2/FiO_2 \leqslant 200$ mmHg;④ 胸部 X 线检查两肺浸润阴影。⑤ PCWP≤18 mmHg 或临床上能除外心源性肺水肿。凡符合以上 5 项可诊断为 ALI 或 ARDS。

急性呼吸窘迫综合征

急性呼吸窘迫综合征是由多种病因导致肺血管阻力增高、肺顺应性降低、肺泡萎陷、分流量增多、低氧血症等特点的一种急性进行性呼吸衰竭。此综合征早在 1945 年第一次世界大战的随战军医首次记载 ARDS 临床与胸部 X 线表现及病理改变,曾被命名"创伤后肺衰竭"、"肺透明膜病"、"肺微栓塞"、"休克肺"、"白肺综合征"等 40 余种名称(表 6－3)。

表 6－3　ARDS 的同义名词

序号	名　词	序号	名　词
1.	湿肺	16.	低氧性过度换气
2.	伤后肺	17.	外伤后肺不张
3.	灌注肺	18.	外伤后肺功能不全
4.	泵肺	19.	肺挫伤
5.	休克肺	20.	低血流肺综合征
6.	氧中毒肺	21.	呼吸功能不全综合征
7.	呼吸器肺	22.	进行性肺功能不全
8.	充血性肺不张	23.	空气栓塞综合征
9.	出血性肺不张	24.	肺微栓子栓塞综合征
10.	出血性肺综合征	25.	白肺综合征
11.	进行性肺僵硬	26.	脂肪栓塞综合征
12.	成人呼吸窘迫综合征	27.	肺水肿
13.	进行性呼吸窘迫	28.	输血后综合征
14.	Melrose 肺	29.	成年透明薄膜病
15.	DaNang 肺	30.	移植肺

一、ARDS临床表现

起病多急骤，典型临床经过可分4期：① 损伤期：在损伤后4～6小时，以原发病表现为主，呼吸可增快，但无典型呼吸窘迫。X线胸片无阳性发现。② 相对稳定期：在损伤后6～48小时，经积极救治，循环稳定，而逐渐出现呼吸困难、频率加快、低氧血症、过度通气及二氧化碳分压（$PaCO_2$）降低，肺体征不明显，X线胸片可见肺纹理增多、模糊和网状浸润影，提示肺血管周围液体急骤增多和间质性水肿。③ 呼吸衰竭期：在损伤后24～48小时，呼吸困难、窘迫和出现发绀，常规氧疗无效，也不能用其他原发心肺疾病解释，呼吸频率加快可达35～50次/分，胸部听诊可闻及湿罗音、爆裂音。X线胸片两肺有散在斑片状阴影或呈磨玻璃样改变，可见支气管充气征。血气分析氧分压（PaO_2）和二氧化碳分压（$PaCO_2$）均降低，常呈代谢性酸中毒呼吸性碱中毒。作者临床观察ARDS患者多喜安静平卧位，而左心衰竭肺水肿为烦躁不安半卧位。④ 终末期：极度呼吸困难和严重发绀，出现神经精神症状如嗜睡、谵妄、昏迷等。X线胸片示融合成大片状浸润阴影，支气管充气征明显。血气分析严重低氧血症、CO_2潴留，常有混合性酸碱失衡，最终可发生循环功能衰竭。由于临床医生往往在发病Ⅰ期处理不够及时和有力，在Ⅱ期又缺乏认识，Ⅲ、Ⅳ期出现典型表现才认识到为时较晚，故提出在ARDS早期有ALI概念，应在此阶段抓紧救治。同时强调肠黏膜屏障破坏与细菌移位，毒素吸收加剧ARDS发展。

二、ARDS诊断标准

国内外曾多次修订，但未统一，而1992年欧美ARDS专题会议制定了标准。1997年7月中华急诊医学会和呼吸学会在长春联合召开ARDS研讨会，提出要与国际接轨，此次会议提出的诊断标准如下：① ARDS原发病或诱因：如脓毒症、多发伤、胃内容物误吸、肺挫伤、重症肺炎、淹溺和急性胰腺炎等，多呈急性起病。② 呼吸困难甚至窘迫。③ 氧合指数＜26.7 kPa，不管呼气末正压（PEEP）水平的高低，但FiO_2最好在呼吸机密闭环路中测定。④ X线胸片表现为肺纹理增多，边缘模糊，斑片状或大片阴影等间质性肺泡性改变。⑤ 肺毛细血管楔压＜2.4 kPa或临床排除急性左心功能不全。

上述标准的氧合指数＜40.0 kPa应诊断ALI。

急性呼吸窘迫综合征

（柏林定义　2011年）

急性呼吸窘迫综合征（ARDS）是指因肺内、外严重疾病导致的以肺毛细血管弥漫性损伤、通透性增加为基础，以肺水肿、透明膜形成和肺不张为主要病理变化，以进行性呼吸窘迫和难治性低氧血症为临床特征的急性呼吸衰竭综合征。

1967 年，阿什博(Ashbaugh)首先对 ARDS 进行描述。其后，多种定义被提出并应用，直至 1994 年欧美联席会议(AECC)定义发表。在历经 18 年的应用与研究后，关于 AECC 定义不同标准的诸多问题逐渐浮出水面。因此，在美国胸科学会(ATS)和重症医学会的支持之下，欧洲重症医学会召集国际专家小组，对 ARDS 定义进行修订。修订过程及草案(因首先于 2011 年欧洲重症医学会柏林会议上提出，故被称为“柏林定义”)于 6 月 20 日发表于《美国医学会杂志》(JAMA)，见表 6-4。

表 6-4　ARDS 柏林定义

项目	定　义
起病时间	已知临床损伤以及新发或加重性呼吸系统症状出现 1 周以内
胸部影像[a]	双侧致密影——无法由积液、肺不张或结节完全解释
水肿起源	无法完全由心衰或液体超负荷解释的呼吸衰竭 如果无危险因素，则须通过客观评估(如超声心动图)排除静水压性水肿
氧合[b]	
轻度	200 mmHg$<PaO_2/FiO_2\leqslant$300 mmHg，且 PEEP 或 CPAP$\geqslant$5 cmH_2O[c]
中度	100 mmHg$<PaO_2/FiO_2\leqslant$200 mmHg，且 PEEP$\geqslant$5 cmH_2O
重度	$PaO_2/FiO_2\leqslant$100 mmHg，并且 PEEP$\geqslant$5 cmH_2O

缩写：CPAP，持续气道正压通气；FiO_2，吸入氧气分数；PaO_2，动脉氧分压；PEEP，呼气末正压；a 胸片或 CT；b 如果海拔超过 1 000 米，则校正系数为[PaO_2/FiO_2×(大气压/760)]；c 对于轻度 ARDS 患者，将采取非侵入性操作。

以下为定义草案。

1. 起病时间　多数 ARDS 患者可在明确潜在危险因素后 72 小时内被确认，几乎所有 ARDS 患者可在 7 天内被确认。与之相应，对于确定患有 ARDS 的患者，起病必须处于已知临床损伤以及新发或加重性呼吸系统症状出现的 1 周以内。

2. 胸部影像　专家组保留将与肺水肿相一致的胸片双侧致密影作为 ARDS 诊断标准，但明确指出，上述表现亦可出现于 CT 扫描而非胸片之中。提议将更为广泛的致密影作为严重 ARDS 分类的部分内容，且须进行进一步评估。

3. 肺水肿起源　鉴于肺动脉导管应用日益减少，且表现为心力衰竭或液体超负荷的静水压性肺水肿可能与 ARDS 共存，因此，肺动脉楔压(PAWP)标准已从定义中去除。当患者出现基于现有证据无法完全由心力衰竭或液体超负荷解释的呼吸衰竭时，则可视为罹患 ARDS。如果未伴有明显的 ARDS 危险因素，则须进行客观评估以帮助排除可能的静水压性肺水肿。

4. 氧合指数　由 AECC 定义的“急性肺损伤”(ALI)一词已被移除，原因在于临床医师将该词误用于指代低氧血症程度较轻的亚组患者，而非其本意所指的伴有该综合征的全部患者。PEEF 可显著影响氧合指数(PaO_2/FiO_2)，因此，在定义草案中，对于轻度 ARDS 患者，可无创给予的最低 PEEP 水平定为 5 cmH_2O，而对于重度患者，则为 10 cmH_2O，并进行经验性评估。

5. 其他生理学指标　呼吸系统顺应性在很大程度上反映了肺容积的丧失程度。死腔增大在 ARDS 患者中较为常见，且与死亡率升高相关。然而，由于死腔测定存在难度，专家组选择以 PaO_2 40 mmHg(1 mmHg＝0.133 kPa)标准化的每分钟通气量[校正每分钟呼气容积(VE_{CORR})＝分钟通气量×$PaCO_2$/40]作为替代指标。在草案中，重度 ARDS 的定义包括呼吸系统顺应性降低(＜40 ml/cmH_2O)、高 VE_{CORR}(＞10 L/分钟)或两者兼有。

专家组还考量了包括 CT 及炎症或遗传标志物等诸多指标，以在肺血管通透性增加和氧合肺组织丧失方面改善特异性和表面效度。不采用上述指标的原因为无法常规应用、对重症患者的安全性不足及定义 ARDS 特征的敏感性和(或)特异性不足。

高海拔地区急性呼吸窘迫综合征

[中国西部急性呼吸窘迫综合征(ARDS)诊断标准专题研讨会
1999 年]

“中国西部急性呼吸窘迫综合征(ARDS)诊断标准专题研讨会”、“西北五省区第 2 届急救医学学术交流会暨兰州军区第 3 届胸心外科学术交流会”于 1999 年 8 月 24～26 日在兰州联合召开，参会代表 120 余人，大部分来自中国西部各省区。本次会议除例行学术交流外，特意邀请了国内知名胸心内外科、危重急救医学、高原医学专家，对“高海拔地区 ARDS 诊断标准”(以下简称标准)进行了广泛深入的讨论和评述，大会一致通过下列诊断标准及说明。

1. 高海拔地区 ARDS 定义

高海拔地区 ARDS 是在平原 ARDS 病因、病理生理相同基础上，受海拔梯度上升、氧分压梯度性下降、高原环境暴露因素等影响启动了全身系统器官内分泌轴系应激、炎性介质网络对 ARDS 所产生的分子叠加作用，从而使病理生理变化、临床症状体征、血气参数出现比平原更显著差异，此种差异在海拔 1 500 米即已出现，海拔愈高，差异愈显著。

2. 诊断标准

有诱发急性肺损伤或急性呼吸窘迫综合征(ALI 或 ARDS)原发病因，急性起病，可排除心源性、高原性肺水肿或引起通气性呼吸困难的其他病因，并具备下列临床标准中任何 1 项与血气标准中符合本梯度的任何 2 项、即可诊断本病。

(1) 临床标准：共有 3 项。

① 呼吸次数≥30 次/分(ALI)，≥40 次/分(ARDS)；发病迅猛，呼吸困难、窘迫，发绀显著。

② 可听到干、湿罗音或哮鸣音(ALI)或咳大量泡沫状黏痰、粉红色液态痰(ARDS)。

③ X 线胸片显示肺纹理模糊(ALI)，一侧或两侧肺野片状或融合状阴影(ARDS)。

(2) 血气标准：共有 4 项(表 6－5)。

表 6－5　不同海拔高度 ALI 或 ARDS 4 项血气标准参数

海拔高度(m)	PaO_2(kPa)		PaO_2/FiO_2(kPa)		$P_{(A-a)}O_2$(kPa)		SaO_2	
	ALI	ARDS	ALI	ARDS	ALI	ARDS	ALI	ARDS
≥1 500，<2 260	≤6.67	≤6.00	≤33.33	≤24.00	≥20.00	≥26.67	≤0.850	≤0.800
≥2 260，<3 200	≤6.00	≤5.33	≤26.67	≤20.00	≥26.67	≥40.00	≤0.800	≤0.700
≥3 200，<4 100	≤5.33	≤4.67	≤20.00	≤13.33	≥33.33	≥40.00	≤0.700	≤0.600

注：PaO_2 为氧浓度 0.21 时的值；$P_{(A-a)}O_2$ 为氧浓度 1.00 时的值；1 kPa＝7.5 mmHg。

3. 几点说明

(1) 建立《标准》的必要性：受高海拔地区低气压、低氧分压及高原环境综合暴露因素影响，以低氧分子生理生物学为主轴，启动了全身系统器官的生理、病理生理改变，海拔越高，病理生理变化越重，临床症状体征也越显著。急进高原 3 780 米现场，ALI 绵羊内毒素模型和平原同类模型比较，肺淋巴流量增加了2.3 倍，肺通透表面积增加 1.5 倍。血气、血流动力学、生化指标和平原相比，差异十分显著。海拔 3 200 米现场，ALI 小鼠模型 24 小时累积死亡率为 97%(相同平原模型为 22.9%)。根据临床资料当海拔≥1 500 米时，有关 ALI 或 ARDS 的血气参数即和平原分离开来，例如 PaO_2(氧浓度为 0.21)测定为 8.00 kPa，或 PaO_2/FiO_2≤40.00 kPa，在平原即被定为 ALI 或 ARDS，但在≥1 500 米时，此值却被视为正常低限，无碍生活和工作。由于生物个体适应模式诸多差异，当海拔达到2 260 米时，已可见到高原应激反应及高原肺水肿的记载，ARDS 临床症状体征、血气参数和平原相比，差别更趋明显。大量资料还表明，直接影响 ALI 或 ARDS 的血气、酸碱度、红细胞功能、炎性效应细胞因子和介质可能在特定的高原环境下形成某些占优势的启动网络，因此制订此《标准》有十分重要的临床意义。

(2) 制订《标准》的方法、策略和临床评估：参考 1 500～3 780 米不同海拔梯度 5 批次 1 090 例次 ALI 动物模型致伤前后血气参数和临床资料，采用临床标准与血气量化标准并重、不同海拔高度血气参数兼顾的原则，取各该梯度 ARDS 轻量级临床血气值作为各该梯度的早期标准(ALI)，取其平均值作为该梯度的中晚期标准(ARDS)。例如，兰州梯度一组 ARDS 报告 PaO_2(氧浓度为 0.21)最高为 6.93 kPa，最低为 5.33 kPa，均值为 6.20 kPa，则其 PaO_2 标准值可概定为 6.67 kPa(ALI)和 6.00 kPa(ARDS)。由于《标准》中采用了较广谱的模糊数学涵盖模式，如受检者所处高度未包括在《标准》中，也可参照海拔系数公式另行估算。ARDS 预测值＝海拔系数×8.00 kPa(8.00 kPa 为 ARDS 常数)。根据 Dolton 大气压＝大气中各气体分子分压总和的原理，海平面大气压(PB)为 101.33 kPa，则大气氧分压(PBO_2)＝101.33 kPa×0.21＝21.28 kPa，吸入气氧分压(PIO_2)＝(101.33 kPa－水蒸气压 6.27 kPa)×0.21＝19.96 kPa。以兰州海拔高度 1 517 米大气压 84.67 kPa 为例，则兰州 PBO_2＝84.67÷101.33×21.28 kPa＝17.78 kPa；PIO_2＝(84.67－6.27)÷(101.33－6.27)×19.96 kPa＝10.46 kPa，由此推理，不同海拔高度的系数均有差异。兰州的海拔系数＝84.6÷101.33＝0.84，若用此海拔系数推算兰州梯度的 ARDS 预测值应为 0.84×8.00 kPa＝6.72 kPa。如受检者所在高度为 4 200 米，该梯度 PB 为 61.07 kPa，则其海拔系数应为 61.07÷101.33＝0.60，发生在该梯度 ARDS 的预测值＝0.60×8.00 kPa＝4.80 kPa。用此公式验证兰州军区总医院近 10 年院内死亡的 2 325 例，参照欧美(1992 年)、庐山(1995 年)ALI 或 ARDS 诊断模式则可筛检出资料比较完整的 94 例属于 ARDS 或多器官衰竭(MOF)致死。用同样的标准也曾先后抢救成功另外 2 组 ARDS 病例，成活率分别为 18/19(94.7%)，14/22(63.6%)，结合兰州、昆明(1 890 米)和拉萨(3 658 米)各组报道的 310 例 ARDS 血气参数，说明本《标准》的量值和梯度变化趋势是适度的。如此，可基本覆盖自 1 500～4 100 米范围的人群居住区(不同高度 PBO_2 参数和正常人体血气参数见表 6－6 和表 6－7)。

表 6－6　不同高度 PB、PBO_2、PIO_2、肺泡气中氧分压(P_AO_2)和 SaO_2

高度(km)	PB(kPa)	PBO_2(kPa)	PIO_2(kPa)	P_AO_2(kPa)	SaO_2
0	101.33	21.20	19.87	14.00	0.950
1	90.67	18.67	17.33	12.00	0.940
2	80.00	16.67	15.33	9.33	0.920
3	70.67	14.67	13.33	8.27	0.900
4	61.33	13.07	11.73	6.67	0.850

（续表）

高度(km)	PB(kPa)	PBO_2(kPa)	PIO_2(kPa)	P_AO_2(kPa)	SaO_2
5	54.00	11.33	10.00	6.00	0.750
6	47.33	9.87	8.53	5.33	0.700
7	41.33	8.67	7.33	4.67	0.600
8	36.00	7.47	6.13	4.00	0.500
9	30.67	6.40	5.07	<3.33	0.200～0.400

表 6-7　不同海拔高度正常人体血气参数

作者	北京(31.2 米)		兰州(1 517 米)		西宁(2 260 米)		海晏(3 200 米)		玉树(3 975 米)	
	PaO_2(kPa)	SaO_2	PaO_2(kPa)	SaO_2	PaO_2(kPa)	SaO_2	PaO_2(kPa)	SaO_2	PaO_2(kPa)	SaO_2
张彦博	12.27	0.955	10.04	0.955	9.39	0.945	8.03	0.920	—	—
吕永达	10.93	0.955	10.00	0.955	9.30	0.921	7.91	0.910	7.20	0.889
黄念秋 ≤40 岁	12.41～13.04	—	—	—	—	—	—	—	7.21	0.891
≥41 岁	11.72～12.35	—	—	—	—	—	—	—	6.99	0.880
杨之	10.69	0.958	10.04	0.955	9.27	0.921	7.83	0.910	7.17	0.889
李玉娟 ≤14 岁	—	—	—	—	8.57	0.933	8.37	0.921	8.24	0.895

(3) 有关 ALI 或 ARDS 临床标准与血气标准的思考：实践表明，血气参数中氧合指数是一个误差较小，诊断符合率较高的指标，生理含义较大。《标准》中除首推此项指标外，PaO_2 毕竟是计算多项参数的资源指标，亦应列入。SaO_2 在 3 500 米高度范围内，几乎没有统计学差异，而且受温度、pH 值和血红蛋白等多种因素干预，变异性较大，但其优点是操作简便易行，可以连续动态观察，对早期诊断治疗有较大的实用性，切合高原实际。

值得指出的是，与平原 ALI 或 ARDS 诊断标准相比，《标准》中除重视了不同高度的血气标准外，同时加重了高海拔地区病理生理特点和临床诊断标准的含量，尽管尚难完全量化，但却有着重要的特征性、实践性和可操作性。

(4) ARDS 与急性高原肺水肿（AHPE）的鉴别问题：高海拔区 ARDS 和 AHPE 是在特殊环境下遇到的一类特殊问题，两者有许多相似之处。AHPE 患者平素健康，纯属高原、特高原起病，发病快、治愈快，肺部阴影消失也快，只要及时脱离高原或早期有效给氧奏效明显，预后好。高海拔 ARDS 必有创伤、感染和休克等原发病因，任何海拔高度均可起病，病程长，任何给氧方式奏效都慢，预后差，肺部阴影消失也慢，后期还可形成“白肺”。两者病因不同、病理生理不尽相同，病程发展和预后有较大差异，是两种概念，不同的疾病，临床症状、体征及 X 线胸片、生化指标和病理学检查均有许多区别。

休克肺

（全国急性“三衰”会议　1978 年）

诊断标准

一、早期

1. 临床表现

(1) 有感染、创伤、休克等危重原发病。

(2) 呼吸频率在 22 次/分以上。

(3) 持续性自发性过度换气。

2. 实验室检查

(1) 动脉 CO_2 分压$<$35 mmHg。

(2) 动脉血 pH 值$>$7.45 或尿 pH 值呈中性偏碱。

具备以上 1 或 2 中之一项即可诊断。

二、中期

1. 临床表现

(1) 呼吸频率在 35 次/分以上。

(2) 出现呼吸困难，尤其是吸气性呼吸困难。

(3) 肺部出现捻发音或细小罗音。

(4) 胸片出现网状或点片状阴影。

2. 实验室检查

(1) 动脉 CO_2 分压$<$30 mmHg。

(2) 动脉血氧分压$<$60 mmHg。

(3) 动脉血乳酸含量增高。

具备以上 1 中之三项或 2 中两项即可诊断。

三、晚期

1. 临床表现

(1) 呼吸极度困难,或呼吸节律的改变。

(2) 肺部罗音较前增多。

(3) 胸片发展成片状融合阴影。

(4) 有其他重要脏器功能衰竭表现。

2. 实验室检查

(1) 动脉血 CO_2 分压>45 mmHg。

(2) 动脉血乳酸进一步增高。

(3) 动脉血 pH 值<7.35。

(4) 动脉血氧分压<50 mmHg。

具备以上 1 中之两项或 2 中之三项即可诊断。

临 床 分 型

1. 急进型　在休克发生后,未经纠正情况下,立即出现呼吸衰竭。

2. 迟发型　当血压、尿量恢复后,数小时乃至数天后突然发生呼吸衰竭。

注:既往无明显心肺疾病,或以上症状不能用现有其他心肺疾患解释者,方可诊断休克肺。

休克肺分期

(日本　海藤　薰)

第一期:见于休克状态、外伤或复苏期间。首先是持续的血流减弱,患者发生代谢性及呼吸性碱中毒,接着是自发性过度换气,从而造成低碳酸血症,并发生中等乳酸血症。

第二期:出现早期的呼吸困难。由于过度换气可有持续性低碳酸血症。静脉血混含现象增加,肺的生理学分流可达 10%~20%。本期患者可以恢复。

第三期:呼吸困难症候愈加显著,需要给予呼吸管理。肺泡-动脉血氧分压明显增大,乳酸血症进一步加重。本期患者虽尚可救治,但病死率较高。

第四期:发展至此一阶段者常于数小时内死亡。其特征为血中乳酸值急剧升高,pH 值下降,低氧血症进一步发展。死因常为在缺氧基础上继发的缓脉和心跳停止。

第七章 肺 癌

早期肺癌(一)

(全国肺癌协作组 1978年)

1. 管内型 肿瘤完全局限于支气管管腔内,肺组织内无肿瘤侵及。

2. 管壁浸润型 不形成明显肿块,只表现为支气管黏膜或管壁增厚,肿瘤沿支气管长轴方向浸润。

3. 肿块型(周围型) 直径在2 cm以内,无淋巴结转移及胸膜受侵。

早期肺癌(二)

(日本 池田 茂人)

早期肺癌根据其发生部位,可分为中心型(肺门部)和周围型(肺末梢部),两者的临床症状、组织类型和增长形式都不相同,其诊断标准如下。

1. 中心型早期肺癌 以血痰、干咳发病,经支气管内镜检出病灶及检出癌细胞即可做出诊断。大部分为扁平上皮癌。

(1) 原发于肺段以内较粗大支气管的肺癌。

(2) 不论肿瘤大小,局限于支气管壁内。

(3) 无淋巴结及远处转移。

2. 周围型早期肺癌 以腺癌为主,可借助X线检查做出诊断。

(1) 伸向肺段以远的边缘部位的原发性肺癌。

(2) 癌体直径在2.0 cm内。

(3) 几乎无胸膜浸润,无淋巴结转移,无远处转移。

肺　　癌

（ACCP　2013 年）

美国胸科医师学会(ACCP)新的指南建议：应为肺癌的高危患者提供筛查。

《Chest》杂志 5 月份的特别增刊发表了 ACCP 第 3 版循证肺癌指南——《肺癌的诊断与治疗第 3 版：美国胸科医师学会循证临床实践指南》。在该指南中，美国胸科医师学会(ACCP)建议向由于年龄大和吸烟史而发生肺癌风险显著升高的患者提供小剂量计算机体层摄影(LDCT)扫描。

这些建议基于对证明在有组织的项目中进行筛查时肺癌特异性死亡率降低的数据的系统回顾。这是相对于 2007 年发布的上一版指南(当时还没有上述证据)的明显变化。

新指南涵盖了支持在该人群中筛查肺癌以及筛查可降低发生肺癌风险升高者肺癌死亡率的证据。它们还记录了过去 5 年烟草领域的进展，包括肺癌患者戒烟的益处。

“我们的新肺癌指南考虑了该领域的多方面进展和新信息，提供了与肺癌预防、筛查、诊断、分期以及药物和外科治疗相关的综合与具体建议。”指南工作组主席 W. Michael Alberts(医学博士、工商管理硕士、美国胸科医师学会会员)在一份声明中说。

指南还强调了多学科、基于团队的护理对有效的肺癌治疗的重要性——基于集体知识的协作决策可提供综合性最高的以患者为中心的护理，Alberts 博士(美国佛罗里达州坦帕市 Moffitt 癌症中心)补充说。

一、复杂的相互作用

ACCP 指南指出，肺癌筛查是“对个体风险和许多其他关键因素复杂的相互作用，包括如何实施和由团队解读 LDCT 扫描。”此外，必须适当平衡益处与肺癌、放射及观察到偶发结节带来的相关焦虑。

他们的指南还呼吁建立登记(旨在辅助解决大量仍悬而未决的问题以及实施筛查将出现的问题)。另外，指南还要求确定质量衡量指标，以优化益处并减少害处。

“肺癌筛查为特定个体提供了潜在益处，但是并不能代替戒烟。”Frank Detterbeck(医学博士，美国胸科医师学会会员，美国康涅狄格州耶鲁大学，指南工作组副主席)说。“然而，筛查并非扫描，它是一个过程。”Detterbeck 博士在一份声明中补充说，“关于筛查的教育是消除错误概念和被误导的恐惧的关键。指南包括可帮助患者及医师决策过程的建议。它提供了一种结构，可更明确地解释我们已知的和我们只能推测的。”

二、其他组织情况

越来越多的学会与组织发表了更新指南，这些指南反映了支持在高危人群中进行筛查的证据。例如，美国癌症学会（ACS）2013 年年初发布了关于癌症筛查的更新指南，该指南的结论是，目前有足够数据支持在某些高危个体中用 LDCT 进行筛查。

美国国家综合癌症网络（NCCN）在一套新指南中支持肺癌筛查，并且建议在肺癌高危特定患者中用 LDCT。这套指南发布于 2011 年，这使得该网络成为首个根据所有证据进行这种全面回顾并且更新建议的组织。

原发性肺癌

（中华人民共和国卫生部）

一、范围

本规范规定了原发性肺癌（简称肺癌）的规范化诊疗流程、诊断依据、诊断、鉴别诊断、治疗原则和治疗方案。

本规范适用于具备相应资质的卫生机构及其医务人员对肺癌的诊断和治疗。

二、术语和定义

下列术语和定义适用于本规范：

1. 原发性肺癌　原发性肺癌全称为原发性支气管肺癌，起源于支气管黏膜、腺体或肺泡上皮的肺部恶性肿瘤。

（1）小细胞肺癌：小细胞肺癌是一种特殊病理学类型的肺癌，有明显的远处转移倾向，预后较差，但多数患者对放化疗敏感。

（2）非小细胞肺癌：非小细胞肺癌是指除小细胞肺癌以外其他病理学类型的原发性肺癌，包括鳞状细胞癌、腺癌、大细胞癌等。在生物学行为和临床病程方面具有一定差异。

2. 中心型肺癌　中心型肺癌是指生长在肺段支气管开口及以上的原发性肺癌。

3. 周围型肺癌　周围型肺癌是指生长在肺段支气管开口以远的原发性

肺癌。

4. 隐性肺癌　隐性肺癌是指痰细胞学检查发现癌细胞，影像学和纤维支气管镜未发现病变的原发性肺癌。

三、缩略语

下列缩略语适用于本规范：国际抗癌联盟(Union for International Cancer Control)；AJCC：美国癌症联合会(American Joint Committee on Cancer)；CEA：癌胚抗原(carcinoembryonic antigen)；NSE：神经特异性烯醇化酶(neurone specific enolase)；CYFRA21－1：细胞角蛋白片段19(cytokeratin fragment)；SCC：鳞状细胞癌抗原(squarmous cell carcinoma antigen)。

四、肺癌诊疗流程

肺癌诊断与治疗的一般流程见图7－1。

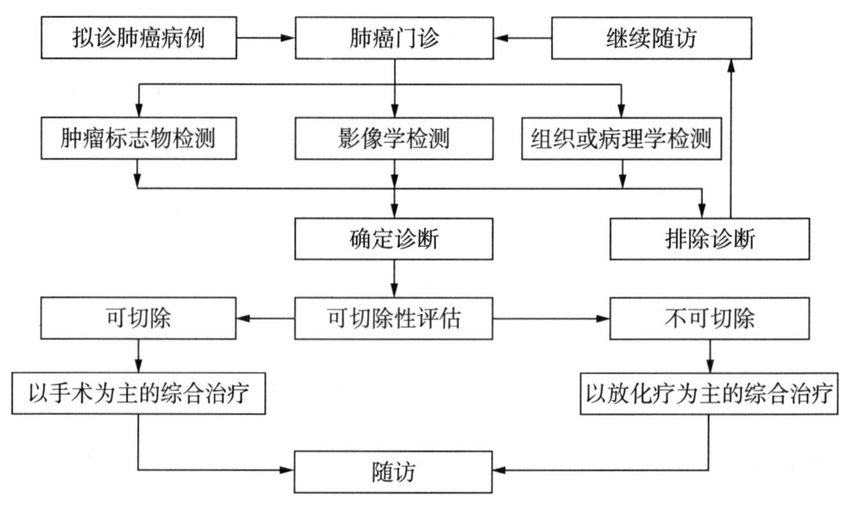

图7－1　肺癌规范化诊疗流程

五、肺癌诊断规范说明

(一) 诊断依据

1. 高危因素　有吸烟史和(或)肺癌高危职业接触史(如石棉)，年龄在45岁以上者，是肺癌的高危人群。

2. 症状　① 咳嗽伴血痰的患者，应高度怀疑肺癌的可能。刺激性咳嗽、痰中带血、胸痛、发热和气促是肺癌常见的五大症状，其中咳嗽是最常见的症状，血痰是对诊断最有意义的症状。此外,肺癌患者还可有体重减轻。有症状的患者常常合并慢性阻塞性肺病(COPD)。② 年龄在40岁以上,有刺激性咳嗽、痰血、发热等,经治疗两周以上不愈,应进一步检查。③ 小细胞肺癌患者可出现神经类副瘤综合征和内分泌类副瘤综合征。神经类副瘤综合征包括Lambert-Eaton综合征、脑脊髓炎和感觉神经病;内分泌类副瘤综合征包括库欣综合征和恶性低钠血症。

3. 体征　① 多数肺癌患者无明显相关阳性体征。② 患者出现原因不明,久治不愈的肺外症状、体征:如杵状指(趾)、非游走性肺性关节疼痛、男性乳腺增生、皮肤黝黑或皮肌炎、共济失调、静脉炎等,应作肺部X线检查或胸部CT检查。③ 临床诊断为肺癌的患者出现声音嘶哑、头面部水肿、Horner征、Pancoast综合征等提示局部转移的可能。④ 临床诊断为肺癌的患者近期出现头痛、恶心或其他神经系统症状和体征,骨痛、肝肿大、皮下结节、颈部淋巴结肿大等提示远处转移的可能。

4. 辅助检查

(1) 血液生化检查:对于原发性肺癌,目前无特异性血液生化检查。肺癌患者血液碱性磷酸酶或血钙升高者,考虑骨转移的可能;血液碱性磷酸酶、谷草转氨酶、乳酸脱氢酶或胆红素升高者,考虑肝转移的可能。

(2) 肿瘤标志物检查:① CEA:30%～70%肺癌患者血清中有异常高水平的CEA,但主要见于晚期肺癌患者。目前血清中CEA的检查主要用于估计肺癌预后以及对治疗过程的监测。② NSE:是小细胞肺癌首选标志物,用于小细胞肺癌的诊断和监测治疗反应,对小细胞肺癌的敏感性为40%～70%,特异性为65%～80%。根据检测方法和使用试剂的不同,参考值不同。③ CYFRA21-1:是非小细胞肺癌的标记物之一,对肺鳞癌诊断的敏感性可达60%,特异性可达90%,根据检测方法和使用试剂的不同,参考值不同。④ SCC:肺鳞状细胞癌患者血清中的SCC阳性率为39%～78%,是疗效监测和预后判断的有效指标。根据检测方法和使用试剂的不同,参考值不同。

(3) 影像学检查:① 胸部X线检查:是肺癌影像诊断的首选,必须包括胸部正位和侧位片检查。约有5%～15%的肺癌患者可无任何症状,单凭X线检查发现肺部病灶。② CT检查:胸部CT检查目前已成为估计肺癌胸内侵犯程度和范围的常规方法或首选方法,主要用于肺癌的诊断、临床分期、鉴别诊断及治疗后随诊。行胸部CT扫描时范围应包括肾上腺。肺癌患者应尽量采用增强扫描,尤其是肺中央型病变的患者。胸部CT诊断纵隔淋巴结转移的敏感性40%～65%,特异性45%～90%。头颅CT是显示肺癌脑转移的基本检查方法,有临床症状者或进展期患者应行脑CT扫描,但需采用增强扫描。头颅MRI检查较CT更敏感。CT也是引导经胸穿刺活检的重要诊断技术，可将其用于难以定性的肺内病变的诊断，以及临床诊断肺癌需经细胞学、组织学证实，而其他方法又难以取材的病例。CT引导下经皮肺穿刺活检（主要用于病变位于近胸膜侧）是肺癌的重要诊断技术。③ B超或彩超检查：主要用于发现腹部重要器官及腹腔、腹膜后淋巴结有无转移，也用于颈部淋巴结的检查；对于贴邻胸壁的肺内病变或胸壁病变，可鉴别其囊实性及进行超声引导下穿刺活检；超声还常用于胸水抽取定位。④ MRI检查：不作为常规检查，但对于下列情况可考虑此检查：a. 肺上沟瘤需要显示胸壁侵犯及臂丛神经受累情况。b. 需要判断纵隔中的心包及大血管有无受侵或有上腔静脉综合征的病例。c. 需要鉴别手术或放疗后肿瘤复发或纤维化的病例。⑤ 骨扫描：可用于的情况：肺癌的术前分期检查，伴有局部骨痛症状的患者。对肺癌骨转移检出的敏感性较高，临床分期晚于Ⅱa期者应常规行骨扫描检查。但由于骨扫描有20%～30%的假阴性和假阳性，故对骨扫描检查阳性的患者，有条件的单位应做MRI检查验证。⑥ PET：诊断肺癌纵隔淋巴结转移的敏感性78%，特异性81%，较CT为高，但是成本高。⑦ PET/CT检查：a. 对于胸内淋巴结和远处转移的诊断，和常规影像学检查（腹部CT和骨扫描）相比，能更准确地对肺癌进行分期，并避免不必要的手术。b. 鉴别放化疗后肿瘤未控和瘢痕组织。c. 肺癌新辅助治疗后的再分期。

（4）其他检查：① 痰细胞学检查：是目前肺癌简单方便的无创诊断方法，连续涂片检查可提高阳性率约达60%，是可疑肺癌病例的常规诊断方法。② 纤维支气管镜检查：对于肺癌的定性、定位诊断和手术方案的选择有重要的作用，也是拟行手术治疗的患者必需的常规检查项目。有条件的医院应积极开展经支气管镜穿刺活检检查（TBNA），以利于治疗前分期。TBNA诊断肺癌纵隔淋巴结转移的敏感性92.3%，特异性100%。③ 纵隔镜：是评价纵隔淋巴结状态的金标准。纵隔镜检查用于影像学检查诊断淋巴结是否转移有怀疑，或需要证实PET/CT检查发现的阳性淋巴结。④ 其他：如经皮肺穿刺活检、胸腔镜活检、胸水细胞学检查等，在有适应证的情况下，可分别采用，以协助诊断。

（二）诊断

1. 临床诊断　根据临床症状、体征及影像学检查，符合下列之一者可作为临床诊断。

（1）胸部X线检查发现肺部孤立性结节或肿物，有分叶或毛刺。

（2）肺癌高危人群，有咳嗽或痰血，胸部X线检查发现局限性病变，经积极抗炎或抗结核治疗（2～4周）无效，或病变增大者。

（3）节段性肺炎在2～3个月内发展成为肺叶不张，或肺叶不张短期内发展成为全肺不张。

(4) 短期内出现无其他原因的一侧增长性血性胸水，或一侧多量血性胸水同时伴肺不张者或胸膜结节状改变者。

(5) 明显咳嗽、气急，胸片显示双肺粟粒样或弥漫性病变，可排除粟粒型肺结核、肺转移瘤、肺真菌病者。

(6) 胸片发现肺部肿物，伴有肺门或纵隔淋巴结肿大，并出现上腔静脉阻塞、喉返神经麻痹等症状，或伴有远处转移表现者。临床诊断肺癌病例不宜做放化疗，也不提倡进行试验性放化疗。

2. 确诊肺癌　经细胞学或组织病理学检查可确诊为肺癌。① 肺部病变可疑为肺癌，经过痰细胞学检查，纤维支气管镜检查，胸水细胞学检查，胸腔镜、纵隔镜活检或开胸活检明确诊断者。痰细胞学检查阳性者建议排除鼻腔、口腔、鼻、咽、喉、食管等处的恶性肿瘤。② 肺部病变可疑为肺癌，肺外病变经活检或细胞学检查明确诊断者。③ 免疫组化检查有助于鉴别原发性肺腺癌和转移性肺腺癌、鉴别腺癌和恶性胸膜间皮瘤、确定肿瘤的神经内分泌状况。

(三) 肺癌的分类和分期

1. 肺癌的分类　肺癌的分类参照 WHO 肺癌组织学分类(2004 年版)(见前)。

2. 肺癌的分期　目前非小细胞肺癌的分期采用国际肺癌研究协会(IASLC)2009 年第 7 版分期标准。① 肺癌 TNM 分期中 T、N、M 的定义(IASLC　2009)。原发肿瘤(T)：Tx 原发肿瘤不能评估，或痰、支气管冲洗液找到癌细胞，但影像学或支气管镜没有可见的肿瘤。T0：没有原发肿瘤的证据。Tis：原位癌。T1：肿瘤最大径≤3 cm，周围被肺或脏层胸膜所包绕，支气管镜下肿瘤侵犯没有超出叶支气管(即没有累及主支气管)。T1a：肿瘤最大径≤2 cm；T1b：肿瘤最大径＞2 cm 且≤3 cm。T2 肿瘤大小或范围符合以下任何一项：肿瘤最大径＞3 cm；但不超过 7 cm；累及主支气管，但距隆突≥2 cm；累及脏层胸膜；扩展到肺门的肺不张或阻塞性肺炎，但不累及全肺。T2a：肿瘤最大径≤5 cm，且符合以下任何一点：肿瘤最大径＞3 cm；累及主支气管，但距隆突≥2 cm；累及脏层胸膜；扩展到肺门的肺不张或阻塞性肺炎，但不累及全肺。T2b：肿瘤最大径＞5 cm 且≤7 cm。T3：任何大小的肿瘤已直接侵犯了下述结构之一者：胸壁(包括肺上沟瘤)、膈肌、纵隔胸膜、心包；或肿瘤位于距隆突 2 cm 以内的主支气管，但尚未累及隆突；或全肺的肺不张或阻塞性肺炎。肿瘤最大径＞7 cm；与原发灶同叶的单个或多个的卫星灶。T4：任何大小的肿瘤已直接侵犯了下述结构之一者：纵隔、心脏、大血管、气管、食管、喉返神经、椎体、隆突；或与原发灶不同叶的单发或多发病灶。区域淋巴结(N)：Nx 区域淋巴结不能评估。N0：无区域淋巴结转移。N1：转移至同侧支气管旁淋巴结和(或)同侧肺门淋巴结，和肺内淋巴结，包括原发肿瘤直接侵犯。N2：转移至同侧纵隔和(或)隆突下淋巴结。N3：转移至对侧纵隔、对侧肺门淋巴结、同侧或对侧斜角肌或锁骨上淋巴结。远处转移(M)：Mx 远处转移不能评估。M0：无远处转移。M1：有远处转移。M1a：胸膜播散(包括恶性胸腔积液、恶性心包积液、胸膜转移结节)；对侧肺叶的转移性结节；M1b：胸腔外远处转移。大部分肺癌患者的胸腔积液(或心包积液)是由肿瘤所引起的。但如果胸腔积液(或心包积液)的多次细胞学检查未能找到癌细胞，胸腔积液(或心包积液)又是非血性和非渗出性的，临床判断该胸腔积液(或心包积液)与肿瘤无关，这种类型的胸腔积液(或心包积液)不影响分期。② 肺癌 TNM 分期(IASLC 2009)见表 7－1。

表 7－1　肺癌 TNM 分期(IASLC 2009)

分期	TNM
隐性肺癌	Tx,N0,M0
0	Tis,N0,M0
ⅠA	T1a,b,N0,M0
ⅠB	T2a,N0,M0
ⅡA	T1a,b,N1,M0
	T2a,N1,M0
	T2b,N0,M0
ⅡB	T2,N1,M0
	T3,N0,M0
ⅢA	T1,N2,M0
	T2,N2,M0
	T3,N1,M0
	T3,N2,M0
	T4,N0,M0
	T4,N1,M0
ⅢB	T4,N2,M0
	任何 T,N3,M0
Ⅳ	任何 T,任何 N,M 1a,b

对于接受非手术的患者采用局限期和广泛期分期方法，对于接受外科手术的患者采用国际肺癌研究协会(IASLC)2009 年第 7 版分期。

原发性肺癌患者状况评分

（中华人民共和国卫生部）

Karnofsky 评分（KPS，百分法）

表 7－2　Karnofsky 评分

项目内容	评分
正常，无症状和体征，无疾病证据	100
能正常活动，有轻微症状和体征	90
勉强可进行正常活动，有一些症状或体征	80
生活可自理，但不能维持正常生活或工作	70
生活能大部分自理，但偶尔需要别人帮助，不能从事正常工作	60
需要 定帮助和护理，以及给予药物治疗	50
生活不能自理，需要特别照顾和治疗	40
生活严重不能自理，有住院指征，尚不到病重	30
病重，完全失去自理能力，需要住院和积极的支持治疗	20
重危，临近死亡	10
死亡	0

Zubrod－ECOG－WHO 评分（ZPS，5 分法）

表 7－3　Zubrod-ECOG-WHO

项目内容	评分
正常活动	0
症状轻，生活自理，能从事轻体力活动	1
能耐受肿瘤的症状，生活能自理，但白天卧床时间不超过 50％	2
肿瘤症状严重，白天卧床时间超过 50％，但还能起床站立，部分生活能自理	3
病重卧床不起	4
死亡	5

原发性肺癌放射及化学治疗疗效判定标准

（中华人民共和国卫生部）

WHO 实体瘤疗效评价标准(1981)

完全缓解(CR),肿瘤完全消失超过1个月。

部分缓解(PR),肿瘤最大直径及最大垂直直径的乘积缩小达50%,其他病变无增大,持续超过1个月。

病变稳定(SD),病变两径乘积缩小不超过50%,增大不超过25%,持续超过1个月。

病变进展(PD),病变两径乘积增大超过25%。

RECIST 疗效评价标准(2000)

一、靶病灶的评价

完全缓解(CR),所有靶病灶消失。

部分缓解(PR),靶病灶最长径之和与基线状态比较,至少减少30%。

病变进展(PD),靶病灶最长径之和与治疗开始之后所记录到的最小的靶病灶最长径之和比较,增加20%,或者出现一个或多个新病灶。

病变稳定(SD),介于部分缓解和疾病进展之间。

二、非靶病灶的评价

完全缓解(CR),所有非靶病灶消失和肿瘤标志物恢复正常。

未完全缓解/稳定(IR/SD),存在一个或多个非靶病灶和(或)肿瘤标志物持续高于正常值。

病变进展(PD),出现一个或多个新病灶和(或)已有的非靶病灶明确进展。

三、最佳总疗效的评价

最佳总疗效的评价是指从治疗开始到疾病进展或复发之间测量到的最小值。通常,患者最好疗效的分类由病灶测量和确认组成。

原发性肺癌急性放射性肺损伤标准

（中华人民共和国卫生部）

急性放射性肺损伤 RTOG 分级标准。

0 级：无变化。

1 级：轻度干咳或劳累时呼吸困难。

2 级：持续咳嗽需麻醉性止咳药/稍活动即呼吸困难，但休息时无呼吸困难。

3 级：重度咳嗽，对麻醉性止咳药无效，或休息时呼吸困难/临床或影像有急性放射性肺炎的证据/间断吸氧或可能需类固醇治疗。

4 级：严重呼吸功能不全/持续吸氧或辅助通气治疗。

5 级：致命性。

周边型早期肺癌

（日本　中山治彦等）

其定义如下。

(1) 亚段支气管以下周边部位发生的肺癌。

(2) 瘤径 2 cm 以下。

(3) 无淋巴结转移及远处转移，无超过脏层胸膜的浸润。

(4) 可以是任何组织学类型。

中心型早期肺癌

（日本　中山治彦等）

其定义如下。

(1) 段以上支气管发生的肺癌。

(2) 局限于支气管壁内。

(3) 无淋巴结及远处脏器转移。

(4) 不涉及组织类型，但实际上中心型早期肺癌几乎全部为鳞癌。

肺癌的分型

（中国抗癌协会　1998 年）

根据肺癌肿块的大小、形态及浸润的范围，在大体形态上可把肺癌分为 5 种类型。

（1）结节型：多在外周部，一般呈球形，边缘可呈小分叶状，直径一般小于 5 cm，与周围组织分界清楚。

（2）巨块型：较多见，肿块直径一般大于 5 cm，与周围肺组织有时分界不清，常伴有明显坏死，甚可形成空洞，此型多为鳞癌。

（3）弥漫型：癌肿在肺内呈弥漫性浸润，使肺组织实变，在影像学检查时类似大叶性肺炎或融合性支气管肺炎所见，与周围肺组织无明显分界，一般多为细支气管肺泡癌。

（4）支气管内息肉样型：亦称管内型。少见，肿瘤呈息肉状或菜花状生长突入腔内，并可有粗细长短不一的蒂，可有管壁侵犯但向管外扩散轻微，主要是鳞癌。

（5）管壁浸润型：肿瘤组织明显地破坏支气管并侵入周围肺组织，但在肿瘤切面上仍能清楚地辨认支气管，特别是残留的支气管软骨。

肺癌的组织学分类

（WHO）

主要分为：第一类，不典型增生和原位癌；第二类，恶性肿瘤。恶性肿瘤的分类如下所述。

（1）鳞状细胞癌（表皮样癌）简称鳞癌：变异型及梭形细胞癌。

（2）小细胞癌：① 燕麦细胞癌；② 中间细胞癌；③ 复合燕麦细胞癌。

（3）腺癌：① 腺泡状腺癌；② 乳头状腺癌；③ 细支气管肺泡细胞癌；④ 实体癌伴黏液形成。

（4）大细胞癌：① 巨细胞癌；② 透明细胞癌。

（5）腺鳞癌。

（6）类癌。

（7）支气管腺癌：① 腺样囊性癌；② 黏液表皮样癌；③ 其他。

（8）其他。

根据光镜及电镜对肺癌的观察，并结合免疫组织化学标记检查，按其组织发生及分化表型对肺癌分类。

① 来自支气管表面上皮的癌（具有腺、鳞分化特征）：a. 鳞癌：分化好的、中分化的和分化差的；b. 腺癌：分腺癌和实性黏液细胞癌；c. 腺鳞癌；d. 大细胞癌：巨细胞癌和透明细胞癌。

② 来自神经内分泌细胞的癌（具有神经内分泌分化特征）：a. 分化好的为类癌；b. 中分化的为不典型类癌；c. 分化差的为小细胞癌。

③ 来自细支气管 Clara 细胞和Ⅱ型肺泡细胞的癌——细支气管肺泡癌：a. Clara 细胞型；b. Ⅱ型肺泡细胞型；c. 黏液细胞型；d. 混合型。

④ 其他。

肺癌的 TNM 分期(一)

（国际抗癌联盟　1986 年）

(一) TNM 系统

1. T　代表原发肺部病灶，根据肿瘤的大小，对周围器官组织的直接侵犯与否及范围又可分为以下 7 类。

(1) Tx：从支气管肺分泌物中找到恶性细胞，但 X 线胸片和支气管镜中不能发现病灶。

(2) T0：根据转移性淋巴结或远处转移能肯定来自肺，但肺内未能找到原发病灶。

(3) Tis：原位癌的病变局限于黏膜，未及黏膜下层者。

(4) T1：① 肿瘤最大直径≤3 cm，四周围以肺脏或脏层胸膜；② 在纤支镜镜检时，病变范围的远端未侵犯到叶支气管。

(5) T2：肿瘤最大直径＞3 cm，或不论肿瘤大小，但侵及脏层胸膜，或累及肺门区伴肺不张或阻塞性肺炎。纤支镜中显示肿瘤的近端在叶支气管以内或距离隆突至少 2 cm，如有肺不张或阻塞性肺炎，其范围应小于一侧全肺。

(6) T3：不论肿瘤大小，有较局限的肺外侵犯，如胸壁（包括未侵及椎体的肺上沟瘤）、横膈、纵隔胸膜、心包，而不侵及心脏、大血管、气管、食管和椎体。或肿瘤在主支气管内，距隆突＜2 cm，但未侵及隆突者。T3 属手术切除之类。

(7) T4：不论肿瘤大小，但有广泛的肺外侵犯，包括纵隔、心脏、大血管、气管、食管、椎体（包括肺上沟瘤）、隆突和恶性胸腔积液。凡胸腔积液反复几次不能找到癌细胞，液体既非血性也非渗出液者，不能列为 T4。

2. N 代表区域性(即胸内)淋巴结的转移,根据受累淋巴结部位可分为以下4类。

(1) N0:胸内无淋巴结转移。

(2) N1:转移或直接侵犯到支气管旁或(和)同侧肺门淋巴结。

(3) N2:转移到同侧纵隔淋巴结和隆突下淋巴结。

(4) N3:转移到对侧纵隔淋巴结或对侧肺门淋巴结、对侧或同侧的前斜角肌或锁骨上淋巴结。

3. M 代表远处转移。

(1) M0:无远处转移。

(2) M1:有远处转移,要标明转移部位。

(二) TNM 分期

隐匿癌 TxN0M0

0期 TisN0M0

Ⅰ期 T1N0M0
T2N0M0

Ⅱ期 T1N1M0
T2N1M0

Ⅲa期 T3N0M0
T3N1M0
T1～T3N2M0

Ⅲb期 任何T,N3M0
T4,任何N,任何M

Ⅳ期 任何T,任何NM1

肺癌的 TNM 分期(二)

(国际分期法)

1. 肺癌的TNM分期可以较准确地估计病情,对选择治疗有很大帮助。1988年国际上公布的分期方法如下。

T=Tx 隐性癌在支气管分泌物中找到癌细胞,但在X线或支气管镜检查未发现癌肿。

T0 无原发性癌的征象。

Tis 原位癌。

T1　癌肿最大直径在 3 cm 或以内，周围为肺癌组织或脏层胸膜。在支气管镜下未见有向叶支气管近端侵犯。

T2　癌肿最大直径在 3 cm 以上或任何侵犯主支气管，但距隆突 2 cm 以上；侵犯脏层胸膜；或任何大小的癌肿向肺门区扩展伴有关联的肺不张或阻塞性肺炎，其范围不超过全肺。

T3　癌肿任何大小，并伴有向邻近器官直接侵犯，如胸壁包括肺上沟肿瘤，膈肌或纵隔、胸膜、壁层心包，或在支气管镜下与隆突相距不到 2 cm，但未侵犯隆突；或与癌肿关联的肺不张或阻塞性肺炎其范围达全肺。

T4　任何大小的肿瘤但侵犯纵隔、心脏、大血管、气管、食管、椎体、隆突；或伴有胸腔积液。

注：1. 少见情况：表浅肿瘤可只侵犯支气管壁，这时不论侵犯范围多大，甚至侵及主支气管的远端也均为 T1。

2. 与肿瘤有关的胸腔积液在多数情况下是由肿瘤引起，但也有少数患者反复多次细胞学检查均为阴性，这种积液为非血性，也不是渗出液。这时如临床上也不符合是肿瘤直接引起的，可仍分为 T1，T2 或 T3。

N＝Nx　无法估价区域性淋巴结的转移情况。

N0　未发现有区域性淋巴结转移。

N1　有支气管周围和(或)同侧肺门淋巴结转移包括原发癌肿的直接侵犯。

N2　有同侧纵隔淋巴结转移和(或)隆突下淋巴受侵。

N3　对侧纵隔、对侧肺门、同侧或对侧前斜角肌或锁骨上淋巴转移。

M＝Mx　无法估价是否有远处转移。

M0　未发现远处转移。

M1　有远处转移，可注明转移器官名称。

2. 评价 TNM 分期的最低要求。

T　临床检查、X 线及内镜检查。

N　临床检查、X 线及内镜检查。

M　临床检查及 X 线检查。

如未达到以上检查，可用 Tx、Nx、Mx 标记。

肺癌的临床分期：

隐性癌	Tx	N0	M0
0 期	Tis	N0	M0
Ⅰ期	T1	N0	M0
	T2	N0	M0
Ⅱ期	T1	N1	M0
	T2	N1	M0

ⅢA期	T1	N2	M0
	T2	N2	M0
	T3	N0,N1,N2	M0
ⅢB期	任何T	N3	M0
	T4	N0,N1,N2	M0
Ⅳ期	任何T	任何N	M1

肺癌的TNM分期(三)

Mountain等于1997年发表了修订后的肺癌分期系统,并为UICC所采用。新的分期系统(UICC,5th ed 1997)如下所示。

Ⅰ期:

Ⅰa	T1N0M0
Ⅰb	T2N0M0

Ⅱ期:

Ⅱa	T1N1M0
Ⅱb	T2N1M0,T3N0M0

Ⅲ期:

Ⅲa	T1~T3N2M0,T3N1M0
Ⅲb	T4任何N,M0,任何TN3M0

Ⅳ期: 任何T任何N,M1

新的分期系统补充或改进之处主要有:T分期中,有关肺内卫星灶的分期改为不论原发灶大小,如同一肺叶内有卫星灶,一律定为T4,如结节位于同侧肺而非原发肺叶内侧为远处转移,定为M1。恶性心包积液与恶性胸腔积液意义相同,均为T4。肺癌淋巴结分为14组,1~9组为纵隔淋巴结,均包裹在纵隔胸膜内;10~14组为肺门及肺内淋巴结,均在纵隔胸膜返折以远。原Ⅰ期肺癌包括T1N0M0和T2N0M0,因T1N0M0预后优于T2N0M0,故在新分期中将其分为Ⅰa和Ⅰb两亚组。同理,原Ⅱ期患者也分为Ⅱa和Ⅱb两亚组,而原Ⅲa期中的T3N0M0组,因预后与Ⅱb相当,故将其移入Ⅱb组。其余分期与原分期系统相同。

新的肺癌国际分期系统比旧标准更为准确、实用,国际抗癌联盟已将其向全世界推广。为规范肺癌临床诊治原则,同时也为方便国际间的学术交流和协作,建议在今后的临床工作和研究中统一采用这一最新的肺癌分期系统。

肺癌的 TNM 分期(四)

［美国癌症联合研究会(ATCC)　2002 年］

TNM 定义

1. 原发肿瘤(T)

Tx：原发肿瘤无法评估，或痰细胞学检查或支气管灌洗液中发现瘤细胞，但影像学检查及支气管镜检查均未发现原发瘤。

T0：无原发肿瘤证据。

Tis：原位癌。

T1：肿瘤最大径≤3.0 cm，被肺组织或脏层胸膜包绕，支气管镜检查时未发现肿瘤侵及叶支气管近端的证据*(即未侵犯主支气管)。

T2：包括以下特点的任何大小和范围的肿瘤。

肿瘤最大径＞3.0 cm。

肿瘤累及主支气管，但距离隆突＞2 cm。

肿瘤累及脏层胸膜。

肿瘤合并肺不张或阻塞性肺炎。其范围达肺门区，但未累及全肺。

T3：任何大小的肿瘤侵犯以下结构者：胸壁(包括肺上沟瘤)、膈肌、纵隔胸膜、壁层心包；肿瘤位于主支气管内，且距离隆突＜2 cm，但没有隆突受累情况。肿瘤合并一侧全肺不张或阻塞性肺炎。

T4：任何大小的肿瘤侵犯以下器官者：纵隔、心脏、大血管、气管、食管、椎体、隆突；或同一肺叶内出现多个孤立肿瘤结节；肿瘤合并恶性胸水**。

注：*不常见的任何大小的浅表肿瘤，其侵犯的范围局限于支气管壁，即使可以延到主支气管近端，也属于 T1 期。

**大多数肺癌合并胸水是由于肿瘤所致。然而，有少数患者多次胸水细胞学检查均为阴性。这些患者的胸水不是血性的，也不是渗出性的。应进行电视胸腔镜术或胸膜活检。当这些因素和临床判断胸水与肿瘤无关时，胸水可以排除在分期因素之外，而这些患者仍属 T1、T2 或 T3 期。

2. 区域淋巴结(N)

Nx：区域淋巴结转移无法评估。

N0：没有区域淋巴结转移。

N1：同侧支气管旁和(或)同侧肺门淋巴结有转移，包括同侧肺内淋巴结原发瘤直接侵犯。

N2：同侧纵隔和(或)隆突下淋巴结有转移。

N3：对侧纵隔淋巴结，对侧肺门淋巴结，同侧或对侧斜角肌淋巴结，或锁骨上淋巴结有转移。

3. 远处转移(M)

Mx：远处转移无法评估。

M0：无远处转移。

M1：有远处转移。

注：M1包括对侧或同侧不同肺叶内的多个孤立肿瘤结节。

分期

隐蔽性癌	Tx	N0	M0
0期	Tis	N0	M0
ⅠA期	T1	N0	M0
ⅠB期	T2	N0	M0
ⅡA期	T1	N1	M0
ⅡB期	T2	N1	M0
	T3	N0	M0
ⅢA期	T1	N2	M0
	T2	N2	M0
	T3	N1	M0
	T3	N2	M0
ⅢB期	任何T	N3	M0
	T4	任何N	M0
Ⅳ期	任何T	任何N	M1

肺和胸膜肿瘤组织学分类

(WHO/IASLC 1999年)

表7-4 鳞状异型增生和原位癌的光镜下特征

异型程度	上皮厚度	细胞大小	成熟/排列	核的形态
轻度异型增生	轻度增加	轻度增大，细胞大小轻度不等及多形	从基底到腔表面连续有序成熟，基底细胞增生区在上皮下1/3，明显的棘细胞层和表层扁平细胞	核/浆比轻度减小，细颗粒染色质，轻微棱角，核仁不明显或无，下1/3层核垂直基膜，核分裂无或极少

（续表）

异型程度	上皮厚度	细胞大小	成熟/排列	核的形态
中度异型增生	中度增厚	轻度增大，细胞大小中度不等及多形	从基底到腔表面部分有序成熟，基底细胞增生区在上皮下2/3，棘细胞层局限在上皮上1/3，表层仍有扁平细胞	核/浆比中度减小，细颗粒染色质，出现核棱角、核沟、核分叶。核仁不明显或无，下2/3层核垂直基膜，核分裂象出现在下1/3
重度异型增生	明显增厚	明显增大，可有明显不等及多形	从基底到腔表面几乎无序成熟，基底细胞增生区完全进入上层1/3，棘细胞层显著变薄，表层仍有扁平上皮	核/浆比常高度减小和变异，粗而不均的染色质，核棱角、核折叠显著，常有核仁而且明显。下2/3层垂直基膜，核分裂象出现在下2/3
原位癌	增厚或不增厚	明显增大，可有明显不等及多形	从基底到腔表面成熟无序，上皮可内翻生长，全层基底细胞增生，棘细胞层缺失，扁平上皮局限在最表面	核/浆比常高度减小和变异，粗而不均的染色质，核棱角、核折叠显著，有核仁或不明显。上皮较表面的细胞核排列紊乱。全层均有核分裂象

表7-5　神经内分泌细胞增生和肿瘤的谱系

分　　类	内　　容
1. 神经内分泌细胞增生和小肿瘤	A. 神经内分泌细胞增生：① 与纤维化和（或）炎症有关的神经内分泌细胞增生；② 类癌旁神经内分泌细胞增生；③ 伴有或不伴有气道纤维化和阻塞的弥漫性特发性神经内分泌细胞增生 B. 小肿瘤
2. 有神经内分泌形态的肿瘤	A. 典型类癌；B. 不典型类癌；C. 大细胞神经内分泌癌； D. 小细胞癌
3. 伴有神经内分泌分化的非小细胞癌	
4. 有神经内分泌性质的其他肿瘤	A. 肺母细胞瘤；B. 原始神经外胚瘤；C. 硬化性圆形细胞肿瘤； D. 有横纹表型的癌；E. 副节瘤

表7-6　神经内分泌癌的组织学标准

分类	标　　准
典型类癌	有类癌的形态学（器官样结构，栅栏状排列，菊形团，小梁状排列），核分裂<2个/10HPF，无坏死
不典型类癌	有类癌的形态学，核分裂2～10个/10HPF，常有点状坏死

(续表)

分类	标　准
大细胞神经内分泌癌	① 有类癌的形态学;② 核分裂>11 个/10HPF 或更多,中位数 70 个/10HPF;③ 常有大区域坏死;④ 非小细胞肺癌的特征: 大体积细胞,低核/浆比率,小泡状核或细染色质,常有核仁,一些肿瘤虽然其细胞染色质细,无核仁,但其细胞体积大,胞浆丰富,仍应定性为非小细胞肺癌;⑤ 除 NSE 外,一个或更多的神经内分泌标记的免疫组化染色阳性和(或)电镜找到神经内分泌癌
小细胞癌	① 癌细胞体积小(一般小于三个静息状态下淋巴细胞的直径);② 胞浆缺少;③ 细颗粒状的核染色质;④ 核分裂>11 个/10HPF 或更多,中位数 80 个/10HPF;⑤ 常有大区域的坏死

注: HPF(high power field)一个高倍视野: 是指在 40×的物镜下,用一无放大装置的 20 号视野目镜所观察的范围,为 0.2 mm^2;10 高倍视野即 2 mm^2 的面积,如果用其他物镜和目镜,则高倍视野面积应该校正为 2 mm^2 的面积。

隐性肺癌(一)

(Papanicoloau et al)

隐性肺癌的概念首先由 Papanicoloau 等于 1951 年提出,1966 年 Pearson 等将痰中查到癌细胞,而胸部 X 线片未见癌肿的原位癌,或处于早期浸润阶段的肺癌,称为隐性肺癌。

隐性肺癌应包括下列内容。

(1) 痰或支气管分泌物中找到癌细胞。

(2) X 线胸片阴性。

(3) 排除口、鼻、咽喉及食管恶性肿瘤。

近年来,多数学者认为: 隐性肺癌必须是经手术切除后病理证实的原位癌,或早期浸润癌,但无淋巴结转移。

隐性肺癌(二)

(Doiron et al)

下列几点可望提示早期诊断。

(1) 主要症状为咳嗽及痰血。

(2) 痰细胞检查是及时发现隐性肺癌的最重要手段。

(3) 纤支镜检查对隐性肺癌的定位诊断较为可靠。

(4) 体层摄影,尤其是支气管碘油造影。

(5) CT 能发现直径 3 mm 以上的隐性肺癌。

(6) 磁共振成像较易发现接近肺门部肿块,并能显示支气管形状,对了解支气管内病变颇有帮助。

(7) Doiron 应用注射 HPD 后 48～96 小时行荧光纤维支气管镜检查,可检出 100 μm 厚的肿瘤,有利于明确浸润范围,便于手术治疗。

隐性肺癌(三)

(Cortese et al)

1. 痰或支气管分泌物中找到癌细胞。

2. 胸部 X 线检查未发现肿瘤征象。

3. 排除口腔、鼻、咽、喉及食管之恶性肿瘤。另外,有些作者认为隐性肺癌就是原位癌或早期浸润癌。

早期定位

1. 痰细胞学检查发现癌细胞,最少复查两次均为阳性。

2. 必须排除口腔、鼻、咽、喉及食管的恶性肿瘤。

3. 应用纤维支气管镜寻找原发病变部位是当前最理想的定位措施,不仅可找到癌的根据,而且尚能确定癌的部位和范围。

4. Cortese 认为血紫质(hamatoporhrin)在癌细胞中浓度较高,因而可在纤维支气管镜检查同时配合荧光扫描探测,当镜下视野处为癌组织时,荧光探测器发出信号,故在此处可咬取组织或刷取细胞作病理检查,对诊断原位癌有一定价值。

5. 全肺断层、支气管造影及吸气-呼气双相对比胸片检查可以发现肺部异常变化,为纤维支气管镜检查提供重要线索,但不能作为原发病变的定位依据。

肺上沟癌

1932 年,Tobias 对肺尖癌命名为胸顶部肋骨椎体综合征,同年 Pancoast 发表了经典著作,并被命名为 Pancoast 综合征。其特点是肩部和上肢尺神经分布区持续性疼痛、交感神经节受累所致的 Horner 综合征,X 线所见为胸顶部肿块及肋骨和椎体破坏，即所谓肺上沟癌。

原发性支气管肺癌(一)

原发性支气管肺癌(lung cancer)诊断标准。

1. 凡年龄在40岁以上的吸烟男性，出现下列症状，应警惕有肺癌的可能。

(1) 刺激性咳嗽持续2～3周，治疗无效；或原有慢性呼吸道疾病，咳嗽性质改变者。

(2) 持续痰中带血而无其他原因可解释者。

(3) 单侧性局限性哮鸣音，不因咳嗽而改变者。

(4) 反复同一部位的肺炎，特别是段性肺炎。

(5) 原因不明的肺脓肿，无毒性症状，无大量脓痰、无异物吸入史，抗炎治疗效果不佳者。

(6) 原因不明的四肢关节疼痛及杵状指(趾)。

(7) X线上的局限性肺气肿，段、叶性肺不张，孤立性圆形病灶和单侧性肺阴影增深、增大者。

(8) 原有的肺结核病灶已稳定，而其他部位出现新病灶；或在抗结核药物治疗下，阴影反而增大，或有空洞形成，痰检结核菌阴性者。

2. 确诊有赖于X线检查、痰中查到癌细胞。纤维支气管镜检查，特别对诊断中心型肺癌有帮助，周围淋巴结病理活检证明癌症。

3. 放射性核素肺扫描　如镓(^{67}Ga)、锝(^{99m}Tc)等。

4. 血清学检查。

5. 对临床上高度怀疑的病例，经上述方法检查未能确诊，可做肺穿刺活检(周围型)或及时做剖胸探查手术。

原发性支气管肺癌(二)

(卫生部医政司)

临床诊断标准

符合下列各项之一者，可以确立临床诊断。

(1) X线胸片见肺部有孤立性结节或肿块阴影，其边缘呈脑回状、分叶和细毛刺状，并在短期内(2～3 个月)逐渐增大者，尤以经过短期积极药物治疗后可排除结核或其他炎性病变者。

(2) 段性肺炎在短期内(一般为 2～3 个月)发展为肺叶不张，或肺叶不张在短期内发展为全肺不张者，或在其相应部位的肺根部出现肿块，特别是生长性肿块者。

(3) 上述肺部病灶伴有远处转移、邻近器官受侵或压迫症状表现者，如邻近骨破坏，肺门和(或)纵隔淋巴结明显增大，短期内发展的腔静脉压迫症、同侧喉返神经麻痹(排除结核和主动脉病变后)以及颈部交感神经节(排除手术创伤后)、臂丛神经、膈神经侵犯症等。

原发性支气管肺癌(三)

(卫生部医政司)

病理学诊断标准

无明显可见之肺外原发癌灶，必须符合下列各项之一者，方能确立病理学诊断。

(1) 肺手术标本经病理、组织学证实者。

(2) 行开胸探查，肺针穿刺或经纤支镜检查采得肺或支气管活检组织标本，经组织学诊断为原发性支气管肺癌者。

(3) 颈和腋下淋巴结、胸壁、胸膜或皮下结节等转移灶活检，组织学表现符合原发性支气管肺癌，且肺或支气管壁内疑有肺癌存在，临床上又能排除其他器官原发癌者。

(4) 经尸检发现肺有癌灶、组织学诊断符合原发性支气管肺癌者。

原发性支气管肺癌(四)

(卫生部医政司)

细胞学诊断标准

痰液、纤支镜毛刷、抽吸、冲洗等获得细胞学标本，镜下所见符合肺癌细胞学标准者,诊断可以确立。须注意排除上呼吸道甚至食管癌肿。

支气管肺癌致阻塞性肺气肿 X 线分度

早期中央型支气管肺癌可引起阻塞性肺气肿,目前可用 X 线分度法将其分为以下 3 度。

Ⅰ度:在支气管管腔轻度狭窄时,吸入和呼出的空气量均减少,在 X 线片上该部的透亮度减弱。深呼吸时纵隔发生摆动现象,即深吸气时纵隔向病侧移位,深呼气时则复原。

Ⅱ度:当肿瘤生长较大时,在支气管腔内形成活瓣作用,该部肺透亮增强。纵隔在呼气时向健侧移位,病侧的膈肌并不升高。

Ⅲ度:当肿块生长到相当大时,引起支气管重度狭窄。在 X 线检查时可显示一楔状或扇面状透亮区,不再受呼吸影响,这个阶段一般持续很短,到支气管完全阻塞,则形成肺不张。

支气管腺癌的分型

(中国抗癌协会　1998 年)

1. 腺样囊性癌　大多发生在主支气管内,是最常见的一种唾腺型肿瘤。癌细胞较小,呈实性条索,腺管或大小不等的筛状结构片块,管状结构常含有嗜伊红性 PAS 阳性分泌物。肿瘤常在支气管壁内浸润性生长,并可累及气管,转移至局部淋巴结及肺实质者常见。

2. 黏液表皮样癌　肿瘤中同时具有鳞状细胞、黏液分泌细胞及中间型细胞,可分为低度恶性及高度恶性两型,黏液细胞较多者为低度恶性,黏液细胞少,鳞状细胞多者为高度恶性。

细支气管肺泡癌

(中国抗癌协会　1998 年)

细支气管肺泡癌在 WHO 中列为腺癌的一个亚型,但是它与普通腺癌的形态学不同,且具不同的亚型,对预后亦有重要的关系。近年研究认为此型与腺癌的组织起源亦不相同,应作为肺癌中能独立存在的一个类型。根据组织结构及细胞学形态可分为以下亚型。

(1) 肺泡型：癌细胞分化较好，呈柱状或高柱状，沿原肺泡壁生长，形成与正常肺组织相似的肺泡样结构，不侵及间质。

(2) 乳头状型：仍可见肺泡样结构，突出的特点是癌组织形成许多大小不等的乳头状伸入肺泡腔内，有的乳头尚未分支，其中轴为纤细的纤维血管间质。

上两型用 PAS 及奥辛蓝染色，癌细胞呈阴性。

(3) 黏液细胞型：肺泡壁上覆有高柱状黏液细胞，分布广泛，也可仅有少数细胞散布于少数肺泡壁上，肺泡腔中也可见黏液。约有 13%的病例肺泡内黏液背景上见有砂粒体，癌细胞及细胞外黏液对 PAS 及奥辛蓝染色均呈强阳性反应。

小细胞肺癌的分型(一)

(中国抗癌协会　1998 年)

小细胞肺癌：根据细胞形态可分 3 型。

(1) 淋巴细胞样或燕麦细胞型：癌细胞较小，圆形或卵圆形，似淋巴细胞，但比小淋巴细胞大，核致密呈圆形或卵圆形，可带棱角，染色质弥散分布而核仁不明显，胞浆稀少或看不清，分裂象多见。癌细胞常弥漫分布成实性片状，也可呈条索状、小梁状，常见坏死。活检标本中常因挤压使癌细胞变形。

(2) 中间细胞型：由小细胞组成，细胞核与燕麦细胞癌相似，胞浆较丰富，细胞形态较规则呈多角形或梭形(国内有学者将其分为梭形细胞型及多角细胞型)。

对有燕麦细胞癌与中间细胞型混合的肿瘤，应归入中间细胞型。

(3) 复合燕麦细胞癌：有明确的燕麦细胞癌成分和鳞癌和(或)腺癌成分的肿瘤。

小细胞肺癌的分型(二)

(国际肺癌研究病理学会　1998 年)

关于小细胞肺癌的亚型一直存在分歧，国际肺癌研究病理学会推荐以下分型。

(1) 小细胞癌，包括大部分以前的燕麦细胞型及中间型。

(2) 混合性小细胞/大细胞癌，含有典型的小细胞癌直至具有明显核仁的大细胞。

(3) 复合性小细胞癌,在典型的小细胞癌成分中,混有分化性鳞癌或腺癌。

大细胞肺癌的分型

(中国抗癌协会 1998 年)

大细胞肺癌,癌细胞大,呈多形性,细胞核大,核仁明显,胞浆丰富,细胞界限清楚。无鳞癌、小细胞癌或腺癌的特征,可分为两个亚型。

(1) 巨细胞型:癌细胞更大,具有明显多形性及奇异的瘤巨细胞,胞浆中有单核、双核或多核,癌细胞弥漫成片如肉瘤,常见有中性粒细胞浸润。

(2) 透明细胞型:癌组织主要或完全由胞浆透明或泡沫状细胞构成,呈实性片状,细胞较大。组织化学证实这种透明细胞常含有糖原,也可含黏液,此型罕见。

双原发性支气管肺癌

(Razzuk MA et al)

1. 无肺外组织类型相同的原发恶性肿瘤。
2. 邻近支气管黏膜存在着演变过程。
3. 两个癌同时发生在肺的不同解剖部位。
4. 后发癌距第一个原发癌间隔期长。

多发性原发肺癌

(Martini)

一、异时性

1. 组织学不同。
2. 组织学相同,但(1) 间隔 2 年以上。(2) 原位癌。(3) 第二个原发癌在不同肺或不同叶,并且两者共同的淋巴引流部位无癌,诊断时无肺外转移。

二、同时性

1. 肿瘤大体检查不同,并且彼此分离。
2. 组织学不同。

3. 组织学相同，但在不同肺段、肺叶或不同侧肺，并属原位癌，或两者共同的淋巴引流部位无癌，诊断时无肺外转移。

细支气管-肺泡癌

1. 女性发病率较高。

2. 咳嗽、咳痰、胸痛与咯血为常见症状，而胸痛又常为早期出现的主诉。

3. 呼吸困难常为早期症状，但大多与肺部病变不相平行，这可能与肺内小的弥漫性病变不易被察觉有关。

4. 肺泡癌X线表现呈多种形态为其特点，早期多呈孤立性的不甚致密的周缘性结节或浸润，边缘模糊，浅淡渐次接近正常组织，以后逐渐发展成球形病灶或癌性实变。中晚期病灶融合扩大，由单个到多个，构成了块状癌性浸润(肺炎型)和(或)两肺散在的大小不等的以弥漫性结节为主的典型X线表现，间或与其他类型或胸腔积液合并存在。

5. 确诊的手段主要依靠细胞学的检查　① 痰液、胸水癌细胞检查；② 斜角肌淋巴结活检；③ 胸膜和肺穿刺活检；④ 开胸探查。

肺　泡　癌

1. 发病率较腺癌低。

2. 病理学上，肉眼类型以周围型为主，有弥漫型，但无中心型。

3. 光镜下，肺泡壁作为肿瘤性间质，癌细胞沿肺泡壁伏壁生长。癌组织或间质内有沙砾小体约50%。

4. 透射电镜下，除具有一般腺癌形态外，有时癌细胞腔面呈圆屋顶或舌状隆起，胞浆内有电子致密颗粒或板层小体。

5. 电镜下肺泡癌癌细胞具细支气管上皮的Clara细胞、黏液细胞或Ⅱ型肺泡细胞特征。

6. 腺癌易经淋巴及血道转移。

肺 瘢 痕 癌

1. 多在肺的上叶及肺野周边，邻近胸膜增厚。

2. 瘤块直径多在 3 cm 以下。

3. 早期病变发展较慢，常无自觉症状。

4. X 线示肿瘤密度不甚均匀，轮廓较模糊，多有毛刺。肿瘤附近多有陈旧病变，以结核居多。

5. 组织学特征以腺癌和细支气管癌居多。

青少年肺癌

（日本　能美　一政等）

1. 性别方面　男女之比为 2.75∶1。

2. 因有某些自觉症状而发现的较多。

3. 吸烟者不足半数，而有癌家族史者近半数。

4. 从发病到确诊的时间：有自觉症状组全部在 3 个月以内。

小细胞肺癌

（首届 ESMO 肺癌共识）

2010 年 5 月，首届欧洲肿瘤内科学会（ESMO）肺癌共识会议在瑞士召开，来自病理与分子诊断学、内科、外科和放疗科的首席专家，就早期与局部晚期非小细胞肺癌（NSCLC）、转移性 NSCLC 一线治疗、NSCLC 二/三线治疗、NSCLC 病理与分子检测、小细胞肺癌（SCLC）治疗 5 个方面的临床相关问题达成共识。2011 年 7 月 4 日，共识之 SCLC 分期与治疗篇于《肿瘤学年鉴》（Ann Oncol）在线发表。

分期

推荐 1：第 7 版美国癌症联合委员会（AJCC）NSCLC 分期系统可应用于 SCLC 分期。

推荐 2：正电子发射体层摄影（PET）的应用并非基于随机试验证据，故治疗决策不应仅根据 PET 检查结果制定。导致治疗决策改变的 PET 检查结果须经病理学确认。

推荐 3：对于初始分期时检出的胸外孤立转移灶，病理确认通常不可行，且会延误治疗。根据临床表现，评估对初始化疗的早期反应更适于判断一个孤立转移灶是否有转移可能。若骨为唯一转移部位，磁共振成像优于其他侵入性检查。

青年人小细胞肺癌

1. 原因不明的刺激性干咳或痰中带血，抗生素治疗无效者。

2. 持续性进行性胸痛，但胸部体征缺如或很少。

3. 经大剂量、系统性抗结核或抗感染治疗 2 周，病变不缩小或不消散者。

4. 有胸腔积液，但 1∶2 000 旧结核菌素试验(—)，或经排液及抗结核治疗，胸水不见减少反而增加者，或胸片及胸部透视下积液失去外高内低抛物线影者。

5. 肺内出现无症状或少症状斑片影，或球形影迅速增大者。

6. 当遇到肌无力、虚弱、水肿或水、电解质等改变又不能用典型内分泌疾病解释者，均应做进一步检查，以早期诊断，以免延误治疗时机。

女性肺癌(一)

1. 女性肺癌组织类型以腺癌最为多见，与男性相比，女性腺癌比例最高是其特点。

2. 高度吸烟者肺癌的发生危险性，男性为 10 倍，女性为 16 倍。此外，被动吸烟亦有明显影响，吸烟丈夫的妻子肺癌发生危险性高于非吸烟丈夫的妻子。作者研究的女性肺癌患者吸烟者占总数 36.2%，吸烟者肺癌组织类型腺癌较少(25.9%)，鳞癌较多(70.6%)，提示鳞癌与吸烟习惯呈相关性，而与其他组织类型无明显相关。

3. 女性肺癌患者 50%生存期为 15.7 个月，5 年生存率为 23.6%，男性则分别为 12.1 个月和 22.1%，两者呈有意义差异。

4. 肺癌各组织类型手术治疗和非手术治疗研究发现，女性腺癌手术治疗 50%生存期 40.1 个月，5 年生存率 42.1%，男性则分别为 23.1 个月和 31.6%，两者间呈有意义差异。

5. 非手术治疗，女性 50%生存期为 9.0 个月，5 年生存率 2.1%，男性分别为 5.8 个月和1.7%，两者间呈有意义差异。

6. 女性患者 50%生存期较男性患者长。

女性肺癌(二)

(北京协和医院呼吸内科)

一、临床表现

女性肺癌常见的首发症状主要为咳嗽、咯血、发热、胸痛、胸闷气短等,部分以肺外症状起病,如背部疼痛、骨痛、骨关节肿胀、肢体疼痛、肌无力、抽搐、共济失调、恶心呕吐、声嘶、上肢及颜面浮肿、眼睑下垂等。其他较少见的首发症状包括腹痛、颈部包块、电解质紊乱、性格改变等。另有部分患者无任何症状,仅在常规查体时发现患病。此外,女性肺癌在临床表现上还有以下特殊之处。

1. 发病年龄较小　多项研究提示,中青年肺癌人群中女性患者较多见。研究发现,在 20 561 例肺癌患者中,女性患者发病平均年龄小于男性(60 岁对 62 岁),<50 岁患者中女性多见;年轻女性占女性肺癌总数的 23.3%,男性这一数值为 12.6%。

2. 容易发生误诊　肺癌多数首发症状不典型,女性肺癌亦是如此,且部分还以肺外症状起病,诊断更困难。值得注意的是,因女性本身为自身免疫性疾病的好发人群,部分以肢体疼痛及关节肿痛起病者有时易被误诊为类风湿关节炎等自身免疫性疾病。

3. 发现时多已转移　有研究分析 198 例女性肺癌患者临床特点后发现,109 例首诊时即有转移。肺癌常见转移部位包括脑、骨、肺内、肝、颈部和锁骨上淋巴结等,而女性还须警惕卵巢转移。

·特有临床表现:发病年龄较小,容易发生误诊,发现时多已发生转移。

·病理及标志物:常见病理类型为腺癌,应加强对 CEA 的关注。

·影像学及纤支镜:主要为周围型,常合并中-大量胸水;镜下以浸润型多见。

·分子生物学:p53、K-ras 突变率较高,EGFR 突变在东方、女性、非吸烟、腺癌患者中发生率较高。

二、诊断方法

(一) 早期诊断

1. 痰细胞学　传统痰脱落细胞学筛查肺癌敏感性较低,而女性肺癌以周围型为主,因此痰检率可能更低,但目前尚无相关文献报道。

2. 肿瘤标志物　CEA 对肺腺癌诊断的意义较大，而 CYFRA21-1 和SCC-Ag 多见于肺鳞癌，ProGRP 和 NSE 则常见于小细胞肺癌(SCLC)。因女性肺癌的常见病理类型为腺癌，因此应加强对 CEA 的关注。

3. 激素水平　女性肺癌中的 SCLC 组织也可分泌多种异位激素，包括促性腺激素、促肾上腺皮质激素、抗利尿激素、绒毛膜促性腺激素等，须注意与绒癌肺转移进行鉴别。

(二) 影像学检查

1. 胸片、胸部 CT　女性肺癌在胸片及胸部 CT 上也有一定特点，主要为周围型，常见肺部肿块，也可表现为片状阴影、肺不张及阻塞性肺炎、纵隔影增宽、空洞等，少数可无任何异常。因周围型肺癌易侵犯胸膜，胸腔积液也是一个重要表现。目前认为，低剂量螺旋 CT 可减少辐射剂量，且不会对肺部病变的检出和诊断准确性造成明显影响，这对于女性患者来说有更重要的意义。

2. 超声　一般用于胸水穿刺前的定位、心包积液的确定和浅表淋巴结及包块的检查。女性肺癌常合并中-大量胸水，常需超声定位后胸水穿刺来缓解症状。

3. 头颅 MRI、骨扫描、PET-CT　女性患者首次就诊时就应接受头颅磁共振成像(MRI)及骨扫描检查以判断是否有脑转移、骨转移，而接受正电子发射体层摄影(PET)-CT 检查以明确患者全身转移情况也是必要的。

(三) 有创检查

1. 纤维支气管镜　纤维支气管镜检查因操作较简单、创伤小而成为肺癌诊断中最常用的有创检查方法。女性肺癌无论是镜下，还是组织病理表现均有其特色。女性肺癌病灶多位于右肺，也可发生于左肺、双肺，而较少发生于气管和隆突。镜下表现大致可分四种，以浸润型多见。

(1) 增生型，支气管内有菜花样或息肉样新生物；

(2) 浸润型，支气管黏膜充血、水肿、增厚、糜烂，管腔向心性狭窄，气管环模糊不清；

(3) 外压型，气管或支气管壁受压变形，但黏膜表面正常；

(4) 正常型，支气管腔、黏膜均未见异常，个别可见少量分泌物及出血。

鉴于女性多见周围型肺癌，单纯纤维支气管镜可能阳性率较低，适当也可考虑经支气管镜针吸活检术(TBNA)。

2. 经皮穿刺肺活检　女性肺癌周围型多见，当支气管镜诊断较困难时，可优先考虑经皮穿刺肺活检。

3. 其他　当依靠上述方法仍可能无法获取病理时，可考虑更积极的有创检查，如纵隔镜可用于纵隔肿大淋巴结性质的明确；内科胸腔镜主要用于检查有无胸水及胸膜侵犯；开胸活检虽创伤较大，但在临床上高度怀疑肺部肿瘤，而其他方法不能作出肯定诊断时，患者一般情况允许的话应尽量进行。

(四) 肺外转移灶的检查

部分女性肺癌患者首次就诊时就已经存在其他部位的转移，因此当获取原发灶组织困难时，也可考虑通过获取转移部位组织来协助诊断，如胸水、心包积液、胸膜、淋巴结、肝脏、骨髓及脑脊液等。

(五) 临床病理与分子生物学

女性肺癌的分子变异也有其自身特点。目前在临床工作中，常规检测的基因突变比较有限，仍待进一步探讨。

1. p53 基因突变　肺癌患者中存在 p53 基因突变，且与吸烟关系密切。有研究显示，吸烟女性的 p53 突变率明显高于非吸烟女性及吸烟男性。

2. K－ras 基因突变　女性吸烟者的 K－ras 突变率高于男性吸烟者，并多与腺癌发生相关，可能提示预后不良，但在不吸烟女性肺癌中，K－ras 几乎不表达。

3. EGFR 突变　EGFR 是首个被发现由原癌基因编码的酪氨酸激酶 erB 家族成员。目前研究表明，EGFR 突变在东方、女性、非吸烟、腺癌患者中发生率较高，并且 EGFR－酪氨酸激酶抑制剂(TKI)可能有效。

4. HER2/neu　HER2/neu 在非小细胞肺癌(NSCLC)中多表达于腺癌，且在东方、女性、不吸烟者中突变率较高。HER2 与女性肺癌患者预后相关。

5. 雌激素受体(ER)　越来越多的研究提示，雌激素在肺癌发生发展中可能起重要作用。ER 主要有 ERα 和 ERβ 两种亚型。但目前对 ERβ 在肺癌组织中表达是否存在性别差异仍存争议。

6. DNA 超甲基化　研究发现，肺癌组织中一些基因发生了超甲基化，其中 KCNH5、CNH8、RARB 的超甲基化在女性中更多见。

7. C－Met　肺癌组织中存在 C－Met 的表达，但对于其表达是否存在性别差异目前暂无报道。有研究提示，C－Met 在肺腺癌中呈显著表达，而在鳞癌中没有强表达。但不同病理亚型的 C－Met 表达差别并不明显。因此，试图通过 C－Met 在不同病理类型中表达的差异去推测性别中的表达差异也较困难。

8. EML4－ALK　目前认为，EML4－ALK 是 NSCLC 的新靶点。肖(Shaw)等以女性、亚裔、轻度或不吸烟腺癌中至少符合 2 项为标准，有选择地挑选了 141 例 NSCLC，共检出 19 例(13%)EML4－ALK，其中 18 例为腺癌，1 例为腺鳞癌；3 种突变的发生没有重叠。因此，研究者认为，EML4－ALK 多见于腺癌、年轻、不吸烟或轻度吸烟者，但其在女性中表达特点还需进一步研究。

复发性肺癌

原发性肺癌手术后，在残存肺内再次发现癌肿，多认为与以下因素有关。

（1）从切除肺边缘和气管段残留癌的局部复发。

（2）从初次手术时漏诊的气管内和肺内转移灶的局部再发。

（3）沿血行、淋巴、支气管内转移。

（4）继发癌。肺部继发癌，特别是相同组织类型时，因为和复发性肺癌的鉴别困难，所以在临床上把两者同等对待。欧美称为继发癌的病例，在日本则认为相当于肺内转移的病例。

肺外小细胞未分化癌

Remick 提出的肺外小细胞未分化癌的诊断标准。

（1）组织学诊断是小细胞未分化癌。

（2）胸片及胸部 CT 正常。

（3）痰细胞学或支气管镜检查阴性。

（4）电镜检查胞浆中如有嗜银或神经内分泌颗粒则更支持诊断。

肺癌的特殊临床类型

1. 肺炎型　如发热、咳嗽、胸痛、呼吸困难等酷似肺炎之临床表现，X 线呈片状或大片状阴影。但以下特征有别于肺炎。

（1）肺炎临床征象隐匿不显，常规胸部检查才发现。

（2）“肺炎”虽经反复足量抗生素治疗，仍迁延不愈，特别是 X 线影像不见吸收。

（3）X 线可见支气管通气障碍或形成局限性活瓣型肺气肿，可出现各型肺不张或合并纵隔、气管移位。

（4）可见淋巴道或肺内血道转移形成纵隔肿块或两肺粟粒样癌病灶。

（5）癌性胸膜炎时纵隔常不向健侧移位。

2. 巨大空洞型肺癌　病史常不典型，多咳烂肉样痰，易误诊为肺化脓症或肺结核巨大空洞，治疗后临床表现与X线改变不相符合。X线特点为单发，巨大液平空洞，洞壁不规则，厚薄不均，可有脐样切迹，或短细之毛刷样改变，少有炎浸润，其内液量很少，或无液体。此型多见于老年人。

3. 上腔静脉受压型　表现有面颈部和胸部水肿，上胸部皮肤青紫、头痛、眩晕、困倦及呼吸困难。此型常见于未分化细胞癌。

4. 肺性肥大性骨关节病型　主要表现为对称性骨质增生，骨膜下骨炎和新骨形成。发病机制不明。

5. 小原发灶型播散型肺癌　老年人多见，原发灶很小，多见于右上肺，不易查出，病情发展快。临床症状出现时癌肿已广泛转移，转移灶明显超过原发灶。首发症状为各种脏器转移征象。

肺癌的肺外表现

1. 骨骼表现

(1) 杵状指：疼痛，发展快，肺癌治疗后缓解，以区别于其他疾病。

(2) 肺性肥大性骨关节病：80%继发于肺癌，发生率1%～48%，常见于鳞癌或腺癌。临床特点：① 长骨端的非可凹性水肿。② 杵状指(趾)。③ 从长骨远端开始的骨膜下新骨形成。④ 骨关节炎：其临床表现很像类风湿关节炎。当肿瘤切除后症状缓解，复发时症状加重，原因不明。

(3) 厚皮性骨膜病：主要症状为：① 类指端肥大症。② 头皮松垂。③ 杵状指。

2. 皮肤表现

(1) 一般的皮肤改变：反映了皮肤对非特异性毒素(包括癌毒素)的过敏反应，如瘙痒、皮疹等。

(2) 皮肌炎：为肺癌的并发症，发生率高，并逐年增加。以燕麦细胞癌和未分化癌为多，患者肌电图呈典型的肌源性损害。

(3) 黑棘皮病：良性型与恶性肿瘤无关。恶性型常合并内脏恶性肿瘤，其特点为高度恶性的腺癌。常发生于身体皱褶部，且侵犯黏膜。皮肤改变的再现与肿瘤的复发有关。

3. 癌性神经肌病

是肺癌常见的肺外表现之一。肿瘤切除后，症状可以缓解，原因不明。临床表现多种多样。

(1) 亚急性脊髓小脑变性：为小脑功能障碍，表现为眼球震颤、复视、构音障碍、眩晕、共济失调。后期可伴有痴呆。

(2) 多发性周围神经病：发生率 1.3％～2.1％，多见于癌的进展期。其特征：① 对称。② 肢体远端症状明显。③ 下肢较上肢出现症状早且严重。④ 常伴有疼痛。临床分为感觉障碍型、运动障碍型和混合型 3 型。

(3) 进行性多灶性白质脑病：在肺癌少见。

(4) 肌无力样综合征。其特征为：① 近端肌群无力。② 经几秒的随意运动后肌力暂时增加。③ 深腱反射消失或减弱。④ 对箭毒敏感。⑤ 合并周围神经感觉异常。⑥ 肌电图有相对特异性。

(5) 精神变化：见于小细胞支气管肺癌，表现为痴呆、性格变化、急性发作的幻觉、精神错乱、躁狂、不合作。

4. 内分泌和代谢异常

由肿瘤分泌一种类似激素的物质所引起。肺癌异位产生的激素有许多种，常见如下。

(1) 肾上腺皮质功能亢进综合征(全属小细胞型)。男性多见，发生年龄较大，起病突然，发展迅速。

(2) 男子乳房发育，提示雌激素的产生和代谢失调。

(3) 高钙血症：临床表现：智力下降、精神错乱、嗜睡及昏迷、食欲不振、恶心、呕吐、便秘、多饮多尿、烦渴、肾功能衰竭、心律不齐、显著肌无力，肌张力及反射均减低。

(4) 低钠血症：为低渗性低钠血症，尿中持续排钠，没有脱水症状，血清渗透压低，但尿渗透压高，肾和肾上腺皮质功能正常。见于燕麦细胞癌及小细胞未分化癌。

(5) 其他代谢异常：常无特异性。

5. 血液系统异常

肺癌患者有时可见红细胞增多症。主要是脾不肿大，动脉血氧饱和度正常，血小板、白细胞值正常，红细胞体积和血浆容积增加。

6. 心血管的表现

可以见到合并血栓性静脉炎的肺癌患者。认为癌肿患者凝血质形成加速，血液可呈高凝状态，血浆中类抗血友病球蛋白因子增高。

肺癌空洞

1. 绝大多数空洞为周围型。

2. 多数空洞为鳞癌，少数为腺癌。

3. 空洞多为厚壁、偏心，时有壁性结节。

4. 洞壁内不规则，而外周边缘清楚。

5. 其中少数空洞为薄壁并有液平。

肺癌合并肺栓塞

（上海市肺科医院呼吸科）

1. 肺癌合并肺栓塞时临床表现不典型，症状多样化，与肺癌及其并发症有许多重叠之处，临床上易漏诊及误诊。

2. 肺血栓栓塞症是严重威胁人类健康的疾病，其危险因素众多，以创伤、手术、慢性心肺疾病、妊娠、口服避孕药、血管炎及恶性肿瘤等较为常见。其中，恶性肿瘤是肺栓塞持续存在的高危因素，可使肺栓塞的发病率增加 4 倍。

3. 临床上对于不能解释的肺栓塞，应考虑有无合并肺癌及其他恶性肿瘤的可能，肺栓塞有时是潜在的肺癌信号。

4. 目前有关肺癌合并肺栓塞的发病机制、干预因素以及治疗尚未明确，仍有许多问题需要探讨。

肺癌低剂量 CT 筛查指南

（I－ELCAP）

2009 年底，由国际早期肺癌行动计划（I－ELCAP）主办、中山大学附属第五医院承办的第 21 届国际肺癌筛查会议，吸引了国内外 130 余位专家和学者与会。

一、筛查适应证

在 40 岁以上人群中，有吸烟史、被动吸烟史、家族肿瘤病史、粉尘或辐射职业接触史等高危因素者，均适合参加肺低剂量 CT 筛查。筛查时须记录被筛查者的健康调查资料，特别是有无潜在肺癌症状，如咳嗽加重、声音嘶哑、咯血以及不明原因的体重下降。年龄和吸烟史由每个研究机构来设定，参加者须自愿接受年度复查。

二、筛查方案

从首次低剂量 CT 筛查开始，若检查结果为阳性，须尽快采取进一步的诊断措施，包括活检及对标本的病理学评价等。I－ELCAP 规定，每家肺癌筛查中心都应对 CT 扫描、解释及处理建议负责。

三、影像采集

基线首次筛查和重复筛查的扫描方案相同。扫描必须在 4 排或更多探测器的 CT 上进行，从而使重建的图像层厚达到 1.25 mm 或更薄。尽管之前多数筛查方案都采用 120～140 kV、30～100 mA 作为扫描参数，但对于“低剂量”仍无明确定义。目前我们推荐 120 kV、40 mA 或更低的参数。准直和螺距的设置应注意允许进行最低剂量的检查，同时确保影像图像的质量。不能应用对比剂。扫描应在单次呼吸内从胸廓入口直到肾上腺。对于肺部发现异常的群体，可采用同样的低剂量参数。

四、影像阅读

CT 图像读片应由专业放射科医师完成。阅片者应熟知可进行肺癌早期诊断的初始 CT 图像，并了解是首次还是重复筛查。为了进行结节或纵隔异常的评估，肺窗应为 1 500 窗宽、650 窗位，纵隔窗应为 350 窗宽、25 窗位。

低剂量设置是为了更好地鉴别所有可见的非钙化结节。结节常以局部非线性不透明为特征，可能为实性、部分实性或非实性(后两者为“磨玻璃阴影”)，位于肺实质或支气管内。

不符合良性钙化标准的结节为非钙化结节，包括：① 直径<5 mm，在骨骼、肺窗上密度几乎均低于肋骨的结节；② 直径为 5～20 mm 和(或)具有不符合良性标准的钙化成分(完全性中心性板层状或爆米花状)和(或)有边缘毛刺征的结节；③ 直径>20 mm，完全没有良性钙化特点的结节。

阅片者应详细记录每个结节，即使是单个结节也被认为是阳性结果。特别要记录每个结节的部位、大小、密度(实性、部分实性或非实性)，是否出现钙化，边缘是否有毛刺征。实性结节是指结节成分完全遮盖肺实质，非实性结节是指整个结节都没有完全遮盖肺实质。结节直径是结节长短径的均值。长径是指在最大层面 CT 图像上测量的最长径线，宽径定义为在同一 CT 图像上测量的与长径垂直的最长长度。在 I-ELCAP 研究中，也可采用基于计算机的体积测量法。

五、基线筛查

进行初始 CT 筛查时，若肺实质上至少有 1 个直径≥5.0 mm 的实性或部分实性结节，或至少有 1 个直径≥8.0 mm 的非实性结节，则判定为基线筛查结果为阳性。若因非钙化结节太小而不符合阳性标准，则判定为半阳性，须在 12 个月后复查 CT。若无非钙化结节满足阳性或半阳性标准，或检查结果为阴性，同样须在12个月后重复筛查。

对于直径为5～14 mm的实性和部分实性结节，以及8～14 mm的非实性结节，有两个备选处理方案。

优选的方案A为：3个月后进行另一次非增强的低剂量CT扫描，若结节出现恶性程度生长，建议活检；若没有生长或呈部分/完全吸收，则针对该结节的随访方案终止。对于直径＞10 mm的实性结节或实性成分＞10 mm的部分实性结节，推荐方案B：行正电子发射断层扫描(PET)检查，若结果为阳性则推荐活检，若为阴性或无法确定性质，则同方案A一样进行3个月后低剂量CT复查。如果在筛查过程中发现多个结节，或可能发生感染或炎症，增加方案C：广谱抗生素(包括针对厌氧菌)治疗，并在3个月后复查低剂量CT，后续处理同方案A。

对于≥15 mm的任何密度的结节，还有两个可行方案。若结节为高度侵袭性肺癌表现，推荐立即活检(方案D)。由于可能发生感染，也可推荐方案E，即广谱抗生素治疗1个月后行低剂量CT复查，如果结节未吸收或出现恶性程度的增长，建议立即活检，若部分或完全吸收则终止随访方案。

若结节为支气管内实性结节，推荐1个月内行非增强低剂量CT复查。CT随访复查时要求被检查者剧烈咳嗽几次，若结节仍然存在，则转诊呼吸科，有必要时行支气管镜检查。对于所有终止结节随访方案或活检未诊断肺癌者，要求在距离基线筛查12个月后重复筛查。

六、重复筛查

当进行复查时，阅片者最关心非钙化结节的鉴定，重点是自上次筛查以来的结节生长情况，包括原来的部分实性的结节整体大小发生改变或实性成分大小改变，或原来非实性结节出现实性成分。阅片者通过同层对比前后两次检查来判断结节是否生长。

当进行重复筛查时，若≥1个非钙化结节出现生长，无论是新发现的结节，还是之前未检出但回顾性检查发现的结节，都判断为阳性结果，即使结节个数为单个(这与首次筛查相似)。若检测结果为阴性，12个月后进行再次筛查。之后，根据记录结节的大小和密度的变化行进一步诊断。

如果新发现的非钙化结节为直径＜5 mm的实性或部分实性结节，则推荐在6个月后进行非增强低剂量CT扫描。对发生恶性程度生长的结节进行活检。如果结节没有生长或完全/部分吸收，即可终止随访程序。如果新发现的结节是＜8 mm的非实性结节，那么推荐在12个月后进行复查。

若新发现的至少一个非钙化结节为直径≥5 mm的实性/部分实性，或直径≥8 mm的非实性结节，推荐以下选择方案。

方案A：于广谱抗生素治疗后复查CT，建议对发生生长的结节进行活检；

若结节部分或完全吸收，则终止随访程序；如果结节未发生改变，则推荐方案B和C。

方案B：初次CT检查后3个月行低剂量CT复查，若结节发生生长则进行活检，否则终止随访方案。

方案C：主要针对≥10 mm的实性结节或实性成分≥10 mm的部分实性结节进行PET检查，若PET阳性则立即活检；若结果不确定或阴性则在初次CT检查后3个月时行低剂量CT复查，若复查发现结节生长立即活检，若无变化则终止随访。

对于结节的随访方案终止或活检阴性者，建议距首次筛查或重复筛查12个月后重复CT筛查。

七、生长评估

结节的生长定义为在初次筛查后每年CT随访的过程中，整个肺结节和(或)部分实性结节的实性部分生长和(或)非实性结节出现实性成分。此外，基于CT检查的结节生长，短期评估内容还应包括对测量误差的考虑，以及结节体积倍增速率是否符合恶性标准。体积倍增率是以两次扫描间隔之间的体积测量变化为基础的。

首次低剂量CT扫描筛查可用于首次结节评估。在随后的筛查中，对结节进行的低剂量CT扫描是重复扫描，最好其扫描参数与首次参数一致，但是不建议使用对比剂。

对结节直径的准确变化或部分实性结节实性成分生长变化的评估，应严格遵循如下标准：① 直径<5 mm的结节，其变化需>50%；② 直径为5～9 mm的结节，其变化需>30%；③ 直径≥10 mm的结节，其变化需>20%。如果结节迅速生长更倾向于感染而不是肺癌，那么推荐采用抗生素治疗1个月后复查CT。

当使用计算机辅助的软件时，必须确认CT图像及电脑对结节的分割足够完美，才能够得出结节是否生长的结论。当行CT扫描和结节分割时我们要认真检查CT图像质量(运动伪影)和结节分割的效果。

八、活检

CT引导下经皮胸部细针穿刺抽吸活检术是首选的活检步骤，因为其在1小时内就可基本完成，创伤较小，在门诊即可进行。若不适合接受这种活检方式，可选择超声等引导下的支气管镜活检。此外，还可选用电视辅助的胸腔镜(VAT)活检，但这针对的是那些比细针抽吸活检病灶的恶性可能性更大者。在进行VAT检查之前，在条件许可的情况下推荐PET检查，若结果无法确定或阴性，则应通过 CT 进一步评估结节的生长情况。细胞学和组织学样本也要通过网络上传至处理系统。

九、肺癌诊断分类和描述

初次筛查诊断肺癌是指初次筛查阳性发现并确诊的肺癌。若诊断是基于半阳性结果(至少发现 1 个非钙化结节，但并不满足阳性标准，须在 12 个月后复查 CT)作出，也可被归类为初次筛查发现的肺癌。若初次筛查结果为阴性，但在第一次年度复查之前，因可疑症状加重或偶然发现的肺癌，则被归类为在基线周期间隔期诊断的肺癌。类似的分类方法也用于年度复查的情况。

描述的重点是临床分期。基于 I-ELCAP 的研究目的考虑，临床Ⅰ期是指肺门、纵隔、锁骨上窝和腋窝都没有淋巴结转移征象，同时也没有肾上腺、肝脏、脾脏、骨、胸部软组织的远处转移征象，而且若接受 PET 检查也未发现转移征象，即使患者有不止一个 30 mm 以下的病灶。

肿瘤大小与疾病的分期密切相关，尤其是对于在Ⅰ期范围内者。图像的研究数据均可在 I-ELCAP 协作中心进行测量，因此可以保证肿瘤描述的准确性。测量方法包括直径测量法和根据相应软件的体积测量法(备选)。

与肿瘤大小密切相关的是体积倍增率。这种倍增率在早期诊断体系中非常关键，尤其是对于 10 mm 以下的结节，可能与患者预后关系密切。并且，这一倍增率是以自动化体积测量为基础的。

当进行病理诊断时，肿瘤的细胞类型差异特别是小细胞肺癌与非小细胞肺癌的鉴别很重要。今后会陆续加入其他一些与预后密切相关的描述，尤其是经统计分析证实者。希望在不久的将来，在预后相关描述中，可以基于生物标志物来确认肿瘤的侵犯性。这也是 I-ELCAP 的追求目标之一。

十、早期肺癌行动计划管理系统

基于 I-ELCAP 的目标，我们有网络支持的互动系统来指导行动，并记录这些行动以及各种发现，从与被筛查者的最初接触到初次筛查，以及确诊后至少 10 年的随访。

各个参与机构均可通过联网的电脑进入系统。系统具有电子传输通道，将 CT 图像(使用 DICOM 格式传输)以及数字病理图片传送到研究机构的数据库。它为中央读片包括自动化的结节体积分析及生长分析提供了可能。

十一、质量保证及最终转归确认

在 I-ELCAP，由放射科、呼吸内科、胸外科、肿瘤学和病理学专家组成的专业组，应一起工作并经常开会讨论，这是有效、安全地实施筛查方案的保证。各个筛查点都要组成这样的多学科团队。

筛查机构须配备获得专业证书的放射科医师，最好是胸部放射学亚专业医师，以确保筛查机构的质量。在开始筛查之前，I-ELCAP会集中培训筛查的工作人员。对于每个筛查机构所提供的前100名被筛查者，协作中心会进行重复的阅片。当筛查机构收到中心阅片结果以及一份差异性报告时，须将最终确定报告再次向数据中心传输。对于放射学家来说，复习I-ELCAP的教学档案（网络管理系统提供），参加肺癌筛查的国际会议十分必要。

在筛查机构中，特定的病理学方案会提供有关制备和阅读细胞学、组织学标本的信息。此外，机构外的病理学家、病理学小组、细胞学小组会一起分析病理学玻片。

各个筛查点须确保对完成肺癌手术患者进行10年的随访，确认其是否出现转移病灶，是否死亡及死因。

肺癌引起胸膜炎

1. 中等量以上胸水，纵隔无移位者。
2. 胸水伴有肺不张者。
3. 胸水伴肺内肿块者。
4. 胸水伴肺门淋巴结肿大者。
5. 胸水伴肋骨破坏者。

肺转移性肿瘤

1. 临床表现　在肺转移性恶性肿瘤中，约2/3以上的病例无症状，一般都在原发癌治疗后定期复查时发现。约1/3病例出现轻度不典型症状，如咳嗽、血痰、胸痛、气急等。转移灶多在肺组织内，但有少数出现在支气管腔内，出现和原发性支气管肺癌相仿的症状和体征。肺转移性恶性肿瘤发生的时间大多在原发灶发现之后，但也有一部分患者是先发现肺部转移瘤。原发肿瘤经手术或放疗、化疗后到发现肺转移的时间最短为7个月，如绒癌。喉癌和子宫颈癌大约为2～3年。有数年以后才发现肺转移的，如甲状腺癌、乳腺癌等。

2. X线检查　为主要诊断方法。肺转移灶在X线胸片上常表现为孤立性球形病灶，一般小于2 cm，多为圆形，边缘较光整，密度较淡，无明显毛刺及分叶特征。此类病灶增生较快，2～3个月内能成倍增大，绒癌、睾丸癌、骨肉瘤的肺转移灶可在2周内直径增加1倍。文献中将转移性肺肿瘤的X线表现分为7型：① 结节型：常为多个结节，仅10%～20%为孤立性，多见于结肠癌、骨肉瘤、肾癌、甲状腺癌及子宫颈癌等；② 粟粒型：多见于双肺中下肺野，为血道转移的特征性表现，如肾癌、甲状腺癌、肝癌、骨肉瘤及滋养细胞瘤等；③ 淋巴管型：为淋巴道转移性肺癌的通常表现，首先出现肺门浓密阴影，然后向肺野作放射状扩散，肺纹理普遍增重，多见于乳腺癌、胃癌、鼻咽癌、肺癌、胰腺癌等；④ 肺炎型及大块型：示片状模糊阴影与一般肺炎相似，或呈大块浸润，在随访中确定为转移灶，多见于乳腺癌及肉瘤转移；⑤ 空洞型：可出现各种形态的空洞，原发癌灶多见于头颈部与女性生殖器官，如鼻咽癌、腮腺癌、子宫颈癌等；⑥ 钙化型：较少见，如出现钙化，常提示原发肿瘤为成骨肉瘤或软骨肉瘤；⑦ 混合型：原发癌通过2种或2种以上方式转移至肺。肺转移性恶性肿瘤一般不伴有胸内淋巴结转移，但在以淋巴道转移为主的睾丸肿瘤等，常沿腹膜后途径向纵隔及锁骨上转移，并有高度肺转移的倾向。在这类病例中，气管倾斜断层片能显示胸内淋巴结增大的特征。一般X线胸片上亦可见到双侧支气管播散及胸膜转移和胸腔积液，这常是种植性转移或直接侵犯的结果。

3. 其他检查　有痰液细胞学检查、纤维支气管镜检查和淋巴结活检等。

类癌的分型

（中国抗癌协会　1998年）

类癌：一种源于正常支气管黏膜中的神经内分泌细胞的肿瘤，分化好，恶性程度低，可分为中央型、周围型及微瘤型3种。

1. 中央型类癌　癌细胞较小，大小、形状一致，胞核位于中央呈圆形或卵圆形，分裂象罕见，胞浆中等量，透亮或嗜伊红颗粒状。癌细胞排列呈实性巢，弥漫成片状，或实性条索、小梁状，有的可见小的腺样或菊形团样结构，间质富于血管。此外，还有些特殊类型的类癌。

（1）嗜酸粒细胞类癌；

（2）梭形细胞类癌；

（3）透明细胞类癌；

（4）黏液细胞类癌；

（5）乳头状类癌。

类癌对Keratin、5－HT、NSE、CgA、Synaptophysin、Leu7及NF等具有不恒定的反应性，其中NSE、CgA阳性反应有诊断价值。如果类癌对CEA显示阳性反应，则提示此癌具有较强的侵袭性，易发生淋巴结转移。在电镜下类癌细胞浆内含有较多的神经分泌颗粒，直径 100～450 nm，并可见微丝、微管，细胞基底部可见基膜。

2. 周围型类癌　癌细胞呈梭形，犹如平滑肌细胞，易误为平滑肌瘤，但类癌细胞排列不规则，细胞有一定程度的多形性，偶见核分裂象，间质较丰富，且主、间质分界清楚。

3. 微瘤型类癌　此型类癌是神经分泌细胞局灶性增殖，很少见，其发生常与支气管扩张或纤维化有关。肿瘤常多发，瘤最大者，直径不超 3～4 mm。一般为良性，偶见肺门淋巴结转移。

第八章　气　　胸

自发性气胸(一)

自发性气胸(SP)的症状轻重与气胸发生的快慢、积气的多少、气胸的类型、有无并发症和两肺原来的情况有关。

1. 发病前可有提取重物、剧烈咳嗽、喷嚏、大笑、剧烈活动等病史，亦可在安睡中发生。

2. 常有突然胸痛及胸闷、呼吸困难，肺部过去无病变且肺功能良好者可无呼吸困难，或仅有胸闷；过去肺部有病变且肺功能不佳者即感到呼吸困难，严重者可出现发绀，甚至休克。

3. 体征明显与否与气胸积气多少有关，病例可有叩诊反响增强，呼吸音减低，严重者气管及心脏向健侧移位，患侧肋间隙饱满，叩诊反响增强，语音震颤及呼吸音减弱或消失。

4. 胸部X线检查　病侧透亮度增加，无肺纹理可见。肺组织被压缩，向肺门处萎陷，透亮度减低，萎陷的边缘、脏层胸膜呈纤细的发线影，部分患者因胸膜粘连，分隔而成为局限性气胸，小部分可见纵隔气肿。

5. 根据气胸的程度和产生的压力分为单纯性、交通性、张力性。

(1) 单纯性：测量胸腔压力显示低度正压和负压，抽出气体后压力减低，停止抽气后压力不再增加，胸腔气体渐减少至全部吸收，肺部渐张开。

(2) 交通性：测量胸腔压力在“0”上下波动，抽气后很快又恢复原来压力，气体不断进出胸腔。

(3) 张力性：测量气胸压力均为正压，经抽气后降为负压，不久压力又上升，呼吸困难明显，需采用闭式引流或胸外科手术。

自发性气胸(二)

自发性气胸(SP)是指在无外伤及人为因素的情况下，肺组织及脏层胸膜破裂,空气逸入胸膜腔形成气胸。SP 是呼吸系统常见急症,若抢救不及时可导致死亡。

诊断方法如下所述。

1. 胸部 X 线、CT 扫描　X 线胸片针对自发性气胸的诊断、定量、观察病情日子为基本的方法,但如原有肺气肿,积气量小时易造成漏诊。对 X 线胸片不易发现的自发性气胸,CT 扫描可明确诊断,对巨型肺大泡酷似气胸者 CT 可鉴别。

2. 胸膜腔造影　当肺压缩面积在 30%~40%时行造影为宜。俞燕平等报道,22 例自发性气胸行胸膜腔造影对肺大泡的诊断率为 100%。这对确定气胸裂口部位大小、气胸病因类型和选择治疗方法有重要的价值,张力性气胸则禁忌做。

3. 胸腔镜或纤维支气管镜(纤支镜)　应用胸腔镜或纤支镜,是近年国内外报道较多和推荐的方法,因其可直视胸膜表面状况,如对漏气口部位的大小形态、类型等确定病因,更重要的是诊断及治疗可同步进行。其优点: ① 胸壁切口仅 1~2 cm,损伤小。② 操作灵活,可达叶间裂、肺门,几乎没有盲区。③ 观察仔细,可见脏层胸膜下的微小肺大泡。④ 可重复进行,必要时可取标本。并发症为: 术后短暂发热和皮下气肿,但发生率低。禁忌症为: 广泛胸膜粘连,凝血机制障碍,严重心肺功能不全,剧烈咳嗽或极度衰竭不能耐受检查者,严重肺动脉高压或肺静脉淤血等。

4. 胸腔气体分析　主要用于气胸类型的鉴别: 钱桂生对 107 例自发性气胸的胸腔气体进行分析,联合运用胸腔气体的 PO_2、PCO_2 以及 P_PCO_2/P_PO_2 比值三项指标进行分析,判断气胸类型。

自发性气胸的分级

Vanderschueren 将自发性气胸分为 4 级。

Ⅰ级: 为特发性气胸,内镜下肺组织无异常。

Ⅱ级: 为胸膜肺粘连气胸。

Ⅲ级: 有胸膜下大疱和直径小于 2 cm 的肺大泡。

Ⅳ级: 有多个直径超过 2 cm 的肺大泡。

气胸量分度

Ⅰ度(少量): 气胸量<30%。

Ⅱ度(中等量): 气胸量为 30%~50%。

Ⅲ度(大量)：气胸量>50%。

难治性气胸的定义

难治性气胸实质上为持续性支气管胸膜瘘，目前尚无明确定义。定义难治性气胸的关键在于漏气持续时间，确定这一时间非常重要，因为这是决定继续引流还是采取更积极措施的转折点。

1998年，徐(chee)等发现，100%的原发性自发性气胸(PSP)患者在引流14天后瘘口愈合，而79%的继发性自发性气胸(SSP)患者在引流14天后瘘口愈合，超过14天则愈合缓慢、甚至长期持续漏气，因此建议对引流14天后仍持续漏气者实施手术。根据该研究结果，难治性气胸可被定义为引流14天后仍持续漏气，该研究也被广泛引用。但2003年，《英国胸科学会(BTS)自发性气胸管理指南》推荐将PSP引流5～7天后仍持续漏气作为决定是否实施外科干预的时间转折点，因为延长引流时间对患者无益。

基于上述资料，笔者认为可将难治性气胸定义为自发性气胸经肋间引流7天后仍持续漏气。在进一步区分PSP与SSP后，对难治性气胸的定义如下：SSP经肋间引流7天后仍持续漏气，或PSP经肋间引流14天后仍持续漏气。

难治性自发性气胸

1. 多发性自发性气胸。
2. 持续性自发性气胸(插管引流7天后持续漏气)。
3. 有严重肺部疾病的继发性自发性气胸。

自发性血气胸

自发性血气胸占自发性气胸的2%～12%。其发生的原因是由胸膜脏层和壁层发生粘连，其间即来自由体循环的血管分布，在胸膜下肺大泡破裂、肺压缩的同时，胸膜脏层和壁层之间的索状粘连撕裂(或因索状粘着之根部断裂)，此处血管随之损伤破裂，故于气胸发生的同时合并血胸。

本病以年轻男性多见，右侧好发。临床症状是气胸加大量失血的表现，但有时可表现为类似心肌梗死、肺栓塞的症状，甚至也可表现为类似胰腺炎、溃疡病穿孔等急腹症症状。根据临床症状，结合 X 线上有液气胸改变，诊断性胸穿证实为血液时，即可确诊。

自发性气胸并发血气胸

1. 发病时患侧撕裂样绞痛。

2. 内出血表现。

3. 自发性气胸在上胸部抽气后症状改善不明显，甚至加重并有内出血表现。

4. 诊断性胸穿抽出血性液体可确诊。

血 胸 分 度

Ⅰ度：少量血胸，出血量在 500 ml 以下。

Ⅱ度：中等量血胸，出血量为 500～1 000 ml。

Ⅲ度：大量血胸，出血量在 1 000 ml 以上。

慢性阻塞性肺气肿并发自发性气胸

1. 对原有慢性阻塞性肺气肿者，应注意有无气胸发生。

2. 一侧肺或局限性呼吸音减低，尤其在原来呼吸音清晰的部位，突然呼吸音减低，有助于诊断。

3. 应注意纵隔及气管的移位。

4. 慢性阻塞性肺气肿疑有自发性气胸者，应及时行胸部 X 线检查。

5. 在紧急情况下，可在呼吸音明显减低部位谨慎进行胸部试穿。

6. 已确定为气胸并进行插管排气的患者，又突然出现气喘时，应仔细检查原排气引流管是否通畅，如通畅，则考虑同侧另一部位或对侧又发生自发性气胸。

肺 不 张

1. 临床表现　大叶或全肺不张，发病较急者，可有胸闷、气憋、干咳及发绀等症状。患者胸廓平陷、肋间隙狭小、呼吸运动减弱，叩诊呈浊音，呼吸音减弱或消失，如接近气管或大支气管处可闻及支气管音或支气管肺泡音，心脏移向患侧。有继发感染时局部可有湿罗音。小范围肺不张或肺不张形成缓慢，平素无肺功能障碍者，症状不明显。

2. 胸部X线检查

(1) 肺不张的一般X线征象：① 患侧胸腔缩小，肋间隙变窄；② 不张肺叶体积缩小，密度增高；③ 邻近叶间胸膜移位；④ 肺纹理和支气管影像聚拢；⑤ 纵隔向患侧移位；⑥ 患侧横膈升高；⑦ 肺门移位：上叶不张时同侧肺门向上移位，下叶肺不张时，可有同侧肺门下移；⑧ 其他肺叶代偿性过度充气及支气管象。

(2) 各种类型肺不张的X线表现。

1) 一侧肺不张：常见于主支气管阻塞或由于大量气胸或大量胸腔积液所致。X线表现为胸廓平陷，肋间隙变窄，一侧肺呈均匀的密度增高，肺纹理消失，纵隔向患侧移位。患侧膈肌和心缘阴影消失，对侧有不同程度的代偿性肺气肿，严重时可形成肺疝。

2) 右上叶肺不张：自肺门至肺尖部呈致密的三角形或扇形阴影。高度不张时，可呈紧贴于纵隔旁的带状影。患侧横裂上移，呈凹面向下的弧形。如系肺癌所致肺不张，横裂可呈"S"状。侧位片示右上叶呈楔形影。

3) 左上叶肺不张：左上中野有大片状阴影，下缘和外侧境界模糊不清，为左上叶不张与左下叶代偿增大相互重叠所致，影像很似炎症。气管左移，主动脉球与左心缘模糊不清，左肺门提高。侧位相呈楔形阴影，斜裂向前向上移位、弯曲。

4) 右肺中叶不张：右前位片可见右侧肺门下部与心脏间有密度增高阴影，边缘模糊，右心缘不清晰。水平裂不显影或向下向内移位。前弓位摄影可见一边缘清晰、尖端向外的三角形阴影。右侧位相可见一狭长条状或带状影，自肺门向前向下，横裂、斜裂凹陷移位或影像消失。

5) 右下叶肺不张：右下叶向下、后、内侧萎陷。正位胸片可见尖端指向肺门的三角形阴影，上窄下宽，尖顶可达4～5胸椎水平，外缘斜向外下，内缘隐蔽在心影之后。

6) 左下叶肺不张：可完全隐蔽在心影之后，上叶呈代偿性肺气肿，肺透明度增加，肺纹理稀少。

7) 肺段不张：相应肺段密度增高，体积缩小。

8) 线状或盘状肺不张：在肺下野呈横行条状致密影，长约2～6 cm，多见于右侧。患者略向前弯或后仰，线条阴影可变成模糊的小片状阴影。

3. 支气管镜检查

观察有无阻塞，活组织检查，吸取分泌物进行细菌培养与细胞学检查，摘取异物。

圆形肺不张

1. 发生部位

常见于肺下叶的后方，而肺中叶及上叶则少见，有时亦发生于肺叶之外侧，膈上或叶间裂附近等。有石棉接触史者，则多发生在肺中、上叶，其发生不呈肺段性。

2. X线平片

(1) 肺阴影呈圆形，但也可以呈椭圆形或分叶状、不规则影等。阴影直径约2～5 cm，平均5 cm。密度均匀一致，边缘清楚，边缘模糊的方向则多为血管支气管进入处。典型特征是阴影附近的血管纹理聚拢成束，朝向肿块，即"彗星尾征"。少数病例在肺不张内有"空洞"或裂隙状透亮区，或呈囊样结构。

(2) 局限性胸膜增厚，即胸膜肥厚与圆形肺不张相连。Sinner称为向心性胸膜肥厚。他还把血管支气管聚拢、向心性胸膜增厚和星状放射影称为"真空吸引效应"(Vacuum cleaner effect)。这一特征在断层片上最为明显，对圆形肺不张的诊断具有决定意义。

(3) 理论上还有相应的肺容积减少，如叶间裂移位、邻近肺过度充气等，但普通胸片难以见到。

3. CT检查

可以更清楚地显示普通X线胸片所见的"彗星尾征"、向心性胸膜增厚及邻近肺过度充气，尚可见到圆形肺不张边缘密度最高，中心可有支气管充气征。X线平片上的"彗星尾征"在CT上表现为"章鱼征"(Oktopus - Zeichen)或"提篮征"(Kork - Zeichen)，即像爪子一样抓住圆形肺不张肿块。圆形肺不张阴影引出的密度较高的血管支气管结构，如同触手似的弓样引向肺门；而在增厚的胸膜上的不张肺，则如同卧于由血管支气管编织成的提篮中。

4. 血管造影则可见到邻近肺不张处的血管聚拢。

肺大泡分型

Ⅰ型为薄壁囊肿，与支气管几乎不相通，基本属于肺外性质，单腔，内无小梁，直径一般为数厘米，有时可达15～25 cm，普通X线胸片上显而易见，并形成张力性大泡性肺气肿。

Ⅱ型系中等直径大疱、纤维化厚壁，位于肺实质深部，属于肺内大泡，大泡内被分为许多间隔，胸腔镜下仅可见其表面部分，一叶肺内可见数个Ⅱ型肺大泡，患者可无症状，X线胸片亦可无表现，但大泡破裂时即造成自发性气胸，常需外科处理。

Ⅲ型肺大泡不只在一个肺叶内存在，具有多个小梁，是弥漫性大泡性肺气肿最常见的原因，与支气管有广泛交通，一旦破裂需外科处置，其发病率及病死率均高。

急性脓胸

1. 脓毒血症的全身表现　全身情况重笃、畏寒、寒战、高热，热型呈弛张型，大量出汗，甚至出现虚脱现象。

2. 胸部症状　剧烈胸痛、胸闷、气促、咳嗽。如发生支气管胸膜瘘，则可突然咳出大量脓痰，痰量常与体位有关，甚至引起窒息。

3. 体检　患侧胸部有胸腔积液体征，局部胸壁皮肤可有红肿、发热和压痛，杵状指(趾)可在2～3周内出现。

4. 血　白细胞计数增高，通常在15 000/mm^3以上，以中性粒细胞为主，并可有核左移现象。

5. 胸部X线检查　同胸腔积液，产气菌感染或存在支气管胸膜瘘时，则表现为液气胸。

6. 胸腔穿刺检查　积液为脓性，应进一步作细菌培养，以确定致病菌。

根据脓性的性状，可大致推断病原菌。

(1) 肺炎链球菌脓胸：脓液黄或黄绿色，黏稠，含纤维蛋白小片。

(2) 链球菌脓胸：脓液稀薄，淡黄色，以后转稠。

(3) 金黄色葡萄球菌脓胸：脓液稠厚，黄色，并有脓块形成。

(4) 绿脓杆菌脓胸：胸液呈淡绿色。

(5) 大肠埃希菌、厌气菌脓胸：有恶臭或腐臭味。

慢性脓胸

1. 一般指3个月以上的脓胸　由急性脓胸向慢性脓胸过渡，常无明显界限，大多系急性脓胸处理不当所致，亦可为慢性感染所致(结核性脓胸)。

2. 全身表现　慢性病容、消瘦、苍白、贫血、持续发热、杵状指(趾)。

3. 胸部表现　咳嗽、咳痰、气促、胸闷、胸痛，患侧胸部轻度凹陷，肋间隙变狭、活动受限;如有支气管胸壁瘘形成,则可见慢性窦道,并有脓液流出。

4. 胸部X线检查　患侧胸膜增厚,胸廓塌陷,肋骨挤拢,横膈抬高。如有瘘管存在,则脓胸内可见液平面。支气管碘油造影可发现支气管扩张、变形和支气管瘘。

5. 胸腔穿刺检查　疑有支气管胸膜瘘时,可向脓胸内注入10%亚甲蓝2 ml,如咳出痰液呈蓝色,表示支气管胸膜瘘存在。

肺切除术后脓胸

肺切除术后脓胸其发病率为2%～12%。脓胸多在术后4周内发生,其临床表现如下。

(1) 发热伴全身毒性反应。

(2) 咳痰伴大量胸腔积液。

(3) 肺叶切除腔中充满血性液体,出现气液平面。

(4) 纵隔复位回到中线或移向对侧。

(5) 从手术切口中流出脓液。致病菌主要为金黄色葡萄球菌,亦可见大肠埃希菌、假单孢菌属、变形杆菌属或真菌。

吸入性肺脓肿

1. 临床症状　起病急剧,畏寒,发热和伴有胸痛。病初咳嗽不剧,咳黏液痰或黏液脓痰。7～10天后咳嗽加剧,可突然咳出大量臭脓痰,每日量可达300～500 ml,体温随即下降。有时痰中带血或中等量咯血。

2. 胸部X线　早期呈大片浓密模糊炎性浸润阴影,边缘不清,呈肺段性分布。脓肿形成后,大片浓密炎性阴影中出现圆形透亮区及液平面。慢性肺脓肿,脓腔壁增厚,周围纤维组织显著增生,肺叶有不同程度的收缩,胸膜增厚。

3. 胸部体征　叩诊常呈浊音,呼吸音减弱,有时可闻湿罗音(如果病变小,又位于深部,可无异常体征)。慢性肺脓肿患者患侧胸廓略塌陷,可有杵状指(趾)。

4. 血白细胞总数和中性粒细胞升高。

5. 痰液涂片革兰染色检查、痰液培养,包括厌氧菌培养常有厌氧、需氧和(或)兼性厌氧菌。

血源性肺脓肿

1. 常有皮肤创伤、感染、疖痈、骨髓炎、产后盆腔感染、亚急性细菌性心内膜炎等所致的败血症和脓毒血症。

2. 胸部X线常显示两肺外围有多发性片状浓密阴影，或圆形和椭圆形结节状致密阴影，大小不一，有的逐渐成为含有液平面的脓肿或张力性空洞。

3. 血培养、痰液细菌培养可发现有相同的致病菌，尤以金黄色葡萄球菌多见。

继发性肺脓肿

1. 因继发于其他疾病所引起的肺脓肿，故大多可发现有原发病变，如金黄色葡萄球菌或肺炎杆菌肺炎、空洞性肺结核、支气管扩张、支气管囊肿、支气管肺癌等继发感染，或肺部邻近器官化脓性病变，外伤感染穿破至肺而形成脓肿。

2. 具有肺脓肿的临床表现和胸部X线变化。

第九章　胸　膜　炎

渗出液的诊断标准

(Light RW et al)

1. 胸水与血清蛋白比值大于 0.5。
2. 胸水乳酸脱氢酶大于 200 国际单位。
3. 胸水与血清的乳酸脱氢酶比值大于 0.6。

类肺炎渗出物(PE)

PE 是指与细菌性肺炎、肺脓肿或支气管扩张有关的胸腔渗出物。目前,PE 可能是美国最常见的一种渗出性胸腔积液。

PE 的病程分为 3 期。

(1) 渗出期:邻近感染灶的脏层胸膜由于毛细血管通透性增高导致小至中等量胸腔积液,渗出成分主要为多形核白细胞,而葡萄糖和 pH 值水平均正常。

(2) 纤维脓性期:如患者未经及时治疗,原来无菌的胸水由于侵入细菌的感染,可引起更多的胸腔积液,主要含有多形核白细胞、细菌和细胞碎片,从而形成脓胸。胸水 pH 值和葡萄糖逐渐下降而乳酸脱氢酶(LDH)水平逐渐升高。渗出的纤维蛋白沉积于病变的脏、壁层胸膜而形成一层纤维膜,使受累的胸膜腔分隔为两个或更多的小腔。

(3) 机化期:纤维母细胞长入脏、壁层胸膜表面的渗出物中形成一层无弹性的膜(胸膜板),包绕肺而使其丧失功能。此时如未治疗,胸水可穿过胸壁自发引流,或穿入肺组织形成支气管胸膜瘘。约 10% 的脓胸无任何明显的肺实质感染,其中大部分可能是继发于亚临床肺炎。

恶性渗液

Watts(1983)规定的恶性渗液的诊断标准如下。

(1) 至少有5个超两倍体细胞。

(2) 至少有3个细胞含有形态相同的标记染色体。

(3) 至少有5个细胞含有形态不同的标记染色体。

恶性胸水

1. 胸水系渗出性，量多且生长迅速，有时虽反复抽液仍抽之不尽。

2. 外观常呈血性，某些作者指出，若红细胞多于100 000/mm^3的显著血性胸水，如排除了损伤的原因，则强烈提示恶性病变或肺栓塞。

3. 胸水的白细胞分类和结核性胸膜炎相类似，大约有一半以上患者以小淋巴细胞增多为主，故认为以小淋巴为主的渗出性胸水的患者，是胸膜活检的指征，从而可以明确结核和恶性肿瘤的诊断。胸水的嗜酸粒细胞常缺如。

4. 胸水的pH值常下降，有时可小于7.2。

5. 葡萄糖含量降低　大约有15%的恶性胸水葡萄糖水平低于60 mg/dl，此时恶性胸水中的细胞数常极多或肿瘤的体积甚大。其产生的原因根据体外实验提示，可能和肿瘤细胞消耗葡萄糖有关。

6. 乳酸脱氢酶(LDH)增高　如胸水的乳酸脱氢酶之值大于血清的1倍时，即有诊断意义。在同工酶的测定中，如以LDH－2增高为主时，强烈提示恶性肿瘤(良性肿瘤则以LDH－4和LDH－5增高为主)。

7. 癌胚抗原(CEA)增高　某些恶性肿瘤的胸水，其CEA水平可增高，而良性肿瘤则否。该试验特别适用于那些与CEA有关的恶性肿瘤(如胃肠道、乳房和肺部的肿瘤)所致的胸水。

8. 其他试验　如胸水的染色体分析，常可发现其染色体的数目和结构异常，故细胞学和染色体检查两者结合运用要较单一运用的诊断率为高。此外，某些恶性胸水中尚可发现类风湿因子的增高。

确诊恶性胸水除根据以上的胸水特征外，还必须依靠下列检查。

胸水的细胞学检查：是最常用的一种确诊方法。

胸膜活检：如上所述，对于以小淋巴细胞为主的胸水，应是胸膜活检的指征，活检的阳性率也随着次数的增加而提高。

结核性胸腔积液

凡符合如下标准者可诊断为结核性胸腔积液。

(1) 至少从以下标本之一培养出结核分枝杆菌：包括痰、胸液或胸膜活检组织。

(2) X线上胸腔积液通过适当的抗结核治疗得以吸收。

(3) X线上胸腔积液不能用其他原因解释。另外，不明原因的淋巴细胞性(淋巴细胞＞50%)渗出液(蛋白＞3.0 g/dl，或乳酸脱氢酶＞200 IU)通过适当的抗结核药物治疗得以吸收，也可诊断为结核性胸腔积液。

干性胸膜炎

1. 症状　除原发病症状外，主要表现为较剧烈胸痛，咳嗽及深呼吸时加重，依部位不同，产生相应的反射痛。

2. 体征　患者自觉有胸膜摩擦感，听诊时于呼气与吸气时均可听到胸膜摩擦音。

3. X线检查　可无任何发现。

成人单侧胸腔积液

(中国医学科学院北京协和医院　北京协和医院呼吸科)

目前已知胸腔积液病因有50余种，其中包括局限于胸膜或原发于肺部的疾病、系统性疾病、脏器功能异常和药物诱发的胸腔积液等。胸腔积液的发病机制为胸腔内液体生成增多和(或)胸腔内液体吸收减少，其病理生理改变随基础病因不同而有所不同，由于单侧胸腔积液病因多种多样，故系统性诊断非常必要，应该在尽可能减少不必要的侵袭性操作的基础上尽快明确诊断。为此，英国胸科学会发布2010年英国胸科学会成人单侧胸腔积液诊断指南，今解读如下。

一、临床评估和病史

临床上根据病史和体检往往可以初步判断胸腔积液是漏出性还是渗出性，从而大大缩小了鉴别诊断范围，并可以指导进一步检查。针对漏出性胸腔积液，可以凭借单纯临床评估来确定病因。因此，对于根据临床特点高度提示为漏出液的双侧胸腔积液患者，除非存在不典型特征或治疗无效，否则不需要进行胸腔穿刺。

肺栓塞患者可能合并胸腔积液，约75%患者出现胸膜痛，胸腔积液通常小于1/3胸腔容积，呼吸困难程度与胸腔积液量不成比例。由于单纯胸腔积液检查结果无助于诊断肺栓塞，因此对高度怀疑肺栓塞的病例应进一步进行肺栓塞相关检查，以免漏诊。

许多药物均可以引起胸腔积液，已知可引起胸腔积液的常用药有甲氨蝶呤、苯妥英、呋喃妥英和β受体阻滞剂(全球报道超过100例)。因此，临床评估中应采集精准的用药史和记录患者职业史，包括是否有明确的或可疑的石棉接触史，甚至包括有无通过父母或配偶继发石棉接触史。单侧胸腔积液的诊断流程见图9-1。

二、初步诊断性影像学检查

1. X线胸片　对怀疑胸腔积液的患者进行临床评估时，首先应行后前位胸片，侧位较后前位胸片敏感，50 ml胸腔积液在侧位胸片上就可显示肋膈角后部变钝，而后前位胸片上则需要200 ml胸腔积液才能显示病变。重症监护病房内患者的大部分胸片为前后仰卧位胸片，造成胸腔积液沉积在胸腔的下垂部位。胸腔积液在仰卧位胸片上仅仅表现为单侧胸部阴影密度的增加，仰卧位胸片上胸腔积液量通常会被低估，因此仰卧位胸片“正常”表现也不能完全排除胸腔积液。当胸腔积液累积于肺脏的膈面和横膈之间时可形成肺下积液，这通常为漏出液，在后前位胸片上难以发现，往往需要超声探查。

2. 超声检查　床旁超声引导下胸腔积液穿刺将显著增加穿刺的成功率，并降低脏器穿刺的危险性。超声引导下胸腔积液穿刺可以减少医源性气胸的发生。在诊断和定量胸腔积液以及判断胸腔积液和胸膜增厚等方面，超声检查优于常规X线胸片，尤其彩色多普勒超声更有其优越性。对探查卧床患者(重症或机械通气的患者)的胸腔积液以及小量胸腔积液时，超声检查更显示其长处。超声检查有助于发现渗出性胸腔积液，并可协助鉴别恶性胸腔积液和良性胸腔积液。此外，探查胸腔积液的分隔方面，超声检查较CT更为敏感。

三、胸腔积液常规实验室检查

胸膜腔穿刺是评估胸腔积液最初始的诊断措施，可指导进一步检查方向。床旁超声引导将提高穿刺成功率并减少并发症(包括气胸)，因此推荐用于诊断性胸腔积液穿刺。推荐在超声引导下从胸壁侧边部位穿刺，这是因为在更靠后或中线的部位穿刺将增加伤及肋间血管的机率。建议使用21 G穿刺针和50 ml

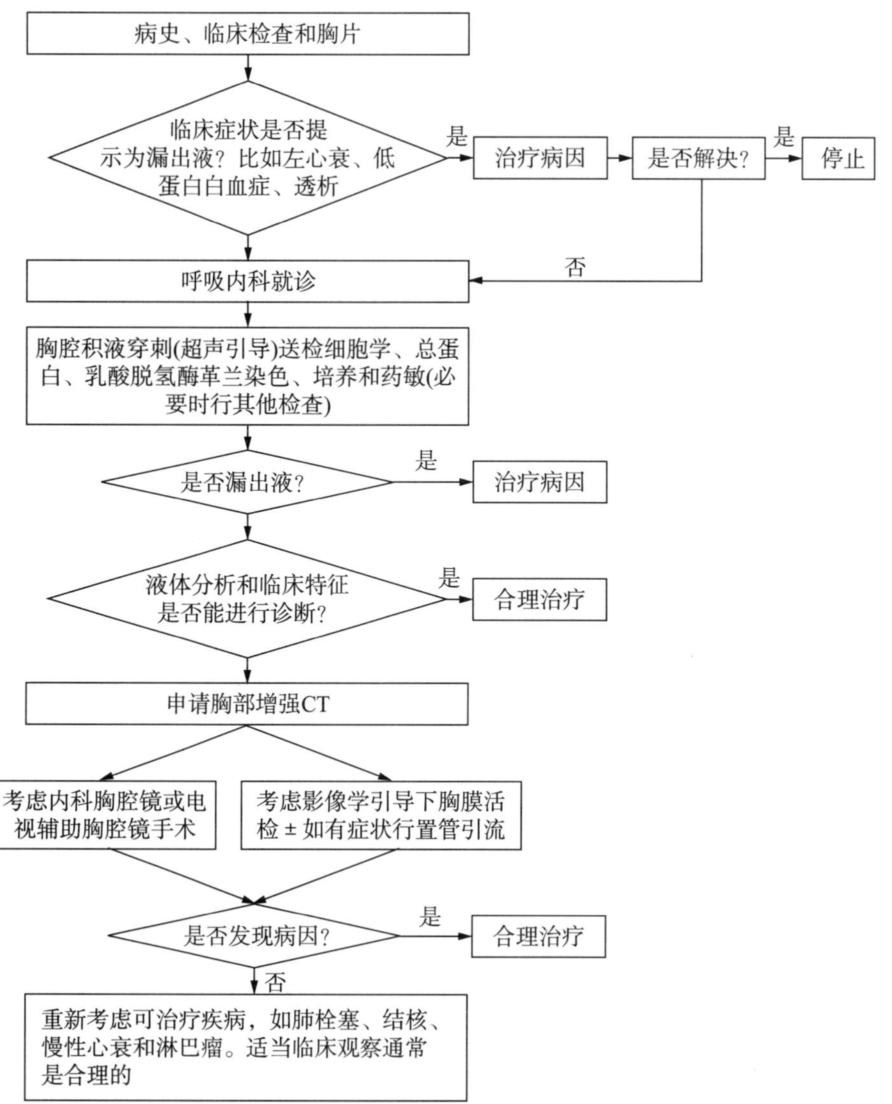

图 9－1　单侧胸腔积液的诊断流程

注射器行诊断性胸腔积液穿刺。胸腔积液均应送检总蛋白、乳酸脱氢酶(LDH)、革兰染色、细胞学和微生物培养。如果怀疑胸膜腔感染，在有条件时应用血气针抽取胸腔积液后立即送检 pH 值测定。剩余的积液 5 ml 送检微生物学，2～5 ml 送检生化，余下的 20～40 ml 送检细胞学。

1. 外观和气味　胸腔积液的外观和任何气味均应记录，表 9－1 总结了特殊原因所致胸腔积液的外观。把混浊或牛奶样胸腔积液进行离心将有助于区分脓胸和脂性胸腔积液；厌氧菌感染时往往伴有难闻的气味，有利于指导抗生素选择;而氨气味说明为尿胸;外观上血性胸腔积液通常见于恶性肿瘤、肺梗死、创伤、良性石棉性胸腔积液和心脏受伤后综合征。胸腔积液红细胞压积有助于诊断血胸。当胸腔积液红细胞压积>50%周围血液红细胞压积时可诊断血胸。

表 9-1 漏出性胸腔积液的病因

液　体	怀疑疾病
腐烂气味	厌氧菌性脓胸
食物颗粒	食管破裂
胆汁色	胆汁胸
牛奶样	乳糜胸/假性乳糜胸
“鱼酱油”样液体	阿米巴脓肿破裂

2. 鉴别漏出液或渗出液　将胸腔积液归类至漏出液或渗出液是早期重要的步骤,以缩小鉴别诊断范围,并直接指导后续的检查和处理。Light 标准:① 胸腔积液蛋白与血清总蛋白比值>0.5;② 胸腔积液 LDH 与血清 LDH 比值>0.6;③ 胸腔积液 LDH>2/3 血清 LDH 实验室正常值上限。胸腔积液如满足以上 1 条或 1 条以上即可诊断为渗出液。应使用 Light 标准来区分胸腔积液为渗出液还是漏出液(表 9-2,9-3),其准确度可达 93%~96%。因为临床诊断本身也存在错误率,所以 Light 标准不太可能被其他标准所超越。为了应用 Light 标准,应同时测量血液与胸腔积液中的总蛋白与 LDH 水平。但要注意,充血性心衰患者使用利尿剂后胸腔积液浓缩将导致总蛋白、LDH 和脂肪含量升高,此时 Light 标准将错误地将很大一部分漏出液划归为渗出液。

3. 氨基末端脑钠肽前体(NT-proBNP)　血液与胸腔积液中的 NT-proBNP 有助于区分充血性心衰所致的漏出液。Light 标准有时会将充血性心衰引起的胸腔积液误判为渗出液,此时 NT-proBNP 尤其有意义,阈值一般为 600~4 000 pg/ml(最常用 1 500 pg/ml)。由于血液与胸腔积液测定值相当,因

表 9-2 漏出性胸腔积液的病因

很常见的原因	较不常见的原因	罕见原因
左心室衰竭	低白蛋白血症	缩窄性心包炎
肝硬化	腹膜透析	尿胸
	甲状腺功能减低	Meigs 综合征
	肾病综合征	
	二尖瓣狭窄	

表 9-3　渗出性胸腔积液的病因

很常见的原因	较不常见的原因	罕见原因
恶性肿瘤	肺栓塞	黄甲综合征（以及其他淋巴异常性疾病，如淋巴管平滑肌瘤病）
肺炎旁胸腔积液	类风湿关节炎和其他自身免疫性胸膜炎	药物
结核	良性石棉性积液	真菌感染
	胰腺炎	
	心肌梗死后	
	冠状动脉旁路移植术后	

此只测定血液 NT-proBNP 浓度就已足够。脑钠肽在此方面应用的证据目前相对缺乏。

4. 细胞分类　胸腔积液细胞比值将有助于缩小鉴别诊断的范围，但均不特异。任何长期存在的胸腔积液均倾向于演变为以淋巴细胞为主。淋巴细胞性胸腔积液（即淋巴细胞计数＞50％有核细胞）的病因：恶性肿瘤（包括转移性腺癌和间皮瘤）、结核、淋巴瘤、心衰、冠状动脉旁路移植术后、类风湿性胸腔积液、乳糜胸、尿毒症性胸腔积液、结节病、黄甲综合征。中性粒细胞为主的胸腔积液通常提示急性病变，如肺炎旁胸腔积液、肺栓塞、急性结核感染和良性石棉性胸腔积液。10％以上细胞为嗜酸粒细胞时定义为嗜酸粒细胞性胸腔积液，通常由于胸腔内的空气或血液所致，无临床特异性。

5. 胸腔积液 pH 值　对于非化脓性胸腔积液，当怀疑胸膜腔感染时，如果能保证适当的采集技术，并能应用血气分析仪测定，则应测定胸腔积液的 pH 值。由于胸腔积液中混入空气或局麻药可能显著改变其 pH 值，因此要尽量避免。胸腔积液酸中毒通常见于恶性肿瘤、复杂性胸膜腔感染、结缔组织疾病、结核和食管破裂。在恶性胸腔积液，低 pH 值通常意味着更短的生存率、更广泛进展的疾病和更低的胸膜固定成功率。然而，在临床实践中，胸腔积液 pH 值最重要的应用在于帮助确定感染性胸腔积液是否需要置管引流，对于肺炎旁胸腔积液，pH 值＜7.2 意味着需要置管彻底引流。

6. 胸腔积液葡萄糖　胸腔积液葡萄糖水平降低（＜3.4 mmol/L）可见于复杂性肺炎旁胸腔积液、脓胸、类风湿性胸膜炎、结核、恶性肿瘤和食管破裂，极低水平的葡萄糖（＜1.6 mmol/L）通常见于类风湿关节炎和脓胸，虽然葡萄糖的降低与胸腔积液 pH 值相关，但在指导置管引流上，其意义远远低于 pH 值。

胸腔积液常规检测不包括淀粉酶或其同工酶，但当怀疑食管破裂或与胰腺疾病相关的积液时，淀粉酶测定将有所帮助。异位妊娠破裂及 10％恶性胸腔积液也会出现胸腔积液淀粉酶的升高。

四、细胞学

如果怀疑恶性胸腔积液，细胞学检查是最为迅速而创伤最小的明确诊断的方法，60%恶性胸腔积液可通过胸腔积液细胞学检查确诊。研究表明，第1份标本的阳性率为65%，送检第二份标本可增加27%阳性率，而送检第3份标本却只能再增加5%阳性率。因此，送检超过2份以上标本（采集自不同时间）的获益很低，应尽量避免。对于诊断恶性肿瘤应抽取多少量胸腔积液尚无定论，但一般认为，诊断性穿刺时尽可能将剩余胸腔积液均送检细胞学（可能为20～40 ml）。如果第1次结果为阴性而临床怀疑恶性肿瘤，则第2次应增加送检量。如果第1次穿刺除了用于诊断同时也起治疗作用，则应抽取≥60 ml液体送检细胞学。一旦形态学上证实为恶性肿瘤，可应用免疫组织化学方法进一步区分恶性细胞类型，这对于指导肿瘤治疗非常重要。不管何时均应尽可能获取胸膜组织以确定恶性间皮瘤的诊断。

五、肿瘤标记物

目前胸腔积液的常规检查中并不包括胸腔积液和血清肿瘤标记物检查。除了间皮素对诊断恶性间皮瘤具有较高的诊断价值（敏感性48%～84%，特异性70%～100%），其他肿瘤标记物对恶性肿瘤的诊断价值均不高。

六、进一步的诊断性影像学检查

为了让胸膜病变显示清楚，可以在胸腔积液未完全引流完毕前行胸膜增强CT检查，液体内悬空的气泡提示存在分隔，CT检查对于诊断脓胸尤其有用，因为胸腔积液周边的胸膜会明显增强而形成透镜状实变影。CT扫描还可以有助于区分脓胸及肺脓肿。对于复杂性胸膜腔感染，如果初始的置管引流未获成功并且考虑手术治疗时，也应行CT扫描。指南推荐，所有尚未确诊的渗出性胸腔积液均应行CT扫描，这有助于区分恶性与良性胸膜增厚。结节性胸膜增厚、纵隔胸膜增厚、壁层胸膜增厚>1 cm，以及圆周形胸膜增厚更支持恶性疾病，其特异性分别为94%、94%、88%和100%，而敏感性为36%～56%。目前胸腔积液常规检查中不包含核磁共振，但如果患者对造影剂禁忌，可考虑行核磁共振检查。

由于胸膜感染或滑石粉固定均会在PET－CT上呈现假阳性，因此借助PEI－CT区分良恶性的价值受到限制，并非常规检查。

七、侵袭性检查

1. 经皮胸膜活检　对于尚未确诊的胸腔积液，如果怀疑恶性肿瘤，而增强

CT也显示区域性胸膜结节，则影像学引导下细针穿刺是可供选择的经皮胸膜活检方法。研究表明，常规胸膜活检对恶性肿瘤的诊断率为57%，若联合胸腔积液细胞学检查也只能再增加7%～27%诊断率。胸膜恶性沉积物在中线与膈面更为明显，而这些也正是胸膜活检应尽量避开的区域；但如果有影像学引导，这些解剖区域也可安全地进行活检。在一个前瞻性研究中，影像学引导下经皮胸膜活检在21/24例患者中获得正确的诊断（敏感性88%，特异性100%）。因此，常规胸膜活检只在结核高发地区才具有诊断价值，而胸腔镜下和影像学引导下针刺活检具有更高的诊断收益。

2. 胸腔镜　当渗出性胸腔积液在行胸腔积液穿刺后仍不能明确诊断，而又怀疑可能是恶性肿瘤时，则推荐进行胸腔镜检查，临床上胸腔镜检查分为两种：内科胸腔镜和电视辅助胸腔镜手术（VATS）。内科胸腔镜可由内科医师或外科医师来操作。主要并发症如气胸、出血、肺炎很少，死亡罕见。对于恶性胸腔积液的诊断敏感性可达92.6%，对于结核性胸膜炎的诊断率也较常规胸膜活检高。VATS这一操作需由外科手术医师来完成，且需全麻，因此不适用于体弱或有严重并发症的患者。VATS诊断敏感性与内科胸腔镜相似，约为95%，也较为安全，很少出现并发症，其主要的优势在于可同时进行其他的手术操作。

3. 支气管镜　在未明确诊断的胸腔积液患者中，支气管镜检查作用有限，因此，尚未确诊的胸腔积液不应常规行诊断性支气管镜检查。但是，如果有咯血或者影像学提示存在支气管阻塞时，应考虑行支气管镜检查。如果确定要行支气管镜检查，应在胸腔积液引流后进行操作，以避免操作过程中气道受胸腔积液外在压迫。

八、特殊情况和检查

1. 结核性胸膜炎　结核性胸膜炎是对分枝杆菌蛋白的Ⅳ型变态反应，因此胸腔积液中分枝杆菌的菌量通常很少。胸腔积液涂片找抗酸杆菌的敏感性＜5%，胸腔积液培养敏感性为10%～20%。相比之下，胸腔镜下胸膜活检组织结核培养的敏感性＞70%，如果再联合胸膜活检病理发现坏死性肉芽肿，其敏感性接近100%。因此，如果行胸膜活检，组织应同时送检病理和培养，以提高结核的诊断敏感性。而胸腔镜下胸膜活检是最有可能获得分枝杆菌培养阳性结果（以及药敏）的检查。在结核性胸膜炎的低发国家，其替代性标记物有助于除外结核。腺苷脱氨酶是迄今为止经过验证最有效的标记物。胸腔积液的干扰素γ水平与腺苷脱氨酶有同样的诊断价值，在结核病低发地区干扰素γ释放试验（IGRAs）灵敏度高达90%，但特异性受限，不能鉴别隐性结核病和活动性结核病。IGRAs仅仅用于血液的检测，IGRAs胸腔积液的检测尚未获得批准。

2. 结缔组织疾病　类风湿关节炎和系统性红斑狼疮是最常见的累及胸膜

的结缔组织疾病。胸腔积液可来源于自身免疫性胸膜炎，或者继发于肾脏、心脏、血栓栓塞性疾病或药物治疗。类风湿关节炎患者中5%出现胸腔积液，男性多见。在结核低发国家，慢性类风湿胸腔积液是最为常见的引起假性乳糜胸的原因。大部分继发于类风湿关节炎的慢性胸腔积液均具有非常低的葡萄糖水平[<1.6 mmol/L(29 mg/dl)]。对于慢性胸腔积液，如果胸腔积液葡萄糖>1.6 mmol/L，则不太可能是由类风湿关节炎引起。但如果是急性类风湿胸膜炎，其胸腔积液的葡萄糖水平可以正常。

系统性红斑狼疮的患者中5%～10%以胸腔积液为首发表现，25%～30%为早期表现。胸腔积液量通常较少，50%为双侧。由于胸腔积液抗核抗体实际反映的是血清水平，因此通常无助于诊断，不应常规检测。

3. 继发于肺栓塞的胸腔积液　肺栓塞患者中23%～48%可在X线胸片上看到积液，胸腔积液量一般较少，可以在肺栓塞的同侧、对侧或双侧。最近几个应用Light标准的研究表明，肺栓塞相关的胸腔积液均为渗出液，但积液特点并不特异，因此尚需结合影像学来判断。

4. 乳糜胸和假性乳糜胸　如果胸腔积液呈牛奶状，应考虑乳糜胸或假性乳糜胸。偶尔脓胸也表现得非常浑浊，从而与乳糜胸相混淆。通过实验室离心，脓胸可见清亮上层液，而乳糜胸仍呈牛奶状。需注意的是，饥饿患者的乳糜胸有可能不呈牛奶状。

真性乳糜胸是由于胸导管或其分支破裂导致乳糜外渗引起(表9-4)。创伤(尤其是胸腔手术后的创伤)引起的真性乳糜胸约占50%，其他50%由恶性肿瘤(尤其是淋巴瘤)、结核和淋巴异常疾病引起。不同于其他渗出性胸腔积液，乳糜胸的诊断及其病因不太可能通过胸腔镜或胸膜活检明确。在非手术病例，必须行胸部CT扫描，以排除纵隔病变(尤其是淋巴瘤)，渗出部位可通过淋巴管造影明确。

表9-4　乳糜胸与假性乳糜胸的常见病因

乳　糜　胸	假性乳糜胸
创伤：胸部手术(尤其涉及后纵隔的操作，如食管切除术)，胸部外伤	结核
肿瘤：淋巴瘤或转移癌	类风湿关节炎
其他：淋巴异常疾病(包括淋巴管平滑肌瘤病)、结核、肝硬化、中央静脉闭塞、乳糜腹	
特发性：特发性大约10%	

假性乳糜胸是由于胆固醇结晶积聚形成“胆固醇积液”所致。类风湿性胸膜炎和结核性胸膜炎是引起假性乳糜胸最常见的原因。

乳糜微粒的存在证明为乳糜胸，而胆固醇结晶的存在支持假性乳糜胸。真性乳糜胸的三酰甘油水平通常＞1.24 mmol/L（110 mg/dl），如果＜0.56 mmol/L(50 mg/dl)则通常可排除乳糜胸。假性乳糜胸的胆固醇水平＞5.18 mmol/L(200 mg/dl)或存在胆固醇结晶(表9-5)。因此，如果怀疑乳糜胸或假性乳糜胸，则应检测胸腔积液中胆固醇结晶和乳糜微粒，同时测定胸腔积液的胆固醇与三酰甘油水平。此外，乳糜胸可以由继发于肝硬化的乳糜腹经膈渗漏形成，在此情况下，胸腔积液通常为漏出液。

表9-5　假性乳糜胸与乳糜胸的积液脂肪浓度

特征	假性乳糜胸	乳糜胸
三酰甘油		＞1.24 mmol/L(110 mg/dl)
胆固醇	＞5.18 mmol/L(200 mg/dl)	通常很低
胆固醇结晶	通常存在	缺乏
乳糜微粒	缺乏	通常存在

5. 良性石棉性胸腔积液　良性石棉性胸腔积液通常在接触石棉后20年内诊断。通常胸腔积液量少且无症状，常呈血性。胸腔积液往往在6个月内自行吸收，遗留弥漫性胸膜增厚。由于缺乏确诊试验，因此只能通过长期随诊来明确诊断。对于有石棉接触史的胸腔积液患者，应早期考虑行胸腔镜及胸膜活检。

癌性胸腔积液

1. 症状　除有原发肿瘤的症状外，可有胸闷、气急等，胸水增长速度快，抽液后数日又有气急出现。

2. 体征　有胸腔积液征。

3. 影像学检查　抽胸水后X线检查可发现肺内或胸膜病灶，CT对在胸水中寻找肺、胸膜病变有较大价值。

4. 胸水检查　多为血性，亦可为淡黄色。其生化检查：癌性胸水pH值多＞7.4；癌性胸水中葡萄糖含量多＞3.3 mmol/L；血清LDH＞3.0时考虑癌性胸水；癌性胸水中癌胚抗原(CEA)往往增高，多大于10 ng/ml或胸水CEA/血清CEA＞1.0；恶性胸膜间皮瘤胸水中透明质酸含量明显增高，常＞0.8 mg/ml。胸水细胞学检查或胸膜活检可提高诊断准确性。

血性胸腔积液分类

1. 血染胸液　指红细胞$>10.0\times10^9/L$，其可由产生渗出性胸液和漏出性胸液的各种病因引起。

2. 血性胸液　指红细胞$>100.0\times10^9/L$，可由胸外伤、肺梗死、结核、结缔组织病及恶性胸液等引起。

3. 血胸　指循环血进入胸腔，虽有胸液稀释，但红细胞、Hb、血细胞比容等值仍高于50%循环血中的各值，可由胸外伤、血管破裂引起。

病毒性胸膜炎

1. 临床特点

(1) 胸痛剧烈，常引起呻吟不止，多有胸壁触痛及叩击痛。

(2) 常并发心肌炎及急性复发性心包炎。

(3) 胸膜易产生粘连增厚，膈肌被牵引上移，纵隔向健侧移位，胸水常呈包裹性或多房性，故抽胸水较困难。

(4) 有自限性，一般1～2周后症状减轻，数周自愈。

2. 辅助检查

(1) 咽拭子、血清、尿、粪等标本病毒培养阳性。

(2) 胸水为浆液性，细胞数$(0.1\sim6)\times10^9/L$，糖>2.2 mmol/L，蛋白>30 g/L，LDH$<1\,000$ U/L，pH值>7.2，细菌培养阴性。

胆固醇性胸膜炎

1. 临床表现　本病为慢性疾病，症状较轻，压迫症状与全身中毒症状少见，少数患者有胸痛、发热，积液吸收缓慢，有再发的可能。

2. X线检查　表现为包裹性积液，多伴有胸膜增厚。

3. 胸水检查　胸水呈乳状、黄色或绿色等不同色泽，而以黄白色较多见，比重多在1.020～1.030，镜检可有大量的棱形胆固醇结晶体。胸水离心后表面呈乳状，加入碱或乙醚乳状不消失。

葡萄球菌性出血性胸膜炎

凡遇儿童或青壮年患血胸者，如有皮肤化脓感染史或病灶，急性感染中毒症状明显，两肺有团状阴影，尤其伴有脓肿、蜂窝状改变、肺大泡形成等，应考虑葡萄球菌性出血性胸膜炎，如具备以下条件可确诊。

(1) 葡萄球菌性败血症和(或)葡萄球菌肺炎的临床表现。

(2) 血培养和(或)胸液培养为葡萄球菌。

(3) 均匀血性胸液或胸液中红细胞数≥10 000/mm^3。

异型胸膜炎的分类

1. 包裹性胸膜炎　多数在胸膜腔的后壁，X 线显示胸壁外缘浓密，内缘光滑，阴影自上而下，不能用一般肺段的解剖予以解释。注意与肺实质病变或肺不张鉴别。

2. 纵隔胸膜炎　纵隔胸膜腔分前后两部分，X 线征象为纵隔阴影增宽或凸于纵隔的半圆形阴影，因重力的作用，纵隔积液的基底部较宽，上部较窄。注意与心包积液、纵隔炎、纵隔肿瘤相鉴别。

3. 基底胸膜炎　又称“肺底积液”，系指积聚于肺底与膈上的胸腔积液。X 线示横膈影升高，病侧肋膈角变钝。左侧肺底积液，则横膈与胃泡间距离增宽，侧卧位或平卧位时拍片，真横膈即显出。应注意与膈肌麻痹相鉴别。

4. 叶间胸膜炎　上下叶间的积液，X 线正位片上阴影呈圆形，在水平裂之上，积液吸收后病灶消失。上中叶间的积液阴影亦呈球形，密度均匀，贯穿水平裂。右肺中下叶间的积液在后前位片上呈右下膈上均匀致密阴影，侧位片呈长三角形，基底在下。

胸水量分级

以 X 线为依据将胸水量分为以下 3 级。

Ⅰ级(小量)：第 5 前肋以下。

Ⅱ级(中量)：第 5 至第 2 前肋之间。

Ⅲ级(大量)：第 2 前肋以上。

交感性胸水

交感性胸水，系指伴有细菌性肺炎和肺化脓症的胸水。胸水的肉眼所见可以是化脓性的也可以是浆液性的。但肉眼看胸水是化脓性时，通常称为脓胸，如为浆液性时，则称为交感性胸水。在欧美，其治疗需胸腔插管和涂片检查胸水，细菌阳性时，称为 complicated 交感性胸水。

乳糜胸液

1. 外科手术创伤、外伤、淋巴瘤和转移癌等损伤胸导管时可引起本病。询问病史时注意有无外伤和手术史。

2. 胸痛、气促、乏力和胸腔积液征是本病的主要临床表现。如果原发病是淋巴瘤常有发热和浅表淋巴结肿大。

3. 血象有轻度贫血和轻度白细胞数增加。

4. X线胸片有胸腔积液阴影，注意胸片有无纵隔淋巴结肿大和转移癌征象。

5. 胸液呈乳状，含大量脂肪，大于 400 mg/dl，其中胆固醇含量高，苏丹Ⅲ染色阳性。

乳糜胸

乳糜胸的临床诊断较为简单。从胸腔中抽出乳糜胸水，其特征为外观呈乳白色，比重＞1.012，细胞数 400～6 000 个/ml，分类中淋巴细胞占 80%左右，三酰甘油为 4～40 g/L，蛋白质 2.2～5.9 g/L，乳糜试验阳性。胸水涂片或培养均找不到细菌。血中常伴有脂代谢紊乱（三酰甘油较高），胸水中胆固醇含量相对较低。

尿胸

尿路梗阻引起的胸腔积尿称为尿胸。

尿路梗阻患者迅速发生积蓄性单侧胸膜渗出，但无任何其他可致胸膜渗出性疾病的证据，消除尿路梗阻和引流尿胸后，肾功能改善，胸腔积液消退。所有患者胸腔液肌酐浓度比血液肌酐浓度高而确诊为尿胸。

第十章 肺结节病

肺结节病

（日本　大岛　骏作等）

1. 临床症状、体征符合结节病。
2. 经组织学检查证实。
3. 排除已知的肉芽肿性疾病。

肺结节病的分期(一)

(Beeson)

0 期：胸片正常。

Ⅰ期：双肺门淋巴结肿大。

Ⅱ期：肺部淋巴结肿大伴肺部浸润。

Ⅲ期：肺部浸润伴纤维化。

肺结节病的分期(二)

(Deremee)

0 期：胸片正常。

Ⅰ期：仅有肺部淋巴结肿大。

Ⅱ期：肺门淋巴结肿大伴肺实质浸润。

Ⅲ期：肺实质浸润，无肺门淋巴结肿大。

肺结节病的病型分类

（日本结节病研究协会）

Ⅰ型：两肺门淋巴结肿大(BHL)，或单肺门淋巴结病(UHL)。

Ⅱ型：肺门、肺野型(BHL和肺内阴影同时存在)。

Ⅲ型：肺野型(仅有肺内阴影)。将肺纤维化作为肺野型的特殊类型，有肺萎缩硬化者归入此型。

钙化性孤立性肺结节边缘CT分度

Ⅰ度：边缘锐利、光滑。

Ⅱ度(轻度)：中度光滑伴有一些分叶状。

Ⅲ度(中度)：不规则起伏或轻度毛刺状。

Ⅳ度(重度)：明显的不规则和毛刺状。

Ⅴ度(特殊型)：结节周围的晕征，指在呈软组织密度的结节周围出现部分或全部包围结节的磨玻璃影。

孤立性肺结节的钙化分度

Ⅰ度：中心型。

Ⅱ度：层状型。

Ⅲ度：爆米花型。

Ⅳ度：针尖型。

Ⅴ度：弥漫型。

薄层CT孤立性肺结节和支气管关系分度

1993年，Gaete根据CT表现将其分为以下5度。

Ⅰ度：支气管为结节所中断，结节组织暴露于支气管腔。

Ⅱ度：结节内除含有支气管，结节组织暴露于支气管腔。

Ⅲ度：支气管腔受结节压迫可伴有移位，但支气管黏膜是完整的。

Ⅳ度：局部支气管有狭窄，但狭窄边缘光滑。

Ⅴ度：局部支气管有狭窄，狭窄边缘不规则。

结节病（一）

（第七次结节病国际会议）

1. 有结节病典型的临床表现和放射线征象。
2. 组织学活检符合结节病的病理改变。
3. Kveim－Siltzbach 皮肤试验阳性。
4. 高免疫球蛋白血症。
5. 高钙尿症，有时并发高钙血症。
6. 皮质类固醇治疗可使症状缓解，抑制炎症浸润和肉芽肿形成。

结节病（二）

（日本　鹫崎　城）

诊断方法

1. 根据临床特征诊断

（1）胸部X线片所见：胸片的特异改变是两肺门淋巴结肿大（BHL）和肺野内散在的点状影，有时支气管旁淋巴结肿大。因间接摄影也可看清，故多于集体体检中发现。阴影多出现于中肺野和上肺野，有时不限于点状影而呈斑状影、肿瘤状影、絮状影或线状影，甚至出现薄壁空洞影。因此如无BHL，仅以X线诊断实属困难。

（2）眼病变：双侧葡萄膜炎和各种视网膜病变。少数病例由于眼压上升导致青光眼而失明。视网膜病变有时出现于中心部，但更多出现于边缘部，故眼底检查时必须注意观察边缘部。患者常因眼症状而就诊于眼科。对本病关注的眼科医生将患者转来内科的情况屡见不鲜。

（3）浅部淋巴结肿大和皮肤病变：浅部淋巴结肿大多见于右前斜角肌淋巴结。如果胸内有病变，则70％可出现浅部淋巴结肿大。过去曾依据淋巴活检确诊本病。皮肤改变表现为各种皮疹和皮下结节。有的病例在发病初期小腿上出现一过性结节性红斑。

(4) 其他方面：唾液腺(如腮腺)肿大，中枢神经和末梢神经受累(面神经瘫、尿崩症)，心脏受累(依据心电图、心电向量图、心脏扫描和心肌活检等方法诊断)，肾脏受累[高钙血(尿)症]，血管受累(眼底改变、支气管黏膜的改变以及在组织学上肾和肌肉血管出现本病病变)，肝脾肿大，偶有发热，血沉增快以及出现精神症状。

2. 根据病理组织学特征诊断

结节病的组织学改变是类上皮细胞构成的特殊肉芽肿，不伴有干酪样变或其他形式坏死。以往多采取浅部淋巴结(前斜角肌淋巴结)做活检，现在多经支气管取肺组织做活检(TBLB)。此外也可于肝、肌肉、皮肤取材在 Kveim 反应注射部位取材做活检(于注射抗原后 3～6 周)，但目前 Kveim 抗原多不稳定，质量不佳，故使用尚有困难。

3. 参考所见

(1) 血管紧张素转换酶(ACE)和溶菌酶值增高，其机制不明。此项酶测定尚未列入健康保险常规检查之内。

(2) 结核菌素试验多减弱，血清 γ-球蛋白增高。

诊 断 标 准

日本厚生省肉芽肿性肺疾患调查研究班根据上述临床和病理特征规定结节病诊断标准如下。

(1) 临床诊断组：临床特征与本病一致，能排除其他疾病而无组织学证据者属于临床诊断组，此时上述参考所见极为重要。以下两项是临床诊断组的重要依据：① 两肺门淋巴结肿大(BHL)时。② 无 BHL 而在两个以上器官可能存在本症病变时。

(2) 组织学诊断组：在具备临床特征的同时更有组织学证据[活检和(或)Kveim 反应阳性]者。

结节病(三)

1986 年，Simon 提出结节病的诊断应根据临床表现及以下实验室检查结果。

(1) 高血钙。

(2) SACE(血清血管紧张素转化酶)升高。

(3) 末梢血中淋巴细胞绝对数≥1 500。

(4) BALF(支气管肺泡灌洗液)中淋巴细胞相对计数≥15%。

(5) ^{67}Ga 肺扫描阳性。

(6) IgG 1∶32 或发现 Epstein－Barr 病毒。

(7) 胸部 X 线异常。

(8) 肺功能异常。

结节病(四)

(中华医学会呼吸系病学会结节病学组　1988 年)

结节病是一种病因未明的多器官多系统受累的肉芽肿性疾病，近几年已引起国内广泛注意。为了取得结节病诊断、分型、分期、治疗等方面较为统一的意见，结节病学组于 1988 年学术研讨会上对结节病诊断要点(试行方案)[《中华结核和呼吸系疾病杂志》1985，8：245]进行了修改和补充，完成了第二次修订稿，建议在临床实践中试用。

1. 结节病临床诊断

(1) 由于结节病属多脏器疾病，其症状随受累脏器而不同。在我国从临床角度诊断结节病应注意排除结核病或合并结核病，也应排除淋巴系统肿瘤或其他肉芽肿性疾病。

(2) 胸部 X 线照片示双侧肺门及纵隔对称性淋巴结肿大，伴有或不伴有肺内网状、结节状、片状阴影。

(3) 组织活检证实或符合结节病(注：取材部位可为表浅肿大的淋巴结、纵隔肿大淋巴结、支气管内膜的结节、前斜角肌脂肪垫淋巴结活检，肝脏穿刺或肺活检以及皮肤损害处活检等)。

(4) Kveim 试验阳性反应。

(5) 血清血管紧张素转换酶(SACE)活性升高(接受激素治疗或无活动性的结节病患者可在正常范围)。

(6) 5 单位旧结核菌素试验(OT 试验)为阴性或弱阳性反应。

(7) 高血钙、尿钙症，碱性磷酸酶增高，血浆免疫球蛋白增高，支气管灌洗液中 T 淋巴细胞及其亚群的检查结果等可作为诊断结节病活动性的参考。有条件的单位可作^{67}Ga 同位素注射后 γ 照相，以了解病变侵犯的程度和范围。

第(2)～(4)条为诊断的主要依据。第(1)、(5)、(6)条为重要的参考指标。注意综合诊断、动态观察。

2. 病理诊断

(1) 病变主要为上皮样细胞构成的肉芽肿性结节，结节分布较均匀，大小形态较一致。

(2) 结节内无干酪样坏死,可偶见小灶性纤维素样坏死。

(3) 病变中常见多核巨细胞(常为郎格罕巨细胞或异物型巨细胞混合存在),结节内常见少量淋巴细胞散在。

(4) 巨细胞内可偶见星状体或舒曼(Schaumann)小体等包涵物。

(5) 抗酸染色阴性(用油镜多视野仔细检查)。

(6) 镀银染色结节内及结节周围有较丰富的网状纤维,而在结核灶中网状纤维多被破坏而不完整。

(7) 结节内有时可见薄壁小血管。

3. 分型

(1) 全身多脏器结节病:胸内及胸外均受侵犯。

(2) 胸内结节病,分以下 3 期:Ⅰ期:双侧肺门及纵隔淋巴结肿大。Ⅱ期:双侧肺门及纵隔淋巴结肿大外,肺野可见颗粒状、纤维结节状或棉团状阴影。Ⅲ期:肺呈现纤维化改变。

4. 结节病活动性的判定

(1) 活动性:病情进展,SACE 活性增高,免疫球蛋白增高或血沉增快,有条件的单位可做支气管灌洗术,根据灌洗液中 T 淋巴细胞亚群的细胞比率,或做 ^{67}Ga 扫描来判定活动性。

(2) 无活动性,临床好转,上述客观指标基本正常。如果持续好转,病性呈稳定状态达 5 年以上者,可称为痊愈。

结节病(五)

(全国肺部感染和肺部弥漫性疾病学术讨论会　1993 年)

结节病是一种病因未明的多系统受累的肉芽肿性疾病,近来已引起国内广泛关注。为了取得对结节病的诊断、分型、分期、治疗等方面较统一的意见,结节病学组于 1993 年学术研讨会上对结节病的诊断及治疗方案(第二次修订稿)[《中华结核和呼吸杂志》1989,12: 243]进行了修改和补充,完成了第三次修订稿,建议在临床实践中试用。

1. 结节病临床诊断

由于结节病属多脏器疾病,其症状随受累脏器而不同。在我国,从临床角度诊断结节病应注意排除结核病或合并结核病,也应排除淋巴系统肿瘤或其他肉芽肿性疾病。

(1) 胸片显示双侧肺门及纵隔对称性淋巴结肿大(偶见单侧肺门淋巴结肿

大），伴或不伴有肺内网状、结节状、片状阴影。必要时参考胸部 CT 进行分期。

(2) 组织活检证实或符合结节病（注：取材部位可为表浅肿大的淋巴结、纵隔肿大淋巴结、支气管内膜的结节、前斜角肌脂肪垫淋巴结活检、肝脏穿刺或肺活检等）。

(3) Kveim 试验阳性反应。

(4) 血清血管紧张素转化酶（SACE）活性升高（接受激素治疗或无活动性的结节病患者可在正常范围）。

(5) 5IU 结核菌素试验（5IU PPD－S 试验）为阴性或弱阳性反应。

(6) 高血钙、高尿钙症，碱性磷酸酶增高，血浆免疫球蛋白增高，支气管肺泡灌洗液中 T 淋巴细胞及其亚群的检查结果等可作为诊断结节病活动性的参考。有条件的单位可作^{67}Ga 同位素注射后，应用 SPECT 显像或 γ 照相，以了解病变侵犯的程度和范围。

具有(1)、(2)或(1)、(3)条者，可诊断为结节病。第(4)～(6)条为重要的参考指标。注意综合诊断、动态观察。

2. 病理诊断

结节病的病理变化缺乏特异性，因而病理诊断必须和临床相结合。以下形态特点，支持结节病病理诊断*。

(1) 病变主要为上皮样细胞组成的肉芽肿性结节，结节体积较小，大小形态比较一致，境界清楚。

(2) 结节内无干酪样坏死，偶尔结节中央可有小灶性纤维素样坏死。

(3) 结节内常有多核巨细胞（异物巨细胞、郎格罕巨细胞）以及少量散在的淋巴细胞。周围有较多淋巴细胞浸润，后期为纤维组织包绕。结节多时可彼此融合，但通常仍保留原有结节轮廓。

(4) 巨细胞内出现包涵物舒曼（Schaumann）小体，双折光结晶、星状体的机会较结核结节为多，尤其是见较多舒曼小体，或偏光显微镜下见较多双折光结晶时，提示结节病。

(5) 镀银染色可见结节内及结节周围有大量网状纤维增生（结核结节中央的网状纤维大多不完整）。

(6) 特殊染色未见结核菌（油镜多视野检查）或真菌等病原微生物。

(7) 结节内可偶见薄壁小血管。

3. 分型

(1) 胸内结节病：0 期：无异常 X 线所见。Ⅰ期：肺门淋巴结肿大，而肺部无异常。ⅡA 期：肺部弥漫性病变，同时有肺门淋巴结肿大。ⅡB 期：肺部弥漫性病变，不伴肺门淋巴结肿大。Ⅲ期：肺纤维化。

(2) 全身多脏器结节病：胸内及胸外均受侵犯。

4. 结节病的活动性的判定

(1) 活动性：病情进展，SACE 活性增高，免疫球蛋白增高或血沉增快。有条件的单位可做支气管肺泡灌洗术，参考灌洗液中的淋巴细胞百分数和 T 辅助细胞/T 抑制细胞的比值，或做^{67}Ga 扫描来判定活动性。

(2) 无活动性：临床好转，上述客观指标基本上属正常者。如果持续好转，病情稳定状态达 5 年以上者，可称为痊愈。

注：*结节病诊断用语：根据病理组织学特点结合临床资料可考虑以下 3 种情况的诊断用语。

(1) 诊断为结节病：病理所见典型，临床特征也典型。

(2) 不排除结节病：为肉芽肿性病变，病理特征不典型，临床典型或不典型。

(3) 局部性结节病样反应：组织学上基本符合结节病，但同时存在其他已确诊的疾病，如恶性肿瘤等。

结节病(六)

1981 年，Battesti 提出一个综合性诊断标准，可以据此正确提高诊断。但这一标准较繁琐，因此，我国结节病科研组于 1985 年提出了诊断标准。和 Battesti 诊断标准相比，此诊断标准重点突出，临床工作中容易掌握，内容如下。

1. 结节病临床诊断

(1) 结节病是一种多种器官及组织受损害的疾病，其临床表现多种多样。应排除结核病及淋巴系统肿瘤或其他肉芽肿性疾病。

(2) X 线检查可见肺门及纵隔淋巴结肿大，并称对称性，伴(或不伴)有肺内网状、片状或结节状阴影。

(3) Kveim 试验呈阳性反应。

(4) 组织活检病理诊断证实或符合结节病。

(5) 血钙、尿钙、碱性磷酸酶升高，血浆免疫球蛋白增高。

(6) 血清血管紧张素转换酶活性增高。

上述标准中的(2)、(3)、(4)条为诊断的主要依据，而(1)、(5)、(6)条为重要的参考依据。

2. 病理诊断依据

(1) 主要为上皮样细胞形成的肉芽肿。结节均匀分布，形态、大小一致。

(2) 结节内不发生干酪样坏死，偶见小灶性纤维素性坏死。

(3) 结节内常见多核巨细胞[朗格罕细胞(Langerhans'cell)和异物巨细胞常同时存在]，结节内少量淋巴细胞散在。

(4) 巨细胞内偶见舒曼小体或星状小体。

(5) 抗酸染色阴性。

(6) 嗜银染色结节内及四周有较多的网状纤维，而结节灶中网状纤维多被破坏。

(7) 结节内有时可见薄壁小血管。

结节病(七)

结节病是一种原因不明的肉芽肿性疾病，可以侵犯机体的各个系统，其中以肺和淋巴系统的累及最为常见。特征性病理改变为受累器官的非干酪样坏死性肉芽肿。临床过程表现多样，初发者中约2/3的患者可以自行缓解。受累器官的进行性毁损可以导致不可逆的纤维化和后遗症，病死率为1%～4%。

一、结节病的诊断标准

1. 相应的临床或胸部X线/胸部CT征象。

2. 组织学检查显示非干酪样坏死性肉芽肿。

3. 细菌和真菌检查阴性，排除其他肉芽肿性疾病。

如果无组织学证据，但有相应的临床或胸部X线/胸部CT征象，而且BAL检查显示CD4/CD8>3.5%，结节病的诊断多能成立；如果具有双肺门淋巴结肿大、关节炎和结节性红斑三联征，伴有发热、不适和肌肉痛，则可以诊断为Lofgren综合征，即急性结节病。

二、病情活动性判断

1. 活动性　① 症状明显或病情进展，伴或不伴眼、心、脑、肝等肺外脏器累及。② 胸部X线/胸部CT渗出增加。③ 肺功能恶化(肺活量减少≥10%)。④ 心电图异常，心肌酶或肝酶增加，血钙增加。⑤ SACE明显增加，免疫球蛋白或血沉增高。⑥ BAL示淋巴细胞明显增高伴CD4/CD8>3.5。⑦ ^{67}Ga核素扫描阳性。

2. 无活动性　临床好转，上述客观指标基本恢复正常并稳定。

结节病的(实验室)诊断标准

根据临床及影像学表现，一个或多个器官组织学证实有非干酪样肉芽肿，并排除其他可引起类似影像学及组织学表现的疾病可明确结节病诊断。结节病诊断标准如下。① 结节病是一种多种器官及组织受损害的疾病。其临床表现多种多样。但应排除结核病及淋巴系统肿瘤或其他肉芽肿性疾病。② 胸部影像学检查可见双侧肺门及纵隔淋巴结对称性肿大,伴有或不伴有肺内网状、片状或结节状阴影。③ Kveim 试验呈阳性反应。④ 组织活检病理证实或符合结节病。取材部位可以为浅表肿大淋巴结、纵隔肿大淋巴结、支气管内膜结节、前斜角肌脂肪垫淋巴结,可以采用肝脏穿刺或肺活检以及成肤损害处活检等。⑤ 5U 旧结核菌素皮肤试验为阴性或弱阳性反应。⑥ 血清血管紧张素转换酶活性增高。⑦ 高血钙、高尿钙、碱性磷酸酶升高、血浆免疫球蛋白增高。以上标准中的②、③、④条为诊断的主要依据,而①、⑤、⑥条为重要的参考依据。

结节病的临床分期

异常的胸部 X 线表现常是结节病的首要发现,约有 90%以上的患者伴有胸片的改变。其典型表现为双侧肺门及纵隔对称性淋巴结肿大,可伴有肺内网状、结节状或片状阴影。根据胸部 X 线的表现可对胸内结节病进行分期。

0 期:属于早期结节样肺泡炎阶段,肺部 X 线检查阴性。约占总病例的 8%。

Ⅰ期:双侧肺门淋巴结肿大伴或不伴气管旁淋巴结肿大,无肺内病变。约占 51%,最后消散者占 65%。

Ⅱ期:双侧肺门淋巴结肿大伴肺实质浸润。作为初发表现者占 29%;约 49%可消散。肺部病灶常为弥漫粟粒样至 1 cm 以上片状、棉絮状或结节状浸润,可伴网织状改变。

Ⅲ期:仅有肺实质浸润,无肺门淋巴结肿大。

Ⅳ期:进行性肺间质纤维化为主的病变可伴有肺大泡或囊性支气管扩张。作为初发病的表现很少见(约占 12%)。约 20%可消散。肺部病变可从浸润到不同程度的纤维化,伴囊肿性改变的蜂窝肺。

肺部小结节

随着设备和技术的发展,影像学扫描能够敏锐地发现肺部小结节,但是肺部小结节除人们所关注的支气管肺癌外,尚包括良性疾病。因为肿瘤大小和分期与预后具有明确的相关性,所以快速明确肺部结节的良恶性,切除恶性病灶并避免不必要的良性病灶切除，减轻患者经济负担是目前肺癌诊断和治疗的热点。

一、肺部小结节的定义

目前孤立性肺结节(solitary pulmonary nodule, SPN)公认的定义为：单一的、边界清楚的、影像不透明的、直径小于或等于 30 mm、周围完全由含气肺组织所包绕的病变，没有肺不张、肺门增大或胸腔积液表现的肺部结节。SPN 病因多种多样，可能为恶性疾病，如支气管肺癌、类癌、淋巴瘤和其他肿瘤的单个肺转移，也可能为一系列良性病变，如非特异性肉芽肿、特异性肉芽肿感染及错构瘤。

过去肺部结节常由胸部 X 线检查偶然发现，并且多为孤立的病灶。计算机断层扫描(computed tomography, CT)在肺部结节的检测和鉴定中较 X 线具有明显优势，如今大多数肺部结节都是由 CT 扫描发现的。因此传统的肺部结节的定义根据 CT 研究的数据而进行了更新。

肺部结节由数目、大小和密度为基础进行定义。直径大于 30 mm 的病灶定义为团块(masses)而非结节，且现有研究结果显示团块通常提示为恶性。当肺部结节并非单一结节或结节周围并非全部由含气肺组织所包绕时，“孤立性”这个定义便不再使用。近年来，一个重要类别的肺部结节逐渐增多，即亚厘米结节(subcentimeter nodules)，指的是直径小于等于 8 mm 的肺部结节。另外也能通过 CT 判断是否存在磨玻璃样变(ground - glass opacity, GGO)对肺部结节进行更精确和详细的分类。肺部结节可能为纯磨玻璃样，或纯实质样，也可能为磨玻璃样和实质混合样(也称为半实质)。这些特征均能帮助鉴别肺部结节的良恶性。

二、肺部结节良恶性的评估

在胸部 X 线检查中，SPN 的检出率仅达到 0.09%～0.20%。随着 CT 的发展与应用，病灶的检出率明显增加，多个早期肺癌筛查的试验结果显示，SPN 的 CT 检出率能够达到 40%～60%，大多数 SPN 直径小于 10 mm，癌性 SPN 仅占 1%～12%。所以，发现肺部结节后判断良恶性尤其重要。

当患者胸部 CT 检查提示存在肺部结节时，如何对肺部结节进行良恶性判断是诊断和后续治疗的关键。首先，应根据获得信息如患者的临床危险因素和肺部结节的 CT 特征进行结节恶性概率的评估。

临床评估包括患者的病史和体征检查。提示恶性概率高的临床危险因素有结节大小、年龄、肿瘤史、吸烟史、慢性阻塞性肺疾病史、石棉接触史，见表 10 - 1。

表 10-1 肺结节患者的肺癌危险因素和肿瘤风险

因素	肿瘤风险		
	低	中	高
结节大小(直径 mm)	＜8	8～20	＞20
年龄(岁)	＜45	45～60	＞60
肿瘤病史	无肿瘤病史		有肿瘤病史
吸烟史	从未吸烟	吸烟，每天＜1 包	吸烟，每天≥1 包
戒烟史	戒烟≥7 年	戒烟＜7 年	从未戒烟
COPD	无	有	
石棉接触史	无		有
结节特征	光滑	分叶	毛刺

用于评估肺部结节风险的 CT 特征包括结节的大小，结节的边界特征及结节的密度。

结节的恶性概率随大小而改变。研究显示，肺部亚厘米结节的整体恶性程度偏低。在多个肺癌筛查试验中，直径小于 5 mm 的肺结节的恶性概率为 0%～1%，直径在 11～20 mm 的肺结节的恶性概率有 33%～64%，而直径大于 20 mm 的肺结节的恶性概率达到 64%～82%。

结节的边界特征也可用于帮助评估 SPN 良恶性。SPN 呈不规则、分叶状或毛刺状边界通常较边界光滑的恶性可能性高。与实质样结节相比，磨玻璃样或半实质样肺部结节的恶性概率高。

结节的密度在区别良恶性中也起到重要作用。良性的钙化形式(弥散的、中央的、薄层的或爆米花样形式)和结节内呈脂肪密度(如错构瘤)都提示恶性概率低，具有以上特征的结节推荐密切随访观察甚至不用随访，可避免多余的、不必要的诊断性检查。点状或者偏心样钙化则不能完全排除恶性可能，常需要进一步的检查明确。

对周围型腺癌的研究已明确了结节的 CT 特征、病理类型、生长速度与临床预后的相关性。一般来说，纯磨玻璃样结节的恶性概率较其他的要高。细小的磨玻璃样病变是典型的原位腺癌代表，即以往所称细支气管肺泡细胞癌(bronchioloalveolar cell carcinoma，BAC)，或其公认的癌前病变，非典型性腺瘤样增生等。这些病变通常生长缓慢，尽管会因长期观察拖延了手术切除时期，但预后仍较好。而结节生长加速或形成实质成分常提示其向侵袭性腺癌转化，一旦出现以上表现需考虑外科手术治疗。

根据上述的临床危险因素和 CT 特征可评估结节的检查前恶性概率，然后再选择下一步的诊断性检查，结合检查结果再一次评估检查后 SPN 的恶性概率。

呼吸道烧灼伤和吸入损伤

1. 烧灼伤发生于室内，或虽在室外，但现场存在较多有害气体或烟雾。
2. 面、唇、口腔、鼻毛和咽后壁可见烧灼伤。
3. 声音嘶哑。
4. 气促、咳嗽，并有带碳粒的痰液。
5. 有缺氧的表现，如发绀或神志障碍。
6. 肺部可闻湿罗音、鼾音和哮鸣者。

肺 下 积 液

1. 除原发病症状外，有咳嗽、气短、患侧下胸痛及发热。
2. X 线检查有膈肌上升影像。
3. 对于“膈肌”高位的病例，进行超声波定位。
4. 脓胸腔穿刺。

白血病的肺部表现(一)

（伊　滕等）

伊滕等分为 5 型。

(1) 肺纹理增强。

(2) 支气管肺炎或大叶性肺炎。

(3) 肺门增大。

(4) 弥漫性阴影。

(5) 肿瘤样阴影。

白血病的肺部表现(二)

赤羽分为下列 5 型。

(1) 浸润型。

(2) 支气管肺炎型。

(3) 肺不张型。

(4) 肺门淋巴结肿大型。

(5) 胸膜炎型。

慢性尿毒症的肺部表现

1. 肺部感染。
2. 尿毒症肺,可见到典型X线肺门蝶形影。
3. 尿毒症性哮喘。
4. 呼吸窘迫综合征。
5. 胸膜炎。

胸膜间皮瘤

1. 症状　局限型早期无任何症状,部分患者可有钝性胸痛、咳嗽、气急、杵状指及肺性骨关节病等。弥漫型常有较剧烈胸痛及进行性气急,其他尚有干咳、发热、消瘦、胸腔积液等。胸水常呈血性,增长迅速。

2. 体征　局限型者多无异常体征,弥漫型可有胸腔积液征。

3. X线检查　局限型表现为孤立圆形或椭圆形密度增高阴影。弥漫型表现为胸腔积液和广泛胸膜增厚,多为波浪状或驼峰样阴影,抽水后摄X线片有助于诊断。晚期患者,纵隔、心包和骨骼可有肿瘤转移。

4. 胸水检查　胸水中有多种成分的细胞,包括正常的间皮细胞和分化好或分化差的恶性间皮细胞,因良性和恶性间皮细胞差别不大,故胸液细胞学对诊断意义不大。

5. 胸膜活检　胸膜活检对诊断很有帮助且简便,如查到石棉小体对诊断有较大参考价值。

恶性胸膜间皮瘤

(欧洲呼吸学会和欧洲胸外科学会　2010年)

恶性胸膜间皮瘤是一种罕见疾病,且为一种预后很差的肿瘤,但其发病率逐年上升。欧洲呼吸学会和欧洲胸外科学会特别工作组于2010年正式颁布了欧洲呼吸学会和欧洲胸外科学会恶性胸膜间皮瘤诊疗指南。今将指南简介如下。读者如要仔细研究指南，请参阅欧洲呼吸杂志刊登的全文。

为获得恶性胸膜间皮瘤早期和可靠的诊断，除有手术禁忌证和胸膜粘连的病例以外，指南推荐进行胸腔镜检查。但约10%的病例对标准染色方法并不一定满意，故在胸膜活检时应使用特异的免疫组织化学进行标记。在恶性胸膜间皮瘤的诊疗中，患者临床表现和组织亚型是当前临床上唯一的、最重要的判断预后的标准。恶性胸膜间皮瘤表现出对化疗的高度抗药性，且仅有部分患者可进行根治性手术。恶性胸膜间皮瘤的诊断非常困难，因为这种疾病可能在接触石棉后的30～40年以后发病，并且某些病例中胸膜活检也很难鉴别诊断恶性胸膜间皮瘤、胸膜良性疾病或腺癌的转移灶，即使使用免疫组织化学的方法也难以诊断。

恶性胸膜间皮瘤的临床表现通常并不特异并且隐匿，因此即使在曾经有石棉接触史的病例中，也不应把接触史作为诊断依据。

1. 影像学诊断　胸部透视通常显示有一侧的胸腔积液或胸膜增厚。胸部透视不能单独用来诊断恶性胸膜间皮瘤。胸部CT不适合用来确诊恶性胸膜间皮瘤，但是弥漫或是结节性的胸膜增厚可能有提示意义。磁共振不适合用来诊断间皮瘤。正电子发射计算机断层扫描当前也不用于间皮瘤的诊断。

2. 胸腔镜诊断　当临床和放射学检查疑有间皮瘤时，胸腔镜是最好的确诊方法。因为可以获得更多的病理学信息。除了有术前手术禁忌证或胸膜粘连的患者外，都推荐行胸腔镜检查来诊断恶性胸膜间皮瘤。

3. 病理学诊断　间皮瘤作为一种从浆膜腔的间皮细胞进展而来的恶性肿瘤，其准确诊断需要进行组织病理检查。然而，病理学诊断依旧是困难的，因为间皮瘤是有多种不同的细胞异型性的癌症，其可以产生很多各种误导组织病理学确诊的陷阱。而且，胸膜也是转移性肿瘤的常见好发部位。

间皮瘤在其自然进展过程中可为多变的。其他恶性肿瘤可能有假间皮样的表现(胸腺瘤、癌、淋巴瘤和血管瘤等)，最常发生胸膜转移的肿瘤是肺癌和乳腺癌(分别为7%～15%和7%～11%)，在标准切片固定进行HE染色的条件下，其形态容易和间皮瘤相混淆。通常胸腔积液是恶性胸膜间皮瘤的首发临床表现，临床上常首先进行胸腔积液的细胞学检查。但目前不推荐单独根据细胞学检查的结果来诊断恶性胸膜间皮瘤，现认为细胞学检查发现的间皮瘤疑似病例，应该进一步行组织学检查确证。一个明确的恶性胸膜间皮瘤诊断只能通过取材于典型的肿瘤，有足够的量可以允许进行免疫组织化学检查，并有适当的临床、影像学和(或)手术发现相吻合的资料来进行诊断。

在诊断中应该首选胸腔镜，可进行胸膜外观检查，同时可以进行多点、较深和较大的活检[需要包括脂肪和(或)肌肉组织来评估肿瘤的侵袭程度]，胸腔镜可为90%的病例提供确切的诊断。细针活组织检查不推荐作为间皮瘤诊断的首选,因为其敏感性较低(30%)。推荐同时选取正常的和异常的胸膜进行活检。不推荐通过冰冻组织切片来对恶性胸膜间皮瘤进行诊断。目前推荐采用世界卫生组织2004间皮细胞肿瘤的分类,分类提供了诊断、预后和患者的诊治。

4. 免疫组织化学检查　恶性胸膜间皮瘤的诊断应基于免疫组织化学的检查,免疫组织化学的联合使用鉴别间皮细胞的肿瘤亚型是上皮样的还是肉瘤样的。为了分辨上皮样的间皮瘤和腺癌,推荐采取具有间皮瘤阳性诊断价值的2种标记物[核标记物如抗钙视网膜蛋白抗体和抗wilms肿瘤抗原1抗体或者膜标记物上皮膜抗原;对于上皮性间皮瘤,抗细胞角蛋白抗体5/6,抗D2—40抗体(podoplanin)或者抗反间皮素抗体等]和具有有阴性诊断价值的2种标记物(抗Ber-EP4抗体,一种膜抗体;抗甲状腺转录因子1抗体,一种核抗体;或者是单克隆抗癌胚抗原抗体、抗B72—3抗体、抗MOC 31抗体、抗雌激素/孕酮抗体、抗上皮膜抗原,胞浆染色)用来进行有效的诊断。

为了鉴别肉瘤样的间皮瘤与鳞癌和交界细胞癌,推荐使用2种广谱的抗角蛋白抗体和2种具有阴性预测价值的标记物(如抗CD34抗体和抗B细胞2抗体,抗索蛋白抗体,抗S100抗体)以明确诊断。单一抗体的免疫染色阴性不能作为排除间皮瘤诊断的依据。对于不典型的间皮细胞增生(表面间皮增生),当前还没有可用的免疫组织化学标记物用于鉴别细胞的性质是良性还是恶性。

胸膜间皮瘤的TNM分期

(美国癌症联合研究会　2002年)

TNM定义

弥漫性恶性胸膜间皮瘤(IMIG)分期系统。

1. 原发肿瘤(T)

Tx　原发肿瘤无法评估。

T0　没有原发瘤的证据。

T1　肿瘤累及同侧壁层胸膜,可以有或无脏层胸膜的局灶性受累。

T1a　肿瘤累及同侧壁层胸膜(纵隔胸膜、膈肌胸膜),无脏层胸膜受累。

T1b　肿瘤累及同侧壁层胸膜(纵隔胸膜、膈肌胸膜),有脏层胸膜的局灶性受累。

T2　肿瘤累及同侧壁层胸膜的任何位置,并伴有以下情况者。

—汇合脏层胸膜肿瘤(包括肺裂部)。

—膈肌受累。

—肺实质受累。

T3* 肿瘤累及同侧壁层胸膜的任何位置,并伴有以下情况者。

—胸内筋膜受累。

—纵隔脂肪受累。

—肿瘤的孤立病灶侵及胸壁软组织。

—心包受累,但非穿透性。

T4** 肿瘤累及同侧壁层胸膜的任何位置,并伴有以下情况者。

—胸壁软组织呈多灶性或播散性受累。

—肋骨受累。

—肿瘤穿透膈肌浸润腹膜。

—任何纵隔器官受累。

—直接侵犯对侧胸膜受累。

—脊柱受累。

—侵及心包内表面。

—心包积液中找到瘤细胞。

—心肌受累。

—臂丛神经受累。

注:* T3 局部晚期,有手术切除的可能。

** T4 局部晚期,无手术切除的可能。

2. 区域淋巴结(N)

Nx 区域淋巴结转移无法评估。

N0 没有区域淋巴结转移。

N1 同侧支气管肺淋巴结和(或)肺门淋巴结转移。

N2 隆突下淋巴结和(或)同侧乳内淋巴结或纵隔淋巴结转移。

N3 对侧纵隔、乳内、肺门淋巴结转移和(或)任何一侧锁骨上或斜角肌淋巴结转移。

3. 远处转移(M)

Mx 不能确定有无远处转移。

M0 无远处转移。

M1 有远处转移。

分 期

Ⅰ期 T1 N0 M0

ⅠA期	T1a	N0	M0
ⅠB期	T1b	N0	M0
Ⅱ期	T2	N0	M0
Ⅲ期	T1,T2	N1	M0
	T1,T2	N2	M0
	T3	N0,N1,N2	M0
Ⅳ期	T4	任何 N	M0
	任何 T	N3	M0
	任何 T	任何 N	M1

弥漫性恶性胸膜间皮瘤(DMPM)

Butchart 等对 DMPM 提出病理分期。

Ⅰ期：肿瘤局限在壁层胸膜“囊内”,即仅累及同侧胸膜、肺、心包及横膈。

Ⅱ期：肿瘤侵犯胸壁或纵隔结构,即食管、心脏、胸内淋巴结。

Ⅲ期：肿瘤穿过横膈累及腹膜,转移至对侧胸膜和胸外淋巴结。

Ⅳ期：远处血路转移。

胸膜间皮瘤的分期

(Dimitrov McMahon　1986 年)

Ⅰ期：肿瘤侵犯胸腔一侧,有或无胸水,a 瘤径<5 cm,b 瘤径>5 cm。

Ⅱ期：侵犯胸膜下筋膜或肺。

Ⅲ期：侵犯一侧胸膜到达胸壁、肺或心包。

Ⅳ期：侵犯肺门或纵隔淋巴结、对侧胸膜或胸廓以外部位。

胸膜阿米巴病

1. 病史　常有阿米巴肝脓肿或阿米巴痢疾等病史。

2. 临床表现　多有发热,呈弛张型,咳嗽为干咳或少量黏痰,形成气管胸膜瘘者则突然咳大量巧克力色血痰,右下胸痛、乏力、气急等,查体右下胸呼吸运动减弱,右下肺叩诊实音,呼吸音减低或有胸膜摩擦音。

3. 实验室检查　血白细胞和中性粒细胞增高，痰及胸腔脓液中检到阿米巴原虫，间接血凝试验、免疫荧光检测等及血清中抗原检测均有助于诊断。

4. X线检查　可见病侧膈肌运动受限，肋膈角变钝或外高内低弧形液平，并有相应肺浸润影；日久可见膈肌上升、肋间狭窄、胸膜线状增厚影及梭形包裹性积液影等。

胸腺瘤的分期

Bergh 等于 1978 年将胸腺瘤分为 3 期，Masaoka 等于 1981 年修改为 4 期，并沿用至今。

Ⅰ期：肉眼观察包膜完整，镜下包膜未受侵。

Ⅱ期：肉眼或镜下侵及包膜、纵隔胸膜或周围脂肪组织。

Ⅲ期：肉眼或镜下侵入邻近脏器、心包、腔静脉、主动脉等。

Ⅳa 期：胸腔内有播散，可播散至胸壁、肺或心包，引起胸腔积液，心包积液等。

Ⅳb 期：出现远距离转移，如骨、脊柱、骨髓、淋巴结、肝脏、肾脏、盆腔、腹膜、脑等。

肺部肿瘤的分类

表 10-2　肺部肿瘤分类表(英国 Crofton 分类，1981 年)

明显恶性者	低度恶性或偶为恶性者	极少恶变者	从未见恶变者
支气管癌 细支气管-肺泡细胞癌肺淋巴瘤 ① 霍奇金瘤 ② 淋巴肉瘤 ③ 网状细胞肉瘤 ④ 白血病 原发性支气管 黑色素瘤	支气管腺瘤 ① 类癌瘤 ② 圆柱瘤 ③ 黏液表皮瘤 ④ 混合瘤 肌胚细胞瘤 神经纤维瘤或神经性肉瘤 气管或支气管乳头状瘤 浆细胞肉瘤 血管外皮细胞瘤 肺胚层细胞瘤 肺内畸胎瘤	错构瘤 软骨性 纤维平滑肌性 支气管囊腺瘤 纤维瘤 黏液瘤 脂肪瘤	肺血管瘤及肺动静脉瘘 组织细胞瘤 子宫内膜移位 胸内淋巴囊肿硬化性血管瘤 肺良性透明细胞瘤 化学感受体瘤 (非嗜铬性副神经节瘤) 细支气管肺泡瘤 淋巴管平滑肌瘤病

肺淋巴管平滑肌瘤病(LAM)

1. LAM 的发病年龄为 17～68 岁,平均 33 岁　大多数为生育期妇女,个别在绝经期发病。

2. 根据症状及体征

(1) 主要临床表现为缓慢进行性的活动后呼吸困难,其次为自发性气胸。气胸常常在某些患者为唯一的首发症状,特别是在休息时出现呼吸困难则往往是气胸所造成的,随着临床的有效治疗可以缓解。

(2) 乳糜胸常为其并发症,合并率可达到 75%。另外,乳糜腹水、乳糜尿及乳糜心包积液也偶尔报道。乳糜液的发生部位取决于受损淋巴管的部位。

(3) 咳嗽、咯血、咳乳糜样痰及喘鸣。晚期可发展为呼吸衰竭,出现一系列相应症状。

3. 实验室检查　外周血嗜酸粒细胞有时增高,少数病例可有血管紧张素转换酶增高,但均无特异性。

4. 肺功能检查　以阻塞性或限制性通气功能障碍及弥散功能障碍为主。主要为 FEV_1/FEV、D_LCO 下降,PaO_2 也降低,肺总量(TLC)可以降低、正常或增加。应注意有少数患者肺功能可正常。

5. X 线表现　胸片以肺部网状结节状阴影、囊肿或肺大泡、胸腔积液、气胸等为主要征象。胸部 CT 检查往往显示有特征性表现,所有病例均见有肺部小的薄壁囊肿,大部分直径小于 10 mm,遍布双肺野。CT 扫描比常规 X 线胸片发现肺部囊肿更加敏感。

6. 如患者无咯血症状,而支气管肺泡灌洗发现肺泡出血时,则对诊断 LAM 也有帮助。

7. 纤维支气管镜或剖胸术获取肺组织进行病理学检查,并做雌激素及黄体酮受体测定可以确定诊断。

8. 排除慢性阻塞性肺病(COPD)、哮喘、支气管炎、不明原因的肺间质疾病、特发性肺含铁血黄素沉着症、结节病和百草枯肺等疾病。

弥漫性肺泡出血(DAH)

DAH 是以肺微血管广泛出血流入肺泡腔为特征。

1985 年,Albelda 根据有无肾脏疾病(通常指肾小球肾炎)以及两种免疫机制即抗肾小球基底膜(GBM)抗体及免疫复合物,使DAH分类更趋详细(表10-3)。

表10-3 DAH分类(Albelda,1985)

类别	特 征	举 例
Ⅰ	肺泡出血并有肾小球肾炎及抗GBM抗体	典型肺出血肾炎综合征
Ⅱa	肺泡出血并有肾脏病变,无免疫学异常	
Ⅱb	可能为非免疫学机制	军团病、尿毒症肺出血
Ⅱc	可能为免疫学异常	新月体肾小球肾炎(无抗GBM抗体)
Ⅲ	肺泡出血并有肾小球肾炎及免疫复合物疾病	LE、WG、冷凝球蛋白血症、Henoch-Schonlein紫斑、MCTD以及与免疫复合物相关的全身性血管炎
Ⅳ	肺泡出血并有免疫复合物疾病,无肾脏疾病	LE、WG以及与免疫复合物疾病相关的全身性血管炎
Ⅴ	肺泡出血并有抗GBM抗体,无肾脏疾病	早期肺出血肾炎综合征或肺出血肾炎综合征的变异
Ⅵ	肺泡出血无免疫学异常及肾脏疾病	
Ⅵa	特发性含铁血黄素沉着症	
Ⅵb	出血性疾病	抗凝治疗、DIC、血小板减少症、白血病
Ⅵc	急性肺损伤	ARDS、吸入毒物、氧中毒
Ⅵd	其他	吸入血液、药物、胸部钝性创伤、二尖瓣狭窄

肺泡-毛细血管阻滞综合征

肺泡-毛细血管阻滞综合征是指肺弥散障碍为主要改变的一组疾病,Austrain提出其特点如下。

(1) 肺容量减少。

(2) 最大通气量可维持正常。

(3) 静息及运动时通气量增加。

(4) 动脉血氧分压静息时接近正常,活动时明显降低。

(5) 肺泡氧分压正常。

(6) 肺一氧化碳弥散量(D_LCO)降低。

(7) 肺动脉高压。

肺血管炎的分类(一)

(Dreision)

Ⅰ：肉芽肿性血管炎

Wegener 肉芽肿

Churg - Strauss 综合征

Ⅱ：过敏性血管炎

Schönlien - Henoch 综合征

感染、药物过敏等

Ⅲ：胶原病并发血管炎

PN、RA、SLE、PM/DM、PSS、MCTD

Ⅳ：肺动脉瘤并发血管炎

Behcet 病、Hughes - Stovin 综合征

肺血管炎的分类(二)

(Fulmer)

Ⅰ：以肺为主要病变的血管炎

Wegener 肉芽肿

淋巴瘤样肉芽肿

淋巴细胞性血管炎并发的肺病变

Churg - Strauss 综合征

重叠血管炎

坏死性结节性肉芽肿

Ⅱ：全身性血管炎并发的肺病变

Schönlein - Henoch 综合征

播散性白细胞碎片性血管炎

冷沉淀球蛋白血症

播散性巨细胞动脉炎

Behcet 病

Fakayasu 病

结节性多动脉炎

Ⅲ：构成原基础疾病相同病理谱的肺血管炎胶原-血管性疾病
类风湿关节炎
系统性红斑狼疮
硬皮病
嗜酸粒细胞性肺炎
结节病
免疫母细胞淋巴增生病
有机尘肺(过敏性肺炎)
支气管中心性肉芽肿
溃疡性结肠炎
Hughes－Stovin 综合征

呼吸功能不全分级

(全国第二次肺心病专业会议 1977 年)

呼吸功能不全分级的临床标准：即根据呼吸困难、发绀等临床表现分为 3 级。
Ⅰ级(轻度)：中度劳动时即感呼吸困难，轻度发绀。
Ⅱ级(中度)：轻度劳动时即感呼吸困难，中度发绀。
Ⅲ级(重度)：静息时即感呼吸困难，重度发绀。
肺功能检查及血气分析可作为参考。

轻中度通气功能障碍(一)

(Babb)

1. FEV_1 在预计值的 50%～65%。
2. TLC>90%预计值。
3. D_LCO>50%预计值。
4. 支气管舒张剂应用后 FEV_1 值<应用前值的 120%。

轻中度通气功能障碍(二)

Walsh 等认为：FEV_1/FVC<75%时提示气道阻塞，TLC>120%预计值时

为肺气肿。

轻中度通气功能障碍(三)

(Lanier et al)

Lanier 等认为:(1) 用力呼出气流(FEF)25%~50%;(2) $FEV_1/FVC <$ 76%预计值可诊断为阻塞性通气功能障碍。

反应性气道功能不全综合征(RADS)

RADS 其临床特征如下。

(1) 哮喘出现于急性刺激性气体中毒之后。

(2) 反复发作性哮喘伴有明显的气道高反应性,持续至少 3 个月。

(3) 临床上缺少明显的免疫学特征。

肺 梅 毒 病

(Howard)

1. 有性病接触史。
2. 全身体检,有梅毒性内脏损害或神经损害。
3. 全身无高热、盗汗、衰竭等症状,但有肺部 X 线表现。
4. 痰中无结核菌。
5. 血清病毒反应康华反应阳性。

成人特发性肺含铁血黄素沉着症

如有下列情况应考虑本病。

(1) 反复出现咳嗽、气喘、发热等呼吸道感染的症状,伴间歇性咯血或痰中带血。

(2) 原因不明的低色素小细胞贫血、网织红细胞升高或骨髓增生活跃。

(3) 肺部 X 线呈多种改变,急性出血期内有絮状阴影毛玻璃样改变。静止期时仅有肺纹理增多增粗。慢性反复发作期可有粟粒状、片状、点状阴影。迁延后遗症期表现为纤维化、支气管扩张、肺不张等。总之,其特征肺部 X 线改变较大,而肺部体征不多。

(4) 痰/胃液中找到含铁血黄素细胞。

(5) 排除继发性疾病如心脏病、结缔组织疾病、出血性疾病。

判断:具备(1)、(2)条就应怀疑此病,加上(3)就应高度怀疑。反复复查找到含铁血黄素细胞,是确诊的主要依据。纤支镜肺活检和肺泡灌洗液中找到含铁血黄素巨噬细胞,可肯定本病,如以上 5 条均具备,即可确诊。

第十一章 睡眠呼吸暂停综合征

睡眠呼吸暂停综合征(SAS)

(日本 赤紫恒人等)

SAS定义：1976年Guilleminault把SAS定义为：一夜(7小时以上)的睡眠中,有30次以上的呼吸暂停,且出现在快动眼(REM)和非快动眼(non-REM)双相而产生的病态。这里所说的呼吸暂停是指口鼻的气流停止达10秒以上。

SAS的诊断：本病的诊断依靠睡眠多导生理记录仪,包括持续记录睡眠中的脑电图、眼电图、肌电图、口鼻的气流、胸腹的呼吸运动、心电图、氧饱和度等生理指标。依上述指标可将SAS分为3型。

(1) 阻塞型：有呼吸运动,但口鼻的气流停止,表现为上气道阻塞,占SAS的大多数,典型的病例是Pickwick综合征。

(2) 中枢型：呼吸运动停止,呼吸肌活动消失,表现为呼吸中枢的原发性障碍,典型的疾病有原发性肺泡低通气综合征。

(3) 混合型：开始表现为中枢型,接着又出现阻塞型,目前认为是阻塞型的一种亚型。

阻塞性睡眠呼吸暂停综合征(OSAS)(一)

(Kingman P Strohl*)

近来,美国睡眠学会的专家委员会对睡眠呼吸障碍的有关术语进行了统一。阻塞性睡眠呼吸暂停(OSA)以上气道完全塌陷、气流消失但呼吸运动仍存在为特征,其定义为气流消失超过10秒,同时伴明显的胸腹呼吸运动或食管内波动。中枢性睡眠呼吸暂停(CSA)指气流及呼吸运动均消失10秒以上。

要诊断OSAS,必须符合下列标准。

(1) 不明原因的白天重度嗜睡。

(2) 具备以下两项或两项以上的临床症状：响亮的鼾声、睡眠时窒息、憋气、夜间频繁觉醒、睡眠不解乏、白天疲乏、注意力难以集中。

(3) 整夜睡眠呼吸监测发现睡眠呼吸暂停和（或）低通气等于或超过5次/小时，即睡眠呼吸暂停低通气指数(AHI)≥5。有时也以每小时发生与呼吸紊乱有关的觉醒次数代替AHI作为诊断标准。

注：* 美国俄亥俄州克利夫兰市凯斯西部保留地大学(WRU)退伍军人医疗中心(VAMC)睡眠实验室。

阻塞性睡眠呼吸暂停综合征(二)

（欧　洲）

欧洲学者指出：因睡眠呼吸暂停综合征不同于睡眠呼吸暂停，只有引起临床症状的睡眠呼吸暂停，才能称其为“综合征”。AHI的高低，有时与SAS症状，如白天嗜睡的严重程度相关性较差，在上气道阻力综合征的患者，虽然AHI<5，血氧饱和度(SaO_2)无明显下降，而临床嗜睡症状可较明显；而一些老年人，虽AHI>5，临床上却无症状，因而提出老年人SAS诊断标准为AHI≥10。

1997年9月在德国MarBurg举行的世界第五届睡眠呼吸暂停会议上，大多数与会者认为：AHI≥5仍是诊断SAS的国际标准，对临床及科研工作具有指导价值。

SAS病情轻重程度划分多采用：轻：AHI 5～20，最低 SaO_2≥86%；中：AHI 21～50，最低 SaO_2≥80%～85%；重：AHI>51，最低 SaO_2≤79%。

阻塞性睡眠呼吸暂停低通气综合征(一)

阻塞性睡眠呼吸暂停低通气综合征(obstructive sleep apnea - hypopnea syndrome, OSAHS)的特点是在睡眠期间反复出现的部分或完全的上气道阻塞事件。在吸气努力期间，气流完全停止(apnea)或减少(hypopnea)。缺少足够的肺泡通气常常导致低氧和二氧化碳逐渐增加。这种事件常常被觉醒终止。

美国睡眠医学学会(American academy of sleep medicine, AASM)于1999年对成人阻塞性睡眠呼吸暂停低通气综合征推荐了下列诊断标准。

1. 诊断标准

(1) 必须满足标准A或B，加标准C：

A. 没有其他原因解释的过度嗜睡。

B. 具有下面两项或以上，且不能被其他原因解释。

1）在睡眠中窒息（choking）或憋气（gasping）。

2）睡眠中反复唤醒（awakenings）。

3）不能恢复精力的（unrefreshing）睡眠。

4）日间疲劳。

5）注意力受损。

C. 整夜监测证实在睡眠期间每小时有 5 次或更多的阻塞性呼吸事件。这些事件可能包括阻塞性呼吸暂停-低通气和（或）呼吸努力相关的觉醒（respiratory effort related arousal，RERA）。

（2）阻塞性呼吸暂停-低通气事件：阻塞性呼吸暂停低通气事件的特点是呼吸短暂地减少或完全停止。同基线相比，睡眠期间有效测量的呼吸幅度，明显减少超过 50%。或在睡眠期间有效测量的呼吸幅度，明显减少不能满足上述标准，但氧减饱和度大于 3%或有觉醒，事件持续 10 秒或更长。

（3）呼吸努力相关的微觉醒事件：其特点是呼吸努力增加导致睡眠中觉醒，但不能满足呼吸暂停-低通气事件，定义为呼吸努力相关微觉醒事件。该事件满足以下两个标准：

1）逐渐变负的食管压形式，被突然的压力改变终止（如一个较小的负压水平和一次觉醒）。

2）事件持续 10 秒或更长。

2. 严重程度标准

OSAHS 的严重程度包括两个方面，白天嗜睡的严重程度和夜间监测的严重程度。

（1）嗜睡

轻度：在需要一点注意力的活动中，出现不想要的嗜睡或不自主睡眠事件。如看电视、读书或乘车旅行。症状仅产生轻微的社会或职业功能损害。

中度：在需要一些注意力的活动中，出现不想要的嗜睡或不自主睡眠事件。如音乐会、会议或演出。症状产生中度的社会或职业功能损害。

重度：在需要注意力集中的活动中，出现不想要的嗜睡或不自主睡眠事件。如吃饭、说话、行走或驾车。症状产生显著的社会或职业功能损害。

（2）睡眠相关阻塞性呼吸事件

轻度：5～15 次/小时。

中度：15～30 次/小时。

重度：＞30 次/小时。

3. 相关特点

打鼾；肥胖；高血压；肺动脉高压；睡眠片段；睡眠相关心律失常；夜间心绞痛；胃肠反流；生活质量受损；失眠。

4. 易患因素

肥胖，尤其上身肥胖；男性；颌面部异常包括颌面发育不全；咽腔软组织或淋巴组织增加，包括扁桃腺肥大；鼻阻塞；内分泌异常：甲状腺功能减低、肢端肥大症；家族史。

5. 相关多导睡眠图特点

典型的呼吸暂停和低通气持续10～50秒，但低通气在快速眼动睡眠(rapid eye movement, REM)中可持续几分钟，大多数出现于患者仰卧位时。呼吸暂停和低通气常常导致氧减饱和度(通常在阻塞性呼吸终止的30秒内达到最低水平)和睡眠片段(在事件结束的3秒内出现脑电图觉醒)。氧饱和度监测通常显示反复的氧减事件和恢复正常呈“锯齿状”。睡眠监测常常证实Ⅰ期睡眠增加，3/4期睡眠和REM睡眠减少和反复出现的觉醒。

6. 鉴别诊断

OSAHS应同下列疾病鉴别。

(1) 单纯鼾症：它几乎没有呼吸气流阻塞发作，没有睡眠破裂或日间功能受损。

(2) 慢性低通气综合征：OSAHS可能在某些患者中存在有清醒时的$PaCO_2$升高，但是有别于慢性低通气综合征，在持续正压通气解除了上气道阻塞后，$PaCO_2$可以恢复到正常水平。

(3) 中枢性呼吸暂停和陈-施呼吸：OSAHS有持续的呼吸努力存在，而中枢性呼吸暂停和陈-施呼吸没有。

(4) 其他疾病：如果OSAHS患者伴有嗜睡，注意与引起嗜睡的其他疾病，如发作性睡病、不足睡眠、周期性腿动、非呼吸性觉醒紊乱或使用酒精或药物等进行鉴别。

阻塞性睡眠呼吸暂停低通气综合征(二)

(中华医学会呼吸病学分会睡眠呼吸疾病学组)

成人睡眠呼吸暂停综合征包括阻塞型睡眠呼吸暂停低通气综合征(obstructive sleep apnea-hypopnea syndrome, OSAHS)、中枢性睡眠呼吸暂停综合征(central sleep apnea syndrome)、睡眠低通气综合征(sleep hypoventilation syndrome)等。临床上以OSAHS最为常见，故本指南重点介绍OSAHS。OSAHS主要表现为睡眠时打鼾，并伴有呼吸暂停和呼吸表浅，夜间反复发生低氧血症、高碳酸血症和睡眠结构紊乱，导致白天嗜睡，心、脑、肺、血管并发症乃至多脏器损害，严重影响患者的生活质量和寿命。国外资料显示，

OSAHS在成年人中的患病率为2%～4%，是多种全身疾患的独立危险因素。而目前广大患者和医务工作者对本病的严重性、重要性和普遍性尚缺乏足够的认识，同时临床诊治中也存在许多不规范的情况，因此需要制定相应的诊治指南，以规范临床工作中常遇到的问题。

一、OSAHS相关术语定义

1. 睡眠呼吸暂停(SA)是指睡眠过程中口鼻呼吸气流均停止10秒以上。

2. 低通气是指睡眠过程中呼吸气流强度(幅度)较基础水平降低50%以上，并伴有血氧饱和度(SaO_2)较基础水平下降≥4%。

3. OSAHS是指每夜7小时睡眠过程中呼吸暂停及低通气反复发作在30次以上，或睡眠呼吸暂停低通气指数(apnea - hypopnea index, AHI,即平均每小时睡眠中的呼吸暂停加上低通气次数)大于或等于5次/小时。

4. 觉醒反应是指睡眠过程中由于呼吸障碍导致的觉醒，它可以是较长的觉醒而使睡眠总时间缩短，也可以引起频繁而短暂的微觉醒，但是目前尚未将其计入总的醒觉时间，但可导致白天嗜睡加重。

5. 睡眠片段是指反复醒觉导致的睡眠不连续。

6. 微觉醒是指睡眠过程中持续3秒以上的脑电图(EEG)频率改变，包括θ波、α波和(或)频率大于16 Hz的脑电波(但不包括纺锤波)。

二、主要危险因素

1. 肥胖　体重超过标准体重的20%或以上，体重指数(body mass index, BMI)≥25 kg/m^2。

2. 年龄　成年后随年龄增长患病率增加；女性绝经期后患病者增多，70岁以后患病率趋于稳定。

3. 性别　男性患病者明显多于女性。

4. 上气道解剖异常　包括鼻腔阻塞(鼻中隔偏曲、鼻甲肥大、鼻息肉、鼻部肿瘤等)、Ⅱ度以上扁桃体肥大、软腭松弛、悬雍垂过长过粗、咽腔狭窄、咽部肿瘤、咽腔黏膜肥厚、舌体肥大、舌根后坠、下颌后缩、颞颌关节功能障碍及小颌畸形等。

5. 家族史。

6. 长期大量饮酒和(或)服用镇静催眠药物。

7. 长期重度吸烟。

8. 其他相关疾病　包括甲状腺功能低下、肢端肥大症、垂体功能减退、淀粉样变性、声带麻痹、小儿麻痹后遗症或其他神经肌肉疾患(如帕金森病)、长期胃食管反流等。

三、临床特点

夜间睡眠过程中打鼾，且鼾声不规律，呼吸及睡眠节律紊乱，反复出现呼吸暂停及觉醒，或患者自觉憋气，夜尿增多，晨起头痛，白天嗜睡明显，记忆力下降；并可能合并高血压、冠心病、肺心病、卒中等心脑血管病变，并可有进行性体重增加，严重者可出现心理、智能、行为异常。

四、体检及常规检查项目

1. 身高、体重，计算体重指数 BMI＝体重(kg)/身高^2(m^2)。

2. 体格检查　包括颈围、血压(睡前和醒后血压)、评定颌面形态、鼻腔、咽喉部的检查；心、肺、脑、神经系统检查等。

3. 血细胞计数，特别是红细胞计数、血细胞比容、红细胞平均体积(MCV)、红细胞平均血红蛋白浓度(MCHC)。

4. 动脉血气分析。

5. 肺功能检查。

6. X 线头影测量(包括咽喉部测量)及胸片。

7. 心电图。

8. 病因或高危因素的临床表现。

9. 可能发生的并发症。

10. 部分患者应检查甲状腺功能。

五、主要实验室检测方法

1. 初筛诊断仪检查

多采用便携式，大多数是用多导睡眠图(polysomnography，PSG)监测指标中的部分进行组合，如单纯血氧饱和度监测、口鼻气流＋血氧饱和度、口鼻气流＋鼾声＋血氧饱和度＋胸腹运动等，主要适用于基层患者或由于睡眠环境改变或导联过多而不能在睡眠监测室进行检查的一些轻症患者，用来排除 OSAHS 或初步筛查 OSAHS 患者，也可应用于治疗前后对比及患者的随访。

2. 多导睡眠图(polysomnography，PSG)监测

(1) 整夜 PSG 监测：是诊断 OSAHS 的“金标准”。包括二导脑电图(EEG)多采用 C_3A_2 和 C_4A_1、二导眼电图(EOG)、下颌颏肌电图(EMG)、心电图(ECG)、口、鼻呼吸气流、胸腹呼吸运动、血氧饱和度、体位、鼾声、胫前肌 EMG 等，正规监测一般需要整夜不少于 7 小时的睡眠。其适用指征为：① 临床上怀疑为 OSAHS 者；② 临床上其他症状体征支持患有 OSAHS，如夜间哮喘、肺或神经肌肉疾患影响睡眠；③ 难以解释的白天低氧血症或红细胞增多症；④ 原因

不明的夜间心律失常、夜间心绞痛、清晨高血压；⑤ 监测患者夜间睡眠时低氧程度，为氧疗提供客观依据；⑥ 评价各种治疗手段对 OSAHS 的治疗效果；⑦ 诊断其他睡眠障碍性疾患。

(2) 夜间分段 PSG 监测：在同一晚上的前 2～4 小时进行 PSG 监测，之后进行 2～4 小时的持续气道正压通气(continuous positive airway pressure, CPAP)压力调定。其优点在于可以减少检查和治疗费用，只推荐在以下情况采用：① AHI>20 次/小时，反复出现持续时间较长的睡眠呼吸暂停或低通气，伴有严重的低氧血症；② 因睡眠后期快动眼相(rapid eye movement, REM)睡眠增多，CPAP 压力调定的时间应>3 小时；③ 当患者处于平卧位时，CPAP 压力可以完全消除 REM 及非 REM 睡眠期的所有呼吸暂停、低通气及鼾声。如果不能满足以上条件，应进行整夜 PSG 监测并另选整夜时间进行 CPAP 压力调定。

(3) 午后小睡的 PSG 监测：对于白天嗜睡明显的患者可以试用，通常需要保证有 2～4 小时的睡眠时间(包括 REM 和 NREM 睡眠)才能满足诊断 OSAHS 的需要，因此存在一定的失败率和假阴性结果。

3. 嗜睡程度的评价

① 嗜睡的主观评价：主要有 Epworth 嗜睡量表(Epworth sleepiness scale, ESS)和斯坦福嗜睡量表(Stanford sleepiness scale, SSS)。现多采用 ESS 嗜睡量表。② 嗜睡的客观评价：应用 PSG 可疑对患者白天嗜睡进行客观评估。

多次睡眠潜伏期试验(multiple sleep latency test, MSLT)：通过让患者白天进行一系列的小睡来客观判断其白天嗜睡程度的一种检查方法。每两小时测试一次，每次小睡持续 30 分钟，计算患者入睡的平均潜伏时间及异常 REM 睡眠出现的次数，睡眠潜伏时间<5 分钟者为嗜睡，5～10 分钟为可疑嗜睡，>10 分钟者为正常。

六、一般诊断流程

临床一般诊断流程如图 11-1 所示。

七、诊断

1. 诊断标准　主要根据病史、体征和 PSG 监测结果。临床上有典型的夜间睡眠时打鼾及呼吸不规律、白天过度嗜睡，经 PSG 监测提示每夜 7 小时睡眠中呼吸暂停及低通气反复发作在 30 次以上，或 AHI 大于或等于 5 次/小时。

2. SAHS 病情分度　根据 AHI 和夜间血氧饱和度将 SAHS 分为轻、中、重度，见表 11-1。其中以 AHI 作为主要判断标准，夜间最低 SaO_2 作为参考。

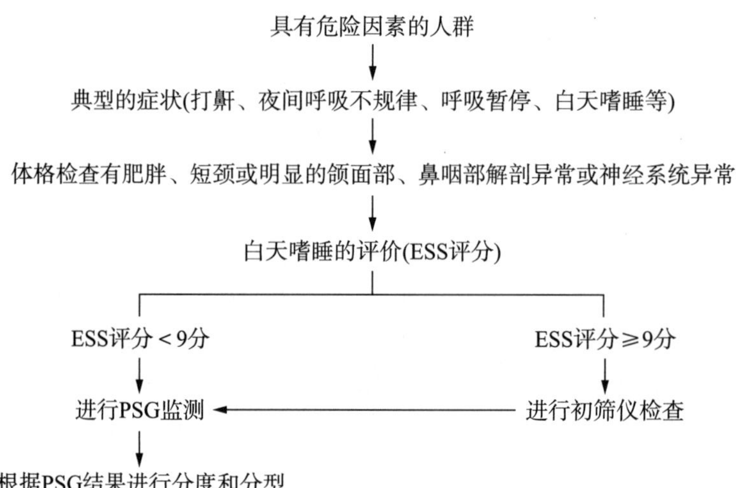

图 11－1 临床诊断流程

表 11－1 SAHS 的病情分度

病情分度	AHI(次/小时)	夜间最低 SaO_2(%)
轻度	5～20	85～89
中度	21～40	80～84
重度	＞40	＜80

3. 对全身各系统脏器产生的危害　OSAHS 可能引起以下的病变或问题：① 引起或加重高血压(晨起高血压)；② 冠心病、夜间心绞痛、心肌梗死；③ 夜间发生严重心律失常、室性早搏、心动过速、房室传导阻滞；④ 夜间反复发作左心衰竭；⑤ 脑血栓、脑出血；⑥ 癫痫发作；⑦ 痴呆症；⑧ 精神异常：焦虑、抑郁、语言混乱、行为怪异、性格变化、幻视、幻听；⑨ 肺动脉高压、肺心病；⑩ 呼吸衰竭；⑪ 夜间哮喘；⑫ 继发性红细胞增多、血液黏滞度增高；⑬ 遗尿；⑭ 性功能障碍：阳痿、性欲减退；⑮ 胃食管反流；⑯ 神经衰弱；⑰ 糖尿病；⑱ 肥胖加重；⑲ 小儿发育延迟；⑳ 重大交通事故。

八、简易诊断方法和标准

用于基层缺乏专门诊断仪器的单位，主要根据病史、体检、血氧饱和度监测等，其诊断标准如下。

1. 至少具有 2 项主要危险因素；尤其是表现为肥胖、颈粗短、或有小颌或下颌后缩，咽腔狭窄或有扁桃体Ⅱ度肥大，腭垂肥大，或甲低、肢端肥大症，或神经系统明显异常。

2. 中重度打鼾、夜间呼吸不规律，或有屏气、憋醒（观察时间应不少于15分钟）。

3. 夜间睡眠节律紊乱，特别是频繁觉醒。

4. 白天嗜睡（ESS评分>9分）。

5. 血氧饱和度监测趋势图可见典型变化、氧减饱和度指数>10次/小时。

符合以上5条者即可做出初步诊断，有条件的单位可进一步进行PSG监测。

阻塞性睡眠呼吸暂停低通气综合征的分度

（中华医学会呼吸病分会睡眠呼吸病学组　2011年）

一、OSAHS的诊断

诊断标准　临床上有典型的夜间睡眠时打鼾及呼吸不规律、白天嗜睡等日间症状，经多导睡眠监测（PSG）示AHI≥5次/小时；或AHI≥10次/小时，白天虽无明显症状，但已经出现1个或1个以上重要器官损害者。

OSAHS病情分度　根据AHI和夜间血氧饱和度将OSAHS分为轻、中、重度，其中以AHI作为主要判断标准，夜间最低动脉氧饱和度（SaO_2）作为参考（表11－2）。

表11－2　成人OSAHS病情程度与AHI和（或）低氧血症程度判断依据

程度	AHI（次/小时）	最低SaO_2（%）
轻度	5～15	85～90
中度	>15～30	80～85
重度	>30	<80

由于临床上有些OSAHS患者的AHI增高和最低SaO_2降低程度并不平行，目前推荐以AHI为标准对OSAHS病情程度评判，注明低氧血症情况。例如：AHI为25次/小时，最低SaO_2为88%，则报告为“中度OSAHS合并轻度低氧血症”。即使PSG指标判断病情程度较轻，但如合并高血压、缺血性心脏病、脑卒中、2型糖尿病等相关疾病，则应积极治疗。

二、治疗后的随访

病情总体随访　患者如未接受积极的治疗方法（如CPAP、口腔矫治器及外科手术等),应注意病情的变化,特别是其家属应注意患者夜间鼾声的变化,有无憋气及患者白天嗜睡的情况,鼾声时断时续或白天嗜睡加重均提示患者病情可能恶化或进展,应及时就诊复查 PSG,必要时采取积极的治疗;已应用上述治疗的患者参考以下条目进行随访观察。

CPAP 压力调定后,患者带机回家进行长期家庭治疗,对家庭治疗的早期应密切随访,了解患者应用的依从性及不良反应,协助其解决使用中出现的各种问题,必要时应行 CPAP 压力的再调定,以保证患者长期治疗的依从性。其后应坚持定期随访。

口腔矫治器及外科手术　治疗后 3 和 6 个月应进行 PSG 复查,以了解疗效,对于不能耐受或效果不佳的患者应尽快改用疗效更肯定的治疗方法,如 CPAP 等。

OSAHS

（2011 版与 2002 版比较）

一、2002 年版 OSAHS 指南简介

2002 年,中华医学会呼吸病学分会睡眠呼吸学组制定了《阻塞性睡眠呼吸暂停低通气综合征(OSAHS)诊治指南》,并发表于当年的《中华结核和呼吸杂志》。

这是我国第一部有关 OSAHS 诊治的纲领性文件,发表之后对于在国内全面推广 OSAHS 规范化诊治起到了巨大作用。该指南从正式发表到 2011 年 8 月,被引用频次达 810 次。

然而,近年来,国内外睡眠呼吸病学的临床和科研发展日新月异,在实践中逐渐发现该指南有不少内容亟待修订。

二、新版指南内容简介及特点

2009 年,美国睡眠医学会发布了《成人睡眠呼吸暂停(SA)的评估、管理和长期照顾的临床指南》,充分反映了近年来国外睡眠呼吸病学临床科学研究的最新成果。

2011 年 2 月,中华医学会呼吸病学分会睡眠呼吸病学组组织专家着手修订 2002 年版指南,于 2012 年 1 月发表于《中华结核和呼吸病杂志》。同时,该学组还制定了《OSAHS 患者持续气道正压通气(CPAP)临床应用专家共识(草案)》和《对睡眠呼吸病实验室的建立和管理及人员培训的建议》两份相关文件。

1. 新版指南包括 12 个部分

(1) 前言;

(2) OASHS 相关术语及其定义;

(3) 主要危险因素;

(4) 临床特点;

(5) 体检及常规检查项目;

(6) 主要实验室检测方法;

(7) 诊断;

(8) 鉴别诊断;

(9) 主要治疗方法;

(10) 治疗后的随访;

(11) 健康教育;

(12) 附录:嗜睡量表和鼾症严重度判断。

2. 修订后的指南具有以下特点

(1) 对名词术语进行了修正,并增加了一些新的名词术语;

(2) 对高危因素和临床特点描述更全面,体检内容更详尽,并增加了若干多导睡眠监测(PSG)的适应证;

(3) 诊断和鉴别诊断更全面,病情采用双重分度更符合临床实践,重视并发症;

(4) 首次明确指出无创正压通气(NPPV)是成人 OSAHS 首选治疗,并提出疗效体现指标;

(5) 在参考文献中加入 14 篇中文文献。

3. 2011 版 OSAHS 指南主要更新点

(1) 睡眠呼吸暂停(SA)的定义在 2002 年版指南中为"睡眠过程中口鼻呼吸气流均停止 10 秒以上"。2011 年版指南改为"睡眠过程中口鼻呼吸气流消失或明显减弱(较基线幅度下降≥90%)持续时间≥10 秒"。

(2) 低通气的定义在 2002 年版指南中为"睡眠过程中呼吸气流强度(幅度)较基础水平降低≥50%并伴有血氧饱和度(SaO_2)较基础水平下降≥4%"。2011 版改为"睡眠过程中口鼻气流较基线水平降低≥30%并伴 SaO_2 下降≥4%,持续时间≥10 秒,或口鼻气流较基线水平降低≥50%并伴 SaO_2 下降≥3%,持续时间≥10 秒"。

(3) 新增呼吸努力相关微觉醒(RERA)的定义:"虽未达到呼吸暂停或低通气标准,但出现时间≥10 秒的异常呼吸努力并伴有相应微觉醒,当出现睡眠片段时 RERA 仍具有临床意义"。

(4) 新增呼吸紊乱指数(RDI)定义:"平均每 1 小时呼吸暂停、低通气和

RERA 事件的次数之和，其与 SA 低通气指数(AHI)不同，可更全面地反映患者夜间睡眠过程中发生的呼吸事件”。长期以来一些学者常将 AHI 和 RDI 混淆，这是不对的。

(5) 新增复杂性 SA 定义：“OSAHS 患者经 CPAP 滴定治疗后，阻塞性呼吸事件消失，同时残余的中枢性呼吸暂停指数(CSA)≥5 次/小时，或以中枢性呼吸暂停(CSR)为主。”

(6) 对高危因素的概述进行了细化和规范。① 性别：2002 年版指南中为“男性患者明显高于女性”，2011 年版改为“生育期内男性患者明显多于女性”；② 药物：2002 年版指南中为“长期大量饮酒和(或)服用镇静催眠药物”，2011 年版改为“长期大量饮酒和(或)服用镇静催眠或肌肉松弛药物”；③ 吸烟：2002 年版指南中为“长期重度吸烟”，2011 年版改为“长期吸烟”。

(7) 对临床特点进行了补充：在 2002 年版指南的基础上增加了“心律失常，特别是以慢-快心律失常为主”以及“2 型糖尿病及胰岛素抵抗”。

(8) 2011 年版指南的体格检查内容更详尽、准确，补充了颌咽部检查特点：“重点观察有无下颌后缩、下颌畸形；咽喉部检查应特别注意有无悬雍垂肥大、扁桃体肿大及其程度，有无舌体肥大及腺样体肥大。”

(9) 在 2002 年版指南原有的(1)～(5)条 PSG 适应证的基础上增加了：(6) 原因不明的心律失常、夜间心绞痛；(7) 慢性心功能不全；(8) 顽固性难治性糖尿病及胰岛素抵抗；(9) 脑卒中、癫痫、老年痴呆及认知功能障碍；(10) 性功能障碍；(11) 晨起口干或顽固性慢性干咳。这反映了近年来我们对 OSA 造成的全身多脏器损害有了更清楚的认识。

(10) 对 OSAHS 的诊断标准进行了更加详细的修订。2002 年版指南中为“主要根据病史、体征和 PSG 结果，临床上有典型的夜间睡眠时打鼾及呼吸不规律，白天过度嗜睡，PSG 提示每 7 小时睡眠中呼吸暂停低通气反复发作≥30 次，或 AHI≥5 次/小时”；2011 年版改为“主要根据病史、体征和 PSG 结果，临床上有典型的夜间睡眠时打鼾及呼吸不规律，白天嗜睡等日间症状，PSG 显示 AHI ≥5 次/小时，或虽然白天无症状但 AHI≥10 次/小时，同时发生 1 个或以上重要脏器损害。”旨在强调 OSA 造成的脏器损害。

(11) 补充了病情分度的判定标准。2002 年版指南指出，“应根据 AHI 和夜间 SaO_2 将 OSAHS 分为轻、中、重度，其中 AHI 为主要判断标准，夜间最低 SaO_2 为参考”；而在 2011 年版中指出，“应充分考虑患者的临床症状及并发症情况，结合 AHI 及夜间 SaO_2 等指标，可按照 AHI 和夜间最低 SaO_2 对患者病情进行分度。”

因临床上有些 OSAHS 患者的 AHI 和 SaO_2 变化程度并不平行，推荐以 AHI 为判断病情主要标准，同时注明低氧血症水平，这样分度更符合临床实际情况，也能更客观地反映患者病情严重程度。

临床诊断时须注意并发症，并发症更新增加了 2 型糖尿病及胰岛素抵抗、妊娠高血压或先兆子痫、肝肾功能损害，并在肺动脉高压基础上增加了重叠综合征。这样不仅能促进临床医生更全面深入地认识 OSAHS 的危害，同时更有利于睡眠呼吸病学与相关学科的整合。

(12) 补充了鉴别诊断的介绍。2002 年版指南只是简单提出 OSAHS 可与原发性鼾症和上气道阻力综合征相鉴别；而 2011 年版则对上述 2 种疾病给予简单介绍，此外还增加了肥胖低通气的介绍。

(13) 明确了治疗方法和适应证。2011 年版指南明确指出 NPPV 是成人 OSAHS 患者的首选治疗方法，并对适应证作出了很大改动，提出了 5 条适应证，其中仅第 4 条“OSAHS＋慢性阻塞性肺疾病(COPD)重叠综合征”与 2002 年版指南相同，其余 4 条均不同，充分反映了目前对于 CPAP 治疗 OSA 的客观疗效有了更新的认识。

此外，2011 年版指南还新增了 CPAP 疗效的评价，包括：① 睡眠期鼾声、憋气消退，无间歇性缺氧，SaO_2 正常；② 白天嗜睡明显改善或消失，其他伴随症状如忧郁症显著好转或消失；③ 相关并发症，如高血压、冠心病、心律失常、糖尿病和脑卒中等得到改善。对于外科手术治疗，本次修订的指南仅简单介绍了手术方式，提出符合手术适应证者可考虑手术，术前和术中应严密监测，术后要定期随访，并删除了手术流程图，内容更加简明扼要。

三、结语

虽然新版指南较 2002 年版有很大的改进，但睡眠呼吸障碍临床工作中仍有许多疑难问题亟待解决，我们与发达国家之间还有不小的差距，新指南多数内容仍是参考国外资料。希望国内学者积极开展多中心大样本研究，加强国际协作，加快我国的睡眠呼吸病学发展。

阻塞性睡眠呼吸暂停与糖尿病

(中华医学会呼吸病学分会睡眠学组　中华医学会糖尿病学分会)

一、前言

阻塞性睡眠呼吸暂停(OSA)在 2 型糖尿病患者中很常见，两者在临床、流行病学和发病机制方面具有相关性，且独立于肥胖之外。目前，2 型糖尿病对健康的危害已为人们所认识，而 OSA 对健康的危害及其所带来的医疗负担还远没有被人们了解。因此需要通过各学科的努力使人们认识到 OSA 与 2 型糖尿病的关系,并着手采取实际行动。

为了提高对 OSA 和糖尿病关系的认识水平,国际糖尿病联盟流行病和预防小组于 2008 年就有关问题发表了共识,建议全球各学科人员共同努力,使大家充分认识 OSA 与 2 型糖尿病的联系,其后国内的杂志上也有所介绍。为了进一步强化对 OSA 与 2 型糖尿病关系的认知理念,提高两种疾病防控水平,中华医学会呼吸病分会睡眠呼吸学组和中华医学会糖尿病学分会的专家对此问题进行了认真的讨论,并对有关问题达成共识。

二、OSA 简介

OSA 主要表现为睡眠时打鼾并伴有呼吸暂停和呼吸表浅,夜间反复发生低氧血症、高碳酸血症和睡眠结构紊乱,导致白天嗜睡,出现心、脑、肺血管并发症乃至多脏器损害,严重影响患者的生活质量和寿命。国外资料显示,成年人中 OSA 的患病率为 2%～4%,国内多省市流行病学调查结果显示成人中 OSA 的患病率约为 4%。尽管目前国内肥胖率并不高,但是 OSA 患病率并不低,这可能与国人颌面结构特点有关。研究结果显示,OSA 是多种全身疾患的独立危险因素。但是目前广大医务工作者对本病的严重性和普遍性尚缺乏足够的认识,同时临床诊治规范方面也存在诸多问题需要尽快解决。

OSA 患者对卫生资源的消耗为健康人群的 2 倍,因此正确评估 OSA 患者的病情,正确诊断和及时治疗可减少相关卫生资源的消耗。此外,因嗜睡引起的生产力降低、交通事故、生产事故以及因此而造成的残疾等非直接医疗成本的升高,使 OSA 对经济的影响远远高于其直接医疗费用。目前国内尚缺少这方面的系统研究结果。

三、糖尿病简介

糖尿病是由于胰岛素绝对或相对缺乏和胰岛素抵抗所致的慢性高血糖综合征,严重者可引起糖尿病急性并发症,而长期高血糖可导致组织器官损伤,引起糖尿病微血管和大血管病变。糖尿病是常见病和多发病。随着经济的发展、生活方式改变、寿命延长及对疾病认识水平的提高,糖尿病患病人数在逐年增加。世界卫生组织(WHO)1997 年报告全世界约有 1.35 亿名糖尿病患者,而到 2025 年将上升到 3 亿名。糖尿病患病率在发展中国家增长最快,我国近 30 年间糖尿病患病人数的增长也十分惊人,是世界上糖尿病患病人数最多的 3 个国家之一。在发达国家中,糖尿病已成为继心血管和肿瘤之后第三大非传染性疾病,糖尿病及并发症对公共卫生事业的危害越来越引起人们的重视。

2007～2008 年在全国进行的一项调查结果显示,我国糖尿病患病率为 9.7%,糖尿病前期[糖耐量减低(IGT)和空腹血糖受损(IFG)]的患病率达

15.5%，以此推算，全国糖尿病患病人数约有9 000万人。2003年糖尿病造成的直接医疗费用高达208亿元人民币，占当年总医疗费用的4.38%。近年来，国内已有关于OSA与糖尿病、胰岛素抵抗方面的研究或介绍。

四、OSA与糖代谢异常的关系及其机制

(一) OSA与2型糖尿病的相关性

国外对门诊患者和人群之间的横向交叉研究显示，OSA患者中糖尿病的患病率>40%，而糖尿病患者中OSA的患病率可达23%以上，在某些类型的睡眠呼吸障碍(sleep disordered breath, SDB)中可高达58%。研究结果表明，多导睡眠图(polysomnography, PSG)诊断的OSA患者呼吸暂停-低通气指数(apnea - hyponea index, AHI，即平均每小时睡眠中的呼吸暂停加上低通气次数)>10次/小时者较非OSA者更易发生糖调节受损和糖尿病。研究结果显示，睡眠时血氧饱和度下降与空腹血糖和口服糖耐量试验(OGTT)2小时血糖浓度显著相关，校正肥胖参数后，OSA的严重程度与胰岛素抵抗程度相关。Wisconsin等发现，不同程度的OSA(通过校正肥胖参数后轻到重度OSA者)均与2型糖尿病相关(OR=2.3)。两项人规模研究发现，打鼾是10年后发展为糖尿病的独立危险因素。另有大量研究结果显示，无论OSA的病程长短，均与糖尿病的发生相关。糖尿病患者的睡眠片段和睡眠质量是糖化血红蛋白(HbA1c)的重要预测指标。持续正压气道通气(continuous positive airway pressure, CPAP)可改善胰岛素的敏感性，有助于控制血糖和降低HbA1c。

(二) OSA与2型糖尿病相互影响的机制

近年来国内外对OSA与2型糖尿病相关性的机制以及可能的干预治疗方法进行了研究，目前认为OSA可导致和加重2型糖尿病的机制主要有：(1) 交感神经活性增强；(2) 间歇性低氧；(3) 下丘脑-垂体-肾上腺(HPA)功能失调；(4) 全身性炎症反应；(5) 脂肪细胞因子的改变，如瘦素水平升高和脂联素水平降低；(6) 睡眠剥夺。以上因素均可导致胰岛素抵抗。此外，糖尿病所致的自主神经功能失调亦可增加OSA的危险，形成恶性循环。

糖尿病患者周期性呼吸(睡眠时中枢功能障碍所致)较非糖尿病患者更为常见。另外一项小规模研究发现，糖尿病患者自主神经功能失调与中枢化学感受器对CO_2敏感性升高及外周化学感受器对CO_2敏感性降低有关。这部分患者中30%可能出现OSA，但无周期性呼吸和中枢性睡眠呼吸暂停，显然仍需要进一步研究自主神经功能紊乱对上气道塌陷和控制睡眠时呼吸的作用。

研究结果显示，CPAP治疗3个月后可以明显改善胰岛素的敏感性，CPAP

治疗可使控制不理想的糖尿病患者 HbA1c 明显降低。肥胖的 OSA 患者在接受 12 周的 CPAP 治疗后，内脏脂肪减少，瘦素水平降低，但血糖或胰岛素抵抗无改善。每晚 CPAP 治疗时间>4 小时者效果明显，而<4 小时者效果不明显。

五、提高 OSA 和 2 型糖尿病早期诊断的警觉性

临床医生在诊治所有 2 型糖尿病和代谢综合征患者都应考虑存在 OSA 的可能性，尤其是出现以下情况时。

(1) 打鼾、白天嗜睡；

(2) 肥胖、胰岛素抵抗、糖尿病控制困难；

(3) 顽固性难治性高血压，且以晨起高血压为突出表现，昼夜血压节律为非杓型或反杓型；

(4) 夜间心绞痛；

(5) 夜间顽固、严重、复杂、难以纠正的心律失常；

(6) 顽固性充血性心力衰竭；

(7) 反复发生脑血管疾病(出血性或缺血性)；

(8) 癫痫；

(9) 老年痴呆；

(10) 遗尿、夜尿增多；

(11) 性功能障碍；

(12) 性格改变；

(13) 不明原因的慢性咳嗽；

(14) 不明原因的红细胞增多症等。

如条件允许，有上述情况者应进行相应的检查，了解是否患有 OSA。对于 OSA 可依照相应的指南进行治疗。

临床上遇到 OSA 患者也应考虑是否存在糖尿病。应对无糖尿病病史的 OSA 患者进行糖尿病筛查，并评估其他心血管危险因素的水平及控制情况。糖尿病和相关心血管危险因素的治疗可依照相应的指南进行。

六、预防与宣传

建议立即采取措施使相关医务人员和糖尿病患者了解 OSA 和 2 型糖尿病的基本知识、临床检测技术和相关治疗措施。卫生政策制定者和普通群众也要认识到 OSA 给个人和社会带来的经济负担及其社会危害。大量研究结果表明，超重和肥胖是引起和加重 OSA 的主要独立危险因素，同时肥胖也是 2 型糖尿病的主要危险因素，因此对于易感人群必须努力控制体重。控制体重的主要措施是实行合理膳食，提倡体育锻炼。

减轻体重（通过饮食、运动或手术）可以降低呼吸暂停指数，减轻体重对超重或肥胖患者是重要的治疗方法之一。体重减轻后 OSA 患者症状减轻，社会互动、认知、工作表现均有改善，意外事故减少和勃起功能障碍减轻。另外，日间疲劳感减轻可增加体力、改善糖代谢并维持体重。

此外早期有效治疗扁桃体炎、咽炎、校正小颌畸形、下颌后缩，并积极治疗鼻中隔偏曲、鼻甲肥大，对于预防 OSA 也具有特殊的重要作用。

七、科学研究的建议

建议国内的医师在以下方面开展进一步研究。

（1）2 型糖尿病和代谢综合征患者中 OSA 患病率和患病危险因素的研究；

（2）OSA 患者中 2 型糖尿病和代谢综合征患病率和患病危险因素的研究；

（3）OSA 与 2 型糖尿病相关性的机制研究；

（4）OSA 与糖尿病的并发症发生风险关系的研究；

（5）干预性研究：随机对照试验了解治疗 OSA 对糖尿病患者血糖、其他心血管危险因素以及临床的影响；

（6）诊疗技术的开发：研究在基层医院中诊断 OSA 的简易方法；寻找比 CPAP 更加简单和价廉的治疗 OSA 方法。

附　　录

一、OSA 的相关术语的定义

1. 睡眠呼吸暂停　指睡眠过程中口鼻气流均停止 10 秒以上。

2. 低通气　是指睡眠过程中呼吸气流强度（幅度）较基础水平降低 50%以上，并伴有动脉血氧饱和度（SaO_2）较基础水平下降≥4%，持续 10 秒以上。

3. 睡眠呼吸暂停低通气综合征（SAHS）　是指每夜 7 小时睡眠过程中呼吸暂停及低通气反复发作在 30 次以上，或 AHI≥5 次/小时；患者日间有症状，如嗜睡及注意力下降等。

二、OSA 的病因和主要危险因素

1. 肥胖　体重超过标准体重的 20%或以上，体重指数（body mass index，BMI）≥28 kg/m^2。

2. 年龄　成年后随年龄增长患病率增加；女性绝经期后患病者增多，70 岁以后患病率趋于稳定。

3. 性别　男性患病者明显多于女性。

4. 上气道解剖异常　包括鼻腔阻塞(鼻中隔偏曲、鼻甲肥大、鼻息肉、鼻部肿瘤等)、Ⅱ 度以上扁桃体肥大、软腭松弛、悬雍垂过长、过粗、咽腔狭窄、咽部肿瘤、咽腔黏膜肥厚、舌体肥大、舌根后坠、下颌后缩、颞颌关节功能障碍及小颌畸形等。

5. 家族遗传倾向　部分患者具有明显的家族遗传倾向。

6. 长期大量饮酒和(或)服用镇静催眠药物。

7. 长期重度吸烟。

8. 其他相关病因　包括甲状腺功能减退症、肢端肥大症、垂体功能减退、淀粉样变性、声带麻痹、脑卒中或其他神经肌肉疾病(如帕金森病)、长期胃-食管反流等。

三、询问病史的建议

1. 如疑有睡眠呼吸暂停,要特别注意询问以下各项病史、症状

(1) 向同床人及家人询问夜间睡眠时有无打鼾、打鼾程度(轻度打鼾：较正常人呼吸声音粗重;中度打鼾：鼾声响亮程度大于普通人说话声音;重度打鼾：鼾声响亮以至同一房间的人无法入睡)、鼾声是否规律、有无呼吸暂停情况；

(2) 是否反复发生觉醒；

(3) 是否有夜尿增多；

(4) 晨起是否头晕、头痛、口干；

(5) 白天有无嗜睡及其程度；

(6) 是否有记忆力进行性下降、性格变化,如急躁易怒、行为异常；

(7) 遗尿、性功能障碍；

(8) 心脑血管并发症：包括顽固性难治性高血压,尤其是晨起出现高血压,夜间发生心绞痛,严重、复杂、顽固性心律失常,反复发生的慢性心力衰竭,脑血管疾病,癫痫,老年痴呆等(表 11－3)。

表 11－3　Epworth 嗜睡量表

在以下情况有无打盹、瞌睡的可能性	从不(0)	很少(1)	有时(2)	经常(3)
坐着阅读时				
看电视时				
在公共场所坐着不动时(如在剧场或开会)				
坐着与人谈话时				
饭后休息时(未饮酒时)				
开车等红绿灯时				
下午静卧休息时				

2. 如遇睡眠呼吸暂停患者，应特别注意询问以下病史、症状

(1) 有无慢性疲劳乏力、不适以及易发生皮肤、泌尿生殖系统感染；

(2) 有无糖尿病；

(3) 近期是否存在空腹血糖、餐后血糖或其他（如血脂）异常等，有无糖尿病家族史、妊娠糖尿病史和巨大儿生育史。

四、体格检查的建议

1. 常规检查项目

(1) 身高、体重，计算体重指数＝体重/身高^2（kg/m^2），注意体脂分布特点；

(2) 体格检查：包括血压、颈围、腰围、颌面形态、鼻腔、咽喉部检查；特别注意有无鼻甲肥大、鼻中隔偏曲、下颌后缩、小颌畸形、咽腔狭窄、扁桃体肥大、腺样体肥大以及舌体肥大；心、肺、脑、神经系统检查等；必要时进行24小时动态血压测定；

(3) 血细胞计数，特别是红细胞计数、红细胞比容、平均红细胞体积、平均红细胞血红蛋白浓度；

(4) 动脉血气分析；

(5) 空腹血脂、血糖测定；

(6) X线头影测量（包括咽喉部测量）及X线胸片；

(7) 心电图，必要时进行24小时动态心电图监测；

(8) 病因或高危因素的临床征象；

(9) 可能发生并发症的临床征象；

(10) 部分患者应检查甲状腺功能。

2. 对于睡眠呼吸暂停患者还应注意以下情况

(1) 有无皮肤化脓性病灶，泌尿系统感染体征；

(2) 有无周围神经病变症状，如下肢感觉异常、疼痛、肌肉无力；

(3) 有无下肢大血管病变症状，如足背动脉搏动减弱、消失，颈动脉、股动脉杂音，足趾缺血及坏疽；

(4) 有无眼部病变，如白内障、视网膜病变所致视力下降，必要时检查眼底；

(5) 已经确诊糖尿病者可进行相应的评价代谢控制和并发症的检查：包括尿酮体测定、血糖、HbA1c、血脂、眼底检查、尿蛋白等；

(6) 无糖尿病病史者可行口服葡萄糖耐量试验，筛查糖尿病。

五、特殊检查的建议

1. 多导睡眠图（polysomnography，PSG）监测

整夜PSG监测，这是目前诊断阻塞性睡眠呼吸暂停低通气综合征

(OSAHS)的标准方法。包括二导脑电图(EEG)、二导眼电图(EOG)、下颌肌电图(EMG)、心电图(ECG)、口鼻呼吸气流、胸腹呼吸运动、SaO_2、体位、鼾声及胫前肌 EMG 等,正规监测一般需要整夜>7 小时 的睡眠,适应证为:临床上怀疑为 OSAHS 者;临床其他症状、体征支持患有 OSAHS,如夜间哮喘、肺或神经肌肉疾患影响睡眠;难以解释的白天低氧血症或红细胞增多症;原因不明的夜间心律失常、夜间心绞痛、清晨高血压;监测患者夜间睡眠时低氧程度,为氧疗提供客观依据;评价各种治疗手段对睡眠呼吸暂停低通气综合征 SAHS 的治疗效果;诊断其他睡眠障碍性疾患。

2. 初筛诊断仪检查

多采用便携式,大多数是用 PSG 监测指标中的部分进行组合,如单纯 SaO_2 监测、口鼻气流+SaO_2、口鼻气流+鼾声+SaO_2+胸腹运动等,主要适用于基层缺少 PSG 监测条件或由于睡眠环境改变或导联过多而不能在睡眠监测室进行检查的一些轻症患者,用来排除 OSAHS 或初步筛查 OSAHS 患者,也可应用于治疗前后对比及患者的随访。

3. 嗜睡的评价

(1) 嗜睡的主观评价:现多采用 Epworth 嗜睡量表(Epworth sleepiness scale, ESS);

(2) 嗜睡的客观评价:应用 PSG 对可疑患者白天嗜睡进行客观评估,即多次睡眠潜伏期试验(multiple sleep latency test, MSLT):通过让患者白天进行一系列的小睡来客观判断其白天嗜睡程度的一种检查方法。每 2 小时测试 1 次,每次睡眠持续 30 分钟,计算患者入睡的平均潜伏时间及异常快速动眼(REM)睡眠出现的次数,睡眠潜伏时间<5 分钟者为嗜睡,5~10 分钟为可疑嗜睡,>10 分钟者为正常。

六、睡眠呼吸暂停的诊断

1. 诊断标准　主要根据病史、体征和 PSG 监测结果。临床上有典型的夜间睡眠时打鼾及呼吸不规律、白天过度嗜睡,经 PSG 监测提示每夜 7 小时睡眠中呼吸暂停及低通气反复发作在 30 次以上,或呼吸暂停低通气指数 AHI≥5 次/小时。

2. SAHS 病情分度　根据 AHI 和夜间 SaO_2 将 SAHS 分为轻、中、重度,其中以 AHI 作为主要判断标准(5~15 次/时为轻度,15~30 次/时为中度,>30 次/时为重度),以夜间最低 SaO_2 作为参考。

3. 临床分型　阻塞性睡眠呼吸暂停低通气综合征(OSAHS):主要是由于上气道解剖学异常及功能异常导致夜间睡眠中出现呼吸暂停或低通气,PSG 监测图上表现为有胸腹运动,但是没有气流或呼吸幅度下降(≥50%)。中枢性睡眠呼吸暂停综合征(CSAS)：主要是由于呼吸中枢驱动障碍导致夜间睡眠呼吸暂停，PSG 监测时既无胸腹运动，也无气流。

对于一些基层缺乏专门诊断仪器的单位，可采用简易诊断方法和标准，主要根据病史、体格检查、SaO_2 监测等，其诊断标准如下。

(1) 至少具有 2 项主要危险因素：肥胖、颈粗短或有小颌或下颌后缩，咽腔狭窄或有扁桃体Ⅱ度肥大、悬雍垂肥大，或甲状腺功能减退、肢端肥大症；

(2) 中重度打鼾、夜间呼吸不规律，或有屏气、憋醒(观察时间≥15 分钟)；

(3) 夜间睡眠节律紊乱，特别是频繁觉醒；

(4) 白天嗜睡(ESS 评分＞9 分)；

(5) SaO_2 监测趋势图可见典型变化、氧减饱和度指数＞10 次/时。符合以上 5 条者即可作出初步诊断，有条件的单位可进一步进行 PSG 监测。

OSA 的诊断治疗流程概括如图 11－2。

七、糖尿病的诊治原则

1. 糖尿病的诊断标准　满足以下任意一项均可诊断

(1) 糖尿病症状(典型症状包括多饮、多尿和不明原因的体重下降等)且任意时间血浆葡萄糖≥11.1 mmol/L(200 g/L)；

(2) 空腹血浆葡萄糖≥7.0 mmol/L(126 g/L)；

(3) OGTT 2 小时血浆葡萄糖≥11.1 mmol/L(200 g/L)。

对于无糖尿病症状者，仅一次血糖(空腹和 OGTT 试验 2 小时血糖)值达到糖尿病诊断标准者，必须在另一天复测核实。

2. 诊断中涉及的基本概念

(1) 任意血糖：是指不考虑上次用餐时间，1 天中任意时间的血糖。

(2) 空腹：是指至少 8 小时没有进食热量的状态。

(3) OGTT：口服葡萄糖耐量试验。

(4) 糖尿病前期的诊断：空腹血糖受损(IFG)：空腹血浆葡萄糖≥6.1 mmol/L(110 mg/dl)，但＜7.0 mmol/L(126 g/L)，同时负荷后 2 小时血浆葡萄糖＜7.8 mmol/L(140 g/L)。糖耐量减低(IGT)：空腹血浆葡萄糖≤7.0 mmol/L(110 g/L)，同时负荷后 2 小时血浆葡萄糖≥7.8 mmol/L(140 g/L)，但≤11.1 mmol/L(200 g/L)。

(5) 应激性高血糖：急性感染、创伤或其他应激情况下可出现暂时血糖增高，若没有明确的高血糖病史，就不能以此诊断为糖尿病，须在应激消除后复查。

3. OGTT 的诊断方法

(1) 晨 7～9 时开始，受试者空腹(8～14 小时)口服溶于 300 ml 水内的无水葡萄糖粉 75 克，(如用 1 分子水葡萄糖则为 82.5 克)。儿童则予每千克体重

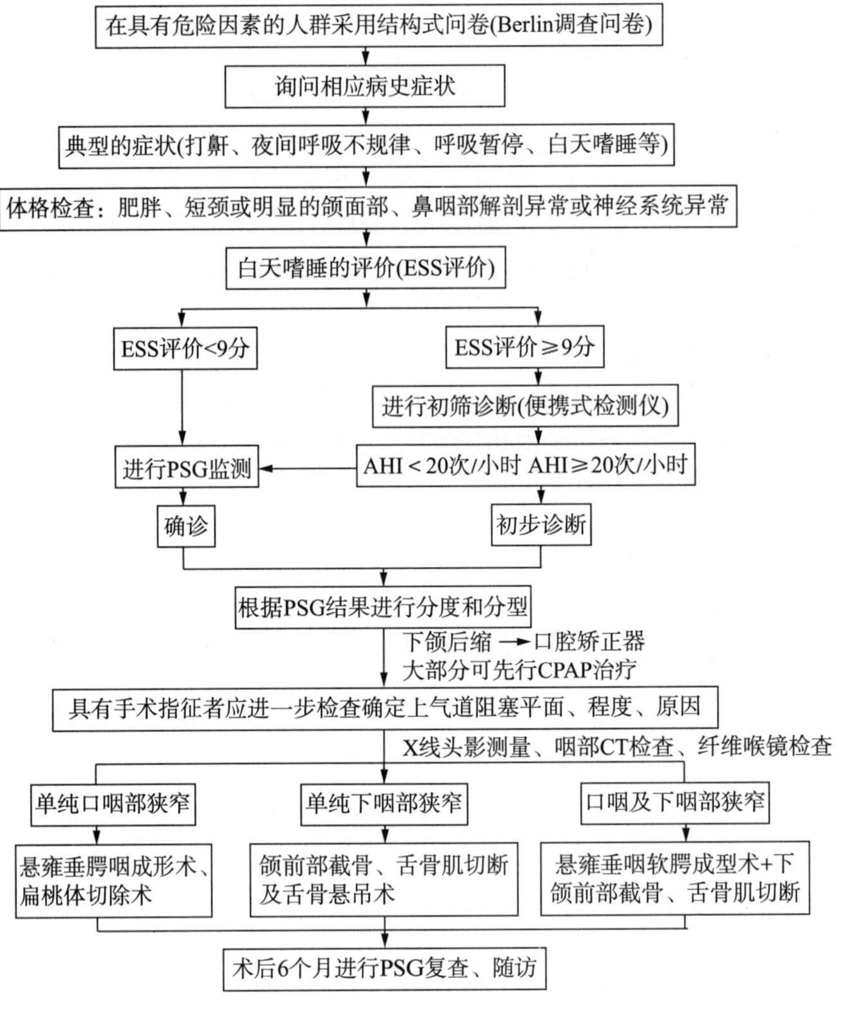

图 11－2　诊断治疗流程图

注：PSG：多导睡眠图；ESS：Epworth 嗜睡量表；CPAP：持续正压气道通气。

1.75 克，总量不超过 75 克。糖水在 5 分钟之内服完。

(2) 从服糖第一口开始计时，于服糖前和服糖后 2 小时分别在前臂采血测血糖。

(3) 试验过程中，受试者不喝茶及咖啡，不吸烟，不进行剧烈运动，但无需绝对卧床。

(4) 血标本应尽早送检。

(5) 试验前 3 天内，每日碳水化合物摄入量不少于 150 克。

(6) 试验前停用可能影响 OGTT 的药物(如避孕药、利尿剂或苯妥英钠等)3～7 天。

睡眠呼吸暂停综合征

（美国睡眠医学会）

美国睡眠医学会定义：① 呼吸暂停：热气流感受器测得的峰值流速低于基线的 90%以上，持续 10 秒以上。② 低通气：鼻腔气流压偏离基线的 30%以上，持续 10 秒以上，伴 4%或更多的氧去饱和；或鼻腔气流压偏离基线的 50%以上，持续 10 秒以上，伴 3%或更多的氧去饱和或觉醒。

1. 阻塞性睡眠呼吸暂停综合征（Obstructive sleep apnea syndrome，OSAS）的 ICSD－1 标准，至少应包括以下(1)～(3)

(1) 主诉睡眠过多或失眠，偶尔患者自己意识不到其临床表现，但已引起他人的注意。

(2) 睡眠过程中频繁出现呼吸阻塞现象。

(3) 相关表现包括：① 响亮的声音；② 晨起头痛；③ 醒后口干；④ 年幼儿童睡眠中出现胸廓回缩。

(4) PSG 监测证实：① 发生阻塞性呼吸暂停 5 次以上，每次持续时间 10 秒以上。每小时睡眠中出现以下一项或多项：由于睡眠相关的呼吸暂停导致频繁激醒；心搏快慢交替；呼吸暂停相关的氧饱和度降低。② 多次睡眠潜伏期试验（Multiple sleep latency test，MSLT）或许可以证实平均睡眠潜伏期少于10 分钟。

(5) 症状可与其他躯体疾病（如扁桃体增大）相关。

(6) 可并存其他类型睡眠障碍，如周期性肢体活动或发作性睡病。

严重程度标准。

轻度：轻度思睡或轻度失眠。在平时习惯性睡眠时间内多无呼吸紊乱症状，呼吸暂停发作期可有轻度氧饱和度降低或良性心律失常。

中度：中度思睡或轻度失眠。呼吸暂停发作期可有中度氧饱和度降低或轻度心律失常。

重度：严重思睡。大多数习惯性睡眠时间内存在呼吸紊乱，呼吸暂停发作期可有严重的氧饱和度降低或中、重度心律失常。可有相关心肺功能衰竭的证据。

病程标准。

急性：≤2 周。

亚急性：＞2 周，但＜6 个月。

慢性：≥6 个月。

2. 医学照料与医学辅助服务中心的使用正压辅助呼吸的标准

达到下列呼吸暂停-低通气指数(apnea - hypopnea index, AHI)或呼吸紊乱指数(respiratory disturbance index, RDI)异常要求者为阳性:① AHI 或 RDI≥15 次/小时;② AHI 或 RD≥5 次/小时,但≤14 次/小时,伴有明确的白天思睡、认知障碍、情感障碍或失眠,或有纪录的原发性高血压病史、缺血性心脏病史或卒中史。

3. 中枢性睡眠呼吸暂停综合征(central sleep apnea syndrome, CSAS)的 ICSD-1 标准,至少应包括以下(1)(2)(4)

(1) 主诉失眠或过分思睡:偶尔患者自己意识不到其临床表现,但已引起他人的注意。

(2) 睡眠过程中频繁出现浅呼吸或呼吸缺失。

(3) 至少有以下症状之一:① 睡眠中出现气喘、呼噜声或窒息;② 睡眠中出现频繁的身体运动;③ 睡眠中出现发声。

(4) PSG 监测证实:① 中枢性呼吸暂停持续 10 秒以上(婴儿 20 秒),并出现以下一项或多项:与呼吸暂停相关的频繁激醒,心搏快慢交替,呼吸暂停相关的氧饱和度降低;② MSLT 或可以证实平均睡眠潜伏期少于 10 分钟。

(5) 可并存其他类型睡眠障碍:如周期性肢体活动、OSAS 或中枢性肺泡低通气综合征。

严重程度标准。

轻度:轻度思睡或轻度失眠;大多数习惯性睡眠时间内无呼吸紊乱症状;吸暂停发作期可有轻度氧饱和度降低或良性心律失常。

中度:中度思睡或轻度失眠;吸暂停发作期可有中度氧饱和度降低或轻度心律失常。

重度:严重思睡;多数习惯性睡眠时间内存在呼吸紊乱症状,呼吸暂停发作期可有严重的氧饱和度降低或重度心律失常。

病程标准。

急性:≤7 天。

亚急性:>7 天,但<3 个月。

慢性:≥3 个月。

4. 中华医学会耳鼻咽喉科学分会标准(2002 年)

临床诊断依据:患者通常有白天嗜睡、睡眠时严重打鼾和反复的呼吸暂停现象。体检可发现有上呼吸道狭窄因素。PSG 检查,每夜 7 小时睡眠中呼吸暂停及低通气反复发作 30 次以上,或睡眠时 AHI≥5 次/小时。呼吸暂停以阻塞性为主。影像学检查可显示上呼吸道结构异常。

汉坦病毒肺综合征

美国疾病预防和控制中心确定了以下诊断标准。

1. 发病前健康，起病时体温≥38.3℃，有成人呼吸窘迫综合征或呼吸道疾患，住院 1 周内出现双肺间质浸润。

2. 因不能解释的呼吸道疾患而死亡者，尸检证实非心源性水肿。

3. 确诊病例必须有一份血清或组织标本证实汉坦病毒感染。

4. 合并其他疾病者必须具备以下 3 项之一。

(1) 血清特异性 IgM 阳性，或双份血清标本 IgG 效价上升 4 倍。

(2) 检出 HV-RNA。

(3) 免疫组织化学试验 HV 抗原阳性。

肺泡蛋白蓄积症(PAS)

1. 本病好发于青中年(30～50 岁)，男女之比约为 3∶1。多数发病隐袭，约 1/5 患者发病较急。

2. 主要症状为咳嗽、咳少量黏液痰，另外可伴有活动后气急、胸痛、反复咯血、消瘦等，乏力也为常见症状。

3. 如继发感染时，可出现发热、咳脓痰等，有时也可合并真菌感染。

4. 呼吸困难常随病情发展而加重，且发绀也趋严重。大多数病例最终死于呼吸衰竭或继发肺部感染。

5. 体检时肺底常可闻及少量湿罗音，约 1/5 患者有杵状指。

6. X 线胸片　典型的表现为两侧中下肺可见散在的、边缘模糊的细小结节，常融合成片状。病灶之间有代偿性气肿或形成小透亮区，有的表现为弥漫性纤维结节样阴影，也有的表现为病变自肺门向外放射，呈蝶翼状，类似肺水样(Rosen 描述)。

7. 肺功能检查　因为肺泡腔内为蛋白样物质充塞，使肺弥散面积减少，故呈现限制性通气功能障碍。主要表现为肺活量和功能残气量减少，FEV_1/FVC 正常。

8. 动脉血气分析　可见 PaO_2 降低，而 $PaCO_2$ 可以正常。

9. 实验室检查。

(1) 多数血红蛋白正常，部分可增高，白细胞一般正常，如合并感染时可增高，且分类异常。

(2) 部分患者血清脂质和胆固醇增高。

(3) 血清乳酸脱氢酶(LDH)增高，且与肺部病变程度呈一定平行关系。

(4) 痰和支气管肺泡灌洗液发现 PAS 阳性物质，而奥辛蓝(Alcine blue)染色阴性。

10. 纤维支气管镜或剖胸肺活检可确诊。

颈部肺疝

1. 患者多年龄较大，伴有慢性咳嗽、肺气肿或肺结核史；或有颈部外伤史造成颈部筋膜的薄弱。

2. 外伤性颈疝可在外伤后立即发生，或相隔数月至数年后发生；发生的诱因常在用力如剧烈咳嗽或提重物时。

3. 大部分症状为颈部前侧的无痛性有弹性包块，质较软，随深呼吸或咳嗽而体积增大。

4. 先天性肺疝常伴有唇裂、腭裂及肋骨、脊椎等的畸形。

5. X 线检查为主要的诊断方法。X 线平片表现为患者用力屏气(如做 Valsalva 动作等)或咳嗽时，于锁骨上方出现囊状透光区，其上缘呈光滑整齐的圆顶或多圆顶状，该表现通常以颈部侧位片上显示较佳并常由此发现，或可伴气管向前移位。

6. CT 检查可更好地显示肺疝的位置及范围大小，了解胸膜腔的情况，故对颈部肺疝的诊断及鉴别诊断大有裨益。

7. 该病有家族性遗传倾向。

附录一　老年人呼吸系统疾病诊断标准

老年慢性支气管炎

慢性或复发性咳嗽和咳痰，在支气管内有大量黏液分泌物是本病的临床特征。确切地说，这些症状能持续很久，一般一年发病3个月以上或连续发病两年以上。

老年人感冒综合征

流感时老年人的咽痛、流涕等上呼吸道症状发生率比年轻人低，而咳嗽、咳痰等下呼吸道症状发生率都比年轻人高，尤其以食欲不振等症状比较突出。老年人胸部异常改变发生率高，提示呼吸系统的炎症性变化，不仅在上呼吸道，而且也明显影响到下呼吸道。因此，往往病情迁延或因细菌继发感染而合并肺炎。从流感死亡的年龄分布来看，超过55岁的老年人死亡率每次流行都占60%～80%。

老年性哮喘

1. 阵发性喘息或胸闷、气短不能用心脏病解释。
2. 应用β_2-受体激动剂后FEV_1改善率大于15%。
3. 对支气管扩张剂、肾上腺糖皮质激素反应良好。
4. 能排除慢性支气管炎、阻塞性肺气肿及缺血性心脏病。

老年期哮喘

（日本　西门三馨）

1. 特异性型罕见，感染型多见。

2. 常年发作，但冬季恶化者多见。

3. 慢性阻塞性肺部疾病的并发率高，形成气道可逆性降低的混合性肺功能障碍。

4. 中年以后发病者多。

5. 难治，死亡率高。

老 年 肺 炎

1. 老年人因为肺的生理功能较差，常伴疾病较多及免疫功能下降，所以较易患肺部感染。

2. 老年组的病员呼吸增快、神志不清、发绀都较青、壮年多见。

3. 老年人体弱，脉搏容易增快及容易发生休克。

4. 老年人机体反应差，不易发热，血白细胞不易增多，中性粒细胞不易升高。

5. 老年肺炎的并发症多。

6. 病死率较高。

老年人细菌性肺炎

老年人细菌性肺炎与年轻人细菌性肺炎相比较有下列临床特点。

(1) 发病率较高。

(2) 住院时间较长。

(3) 容易发生菌血症、脓胸、脑膜炎和呼吸衰竭等并发症。

(4) 病死率较高。

(5) 症状和体征不典型。

老年人自发性气胸

1. 老年人自发性气胸多为继发性，并有明显的原发病，以慢阻肺多见，其次为肺结核、支气管扩张、肺癌。

2. 老年人自发性气胸其诱因多不明显。

3. 老年人自发性气胸多为交通型或张力型。

4. 老年人自发性气胸虽有明显喘憋,但胸痛者少见,而青年人气胸则胸痛较明显。

5. 老年人自发性气胸的症状常被基础疾病所掩盖,使症状不典型或缺乏气胸体征,稍有疏忽,极易误诊。

6. 治疗效果差,病死率高。

老年人恶性胸腔积液

1. 恶性病变所占比率明显高于良性。

2. 浆液血性胸腔积液高度提示恶性肿瘤所致。

3. 胸水外观尽管为草黄色,但镜检有较多的红细胞(除外损伤),抽液后生长快,抗结核治疗后仍顽固不退,胸痛持续存在或进行性加重者,也以恶性病变可能性大。

4. 合并上腔静脉压迫综合征,以肿瘤所致者可能性大。

附录二　呼吸系统疾病中医、中西医结合诊断标准

慢性支气管炎(一)

(中华人民共和国卫生部药政局)

1. 诊断标准

(1) 临床上以咳嗽、咳痰为主要症状或伴有喘息,每年发病持续 3 个月,并连续两年或以上。

(2) 排除具有咳嗽、咳痰、喘息症状的其他疾病(如肺结核、肺脓肿、支气管哮喘、支气管扩张、心脏病、心功能不全等)。

2. 中医辩证分型

(1) 虚寒型:咳嗽、痰多色白清稀,或喘息,动则气喘更甚,四肢背部冷感,尿频或不禁,腰酸腿软,口淡不渴,喜热饮,舌质胖嫩,苔白滑润,脉沉细无力。

(2) 痰湿型:咳嗽、痰多色白,或稀或稠,或喘促、脘闷,气短,肢体困重,口淡发黏,食少腹胀,大便溏,舌苔白腻,脉濡滑。

(3) 痰热型:咳嗽、痰黄稠黏,胸满气短,或喘粗,口渴喜冷饮,小便黄,大便秘,发热或不发热,舌苔黄或白黄,脉弦滑或数。

(4) 肺燥型:干咳,无痰或少痰,痰黏连成丝,不易咳出,口鼻干燥,大便干,舌质红少津,少苔或无苔,脉细弦或数。

慢性支气管炎(二)

(上海市卫生局)

慢性支气管炎是因内外多种因素长期反复相互作用,引起支气管黏膜及其周围组织的慢性非特异性炎症,以咳嗽咳痰或伴喘息,且反复发作为特征的呼吸系统常见病。

1. 诊断依据

(1) 咳嗽,咳痰或伴喘息,每年发病 3 个月,连续 2 年或以上者。

(2) 每年发病不足 3 个月,而有明确的客观检查依据。

(3) 急性期血常规检查白细胞总数和中性粒细胞增高。

(4) 两肺听诊可闻及呼吸音粗,或伴散在干、湿罗音。

(5) 肺部 X 线摄片检查正常或肺纹理增粗。

2. 证候分类

(1) 风寒袭肺:咳嗽声重,咳痰稀薄色白,恶寒,或有发热,无汗。舌苔薄白,脉浮紧。

(2) 风热犯肺:咳嗽气粗,咳痰黏白或黄,咽痛或咳声嘶哑,或有发热,微恶风寒,口微渴。舌尖红,舌苔薄白或黄,脉浮数。

(3) 燥热犯肺:干咳少痰,咳痰不爽,鼻咽干燥,口干。舌尖红,舌苔薄黄少津,脉滑数。

(4) 痰热壅肺:咳声气粗,痰多稠黄,烦热口干。舌质红,舌苔黄腻,脉滑数。

(5) 肝火犯肺:咳呛气逆阵作,咳时胸胁引痛,甚则咯血。舌质红,舌苔薄黄少津,脉弦数。

(6) 痰浊阻肺:咳声重浊,痰多色白,晨起为甚,胸闷脘痞,纳少。舌苔白腻,脉滑。

(7) 肺阴亏虚:咳久痰少,咯吐不爽,痰黏或夹血丝,咽干口燥,手足心热。舌质红,少苔,脉细数。

(8) 肺气亏虚:病久咳声低微,咳而伴喘,咳痰清稀色白,食少,气短胸闷,神倦乏力,自汗畏寒。舌淡嫩,舌苔白,脉弱。

慢性支气管炎中西医结合诊断分型

(全国慢性支气管炎临床专业会议)

1. 标证

(1) 热痰:

主证:咳嗽咳痰,痰性状为脓、黏脓或黏浊痰,常不易咳出。

次证:发热、脓涕、咽痛、口渴、尿黄、便干。

体征:舌质红,苔黄。脉弦滑数。肺部可闻及干、湿罗音。

其他检查:X 线胸透肺纹理增,或有炎症性阴影。周围血象白细胞计数增加,中性粒细胞百分比增高。痰液的中性粒细胞、脱氧核糖核酸浓度及白蛋白/溶菌酶比值均明显增加。

(2) 寒痰：

主证：咳嗽咳痰，痰性状为白色泡沫或黏稀，痰常较易咳出。

次证：恶寒发热，流清涕，口不渴，尿清长。

体征：舌苔薄白或白腻。脉弦紧。肺部可闻及干、湿罗音。

其他检查：X线胸透正常或肺纹理增粗，周围血象，白细胞计数正常或略增加，痰液的中性粒细胞、脱氧核糖核酸浓度增加不明显。

(3) 热喘：

主证：咳喘胸闷，喉中痰鸣、咳脓痰、黏脓痰或黏浊痰。

次证：或兼头痛，身热汗出，口渴，便干或秘，尿黄。

体征：舌质红，苔黄。脉弦滑数。肺部呼吸音粗糙，有哮鸣音，或可闻及干、湿罗音。

其他检查：X线胸透，肺纹理增粗，或有炎症性阴影，或有肺气肿征象。周围血象，白细胞计数增加，中性粒细胞和(或)嗜酸粒细胞百分比增高。痰液的中性粒细胞及嗜酸粒细胞增加。

(4) 寒喘：

主证：咳喘胸闷，喉中痰鸣，咳白色泡沫或黏稀痰。

次证：或兼头痛，寒热无汗，口不渴。

体征：舌苔薄白和白腻，脉弦紧，肺部呼吸音粗糙有哮鸣音，或可闻及干、湿罗音。

其他检查：X线胸透，纹理增粗，或有肺气肿征象。周围血象，白细胞计数正常或略增加，嗜酸粒细胞百分比增高。痰液的嗜酸粒细胞增加。

2. 本证

(1) 肺气虚：

主证：病发时常以咳为主，咳声清朗，多为单咳或有间歇咳，白天多于夜晚，痰量不多。

次证：易汗、恶风、易感冒。

体征：舌质正常或稍淡，舌苔薄白。脉弦细或缓细。肺部无肺气肿征。

其他检查：X线胸透，正常或纹理稍粗，无肺气肿征象，肺功能基本正常或轻度减退。

心电图正常。

(2) 脾阳虚：

主证：病发时常咳声重浊，多为连声咳，夜重日轻，咳黏液或浆黏痰。痰量常在++以上。

次证：食欲不振，饭后腹胀，面容虚肿，大便溏软。

体征：舌质淡或胖，有齿痕，舌苔白或白厚腻，脉濡缓或滑。胸部可有轻度肺气肿征。

其他检查：X线胸透，肺纹理粗乱，部分出现颗粒或斑点状阴影，可有轻度或中度肺气肿征象。肺功能轻度或中度减退。心电图正常或可有尖峰P波或顺钟向转位等变化。

(3) 肾阳虚：

主证：以动则气短为特征。病发时常咳声嗄涩，多为阵咳，夜多于日。痰量+～+++。

次证：腰酸肢软，咳则遗尿，夜尿频多。头昏耳鸣，身寒肢冷，气短语怯。

体征：舌质淡胖或有瘀象。舌苔白滑润。脉多细(沉细、弦细、细数)。胸部有较明显的肺气肿征象。

其他检查：X线胸透，肺纹理常稀疏扭曲，呈垂柳状，有较明显的肺气肿征象，或有肺动脉高压征象。肺功能明显减退。心电图可有尖峰P波或顺钟向转位等变化。肾上腺皮质、甲状腺及细胞免疫功能可有低下。可有微循环障碍。

(4) 阴阳俱虚：

症状：在肾阳虚的基础上兼有口干咽燥，五心烦热，潮热盗汗等阴虚症状。

体征：舌体胖、色紫，少苔或无苔，常有瘀象，脉细数。胸部有明显的肺气肿征象。

其他检查：X线胸透，肺纹理常稀疏扭曲，呈垂柳状，有明显的肺气肿及(或)肺纤维化征象，常有肺动脉高压及右心室肥大的征象。肺功能明显减退。血气分析可有低氧血症。

心电图常有符合肺心病的变化。肾上腺皮质、甲状腺及细胞免疫功能常低下。常有微循环障碍。

(5) 肺肾阴虚：

主证：干咳无痰或少痰，痰黏稠似盐粒，不易咳出，常动则气短。

次证：口干咽燥，五心烦热，潮热盗汗，头晕目眩，腰酸肢软。

体征：舌苔光剥或少苔，舌质红，脉细数。胸部可有肺气肿征。

其他检查：X线胸透，肺纹理增粗或正常，可有不同程度的肺气肿征象。肺功能可有不同程度损害。心电图可有尖峰P波、顺钟向转位等变化。

咳嗽(一)

(国家中医药管理局医政司)

1. 诊断依据

(1) 以咳逆有声，或伴咽痒、咳痰为主症。

(2) 外感咳嗽,起病急,可伴有寒热等表证。

(3) 内伤咳嗽,每因外感反复发作,病程较长,可咳而伴喘。

2. 辨证分类

(1) 风寒袭肺证:咳嗽声重,咳痰稀薄色白,伴有风寒表证。

(2) 风热犯肺证:咳嗽气粗,咳痰黏白或黄,咽痛或咳声嘶哑,伴有风热表证。

(3) 燥邪伤肺证:干咳少痰,或咳痰不爽,鼻燥咽干;舌尖红,苔薄黄少津,脉细数。

(4) 痰热郁肺证:咳嗽气粗,痰多稠黄,烦热口干;舌质红,苔薄黄腻,脉滑数。

(5) 肝火犯肺证:咳呛气逆阵作,咳时胸胁引痛,甚则咯血;舌苔薄黄少津,脉弦数。

(6) 痰湿蕴肺证:咳声重浊,痰多色白,晨起为甚,胸闷脘痞纳少;舌苔白腻,脉濡滑。

(7) 肺虚证:病久干咳少痰,痰黏白或痰中带血,咽干口燥,手足心热;舌红少苔,脉细数。或咳声低弱,咳而兼喘,痰吐清稀色白,食少神倦,畏寒易汗;舌淡苔白,脉细弱。

3. 参考项目

本病多见于急、慢性支气管炎。

(1) 急性期,血白细胞总数和中性粒细胞增高。

(2) 两肺听诊可闻呼吸音增粗,或伴散在干、湿罗音。

(3) 肺部X线检查,大都正常或肺纹理增多。

咳嗽(二)

(中华人民共和国中医药行业标准)

咳嗽是因邪客肺系,肺失宣肃,肺气不清所致,以咳嗽、咳痰为主要症状的病症,多见于急、慢性支气管炎。

1. 诊断依据

(1) 咳逆有声,或伴咽痒咳痰。

(2) 外感咳嗽,起病急,可伴有寒热等表证。

(3) 内伤咳嗽,每因外感反复发作,病程较长,可咳而伴喘。

(4) 急性期查血白细胞总数和中性粒细胞增高。

(5) 两肺听诊可闻及呼吸音增粗,或伴散在干、湿罗音。

(6) 肺部X线摄片检查,正常或肺纹理增粗。

2. 证候分类

(1) 风寒袭肺:咳嗽声重,咳痰稀薄色白,恶寒,或有发热,无汗。舌苔薄白,脉浮紧。

(2) 风热犯肺:咳嗽气粗,咳痰黏白或黄,咽痛或咳声嘶哑,或有发热,微恶风寒,口微渴。舌尖红,苔薄白或黄,脉浮数。

(3) 燥邪伤肺:干咳少痰,咳痰不爽,鼻咽干燥,口干。舌尖红,苔薄黄少津,脉细数。

(4) 痰热壅肺:咳嗽气粗,痰多稠黄,烦热口干。舌质红,苔黄腻,脉滑数。

(5) 肝火犯肺:咳呛气逆阵作,咳时胸胁引痛,甚则咯血。舌红,苔薄黄少津,脉弦数。

(6) 痰湿蕴肺:咳声重浊,痰多色白,晨起为甚,胸闷脘痞,纳少。舌苔白腻,脉滑。

(7) 肺阴亏虚:咳久痰少,咳吐不爽,痰黏或夹血丝,咽干口燥,手足心热。舌红,少苔,脉细数。

(8) 肺气亏虚:病久咳声低微,咳而伴喘,咳痰清稀色白,食少,气短胸闷,神倦乏力,自汗畏寒。舌淡嫩,苔白,脉弱。

咳嗽(三)

(上海市卫生局)

咳嗽由邪客肺系,肺失宣肃,肺气不清所致,以咳嗽、咳痰为主要症状。多见于急性支气管炎、慢性支气管炎。

1. 诊断依据

(1) 咳逆有声,或伴有咽痒。

(2) 外感咳嗽,起病急,可伴有风寒、风热等表证。

(3) 内伤咳嗽,每因外感而反复发作,病程较长,可咳而伴喘。

(4) 急性期血常规检查白细胞总数和中性粒细胞增高。

(5) 两肺听诊可闻及呼吸音增粗,或伴散在干、湿罗音。

(6) 肺部X线摄片检查,正常或肺纹理增粗。

2. 证候分类

(1) 风寒袭肺:咳嗽声重,咳痰稀薄色白,恶寒,或有发热,无汗。舌苔薄白,脉浮紧。

(2) 风热犯肺:咳嗽气粗,咳痰黏白或黄,咽痛或咳声嘶哑,或有发热,微恶风寒，口微渴。舌尖红，舌苔薄白或黄，脉浮数。

(3) 燥邪伤肺：干咳少痰，咳痰不爽。① 燥邪与风热并见的温燥证，见鼻咽干燥，口干。舌尖红，舌苔薄黄少津，脉细数。② 燥邪与风寒并见的凉燥证，见恶寒发热，头痛，无汗。舌苔薄白而干，脉浮数。

(4) 痰热壅肺：咳嗽气粗，痰多稠黄，烦热口干。舌质红，舌苔黄腻，脉滑数。

(5) 肝火犯肺：咳呛气逆阵作，咳时胸胁引痛，甚则咯血。舌质红，舌苔薄黄少津，脉弦数。

(6) 痰湿蕴肺：咳声重浊，痰多色白，晨起为甚，胸闷脘痞，纳少。舌苔白腻，脉滑。

(7) 肺阴亏虚：咳久痰少，咳吐不爽，痰黏或夹血丝，咽干口燥，手足心热。舌质红少苔，脉细数。

(8) 肺气亏虚：病久咳声低微，咳而伴喘，咳痰清稀色白，食少，气短胸闷，神倦乏力，自汗畏寒。舌淡嫩，舌苔白，脉弱。

哮病(一)

(国家中医药管理局医政司)

(一) 诊断依据

(1) 发作时喉中哮鸣有声，呼吸急促，甚则张口抬肩，不能平卧，口唇、指甲发绀。

(2) 呈反复发作性。常因气候突变、饮食不当、情志失调、劳累等因素诱发。发作前多有鼻痒、喷嚏、胸闷等先兆。

(3) 有过敏史或家族史。

(二) 辨证分类

1. 发作期

(1) 冷哮：喉中哮鸣有声，胸膈满闷，咳痰稀白，面色晦黯，或伴有风寒表证，苔白滑，脉浮紧。

(2) 热哮：喉中哮鸣如吼，气粗息涌，胸膈烦闷，呛咳阵作，痰黄黏稠，面赤口渴，或伴风热表证，舌质红，苔黄腻，脉滑数。

(3) 虚哮：反复发作，甚者持续喘哮，咳痰无力，声低气短，动则尤甚，口唇、指甲发绀，舌质紫黯，脉虚无力。

2. 缓解期

常以正虚(肺、脾、肾)为主。

(1) 肺虚:平素自汗,怕风,常易感冒,每因气候变化而诱发,发病前喷嚏频作,鼻塞流清涕。

(2) 脾虚:平素痰多,倦怠无力,食少便溏,每因饮食失当而引发。

(3) 肾虚:平素气息短促,动则为甚,腰酸腿软,脑转耳鸣,不耐劳累。

(三) 参考项目

本病多见于支气管哮喘

(1) 两肺可闻哮鸣音,合并感染时伴有湿罗音。

(2) 血嗜酸粒细胞可增高。

(3) 痰液涂片可见嗜酸粒细胞。

(4) 胸部X线检查一般无特殊改变,久病常可见肺气肿征。

哮病(二)

(中华人民共和国中医药行业标准)

哮病系宿痰伏肺,因外邪、饮食、情志、劳倦等因素,致气滞痰阻,气道挛急、狭窄而发病。以发作时喉中哮鸣有声,呼吸困难,甚则喘息不得平卧为主要表现。相当于支气管哮喘、喘息性支气管炎。

1. 诊断依据

(1) 发作时喉中哮鸣有声,呼吸困难,甚则张口抬肩,不能平卧,或口唇指甲发绀。

(2) 呈反复发作性。常因气候突变、饮食不当、情志失调、劳累等因素诱发。发作前多有鼻痒、喷嚏、咳嗽、胸闷等先兆。

(3) 有过敏史或家庭史。

(4) 两肺可闻及哮鸣音,或伴有湿罗音。

(5) 血嗜酸粒细胞可增高。

(6) 痰液涂片可见嗜酸粒细胞。

(7) 胸部X线检查一般无特殊改变,久病可见肺气肿征。

2. 证候分类

(1) 发作期

1) 冷哮:喉中哮鸣有声,胸膈满闷,咳痰稀白,面色晦黯。或有恶寒、发热、身痛。舌质淡,苔白滑,脉浮紧。

2）热哮：喉中哮鸣如吼，气粗息涌，胸膈烦闷，呛咳阵作，痰黄黏稠，面红，伴有发热，心烦口渴。舌质红，苔黄腻，脉滑数。

3）虚哮：反复发作，甚者持续喘哮，咳痰无力，声低气短，动则尤甚，口唇爪甲发绀。舌质紫黯，脉弱。

（2）缓解期

1）肺气亏虚：平素自汗，怕风，常易感冒，每因气候变化而频发。发病前喷嚏频作，鼻塞流清涕。舌苔薄白，脉濡。

2）脾气亏虚：平素痰多，倦怠无力，食少便溏，每因饮食失当而引发。舌苔薄白，脉细缓。

3）肾气亏虚：平素气息短促，动则为甚。腰酸腿软，脑转耳鸣，不耐劳累，下肢欠温，小便清长。舌淡，脉沉细。

哮　证

（上海市卫生局）

哮证多因感受外邪，或饮食、情志等失调，引动内伏于肺的痰气而阻塞气道，使肺气不得宣降。以突然出现呼吸喘促，喉间哮鸣有声为主要表现。相当于“支气管哮喘”。

1. 诊断依据

（1）发作时喉中哮鸣有声，呼吸困难，甚则张口抬肩，不能平卧，或口唇、指甲发绀。

（2）呈反复发作性。常因气候突变、饮食不当、情志失调、劳累等因素诱发。发作前多有鼻痒、喷嚏、咳嗽、胸闷等先兆。

（3）有过敏史或家庭史。

（4）两肺听诊时可闻及哮鸣音，或伴有湿罗音。

（5）实验室检查血嗜酸粒细胞可增高。

（6）痰液涂片可见嗜酸粒细胞。

（7）肺部X线摄片检查一般无特殊改变，久病可见肺气肿征象。

2. 证候分类

（1）发作期

1）冷哮：喉中哮鸣有声，胸腹满闷，咳痰稀白，面色晦黯。或有恶寒，发热，身痛。舌淡，舌苔白滑，脉浮紧。

2）热哮：喉中哮鸣如吼，气粗息涌，胸膈烦闷，呛咳阵作，痰黄黏稠，面红，伴有发热，心烦口渴。舌质红，舌苔黄腻，脉滑数。

3）虚哮：反复发作，甚者持续喘哮，咳痰无力，声低气短，动则尤甚，口唇、指甲发绀。舌紫黯，脉弱。

（2）缓解期

1）肺气亏虚：平素自汗，怕风，常易感冒，每因气候变化而诱发。发病前喷嚏频作，鼻塞流清涕。舌苔薄白，脉濡。

2）脾气亏虚：平素痰多，倦怠无力，食少便溏，每因饮食失当而引发。舌苔薄白，脉细缓。

3）肾气亏虚：平素气息短促，动辄为甚。腰酸腿软，脑转耳鸣，不耐劳累，下肢欠温，小便清长。舌淡，脉沉细。

喘　病

（中华人民共和国中医药行业标准）

喘病是因久患肺系疾病或心脏病变影响，致肺气上逆，肃降无权，出现气短喘促，呼吸困难，甚则张口抬肩，不能平卧等症。多见于阻塞性肺气肿、肺源性心脏病、心肺功能不全等。

1. 诊断依据

（1）以气短喘促，呼吸困难，甚至张口抬肩，鼻翼扇动，不能平卧，口唇发绀为特征。

（2）多有慢性咳嗽、哮病、肺痨、心悸等疾病史，每遇外感及劳累而诱发。

（3）呈桶状胸，叩诊胸部呈过清音，心浊音界缩小或消失，肝浊音界下移。肺呼吸音减低，可闻及干、湿罗音或哮鸣音，或肝肿大、下肢水肿、颈静脉怒张。

（4）合并感染者，白细胞总数及中性粒细胞可增高。必要时查血钾、钠、二氧化碳结合力及X线胸部摄片，心电图，心、肺功能测定，血气分析等。

2. 证候分类

（1）风寒束肺：喘急胸闷，咳嗽痰多清稀，伴有恶寒发热、头痛等症。舌苔薄白，脉浮紧。

（2）风热犯肺：喘促气粗，咳嗽痰黄而稠黏，心胸烦闷，口干而渴，可有发热恶风。舌边红，苔薄黄，脉浮数。

（3）痰湿蕴肺：喘咳胸闷，痰多易咳，痰黏或咳吐不爽，胸中窒闷，口腻，脘痞腹胀。舌质淡，舌苔白腻，脉弦滑。

（4）水气凌心：气喘息涌，痰多呈泡沫状，胸满不能平卧，肢体水肿，心悸怔忡，尿少肢冷，舌苔白滑，脉弦细数。

（5）肺脾两虚：喘息短促无力，语声低微，自汗心悸，面色㿠白，神疲乏力，食少便溏，舌淡苔少，脉弱。或口干咽燥，舌红，脉细。

（6）肺肾两虚：喘促日久，心悸怔忡，动则喘咳，气不接续，胸闷如窒，不能平卧，痰多而黏，或心烦不寐，唇甲发绀。舌质紫或舌红苔少，脉微疾或结、代。

哮喘病

（中医学会内科学会）

哮喘是以喉间哮鸣有声、呼吸急促、胸憋闷胀，甚则张口抬肩、难以平卧为特征的一种反复发作性疾病。

（一）诊断标准

1. 哮鸣有声，痰液吹拂不断，呼吸急促，胸憋闷胀，甚则张口抬肩，难以平卧。

2. 有骤然发作或反复类似发作病史，或与禀赋体质、疾病有关。

3. 有明显诱因，如季节、寒热、饮食、七情、劳倦等。

4. 两肺可闻哮鸣音。

以上凡具备1、4两条即可诊断，2、3条可做参考。

（二）证候分类

1. 寒哮　哮喘型寒怕冷，秋冬或遇寒则发，口不渴，或喜热饮，鼻流清涕，咳痰清稀，苔白，脉多沉、弦、紧等。

2. 热哮　哮喘春末夏初或遇热而作，胸中烦热，口渴，汗出不恶寒，咳吐黄痰，舌红苔黄或腻，脉滑数。

（三）病情评定标准

1. 重度

（1）哮鸣喘咳，两肺满布哮鸣者（＋＋＋）。

（2）张口抬肩，鼻翼扇动，摇身撷肚，大汗淋漓，两目圆睁。

（3）强迫坐位，不得平卧。

（4）唇甲青紫，胸憋胀闷难忍。

（5）发作时间持续在12小时以上不缓解者。

（6）脉疾或数。

（7）舌质舌苔因证而别。

2. 中度

(1) 哮鸣喘咳,两肺散在哮鸣音(++)。

(2) 微有张口抬肩,头身汗出。

(3) 有时难于平卧。

(4) 动则胸憋闷胀加重。

(5) 唇甲稍有紫黯。

(6) 脉数。

(7) 舌质舌苔因证而别。

3. 轻度

(1) 哮鸣喘咳,肺部可闻及少量哮鸣音(+)。

(2) 尚可平卧,卧时胸憋闷胀。

(3) 舌脉因证而别。

喘　　证

(上海市卫生局)

喘证系因久患肺系疾病,或受他脏病变影响而致肺气上逆,肃降无权,出现气短喘促,呼吸困难,甚则张口抬肩,不能平卧等症。多见于阻塞性肺气肿、肺源性心脏病、心肺功能不全等病。

1. 诊断依据

(1) 以气短喘促,呼吸困难,甚则张口抬肩,鼻翼扇动,不能平卧,口唇发绀为特征。

(2) 多有慢性咳嗽、哮病、肺痨、心悸等病史,每遇外感及劳累而诱发。

(3) 呈桶状胸。叩诊胸部呈过清音,心浊音界缩小或消失,肝浊音界下移。听诊时肺呼吸音减弱,可闻及干性、湿罗音或哮鸣音。可伴有肝肿大,下肢水肿,颈静脉怒张。

(4) 合并感染者,血常规检查白细胞总数及中性粒细胞数可增高。必要时查血钾、钠、二氧化碳结合力及胸部 X 线摄片,心电图,心、肺功能测定,血气分析等。

2. 证候分类

(1) 风寒束肺:喘急胸闷,咳嗽痰多清稀,伴有恶寒发热,头痛等症。舌苔薄白,脉浮紧。

(2) 风热犯肺:喘促气粗,咳嗽痰黄而稠黏,心胸烦闷,口干而渴,可有发热恶风。舌边红,舌苔薄黄,脉浮数。

(3) 痰湿蕴肺：喘咳胸闷，痰多易咳，痰黏，或咳吐不爽，胸中窒闷，口腻，脘痞腹胀。舌淡，舌苔白腻，脉弦滑。

(4) 水气凌心：气喘息涌，痰多呈泡沫状，胸满不能平卧，肢体浮肿，心悸怔忡，尿少肢冷。舌苔白滑，脉弦细数。

(5) 肺脾两虚：喘息短促无力，语声低微，自汗心悸，而色皖白，神疲乏力，食少便溏。舌淡，少苔，脉弱。或口干咽燥，舌质红，脉细。

(6) 肺肾两虚：喘促日久，心悸怔忡，动则喘咳，气不接续，胸闷如窒，不能平卧，痰多而黏，或心烦不寐，唇甲发绀。舌紫或舌质红，少苔，脉微疾或结代。

支气管哮喘的中医辨证分型

（中华人民共和国卫生部药政局）

1. 发作期

(1) 寒哮：呼吸急促，喉中有哮鸣音，痰白不黏或清稀多泡沫，口不渴或渴喜热饮，形寒怕冷。舌苔白滑，脉浮紧。

(2) 热哮：气粗息涌，痰鸣如吼，胸高胁胀，咳呛阵作，痰黄稠厚，咯出不利，汗出，口渴喜饮，不恶寒。舌质红，苔黄腻，脉滑数。

2. 缓解期　哮证在缓解期可表现为虚证。

(1) 肺虚：畏寒，自汗，面色皖白，气短声低，极易感冒，每因气候变化而诱发。舌淡苔薄白，脉细弱。

(2) 脾虚：常咳嗽痰多，食少脘痞，便溏，倦怠。舌质淡，苔薄腻或白滑，脉细软。

(3) 肾虚：平时气短，动则喘促，腰酸肢软，畏寒肢冷，面色苍白。舌苔淡白，脉沉细。

肺热病(一)

（国家中医药管理局医政司）

1. 诊断依据

(1) 以身热、咳嗽、烦渴，或伴气急、胸痛为主证。

(2) 病重者可见壮热，颜面潮红、目赤、烦躁不安、神昏谵语，或四肢厥冷等症。

(3) 冬春两季较多，具有起病急、传变快、病程短的特点。

2. 辨证分类

(1) 邪袭肺卫：身热无汗或少汗，微恶风寒，咳嗽痰少，头痛，口微渴；舌边尖红，苔薄白，脉浮数。

(2) 邪热壅肺：身热烦渴有汗，咳嗽气喘，或痰黄带血，胸闷胸痛；舌红苔黄，脉洪数或滑数。

(3) 肺胃热盛：身热，午后为甚，心烦懊侬，口渴多饮，咳嗽痰黄，腹满便秘；舌红，苔黄或灰黑而燥，脉滑数。

(4) 热闭心包：壮热，神昏谵语，烦躁不安，口渴不欲饮，甚则痉厥或四肢厥冷；舌绛干燥，脉弦数或沉细数。

(5) 阴伤气耗：身热渐退，干咳痰少而黏，自汗神倦，纳少口干；舌红少苔，脉细或数。

(6) 邪陷正脱：呼吸短促，鼻翼扇动，面色苍白，大汗淋漓，甚则汗出如油，四肢厥冷，发绀，烦躁不安，身热骤降。或起病无身热，面色灰白，神志逐渐模糊；舌质淡紫，脉细数无力，或脉微欲绝。

3. 参考项目　本病多见于急性肺部炎性病变。

(1) 血白细胞总数及中性粒细胞数升高者，为细菌性感染；正常或偏低者以病毒性感染为主。

(2) 肺部有实变体征，或可闻及干、湿罗音。

(3) 痰直接涂片或培养可以找到病原体。

(4) 胸部X线透视或摄片，可见一侧或两侧，分布肺叶或肺段炎性阴影。

肺热病(二)

（上海市卫生局）

肺热病由风热犯肺，邪壅肺气，肺失清肃所致，以骤起发热、咳嗽、胸痛为主要表现。相当于急性肺部炎性病变。

1. 诊断依据

(1) 以身热，咳嗽，咯吐黄痰或白黏痰或痰中带血，胸痛为主症，或伴气急。

(2) 病重者可见壮热，颜面潮红，烦躁不安，神昏谵语，或四肢厥冷等症。

(3) 冬春两季较多见，具有起病急、转变快、病程短的特点。

(4) 血常规检查白细胞总数及中性粒细胞升高者，属细菌感染；如正常或偏低者则病毒感染为主。

(5) 肺部有实变体征，或可闻及干、湿罗音。

(6) 痰直接涂片或检查培养可以找到病原体。

(7) 胸部X线透视或X线摄片,可见一侧或两侧肺叶或肺段炎性阴影。

2. 证候分类

(1) 风热犯肺:身热无汗或少汗,微恶风寒,咳嗽痰少,头痛,口微渴。舌边尖红,舌苔薄白,脉浮数。

(2) 痰热壅肺:身热烦渴,汗出,咳嗽气粗,或痰黄带血,胸闷胸痛,口渴。舌质红,舌苔黄,脉洪数或脉滑数。

(3) 肺胃热盛:身热,午后为甚,心烦懊憹,口渴多饮,咳嗽痰黄,腹满便秘。舌苔黄或灰黑而燥,脉滑数。

(4) 热闭心包:壮热,烦躁不安,口渴不欲饮,甚则神昏谵语、惊厥或四肢厥冷。舌绛少津,舌苔黄,脉弦数或沉数。

(5) 气阻两虚:身热渐退,干咳痰少而黏,自汗神倦,纳少口干。舌质红少苔,脉细或细数。

(6) 邪陷正脱:呼吸短促,鼻翼扇动,面色苍白,大汗淋漓,甚则汗出如油,四肢厥冷,发绀,烦躁不安,身热骤降,或起病无身热,面色淡白,神志逐渐模糊。舌淡紫,脉细无力,或脉微欲绝。

风温肺热病(一)

(中华人民共和国卫生部药政局)

1. 病证名

风温肺热病是感受风热病毒所引起的,四季皆有而以冬春两季多发的急性外感热病。“身热咳嗽烦渴”为必有之证,故陈平伯在《外感温病篇》中说:“风温为病,春月与冬季居多,或恶风或不恶风,必身热咳嗽烦渴,此风温证之提纲也。”《素问·刺热篇》说:“肺热病者,先淅然厥,起毫毛,恶风寒,舌上黄。身热,热争则喘咳,痛走胸膺背,不得太息,头痛不甚……”可见,肺热病与风温病的症状相似。因此,合称风温肺热病。其病变部位在肺,病理机制为痰热瘀毒互阻致肺脏功能失常。其传变规律及辨证治疗多遵循卫气营血,但病变重点始终在肺。从临床表现来看,风温肺热病包括西医的急性肺炎、支气管周围炎和急性支气管炎等急性肺部感染疾患。

2. 诊断标准

(1) 发病特点:起病急、传变快、病程较短,四季发病,冬秋多见。

(2) 主证:发热、咳嗽、咳痰(痰白或黄或黏稠带血)、口干渴,舌红苔白或黄,脉数。

(3) 兼证:恶寒或寒战,胸闷或胸痛,气急或气喘。

(4) 肺部体征：局部叩诊浊音，听诊有呼吸音低、支气管呼吸音、湿罗音。胸部X线检查：肺部有炎性改变。

(5) 化验：末梢血象：白细胞总数或中性增高。

具备(2)、(4)两项即可诊断，其他3项供参考。原有心、肺、肝、肾等痼疾而影响观察者，不作选例。

3. 辨证分期

(1) 热在肺卫：发病初起，发热重恶寒轻，咳嗽、咳白痰，口微渴，头痛、鼻塞。舌边尖红，苔薄白或微黄，脉浮数。

(2) 痰热壅肺：高热烦渴，咳喘胸痛，咳黄痰或带血。舌红苔黄或腻，脉滑数。

(3) 热陷心包：灼热夜甚，神昏谵语，咳喘气促，痰声漉漉，舌謇肢厥。舌红绛，脉细滑数。

(4) 阴竭阳脱：高热骤降，大汗肢冷，颜面苍白，呼吸急促，痰涎壅盛，唇甲青紫，神志恍惚。脉微欲绝，血压下降，舌红少津。

(5) 气阴两伤，余热不尽：低热夜甚，干咳多痰，口燥咽干，五心烦热，神倦纳差。舌红少苔，脉细数。

风温肺热病(二)

(全国热病北方协作组)

1. 病名

风温肺热病是肺热病与风温病的合称。其病变部位在肺，病理机制为痰热瘀毒互阻，致肺脏功能失常。其传变和辨证治疗规律多遵循卫气营血，但重点始终在肺。因肺为多气少血之脏，故把住气分关，乃是治疗成功之关键。从临床表现看，风温肺热病包括西医的急性肺炎、支气管周围炎和急性支气管炎等急性肺部感染疾患。

2. 诊断要点

(1) 发病特点：起病急，传变快，病程较短，四季发病，以冬春为多。

(2) 主证：发热，咳嗽，咳痰(痰白或黄或黏稠带血)，舌红苔白或黄，脉数。

(3) 兼证：恶寒或寒战，胸痛，气喘。

(4) 肺部体征：局部叩诊可有浊音，听诊呼吸音降低或有湿罗音，或有支气管呼吸音。肺部X线透视有炎性改变。

(5) 化验：白细胞总数或中性增高。

凡具备(2)、(4)项即可诊断为本病。

3. 辨证论治

(1) 邪在肺卫：发热重恶寒轻，咳嗽，吐白痰，口微渴，头痛鼻塞。舌边尖红，苔薄白或微黄，脉浮数。

(2) 痰热壅肺：高热烦渴，咳喘胸痛，咯黄痰或带血。舌红苔黄或腻，脉滑数。

(3) 热陷心包：灼热夜甚，神昏谵语，咳喘气促，痰声漉漉，舌謇肢厥。舌红绛，脉细滑数。

(4) 阴竭阳脱：高热骤降，大汗肢冷，颜色苍白，呼吸急迫，痰涎壅盛，唇甲青紫，神志恍惚。舌红少津，脉微欲绝，血压下降。

风温肺热病(三)

（中华人民共和国中医药行业标准）

风温肺热病是由风热病邪犯肺，热壅肺气，肺失清肃所致，以发热、咳嗽、胸痛等为主要临床表现。相当于急性肺部炎性病变。

1. 诊断依据

(1) 以身热、咳嗽、烦渴，或伴气急、胸痛为主证。

(2) 病重者可见壮热，颜面潮红，烦躁不安，神昏谵语，或四肢厥冷等症。

(3) 冬春两季较多，具有起病急、传变快、病程短的特点。

(4) 血白细胞总数及中性粒细胞升高者，属细菌性感染；正常或偏低者以病毒性感染为主。

(5) 肺部有实变体征，或可闻及干、湿罗音。

(6) 痰直接涂片或培养可以找到病原体。

(7) 胸部X线透视或摄片，可见一侧或两侧肺叶或肺段炎性阴影。

2. 证候分类

(1) 风热犯肺：身热无汗或少汗，微恶风寒，咳嗽痰少，头痛，口微渴。舌边尖红，苔薄白，脉浮数。

(2) 痰热壅肺：身热烦渴，汗出，咳嗽气粗，或痰黄带血，胸闷胸痛，口渴。舌红苔黄，脉洪数或滑数。

(3) 肺胃热盛：身热，午后为甚，心烦懊憹，口渴多饮，咳嗽痰黄，腹满便秘。舌红，苔黄或灰黑而燥，脉滑数。

(4) 热闭心包：半热，烦躁不安，口渴不欲饮，甚则神昏谵语、惊厥或四肢厥冷。舌绛少津，苔黄，脉弦数或沉数。

(5) 气阴两虚：身热渐退，干咳痰少而黏，自汗神倦，纳少口干。舌红少苔，脉细或细数。

(6) 邪陷正脱：呼吸短促，鼻翼扇动，面色苍白，大汗淋漓，甚则汗出如油，四肢厥冷，发绀，烦躁不安，身热骤降。或起病无身热，面色淡白，神志逐渐模糊。舌质淡紫，脉细数无力，或脉微欲绝。

肺痈(一)

（国家中医药管理局医政司）

1. 诊断依据

(1) 发病多急，常突然寒战高热，咳嗽胸痛，呼吸气粗。

(2) 咳吐多量黄绿色脓痰或脓血痰，吐入水中，“沉者是痈脓，浮者是痰”，气味腥臭。

2. 辨证分类

(1) 初期：恶寒发热，咳吐白色黏沫痰。胸痛，咳时加重；舌苔薄黄或薄白，脉浮滑数。

(2) 成痈期：高热寒战，继则壮热不寒，汗出烦渴，咳吧气急，咳痰黄浊，胸满痛，转侧不利；舌质红苔黄腻，脉滑数有力。

(3) 溃脓期：咳吐脓血，状如米粥，量多腥臭，胸满，心烦懊憹；舌质红绛，苔黄腻，脉滑数。

(4) 恢复期：热退咳减，脓血痰减少，胸胁隐痛，气短神疲，自汗盗汗，低热；舌质红或淡红，苔薄，脉细或细数无力。

3. 参考项目　本病见于肺化脓症。

(1) 局部叩诊呈浊音，呼吸音减弱或增强，语颤音增强，可闻及支气管呼吸音或湿罗音。

(2) 血白细胞计数及中性粒细胞增高。

(3) 痰培养有致病菌。

(4) 胸部 X 线检查，肺部可见大片浓密炎症阴影，或透亮区及液平面。

肺痈(二)

（中华人民共和国中医药行业标准）

肺痈是由风热邪毒蕴滞于肺，热壅血瘀，血腐化脓而成，以发热、胸痛、咳吐腥臭脓血痰为主要症状的肺化脓症。

1. 诊断依据

(1) 发病多急,常突然寒战高热,咳嗽胸痛,呼吸气粗。

(2) 咳吐大量黄绿色脓痰或脓血痰,吐入水中"沉者是痈脓,浮者是痰",气味腥臭。

(3) 局部叩诊呈浊音,呼吸音减弱或增强,语颤音增强,可闻及支气管呼吸音或湿罗音。

(4) 血白细胞总数及中性粒细胞增高。

(5) 痰培养有致病菌。胸部X线摄片,肺部可见大片浓密炎症阴影,或透亮区及液平面。

2. 证候分类

(1) 初期:恶寒发热,咳吐白色黏痰,胸痛,咳时加重。舌苔薄黄或薄白,脉浮滑数。

(2) 成痈期:高热寒战,继则壮热不寒,汗出烦渴,咳呛气急,咳痰黄浊,胸满痛,转侧不利。舌质红,苔黄腻,脉滑数有力。

(3) 溃脓期:咳吐脓血,状如米粥,量多腥臭,胸满,心烦懊憹。舌质红绛,苔黄腻,脉滑数。

(4) 恢复期:热退咳减,脓血痰减少,胸胁隐痛,气短神疲,自汗盗汗,低热。舌质红或淡红,苔薄,脉细或细数无力。

肺痈(三)

(上海市卫生局)

肺痈是因热毒壅肺,使肺叶生疮,血败肉腐,形成痈脓,而以骤起发热、咳嗽、胸痛、咳腥臭脓血痰为主要表现的内脏痈病类疾病。相当于"肺脓肿"。

1. 诊断依据

(1) 发病多急骤,常突发寒战高热,咳嗽胸痛,呼吸气粗。

(2) 咳吐大量黄绿色脓痰或脓血痰,气味腥臭。

(3) 局部叩诊呈浊音,听诊呼吸音减弱或增强,语颤音增强,可闻及支气管呼吸音或湿罗音。

(4) 血常规检查白细胞总数及中性粒细胞增高。痰培养有致病菌。胸部X线摄片,肺部可见大片浓密炎症阴影,或见透亮区及液平面。

2. 证候分类

(1) 初期:恶寒发热,咳吐白色黏痰,胸痛,咳时加重。舌苔薄黄或薄白,脉浮滑数。

(2) 成痈期：高热寒战，继则壮热不寒，汗出烦渴，咳呛气急，咳痰黄浊，胸满痛，转侧不利。舌质红，舌苔黄腻，脉滑数有力。

(3) 溃脓期：咳吐脓血，状如米粥，量多腥臭，胸满，心烦懊憹。舌质红绛，舌苔黄腻，脉滑数。

(4) 恢复期：热退咳减，脓血痰减少，胸胁隐痛，气短神疲，自汗盗汗，低热。舌质红或淡红，舌苔薄，脉细或细数无力。

肺　胀

(上海市卫生局)

肺胀由肺气长期壅滞，肺叶恒久膨胀，不能敛降，胀廓充胸而致。以胸中胀闷，咳嗽咳痰，气短而喘为主要表现，常继发于肺咳、哮病之后。相当于"慢性阻塞性肺气肿"。

1. 诊断依据

(1) 以胸中胀闷，咳嗽咳痰，气短而喘为主要表现。

(2) 常继发于肺咳、哮病之后，每遇外感及劳累而诱发。

(3) 病程缠绵，时轻时重，日久可见面色晦黯，唇甲发绀，脘腹胀满，肢体水肿，甚或喘脱等危重证候。

(4) 呈桶状胸，叩诊呈过清音，心浊音界缩小或消失，肝浊音界下移，听诊时肺部呼吸音减弱，可闻及干、湿罗音或哮鸣音。

(5) 胸部X线摄片可见胸廓扩张，肋间隙增宽，肋骨平行，活动减弱，膈肌下降变平。两肺野的透亮度增高，有时可见局限性透亮度增高，表现为局限性肺气肿或肺大泡，肺纹理增粗且紊乱。

(6) 肺功能检查提示通气功能异常，残气容积占肺总量的百分比增加。合并感染者，血常规检查白细胞总数及中性粒细胞可增高。

2. 证候分类

(1) 风寒袭肺：喘急胸闷，咳嗽痰多清稀，恶寒发热，无汗。舌苔薄白，脉浮紧。

(2) 风热犯肺：喘促气粗，咳嗽痰黄而稠黏，心胸烦闷，口干而渴，发热微恶风寒。舌边红，舌苔薄黄。

(3) 痰湿阻肺：胸闷，咳嗽气喘，痰白量多。舌淡，舌苔白滑腻，脉弦滑。

(4) 肺脾两虚：喘息短促无力，咳声低微，自汗心悸，面色㿠白，神疲乏力，食少便溏。舌淡少苔，脉弱。

(5) 肺肾两虚：呼多吸少，咳嗽无力，动则尤甚，吐痰清稀，声低自汗，或尿随咳出。舌淡紫，脉微疾。

咯血(一)

(国家中医药管理局医政司)

1. 诊断依据

(1) 咳或咯唾鲜红血色呈泡沫状，常混有痰液。

(2) 血随咳嗽而出，或一咯即出者为咯血。多数患者有反复咯血史。

2. 辨证分类

(1) 肝火犯肺证：咳呛气逆，咯血鲜红，胁痛善怒，面赤口苦；舌红苔黄，脉弦数。

(2) 阴虚火旺证：反复咯血，血色鲜红，干咳咽燥。舌红少津，脉细数。

(3) 痰热壅肺证：咯血量多，血色鲜红夹有黄痰。或痰浓腥臭，心烦口渴；舌苔黄腻，脉滑数。

(4) 气虚络损证：反复咯血，血色淡红或夹紫黯血块，气短胸闷，易汗。舌淡有紫色瘀斑，脉细涩。

3. 参考项目：本病常指支气管扩张症。

(1) 胸部X线检查可无特异性改变。病变明显时可见蜂窝状或卷发样阴影。

(2) 必要时作支气管碘油造影或支气管镜检查，可见柱状、囊状或混合型的扩张。

咯血(二)

(全国中医急症研讨会)

(一) 急症病名

病名称为咯血，别名为咳血、嗽血。见于支气管扩张、肺结核、肺炎、肺癌等出血。

(二) 诊断标准

1. 病名诊断

(1) 临床表现特点：血由肺来，经气道咳嗽而出，或一咯即出，血色鲜红，常兼夹泡沫或痰血相兼。

(2) 发病特点，突然起病，容易反复发作，好发于冬夏季节。

(3) 诱发因素：常有咳嗽、肺痨等宿疾，多因外感火热燥邪，或食辛辣，或情志郁怒等而诱发。

(4) 实验室检查：白细胞及中性粒细胞增高，血沉增快，痰培养出致病菌，或痰中找到抗酸杆菌或癌细胞，X线胸透、胸片、断层摄片或支气管碘油造影、支气管纤维镜等检查确定肺炎、支气管扩张、肺结核、肺癌等改变者。

具备以上(1)、(2)、(4)项，参考第(3)项，即可作出诊断。

2. 证类诊断

(1) 肺热壅盛证

主证：咯血鲜红，或痰血相兼。

兼证：咳吐黄痰，胸满气急，口渴心烦，或伴发热。

舌、脉象：舌红苔黄，脉滑数。

(2) 肝火犯肺证

主证：咯血鲜红，甚或从口涌出。

兼证：咳而气逆，胸胁引痛，或烦躁易怒，口苦，目赤。

舌、脉象：舌红苔黄，脉弦数。

(3) 阴虚肺热证

主证：血色鲜红，反复发作。

兼证：咳嗽痰少，或干咳无痰，潮热盗汗，五心烦热，两颧发红，口燥咽干。

舌、脉象：舌红乏津，少苔或无苔。

(4) 气虚不摄证

主证：痰中带血或咳吐纯血。

兼证：咳或不咳，气短难续，面色少华，神疲乏力，头晕目眩，耳鸣，心悸，或兼见衄血、便血。

舌、脉象：舌质淡，脉虚细。

3. 分级

(1) 轻度：少量咯血，一天出血量少于100 ml或一次咯血50 ml以内。

(2) 中度：中量咯血，一天出血量在100～500 ml，或一次咯血在100 ml以上，或一次咯血50～100 ml，脉率增快。

(3) 重度：一天出血量500 ml以上，或一次咯血100 ml以上，脉率100次/分左右，或较咯血前增加10～20次/分。血红蛋白100 g/L以下，或较咯血前下降20 g/L以上。血压可下降，或因咯血引起喘促、发绀。

咯血(三)

（中华人民共和国中医药行业标准）

咯血是肺络受伤，血溢脉外，以咳嗽、咯血或痰中带血等为主要表现。多见于支气管扩张。

1. 诊断依据

(1) 咯鲜红血，常呈泡沫状，或与痰液混杂。

(2) 多数患者有反复咯血史。

(3) 胸部X线摄片，可无特异性改变。病变明显时可见蜂窝状或卷发样阴影。

(4) 必要时做支气管碘油造影或支气管镜检查，可见柱状、囊状或混合型的扩张。

2. 证候分类

(1) 肝火犯肺：咳呛气逆，咯血鲜红，胁痛善怒，面赤口苦。舌红苔黄，脉弦数。

(2) 阴虚火旺：反复咯血，血色鲜红，干咳咽燥。舌红苔黄少津，脉细数。

(3) 痰热壅肺：咯血量多，血色鲜红或夹有黄痰，或脓痰腥臭，心烦口渴。舌红苔黄腻，脉滑数。

(4) 气虚血瘀：反复咯血，血色淡红或夹紫黯血块，气短胸闷，易汗。舌淡或有紫色瘀斑，苔薄白，脉细涩。

咯血(四)

（国家中医药管理局医政司）

咯血，别名为咳血、嗽血。支气管扩张、肺结核、肺癌等出血势急症重者，可参考本篇诊疗。

一、病名诊断

(一) 临床表现特点

血经气道咳嗽而出，或一咯即出，血色鲜红或黯红，常间夹泡沫或痰血相兼。

(二) 发病特点

突然起病,容易反复发作。

(三) 病因病机特点

多因外感风热燥邪;或因七情内伤,肝郁化火;或因热病伤阴,久病阴亏,阴虚火旺等,导致热伤肺络,迫血妄行,血随气逆而咯血。

(四) 诱发因素

常有咳嗽、肺痨等宿疾,多因外感火热燥邪,或食辛辣,或情志郁怒等而诱发。

(五) 实验室检查

通过血常规、血沉、痰培养、痰中找抗酸杆菌或癌细胞、X线胸透或胸片,或断层摄片、支气管碘油造影、纤维支气管镜等检查,确定支气管扩张、肺结核、肺癌等诊断。

具备以上(一)、(二)项,参考(三)、(四)、(五)项,即可作出该急症之诊断。

二、证类诊断

(一) 肺热壅盛证

1. 主证　咯血鲜红,或痰血相兼。
2. 兼证　咳吐黄痰,胸满气急,口渴心烦,或伴发热。
3. 舌、脉象　舌红苔黄,脉滑数。

(二) 肝火犯肺证

1. 主证　纯血鲜红,甚或从口涌出。
2. 兼证　咳而气逆,胸胁引痛,或烦躁易怒,口苦、目赤。
3. 舌、脉象　舌红苔黄,脉弦数。

(三) 阴虚肺热证

1. 主证　血色鲜红,反复发作。
2. 兼证　咳嗽痰少,或干咳无痰,潮热盗汗,五心烦热,两颧发红,口燥咽干。
3. 舌、脉象　舌红乏津,少苔或无苔,脉虚数。

三、分级

(一) 轻度

少量咯血，一天出血量少于 100 ml，或一次咯血 50 ml 以内。

(二) 中度

中量咯血，一天出血量在 100～500 ml，或一次咯血 50～100 ml，脉率增快。

(三) 重度

大量咯血，一天出血量超过 500 ml，或一次咯血在 100 ml 以上，脉率 100 次/分左右，或较咯血前增加 10～20 次/分。血红蛋白 100 g/L 以下，或较咯血前下降 20 g/L 以上，血压可下降，甚至出现休克，或因咯血引起喘促、发绀等，甚至出现窒息。

咯血(五)

（全国血证急症研究协作组）

咯血包括咳血、嗽血，是指血由肺来，经气道咳嗽而出，或一咯即出者，血色鲜红，常间夹泡沫或痰血相兼，容易反复发作，多因热伤肺络所致，常有咳嗽、肺痨等宿疾。

现代医学中的支气管扩张、肺结核、肺癌等出血，可参照本标准评定。

(一) 分证标准

1. 肺热壅盛
(1) 咯血鲜红，或痰血相兼。
(2) 咳吐黄痰，胸满气急，口渴心烦，或伴发热。
(3) 舌红苔黄，脉滑数。
2. 肝火犯肺
(1) 纯血鲜红，甚或从口涌出。
(2) 咳而气逆，胸胁引痛，或烦躁易怒，口苦，目赤。
(3) 舌质红苔黄，脉弦数。
3. 阴虚肺热
(1) 血色鲜红，常反复发作。

(2) 咳嗽痰少,干咳无痰,潮热盗汗;五心烦热,两颧发红,口燥咽干。

(3) 舌红乏津,少苔或无,脉细数。

(二) 分级标准

1. 轻度　少量咯血,一天出血量少于 100 ml,或一次咯血 50 ml 以内;

2. 中度　中量出血,一天出血量在 100～500 ml,或一次咯血 50～100 ml;

3. 重度　大量咯血,一天出血量超过 500 ml,或一次咯血 100 ml 以上,脉率 100 次/分左右,血红蛋白 10 g/100 ml 以内,血压可下降,或因咯血引起喘促、发绀。

咯血(六)

(上海市卫生局)

咯血是指来自肺或气管或气管之血,随咳嗽而出的症状。多由外伤,或外邪犯肺,肝火犯肺,阴虚火旺,或气不摄血等使肺络受损,血溢脉外而致。主要见于呼吸系统疾病,如支气管扩张症、肺结核、肺癌等,也可见于心力衰竭、血液病等。

1. 诊断依据

(1) 咯血鲜红,常呈泡沫状,或与痰液混杂。

(2) 多数患者有反复咯血史,或有明显消瘦史,或有潮热盗汗史,或有心脏病史等。

(3) 胸部 X 线摄片,有助于明确诊断。

(4) 必要时行肺部 CT、痰液结核杆菌、痰液脱落细胞、血清肿瘤抗原等检查,以明确咯血原因。

2. 证候分类

(1) 肝火犯肺: 咳呛气逆,咯血鲜红,胁痛善怒,面赤口苦。舌质红,舌苔黄,脉弦数。

(2) 阴虚火旺: 反复咯血,血色鲜红,干咳咽燥。舌质红,舌苔黄少津,脉细数。

(3) 痰热壅肺: 咯血量多,血色鲜红或夹有黄痰,或脓痰腥臭,心烦口渴。舌质红,舌苔黄腻,脉滑数。

(4) 气虚血瘀: 反复咯血,血色鲜红或夹紫黯血块,气短胸闷,易汗。舌淡或有紫色瘀斑,舌苔薄白,脉细涩。

悬饮(一)

（全国中医急症研讨会）

1. 诊断依据

(1) 以咳唾胸胁引痛为主症。发病缓急不一，初起多有恶寒发热。

(2) 积饮形成后，胸痛减轻，胸闷逐渐明显。重者有呼吸困难。

(3) 积饮消退，可后遗胸胁疼痛，咳声不扬，少痰，迁延不已。

2. 辨证分类

(1) 邪郁少阳证：寒热往来，或恶寒发热，胸胁疼痛，咳嗽痰少；舌苔薄白或黄，脉弦数。

(2) 饮停胸胁证：咳唾时胸胁引痛，转侧不利，偏卧于病侧则痛缓，肋间胀满，呼吸息促；舌苔薄白，脉象沉弦。

(3) 络脉不和证：胸胁疼痛，呼吸不畅，或有闷咳，迁延不已；舌苔薄，脉弦细。

3. 参考项目

本病主要指渗出性胸膜炎。

(1) 少量积液时，患侧可闻及胸膜摩擦音。积液量多时病侧呼吸运动受限制，胸满隆起，肋间隙增宽，叩诊呈浊音或实音，语颤及呼吸音减低或消失。

(2) 血白细胞正常或偏高，血沉增速。

(3) 胸部X线检查，可见肋膈角变钝或消失。积液多者患侧肺野有密度均匀致密阴影，纵隔向健侧移位。包囊性积液边缘多光滑饱满，不随体位改变而移动。超声波探查有积液。

(4) 胸腔穿刺，胸水常规呈透明黄色或微混，少数或可呈血性；比重$>$1.018，蛋白含量$>$2.5 g/100 ml；细胞计数以淋巴为主。胸水结核菌培养可为阳性。

悬饮(二)

（中华人民共和国中医药行业标准）

悬饮是指肺气不足，外邪乘虚侵袭，肺失宣通，胸络郁滞，气不布津，以致饮停胸胁，出现咳唾胸胁引痛，或见胁肋饱满。多见于渗出性胸膜炎。

1. 诊断依据

(1) 初期以咳唾胸胁引痛,或伴有恶寒发热为主证。发病缓急不一。

(2) 积饮形成后,胸痛减轻,胸闷逐渐明显。重者有呼吸困难。

(3) 积饮消退,可后遗胸胁疼痛,咳声不扬,少痰,迁延不已。

(4) 少量积液时,患侧可闻及胸膜摩擦音;积液量多时,患侧呼吸运动受限,胸满隆起,肋间隙增宽,叩诊呈浊音或实音。

(5) 血白细胞总数正常或偏高,血沉增快。

(6) 胸部X线摄片检查,可见肋膈角变钝或消失。积液多者患侧有密度均匀致密阴影,纵隔向健侧移位。包裹性积液边缘光滑饱满,不随体位改变而移动。超声波探查有积液。

(7) 胸水常规检查呈透明黄色或微混,少数可呈血性;比重大于>1.018,蛋白含量大于>2.5 g/100 ml;细胞计数以淋巴为主。胸水结核菌培养可为阳性。

2. 证候分类

(1) 邪郁少阳:寒热往来,或恶寒发热,胸胁疼痛,咳嗽痰少。舌苔薄白或黄,脉弦数。

(2) 饮停胸胁:咳唾时胸胁引痛,转侧不利,偏卧于病侧则痛缓,肋间胀满,呼吸急促。舌苔薄白,脉象沉弦。

(3) 肺络不畅:胸胁疼痛,呼吸不畅,或有闷咳,迁延不已。舌苔薄,脉弦细。

悬饮(三)

(上海市卫生局)

悬饮系因肺、胸部的炎症、痨、癌等病变,以及某些全身性疾病而导致饮邪停积胸腔,阻碍气机升降。以胸胁饱满、胀闷、咳唾引痛等为主要表现。多见于癌性胸腔积液、结核性胸腔积液等病。

1. 诊断依据

(1) 初期以咳唾胸胁引痛,或伴有恶寒发热为主症。发病缓急不一。

(2) 积饮形成后,胸痛减轻,胸闷逐渐明显,重者有呼吸困难。

(3) 积液消退,可后遗胸胁疼痛,咳声不扬,少痰,迁延不已。

(4) 少量积液时,患侧听诊可闻及胸膜摩擦音;积液量多时,患侧呼吸运动受限制,胸满隆起,肋间隙增宽,叩诊呈浊音或实音。

(5) 血常规检查白细胞总数正常或偏高,血沉增快。

(6) 胸部X线摄片检查,可见肋膈角变钝或消失。积液多者患侧有密度均匀的致密阴影,纵隔向健侧移位。包裹性积液边缘光滑饱满,不随体位改变而移动。超声波探查有积液。

(7) 胸水常规检查呈透明黄色或微混,少数可呈血性;比重>1.018,蛋白含量>25g/L;白细胞分类计数以淋巴为主。或胸水结核杆菌培养可为阳性,或胸水内找到癌细胞。

2. 证候分类

(1) 邪郁少阳:寒热往来,或恶寒发热,胸胁疼痛,咳嗽痰少。舌苔薄白或黄,脉弦数。

(2) 饮停胸胁:咳唾时胸胁引痛,转侧不利,偏卧于患侧则痛缓,肋间胀满,呼吸急促。舌苔薄白,脉沉弦。

(3) 肺络不畅:胸胁疼痛,呼吸不畅,或有闷咳,迁延不已。舌苔薄白,脉弦细。

原发性肺癌中医辨证分型

(中华人民共和国卫生部药政局)

1. 脾虚痰湿型　咳嗽痰多,胸闷纳呆,神疲乏力,面色晄白,大便溏薄。舌质淡胖,舌苔白腻,脉濡缓或濡滑。

2. 阴虚内热型　咳嗽无痰,或少痰,痰黄难咳,痰中带血,胸闷气促,心烦失眠,口干便秘,发热。舌质红,舌苔花剥,或光剥无苔,脉细数。

3. 气阴两虚型　咳嗽少痰,咳声低微,痰血,气促,神疲乏力,面色晄白,恶风自汗,或盗汗,口干不多饮。舌质红,苔薄,脉细弱。

4. 气滞血瘀型　咳嗽痰血,气促,胸胁胀满或刺痛,大便干结。舌质有瘀斑或紫黯,舌苔薄黄,脉弦或涩。

5. 热毒炽盛型　高热,气促,咳嗽,痰黄稠或血痰,胸痛,口苦,口渴欲饮,便秘,尿短赤。舌质红,脉大而数。

肺癌辨证论治

(全国肺癌防治协作会议)

所谓基础证,是指构成各种具体的综合征型的那些最基本的成分。单纯的某一个基础证是难以完整地代表一个具体病员的中医诊断的。肺癌病员的临床证型通常都由一个以上的基础证共同合成。

肺癌常见基础证的诊断指标,可分为主要指标与一般指标两个部分。其中主要指标即特异性指标,一般指标即非特异性指标或辅助性指标。前者具有决定性意义，后者亦能补充或加强诊断的可靠性。在未找到公认的现代化客观指标以前，仍宜以中医原有的回诊资料作为临床辨证依据，但要求在原来的基础上相应地有所提高。现将肺癌患者常见的一些主要基础证及其诊断指标列举如下，以便今后能在一个比较统一的基础上按照病员的实际情况作出各种具体的综合的证型诊断，确定中医的辨证名称，借以拟定针对性的治疗法则，指导选择用药。

1. 阴虚(以肺阴虚为主的阴虚证)

主要指标：干咳无痰，或有极少稠痰，鼻咽干燥。舌上少津，少苔或光剥无苔，脉细数。

一般指标：盗汗，潮热，便秘，失眠，五心烦热，颧红。

2. 气虚(以肺气虚为主的气虚证)

主要指标：声低气短，无力，自汗。脉象无力。

一般指标：面色苍白，舌象胖淡，小便难禁。

3. 热毒(以热毒蕴肺为主的热毒证)

主要指标：发热，咯脓血痰。舌质红绛，苔黄垢少津或起芒刺，脉数。

一般指标：便秘或溏臭，尿黄，喘促气粗，胸痛加剧。

4. 痰浊(以痰浊犯肺为主之痰浊证)

主要指标：痰多稠浊，胸闷气促。舌苔滑腻或垢腻，唾液黏稠，脉滑。

一般指标：纳呆恶心，体倦嗜睡，喉中痰鸣，头晕。

5. 血瘀(以血瘀在肺为主要的瘀血证)

主要指标：胸部固定性疼痛，血痰或咯血，血色黯黑。舌质紫黯或有瘀斑瘀点。

一般指标：口唇及眼眶青黯，舌下静脉郁滞。

肺　　癌

(上海市卫生局)

肺癌可能因吸烟、毒气刺激、慢性肺脏疾患等所致。以咳嗽、胸痛、气喘、痰中带血等为基本表现，是发生于肺脏的癌病类疾病。相当于“肺积”。

1. 诊断依据

(1) 早期表现为干咳或刺激性呛咳，或咳白色黏痰，或间断性反复痰中带血，发热等。

(2) 晚期可出现气急喘促，胸背剧痛，声音嘶哑，伴食欲不振、消瘦等，或上腔静脉压迫综合征(头颈部粗张、颈胸部静脉怒张)，胸腔积液，锁骨上淋巴结转移，以及脑、肝、骨等多处转移，可出现相应的征象。

(3) 胸部X线摄片、CT及磁共振(MRI)检查对肺癌临床诊断价值很大。

(4) 痰液细胞学检查或胸液细胞学检查找到癌细胞。

(5) 纤维支气管镜检查、经胸壁肺穿刺活检等可确诊。

(6) 颈部肿大淋巴结、皮下可疑结节活检或细针穿刺等可帮助确诊。

2. 证候分类

(1) 脾虚痰湿：咳嗽痰多，色白而黏，胸闷气短，腹胀纳少，神疲乏力，面色㿠白，大便溏薄。舌淡胖有齿痕，舌苔白腻，脉濡缓或濡滑。

(2) 阴虚内热：咳嗽无痰或痰少而黏，痰中带血，口干，低热盗汗，心烦失眠，胸痛气急。舌质红或黯红，少苔或光剥无苔，脉细数。

(3) 气阴两虚：咳嗽痰少，咳声低弱，痰中带血或咯血，神疲乏力气短，面色苍白，自汗盗汗，口干咽燥。舌淡红或舌质红有齿痕，舌苔薄，脉细弱。

(4) 阴阳两虚：咳嗽气急，动则喘促，胸闷，腰酸耳鸣，畏寒肢冷，或心烦盗汗，夜间尿频。舌淡红或黯红，舌苔薄白，脉沉细。

(5) 气滞血瘀：咳痰不畅，痰血色黯，或夹有血块，胸胁胀痛或刺痛，痛有定处，颈部及胸壁青筋显露，唇甲紫黯。舌黯红或青紫，有瘀点、瘀斑，舌苔薄黄，脉细弦或涩。

间质性肺疾病的中医辨证

本病临床特点为干咳、少痰或无痰，进行性加重的呼吸困难，晚期可有右心负荷加重或心力衰竭的表现。听诊时双肺底可闻及吸气末高音调的湿罗音；胸部X线片：肺野早期呈磨砂玻璃样，进而为弥漫性细小网状、结节状改变，末期呈现广泛间质纤维化。

依本病的临床症状特点，当属祖国医学“咳嗽”范畴。咳嗽的病因不外乎外感、内伤两大类，肺间质性疾病患者的早期多数以外感为主，而中晚期则以脏腑功能失调为主，其病机有：内邪干肺、它脏有病及肺或肺脏自病，均可引起咳嗽，现简要归纳如下。

证 治 分 类

1. 痰湿蕴肺

特点：咳嗽反复发作，咳声重浊，痰多，因痰而咳，痰出咳息，痰黏腻或稠厚成块，色白或带灰色，每于晨起、食后咳甚，进甘甜油腻食物加重，胸闷脘痞，呕恶，食少，体倦，大便时溏，舌苔白腻，脉濡数。

病机：脾虚健运失常，脾为生痰之源，脾虚不能运化水谷、水湿，致痰湿内生，上凌于肺，阻碍气机而咳。

2. 痰热郁肺

特点：咳嗽息粗，喉中有痰声，量多质黏，或黄稠，咳之不利，或有热腥味，或咯血痰，胸胁胀满，咳时引痛，面赤身热，口干欲饮，舌苔薄黄腻，舌质红，脉滑数。

病机：痰热壅阻肺气，肺失清肃。

3. 肝火犯肺

特点：上气咳逆，咳时面赤，咽干，常感痰滞于喉中，咯之难出，量少质黏，或如絮状，胸胁胀满，咳时引痛，随情绪波动而增减，舌红苔薄黄少津，脉弦数。

病机：肝气郁结化火，上逆犯肺，肺失肃降而咳。

4. 肺阴不足

特点：干咳，咳声短促，痰少黏白，痰中带血丝，或声音逐渐嘶哑，口干咽燥，或午后潮热，颧红，手足心热，夜寐盗汗，起病缓慢，日渐消瘦，神疲，舌红少苔，脉细数。

病机：肺阴亏虚，痰热内灼，肺失润泽。

5. 肺肾气虚

特点：咳声低怯，胸闷短气，甚则张口抬肩，倚息不能平卧，咳嗽痰白如沫，咯吐不利，心慌，面色晦黯，舌淡或紫，苔白润，脉沉细无力。

病机：肺主气，肾主纳气，肺肾气虚则主气，纳气之功能失调。所谓：肺不伤不咳，肾不伤不喘，病久则咳喘并作。

6. 脾肾两虚

特点：胸闷憋气，咳嗽气短，痰多，食少，神疲乏力，小腹拘急，腰膝疲软，头晕目眩，小便不利，舌质淡苔薄白，舌体胖，脉沉细滑。

病机：脾主运化，脾气虚则水谷精微不能化生，反聚湿成痰，阻滞于肺。肾气虚则纳气失司。

7. 气阴两虚

特点：咳嗽无痰，胸闷气短，口干渴或饮水不多，午后低热，手足心热，动则气短加重，大便干，小便量少，舌红无苔，脉沉细数。

病机：气虚则无力化生精微上输于肺，阴虚则肺失濡润而见诸症。

8. 气虚血瘀

特点：胸闷，憋气，咳嗽气短，喘息乏力，动则加重，纳差，口干不欲饮，舌质黯红，舌体胖大，苔薄白，脉沉细无力。

病机：气为血之帅，气虚则血行无力，瘀滞脉中，肺失濡养；肺气虚则气之升降失司。

9. 肝郁脾虚

特点：胸闷憋气，气短乏力，纳差，咳嗽声低，呃逆，随情绪波动而症状增减，舌质黯淡，苔薄白，脉沉弦。

病机：气郁伤肝，肝气横逆犯脾，气机阻滞而见诸症。

附录三　呼吸系统疾病计量诊断法

哮喘(临床评分法)

(Woods)

附表 1　哮喘(临床评分法)

项目	0分 吸空气	1分 吸空气	2分 吸 40% O_2
PO_2(mmHg)	70～100	<70	<70
发绀	无	存在	存在
PCO_2(mmHg)	<40	40～65	>65
奇脉(mmHg)	<10	10～20	>20
辅助呼吸肌运动	无	中等度	显著
氧气交换	好	尚好	差
意识状态	正常	抑制或焦虑	昏迷

注：判断标准：0～4 分无即刻危险；5～6 分即将发生呼吸衰竭；7 分为呼吸衰竭。

慢性阻塞性肺疾病(COPD)

对 COPD 的诊断，应综合考虑其临床症状和肺功能改变，下面是用记分法表示的 Burrows 等的诊断标准。

(1) 咳痰量

－2 分　每天都在 10 ml 以下

－1 分　每天多在 10 ml 以下

0 分　变化不定，平均每天 10 ml

＋1 分　每天多在 10 ml 以上

+2分　每天都在10 ml以上

(2) 全肺容量

−2分　为正常标准量的125%以上

−1分　120%～125%

0分　111%～119%

+1分　105%～110%

+2分　105%以下

(3) D_LCO/VA(ml/分钟/mmHg/L)

−2分　1.5以下

−1分　1.5～2.0

0分　2.1～2.9

+1分　3.0～3.5

+2分　3.5以上

肺栓塞(PE)

附表2　肺栓塞(PE)的评分标准

发　现	评　分
年龄<65岁	+3
确诊癌症	+4
腿痛	+3
胸骨后疼痛	−3
心率>90次/分	+4
心率增加>20次/分	+4
新出现 S_3 或 S_4	−4
阳性肺扫描	+5
矫正因子	+8
总分	1～31

注：附表2中标准中的矫正因子(+8)，是每个病例都要加上的，以便使所有的积分均为阳性。判断：总积分：1～10分：可以排除PE；11～18分：为可疑；19～23分：为高度可疑；24～31分：可确诊。

脂肪栓塞综合征(FES)

Schohfeld 等指出,脂肪栓塞指数可作为 FES 的半定量诊断法。

各种体征的评分。

瘀斑为 5 分;

弥漫性肺泡渗出为 4 分;

低氧血症(PaO_2<9.3 kPa)为 3 分;

意识模糊为 1 分;

发热>38 ℃为 1 分;

心率>120 次/分为 1 分;

呼吸>30 次/分为 1 分。

累计评分>5 分可确诊。

肺血栓栓塞症

(日本　村尾诚等)

附表 3　肺血栓栓塞症评分表

项　目	分	项　目	分
一、原发疾病及因素		(3) 血痰	2
(1) 恶性肿瘤	1	(4) 咳嗽	2
(2) 血栓性静脉炎	1	(5) 发烧	2
(3) 心脏病	1	(6) 心悸	1
(4) 手术	1	(7) 浮肿	1
(5) 妊娠、妇产科疾患	1	(8) 出汗	1
(6) 安静卧床	1	(9) 意识丧失	1
二、症状		三、体征	
(1) 呼吸困难	2	(1) 体温>37.8 ℃	1
(2) 胸痛	2	(2) 呼吸>16 次/分	2

(续表)

项　目	分	项　目	分
(3) 脉率>100 次/分	2	(11) 纤维蛋白降解物>5 mg/dl	3
(4) 血压<100 次/分	1	(12) 抗凝血酶Ⅲ<28 mg/dl	1
(5) 罗音	2	五、心电图	
(6) 肝大	2	(1) 右心室肥大	3
四、检查结果		(2) 肺型 P 波	3
(1) WBC>800/mm^3	1	(3) 电轴右偏	3
(2) 血小板<200 000 mm^3	1	(4) S_1、Q_3、T_3	2
(3) 胆红质>1.2 mg/dl	1	(5) 不完全性右束支阻滞	1
(4) GOT>40 U	1	六、胸部 X 线	
(5) GPT>35 U	1	(1) 浸润阴影	2
(6) 乳酸脱氢酶>450 U	1	(2) 胸腔积液	1
(7) CO 弥散量<80%	1	(3) 颗粒状、网状阴影	3
(8) 动脉氧分压<85 mmHg	3	(4) 肺门部肺动脉肥大	2
(9) 纤维蛋白原<150 mg/dl	2	(5) 膈肌抬高	2
(10) 纤维蛋白原>350 mg/dl	2		

判断

(1) 22 分以上大体可以确诊;

(2) 20 分以上极为可疑;

(3) 17～19 分可疑;

(4) 15～16 分时必须进行以下两项检查。

1) 肺血流灌注及肺雾化吸入扫描:a. 肺灌注扫描呈区域性缺损;b. 雾化吸入扫描正常;c. 以上两项均检查。

2) 肺血管造影:a. 血管阻塞症;b. 血管呈充盈缺损。

成人呼吸窘迫综合征(ARDS)分类

Murray 提出对 ARDS 的诊断、严重程度分类的床边简便测定指标。

附表 4　ARDS 诊断、严重程度分类表

项　　目	计分
1. 胸部 X 线筛查	
无肺泡性肺水肿表现	0
肺野的 1/4 显示肺泡性肺水肿	1
肺野的 2/4 显示肺泡性肺水肿	2
肺野的 3/4 显示肺泡性肺水肿	3
整个肺野均显示肺泡性肺水肿	4
2. 低氧血症筛查	
$PaO_2/FiO_2 \geqslant 300$	0
PaO_2/FiO_2 225～229	1
PaO_2/FiO_2 175～224	2
PaO_2/FiO_2 100～174	3
$PaO_2/FiO_2 < 100$	4
3. PEEP(正性呼气终末压)(人工呼吸器使用中者)	
PEEP　≤5 cmH_2O	0
PEEP　6～8 cmH_2O	1
PEEP　9～11 cmH_2O	2
PEEP　12～14 cmH_2O	3
PEEP　≥15 cmH_2O	4
4. 呼吸系统顺应性	
顺应性　≥80 ml/cmH_2O	0
顺应性　60～79 ml/cmH_2O	1
顺应性　40～59 ml/cmH_2O	2
顺应性　20～39 ml/cmH_2O	3
顺应性　≥19 ml/cmH_2O	4
各项目计分的总和除以项目数即为平均分值，根据以下标准评定肺损伤的情况	
肺损伤计分均值	
无肺损伤	0
轻至中度的肺损伤	0.1～2.5
高度肺损伤(ARDS)	>2.5

注：顺应性＝1 次换气量/(最大气道内压－PEEP)

急性肺损伤(评分法)

(Wiener Kronish J Petal)

急性肺损伤的评分：它是一个急性肺损伤的半定量方法，评分分 4 部分。

1. 氧合损害的评分；
2. 胸部 X 线评分；
3. 呼吸系统顺应性评分；
4. 呼气末正压(PEEP)评分。

患者最终得分等于总分数/成分数。0 分为无肺损伤；0.1～2.5 分为轻至中度肺损伤；>2.5 分为重度肺损伤(ARDS)。该评分扩大了败血症后急性肺损伤的观察范围，也为追踪急性肺损伤患者的生理改变提出了半定量的方法(附表 5)。

附表 5　肺损伤评分表

项　目		数　值	分数
1. 胸部放射评分	肺泡无实变	—	0
	1 个象限肺泡实变	—	1
	2 个象限肺泡实变	—	2
	3 个象限肺泡实变	—	3
	4 个象限肺泡实变	—	4
2. 低氧血症评分			
3. 肺顺应性评分(通气时)	PaO_2/FiO_2	≥300	0
	PaO_2/FiO_2	225～229	1
	PaO_2/FiO_2	175～224	2
	PaO_2/FiO_2	100～174	3
	PaO_2/FiO_2	<100	4
4. PEEP 评分(通气时)		≥80 ml/cmH_2O	0
		60～79 ml/cmH_2O	1
		40～59 ml/cmH_2O	2
		20～39 ml/cmH_2O	3
		≤19 ml/cmH_2O	4

（续表）

项　目	数　值	分数
4. PEEP 评分（通气时）	≤5 ml/cmH_2O	0
	6～8 ml/cmH_2O	1
	9～11 ml/cmH_2O	2
	12～14 ml/cmH_2O	3
	≥15 ml/cmH_2O	4

肺部结核病和周围型肺癌鉴别诊断指数

附表 6　肺部结核病和周围型肺癌鉴别诊断指数

临床征象	等级	E
年龄（岁）	＜40	90
	≥40	−60
血痰	有	−29
	无	14
盗汗	有	105
	无	−16
杵状指	有	132
	无	5
病灶大小（cm）	≤4	35
	＞4	−79
病灶毛刺	有	−109
	无	135
病灶内钙化灶	有	160
	无	−48
病灶分叶	有	−72
	无	143
病灶密度淡	有	−122
	无	13

（续表）

临床征象	等级	E
病灶周围卫星灶	有	109
	无	－84
病灶密度均匀	有	－60
	无	28
病灶位于上叶尖后段	有	38
	无	－52
病灶位于中叶或舌叶	有	－113
	无	38
病灶位于上叶前段	有	－99
	无	7
病灶位于下叶各基底段	有	－68
	无	11
病灶内溶解	有	53
	无	－24
病灶内中心溶解	有	44
	无	－7
病灶内远端偏心溶解	有	－202
	无	81
病灶内近端偏心溶解	有	81
	无	－202
溶解区内壁不光滑	有	－80
	无	8

判断

一、根据病史、体检及X线胸片（包括胸部断层摄体）结果，在患者实际出现的征象等级下的空中打“√”号。

二、将“√”号下的各鉴别诊断指数相加，求代数和。

三、代数和若为正数，则推断为肺部结核瘤，如为负数，则推断为周围型肺癌。

四、如无病灶溶解，则无需在中心、近端和远端溶解和溶解区内壁不光滑四个征象的空格打“√”号，仅在病灶内溶解的“无”空格打“√”号即可。

附录四　肺和胸膜肿瘤的分类

（WHO 第 7 版）

（一）1981 年版 WHO 肺肿瘤组织学分类（1981 WHO histological classification of tumors of lung）

1. 上皮性肿瘤（Epithelial tumors）

1）良性（Benign）（略）

2）不典型增生/原位癌（Dysplasia/Carcinoma in situ）

3）恶性（Malignant）

(1) 鳞状细胞癌（Squamous cell carcinoma）

变异型（Variants）梭形细胞癌（Spindle cell carcinoma）

(2) 小细胞癌（Small cell carcinoma）

a. 燕麦细胞癌（Oatcell carcinoma）

b. 中间细胞型（Intermediatecell type）

c. 复合性燕麦细胞癌（Combinedoatcell carcinoma）

(3) 腺癌（Adenocarcinoma）

a. 腺泡性（Acinar）

b. 乳头状（Papillary）

c. 细支气管肺泡癌（Bronchioloalveolar carcinoma）

d. 实性腺癌伴有黏液形成（Solid carcinoma with mucin formation）

(4) 大细胞癌（Large cell carcinoma）

变异型（Variants）

a. 巨细胞癌（Giant cell carcinoma）

b. 透明细胞癌（Clear cell carcinoma）

(5) 腺鳞癌（Adenosquamous carcinoma）

(6) 类癌（Carcinoid tumor）

(7) 支气管腺体癌（Bronchialgland carcinomas）

(8) 其他（Others）

（＊摘自 WHO：Histological Typing of Lung Tumors，2nded. Geneva：

WHO,1981.)

(二) 1999 年版 WHO 肺和胸膜肿瘤组织学分类(1999 WHO histological classification of tumors of lung and pleural tumors)

1　上皮性肿瘤(Epithelial tumors)

1.1　良性(Benign)

1.1.1　乳头状瘤(Papillomas)

1.1.1.1　鳞状细胞乳头状瘤(Squamous cell papilloma)

1.1.1.1.1　外生型(Exophytic)

1.1.1.1.2　内翻型(Inverted)

1.1.1.2　腺样乳头状瘤(Glandular papilloma)

1.1.1.3　混合性鳞状细胞和腺样乳头状瘤(Mixed squamous cell and glandular papilloma)

1.1.2　腺瘤(Adenomas)

1.1.2.1　肺泡性腺瘤(Alveolar adenomas)

1.1.2.2　乳头状腺瘤(Papillary adenomas)

1.1.2.3　唾液腺型腺瘤(Adenomas of salivary gland type)

1.1.2.3.1　黏液腺瘤(Mucous gland adenoma)

1.1.2.3.2　多形性腺瘤(Pleomorphic adenoma)

1.1.2.3.3　其他(Others)

1.1.2.4　黏液性囊腺瘤(Mucinous cystadenoma)

1.1.2.5　其他(Others)

1.2　浸润前病变(Preinvasive lesions)

1.2.1　鳞状上皮不典型增生/原位癌(Squamous dysplasia/carcinoma in situ)

1.2.2　不典型腺瘤样增生(Atypical adenomatous hyperplasia)

1.2.3　弥漫性特发性肺神经内分泌细胞增生(Diffuse idiopathic pulmonary neuroendocrine cell hyperplasia)

1.3　恶性(Malignant)

1.3.1　鳞状细胞癌(Squamous cell carcinoma)

鳞癌的变异型(Variants)

1.3.1.1　乳头状(Papillary)

1.3.1.2　透明细胞性(Giant cell)

1.3.1.3　小细胞性(Small cell)

1.3.1.4　基底细胞样(basaloid)

1.3.2 小细胞癌(Small cell carcinoma)

变异型(Variants)

1.3.2.1 复合性小细胞癌(Combined small cell carcinoma)

1.3.3 腺癌(Adenocarcinoma)

1.3.3.1 腺泡性(Acinar adenocarcinoma)

1.3.3.2 乳头性(Papillary adenocarcinoma)

1.3.3.3 细支气管性肺泡癌(Bronchioloalveolar carcinoma)

① 非黏液性(Nonmucinous)

② 黏液性(Mucinous)

③ 混合性黏液和非黏液性或不确定细胞型(mixed mucinous and nonmucinous or indeterminate)

1.3.3.4 伴有黏液分泌的实性腺癌(Solid adenocarcinoma with mucin producation)

1.3.3.5 混合性腺癌(Adenocarcinoma, mixed subtype)

1.3.3.6 变异型(Variants)

① 胎儿性高分化腺癌(Well - differentiated fetal adenocarcinoma)

② 黏液癌(胶样癌)(Mucinous carcinoma(colloid carcinoma))

③ 黏液性囊腺癌(Mucinous cystadenocarcinoma)

④ 印戒细胞癌(Signet ring adenocarcinoma)

⑤ 透明细胞癌(Clear cell carcinoma)

1.3.4 大细胞癌(Large cell carcinoma)

大细胞癌变异型(Variants)

1.3.4.1 大细胞神经内分泌癌(Large cell neuroendocrine carcinoma)

1.3.4.1.1 混合性大细胞神经内分泌癌(Large cell neuroendocrine carcinoma)

1.3.4.2 基底细胞样癌(Basaloid carcinoma)

1.3.4.3 淋巴上皮瘤样癌(Lymphoepithelioma - like carcinoma)

1.3.4.4 透明细胞癌(Clear cell carcinoma)

1.3.4.5 伴有横纹肌样表型的大细胞癌(Large cell carcinoma with rhabdoid phenotype)

1.3.5 腺鳞癌(Adenosquamous carcinoma)

1.3.6 伴有多型性、肉瘤性或肉瘤样成分的癌(Carcinoma with pleomorphic, sarcomatoid, or sarcomatous elements)

1.3.6.1 伴有梭形和(或)巨细胞成分的癌(Carcinoma with spindle and/or giant cell)

① 多形性癌(Pleomorphic carcinoma)

② 梭形细胞癌(Spindle cell carcinoma)

③ 巨细胞癌(Giant cell carcinoma)

1.3.6.2 癌肉瘤(Carcinosarcoma)

1.3.6.3 肺母细胞瘤(Pulmonary blastoma)

1.3.6.4 其他(Others)

1.3.7 类癌(Carcinoid tumour)

1.3.7.1 典型类癌(Typical carcinoid)

1.3.7.2 不典型类癌(Atypical carcinoid)

1.3.8 唾液腺型癌(Carcinoma of salivary gland type)

1.3.8.1 黏液表皮样癌(Salivary gland tumors)

1.3.8.2 腺样囊性癌(Adenoid cystic carcinoma)

1.3.8.3 其他(Others)

1.3.9 不能分类的癌(Unclassified carcinoma)

2 软组织肿瘤(Soft tissue tumors)

2.1 局灶性纤维性肿瘤(Localized fibrous tumors)

2.2 上皮样血管内皮瘤(Epithelioid haemangioendothelioma)

2.3 胸膜肺母细胞瘤(Pleuropulmonary blastoma)

2.4 软骨瘤(chondroma)

2.5 胸膜钙化性纤维性假瘤(Calcifying fibrous pseudotumours of the pleura)

2.6 先天性支气管周肌纤维母细胞瘤(Congenial peribronchial myofibroblastic tumor)

2.7 弥漫性肺淋巴管瘤病(Diffuse pulmonary lymphangiomatosis)

2.8 促纤维生成性小圆细胞肿瘤(Desmoplastic round cell tumor)

2.9 其他(Others)

3 间皮瘤(Mesothelioma)

3.1 良性(Benign)

腺瘤样瘤(Adenomatoid tumor)

3.2 恶性间皮瘤(Malignant mesothelioma)

3.2.1 上皮样间皮瘤(Epithelioid mesothelioma)

3.2.2 肉瘤样间皮瘤(Sarcomatoid mesothelioma Fibrous mesothelioma)

3.2.2.1 促纤维生成型间皮瘤(Desmoplastic mesothelioma)

3.2.3 双相型间皮瘤(Biphasic mesothelioma)

3.2.4 其他(Others)

4 混杂性肿瘤(Miscellaneous tumors)

4.1 错构瘤(Hamartoma)

4.2 硬化性血管瘤(Sclerosing hemangioma)

4.3 透明细胞瘤(Clear cell tumors)

4.4 生殖细胞肿瘤(Germ cell tumors)

4.4.1 畸胎瘤,成熟性或不成熟性(Teratoma,mature or immature)

4.4.2 其他生殖细胞肿瘤(Other germ cell tumors)

4.5 胸腺瘤(Thymoma)

4.6 恶性黑色素瘤(Malignant melanoma)

4.7 其他(Others)

5 淋巴组织增生性疾病(Lymphoproliferative diseases)

5.1 淋巴细胞间质性肺炎(Lymphoid interstitial pneumonia)

5.2 结节样淋巴组织增生(Nodular lymphoid hyperplasia)

5.3 黏膜相关淋巴组织低度恶性边缘区 B 细胞淋巴瘤(Low - grade marginalzone B - cell lymphoma of the MALT type)

5.4 淋巴瘤样肉芽肿病(lymphomatoid granulomatosis)

6 转移性肿瘤(Secondary tumors)

7 不能分类的肿瘤(Unclassified tumors)

8 瘤样病变(Tumour - like lesions)

8.1 微瘤(Tumourlet)

8.2 微小脑膜上皮结节(Minute meningothelioid nodule)

8.3 Langerhans 细胞组织细胞增生症(Langerhans cell histiocytosis)

8.4 炎性假瘤(炎性肌纤维母细胞瘤)(Inflammatory myofibroblastictumour)

8.5 局限性机化性肺炎(Localized organizing pneumonia)

8.6 淀粉样瘤(Amyloid tumour)

8.7 透明变性肉芽肿(Hyalinizing granuloma)

8.8 淋巴血管平滑肌瘤病(Lymphangioleiomyomatosis)

8.9 微结节肺泡细胞增生(Micronodular pneumocyte hyperplasia)

8.10 子宫内膜异位症(Endometriosis)

8.11 支气管炎性息肉(Bronchial inflammatory polyp)

8.12 其他(Others)

(三) 2004 年版 WHO 肺肿瘤组织学分类(2004 WHO histological classification of tumors of the lung)

1 恶性上皮性肿瘤(Malignant epithelial tumors)

1.1 鳞状细胞癌(Squamous cell carcinoma)/8070/3 *

变异型(Variants)

1.1.1 乳头状(Papillary)/8052/3

1.1.2 透明细胞性(Giant cell)/8084/3

1.1.3 小细胞性(Small cell)/8073/3

1.1.4 基底细胞样(Basaloid)/8083/3

1.2 小细胞癌(Small cell carcinoma)/8041/3

变异型(Variants)

1.2.1 复合性小细胞癌(Combined small cell carcinoma)/8045/3

1.3 腺癌(Adenocareinoma)/8140/3

1.3.1 腺癌 混合亚型(Adenocarcinoma,mixed subtype)/8255/3

1.3.2 腺泡性(Acinar adenocarcinoma)/8550/3

1.3.3 乳头性(Papillary adenocarcinoma)/8260/3

1.3.4 细支气管肺泡性癌(Bronchioloalveolar carcinoma)/8250/3

① 非黏液性(Clara 细胞,Ⅱ型肺泡细胞型)(Nonmucinous)/8252/3

② 黏液性(杯状细胞型)(Mucinous)/8253/3

③ 混合性黏液和非黏液性或不确定细胞型(mixed nonmucinous and mucinous or indeterminate)/8254/3

1.3.5 伴有黏液产生的实性腺癌(Solid adenocarcinoma with mucin producation)8230/3

1.3.3.6 腺癌的变异型(Variants)

① 胎儿性高分化腺癌(Fetal adenocarcinoma)/8233/3

② 黏液癌(胶样癌)(Mucinous(“colloid”)carcinoma)/8480/3

③ 黏液性囊腺癌(Mucinous cystadenocarcinoma)/8470/3

④ 印戒细胞癌(Signet ring adenocarcinoma)/8490/3

⑤ 透明细胞癌(Clear cell carcinoma)/8410/3

1.4 大细胞癌(Large cell carcinoma)/8012/3

变异型(Variants)

1.4.1 大细胞神经内分泌癌(Large cell neuroendocrine carcinoma)/8013/3

1.4.1.1 混合性大细胞神经内分泌癌(Combined large cell neuroendocrine carcinoma)/8013/3

1.4.2 基底细胞样癌(Basaloid carcinoma)/8123/3

1.4.3 淋巴上皮瘤样癌(Lymphoepithelioma - like carcinoma)/8082/3

1.4.4 透明细胞癌(Clear cell carcinoma)/8310/3

1.4.5 伴有横纹肌样表型的大细胞癌(Large cell carcinoma with rhabdoid phenotype)/8014/3

1.5　腺鳞癌(Adenosquamous carcinoma)/8560/3

1.6　肉瘤样癌(Sarcomatoid carcinoma)/8033/3

1.6.1　多形性癌(Pleomorphic carcinoma)/8022/3

1.6.2　梭形细胞癌(Spindle cell carcinoma)/8032/3

1.6.3　巨细胞癌(Giant cell carcinoma)/8031/3

1.6.4　癌肉瘤(Carcinosarcoma)/8980/3

1.6.5　肺母细胞瘤(Pulmonary blastoma)/8972/3

1.7　类癌(Carcinoid tumor)/8240/3

1.7.1　典型类癌(Typical carcinoid)/8240/3

1.7.2　不典型类癌(Atypical carcinoid)/8249/3

1.8　唾液腺型癌(Salivary gland tumors)

1.8.1　黏液表皮样癌(Mucoepidermoid carcinoma)/8430/3

1.8.2　腺样囊性癌(Adenoid cystic carcinoma)/8200/3

1.8.3　上皮-肌上皮癌(Epithelial - myoepithelial carcinoma)/8562/3

1.9　浸润前病变(Preinvasive lesions)/8070/3

1.9.1　原位鳞癌(Squamous carcinoma in situ)

1.9.2　不典型腺瘤样增生(Atypical adenomatous hyperplasia)

1.9.3　弥漫性特发性肺神经内分泌细胞增生(Diffuse idiopathic pulmonary neuroendocrine cell hyperplasia)

2　间叶性肿瘤(Mesenchymal tumors)

2.1　上皮样血管内皮瘤(Epithelioid haemangioendothelioma)/9133/1

2.2　血管肉瘤(Angiosarcoma)/9120/3

2.3　胸膜肺母细胞瘤(Pleuropulmonary blastoma)/8973/3

2.4　软骨瘤(Chondroma)/9220/0

2.5　先天性支气管周肌纤维母细胞瘤(Congenial peribronchial myofibroblastic tumor)/8827/1

2.6　弥漫性肺淋巴血管瘤病(Diffuse pulmonary lymphangiomatosis)

2.7　炎性肌纤维母细胞肿瘤(Inflammatory myofibroblastic tumor)/8825/1

2.8　淋巴血管平滑肌瘤病(Lymphangioleiomyomatosis)/9174/1

2.9　滑膜肉瘤(Synovial sarcoma)/9040/3

单相性(Monophasic)/9041/3

双相性(Biphasic)/9043/3

2.10　肺动脉肉瘤(Pulmonary artery sarcoma)/8800/3

2.11　肺静脉肉瘤(Pulmonary vein sarcoma)/8800/3

3　良性上皮性肿瘤(Benign epithelial tumors)

3.1 乳头状瘤(Papillomas)

3.1.1 鳞状细胞乳头状瘤(Squamous cell papilloma)/8052/0

3.1.1.1 外生型(Exophytic)/8052/0

3.1.1.2 内翻型(Inverted)/8053/0

3.1.2 腺样乳头状瘤(Glandular papilloma)/8060/0

3.1.3 混合性鳞状细胞和腺样乳头状瘤(Mixed squamous cell and glandular papilloma)/8560/0

3.2 腺瘤(Adenomas)

3.2.1 肺泡性腺瘤(Alveolar adenomas)/8251/0

3.2.2 乳头状腺瘤(Papillary adenoma)/8260/0

3.2.3 唾液腺型腺瘤(Adenoma of the Salivary gland type)

3.2.3.1 黏液腺瘤(Mucous gland adenoma)/8140/0

3.2.3.2 多形性腺瘤(Pleomorphic adenoma)/8940/0

3.2.3.3 其他(Others)/8012/3

3.2.4 黏液性囊腺瘤(Mucinous cystadenoma)/8470/0

4 淋巴组织增生性肿瘤(Lymphoproliferative tumors)

4.1 黏膜相关性边缘区B细胞淋巴瘤(Marginalzone B-cell lymphoma of the MALT type)/9699/3

4.2 弥漫性大B细胞淋巴瘤(Diffuse large B-cell lymphoma)/9680/3

4.3 淋巴瘤样肉芽肿(lymphomatoid granulomatosis)/9766/1

4.4 朗格汉斯细胞组织细胞增生症(Langerhans cell histiocytosis)/9751/1

5 混杂性肿瘤(Miscellaneous tumors)

5.1 错构瘤(Hamartoma)

5.2 硬化性血管瘤(Sclerosing hemangioma)/8832/0

5.3 透明细胞瘤(Clear cell tumors)/8005/0

5.4 生殖细胞肿瘤 (Germ cell tumors)

5.4.1 畸胎瘤,成熟性(Teratoma,mature)/9080/0

不成熟性(Immature)/9080/3

5.4.2 其他生殖细胞肿瘤(Other germ cell tumors)

5.5 肺内胸腺瘤(Intrapulmonary thymoma)/8580/1

5.6 黑色素瘤(Melanoma)/8720/3

6 转移性肿瘤(Metastatic tumors)

(*:肿瘤性疾病国际分类形态码,0是良性肿瘤,3是恶性肿瘤,1是交界性肿瘤或性质不肯定)

（四）2004 年版 WHO 胸膜肿瘤组织学分类（2004 WHO histological classification of tumors of the pleural）

1. 间皮肿瘤
1.1 弥漫性恶性间皮瘤 9050/3
1.1.1 上皮样间皮瘤 9052/3
1.1.2 肉瘤样间皮瘤 9051/3
1.1.3 促纤维生成型间皮瘤 9051/3
1.1.4 双向型间皮瘤 9053/3
1.2 局限性恶性间皮瘤 9050/3
1.3 间皮来源的其它肿瘤
1.3.1 高分化性乳头状间皮瘤 9052/1
1.3.2 腺瘤样瘤 9054/0
2 淋巴增生性疾病
2.1 原发积液型淋巴瘤 9678/3
2.2 脓胸相关淋巴瘤
3 间叶性肿瘤
3.1 上皮样血管内皮瘤 9133/1
3.1.1 血管肉瘤 9120/3
3.2 滑膜肉瘤 9040/3
3.2.1 单向分化 9041/3
3.2.1 双向分化 9043/3
3.3 孤立性纤维肿瘤 8815/0
3.4 胸膜钙化瘤
3.5 促纤维生成性圆形细胞肿瘤 8806/3

（五）2011 年 IASLC/ATS/ERS 肺腺癌国际多学科分类（适用于手术标本）

1 浸润前病变
1.1 非典型腺瘤性增生
1.2 原位腺癌[≤3 cm，原来的细支气管肺泡癌（BAC）]
1.2.1 非黏液性
1.2.1 黏液性
1.2.1 黏液和非黏液混合型
2 微浸润性腺癌（≤3 cm，以伏壁样生长方式为主，且浸润灶≤5 mm 的小腺癌）

2.1 非黏液性

2.2 黏液性

2.3 黏液和非黏液混合型

3 浸润性腺癌

3.1 伏壁样生长方式为主(原来的非黏液性 BAC,浸润灶>5 mm)

3.2 腺泡生长方式为主

3.3 乳头生长方式为主

3.4 微乳头生长方式为主

3.5 实性生长方式为主伴有黏液产物

4 浸润性腺癌的变异型

4.1 浸润性黏液腺癌(原来的黏液性 BAC)

4.2 胶样癌

4.3 胎儿型腺癌(低度和高度恶性)

4.4 肠型腺癌

(注:IASLC:国际肺癌研究学会;ATS:美国胸科学会;ERS:欧洲呼吸学会)

附录五　WTO对肺癌的病理分类

(一) 世界卫生组织对肺癌的病理分类(1999年)

世界卫生组织分类的肺癌组织学类型

1　侵袭前病变(Preinvasive lesions)

1.1　鳞状上皮异型增生 (Squamous dysplasia)/原位癌(Carcinoma in situ)

1.2　非典型腺瘤样增生(Atypical adenomatous hyperplasia)

1.3　弥漫性特发性肺神经内分泌细胞增生(Diffuse idiopathic pulmonary neuroendocrine cell hyperplasia)

2　肺癌(Lung cancer)

2.1　鳞状细胞癌(Squamous cell carcinoma)

2.1.1　变异型(Variants)

2.1.1.1　乳头状(Papillary)

2.1.1.2　透明细胞(Clear cell)

2.1.1.3　小细胞(Small cell)

2.1.1.4　基底细胞样(Basaloid)

2.2　小细胞癌(Small cell carcinoma)

2.2.1　复合性小细胞癌(Combined small cell carcinoma)

2.3　腺癌(Adenocarcinoma)

2.3.1　腺泡样(Acinar)

2.3.2　乳头状(Papillary)

2.3.3　细支气管肺泡癌(Bronchioloalveolar carcinoma)

2.3.3.1　非黏液性(Non - mucinous)

2.3.3.2　黏液性(Mucinous)

2.3.3.3　混合性黏液及非黏液性(Mixed mucinous and non - mucinous)或不确定性(indeterminate)

2.3.4　实性腺癌伴有黏液(Solid adenocarcinoma with mucin)

2.3.5　腺癌伴混合性亚型(Adenocarcinoma with mixed subtypes)

2.3.6 变异型(Variants)

2.3.6.1 分化好的胎儿型腺癌(Well - differentiated fetal adenocarcinoma)

2.3.6.2 黏液性腺癌(Mucinous adenocarcinoma)

2.3.6.3 黏液性囊腺癌(Mucious cystadenocarcinoma)

2.3.6.4 印戒细胞腺癌(Signet ring adenocarcinoma)

2.3.6.5 透明细胞腺癌(Clear cell adenocarcinoma)

2.4 大细胞癌(Large cell carcinoma)

2.4.1 变异型(Variants)

2.4.2 大细胞神经内分泌癌(Large cell neuroendocrine carcinoma)

2.4.2.1 复合性大细胞神经内分泌癌(Combined large cell neuroendocrine carcinoma)

2.4.3 基底细胞样癌(Basaloid carcinoma)

2.4.4 淋巴上皮瘤样癌(Lymphoepithelioma - like carcinoma)

2.4.5 透明细胞癌(Clear cell carcinoma)

2.4.6 具有横纹肌样表型的大细胞癌(Large cell carcinoma with rhabdoid phenotype)

2.5 腺鳞癌(Adenosquamouscarcinoma)

2.6 具有多形性、肉瘤样或肉瘤成分的癌(Carcinoma with pleomorphic sarcomatoid or sarcomatous elements

2.6.1 具有梭形和/或巨细胞的癌(Carcinoma with spindle and/or giant cells)

2.6.1.1 多形性癌(Pleomorphic carcinoma)

2.6.1.2 梭形细胞癌(Spindle cell carcinoma)

2.6.1.3 巨细胞癌(Giant cell carcinoma)

2.6.2 癌肉瘤(Carcinosarcoma)

2.6.3 肺母细胞瘤(Pulmonary blastoma)

2.6.4 其他(Others)

2.7 类癌(Carcinoid tumor)

2.7.1 典型类癌(Typical carcinoid)

2.7.2 不典型类癌(Atypical carcinoid)

2.8 唾液腺型癌(Carcinomas of salivary - gland type)

2.8.1 黏液表皮样癌(Mucoepidermoid carcinoma)

2.8.2 腺样囊性癌(Adenoid cystic carcinoma)

2.8.3 其他(Others)

2.9 不能分类的癌(Unclassified carcinoma)

(二) 按解剖学和组织学分类(便于临床诊断和治疗)

1. 按解剖部位分类

(1) 中央型肺癌：为发生于主支气管以上的肺癌，约占 75%，以鳞状上皮细胞癌和小细胞癌多见。其症状出现早，痰细胞学和纤维支气管镜检阳性率高。

(2) 周围型肺癌：为发生于段支气管以下的肺痰，约占 25%，以肺腺癌较为多见。其早期无明显症状，痰细胞学检查阳性率低，纤维支气管镜不易窥见。

2. 按组织病理学分类　小细胞肺癌(SCLC)，约占 25%；非小细胞肺癌(NSCLC)，约占 75%，其中包括鳞癌、腺癌、大细胞癌及腺鳞癌。

(1) 小细胞肺癌：是肺癌中恶性程度最高者，多见于 40～50 岁年轻男性，近年来小细胞肺癌发病率有明显增多的趋势。小细胞肺癌多为中心型，对放、化疗均敏感。因肿瘤细胞生长迅速，其倍增时间仅为 33 日，故早期即发生淋巴和血行转移；即使未发生转移的肿瘤，也表现为浸润性生长。肿瘤早期即侵犯肺门、纵隔淋巴结及血管，并在支气管黏膜下浸润性生长，引起管腔的狭窄。小细胞肺癌最多见骨转移(约为 40%)，其次肝转移(22%～28%)和骨髓转移(17%～30%)。手术切除肿瘤可见组织灰白、质软，有黏液样变性，出血和坏死。

小细胞肺癌有多种细胞形态，如淋巴样、燕麦样、菱形等。典型燕麦细胞约 2 倍于淋巴细胞，在变性区域的血管周围有嗜碱粒细胞浸润，这可能与坏死肿瘤细胞的 DNA 聚集有关。电镜下可见癌细胞无基膜，胞质内有神经内分泌颗粒，直径 50～240 mm。免疫组织化学及特殊的肿瘤标记认为小细胞肺癌属神经内分泌源性肿瘤，起源于支气管上皮和黏液腺内的 Kultschitzky 细胞。

(2) 非小细胞肺癌

鳞状上皮细胞癌(简称鳞癌)：多发生于 50 岁以上的男性，与吸烟密切相关，是肺癌的常见类型，占全部肺癌的 30%。鳞癌起源于段和亚段的支气管，常于支气管内形成肿块而堵塞支气管。

附录七　慢性阻塞性肺病的综合评估

附表 8　改良英国 MRC 呼吸困难指数(mMRC)

分级	mMRC 评估呼吸困难严重程度
0 级	我仅在费力运动时出现呼吸困难
1 级	我平地快步行走或步行爬小坡时出现气短
2 级	我由于气短，平地行走时比同龄人慢，或者需要停下来休息
3 级	我在平地行走 100 米左右或数分钟后需要停下来喘气
4 级	我因严重呼吸困难，以至于不能离开家，或在穿、脱衣服时出现呼吸困难

附表 9　COPD 患者气流受限分级(吸入支气管扩张剂后的 FEV_1)

分度	患者肺功能 $FEV_1/FVC<0.70$
GOLD 1：轻度	$FEV_1\geqslant 80\%$估计值
GOLD 2：中度	$50\%\leqslant FEV_1<80\%$估计值
GOLD 3：重度	$30\%\leqslant FEV_1<50\%$估计值
GOLD 4：非常重度	$FEV_1<30\%$估计值

附表 10　COPD 的综合评估

患者	特征	肺功能分级	每年急性加重次数	mMRC	CAT
A	低风险，症状少	GOLD 1 - 2	≤1	0 - 1	<10
B	低风险，症状多	GOLD 1 - 2	≤1	2+	≥10
C	高风险，症状少	GOLD 3 - 4	2+	0 - 1	<10
D	高风险，症状多	GOLD 3 - 4	2+	2+	≥10

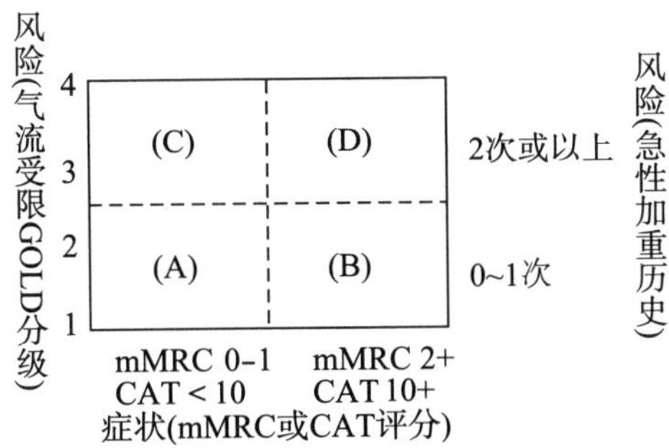

附图　慢性阻塞性肺疾病的综合评估

附录八　肺栓塞严重指数

附表 11　肺栓塞严重指数计分

项　目	分值
年龄	＋1/每年
男性	＋10
癌症	＋30
心衰	＋10
慢性肺疾病	＋10
脉搏≥110 次/分	＋20
收缩压<100 mmHg	＋30
呼吸频率≥30 次/分	＋20
体温<36 ℃	＋20
精神状况改变	＋60
动脉血氧饱和度<90％	＋20

肺栓塞严重指数风险分级

Ⅰ级：肺栓塞严重指数(表)分值<66 分；

Ⅱ级：肺栓塞严重指数分值为 66～85 分；

Ⅲ级：肺栓塞严重指数分值为 86～105 分；

Ⅳ级：肺栓塞严重指数分值为 106～125 分；

Ⅴ级：肺栓塞严重指数分值>125 分。

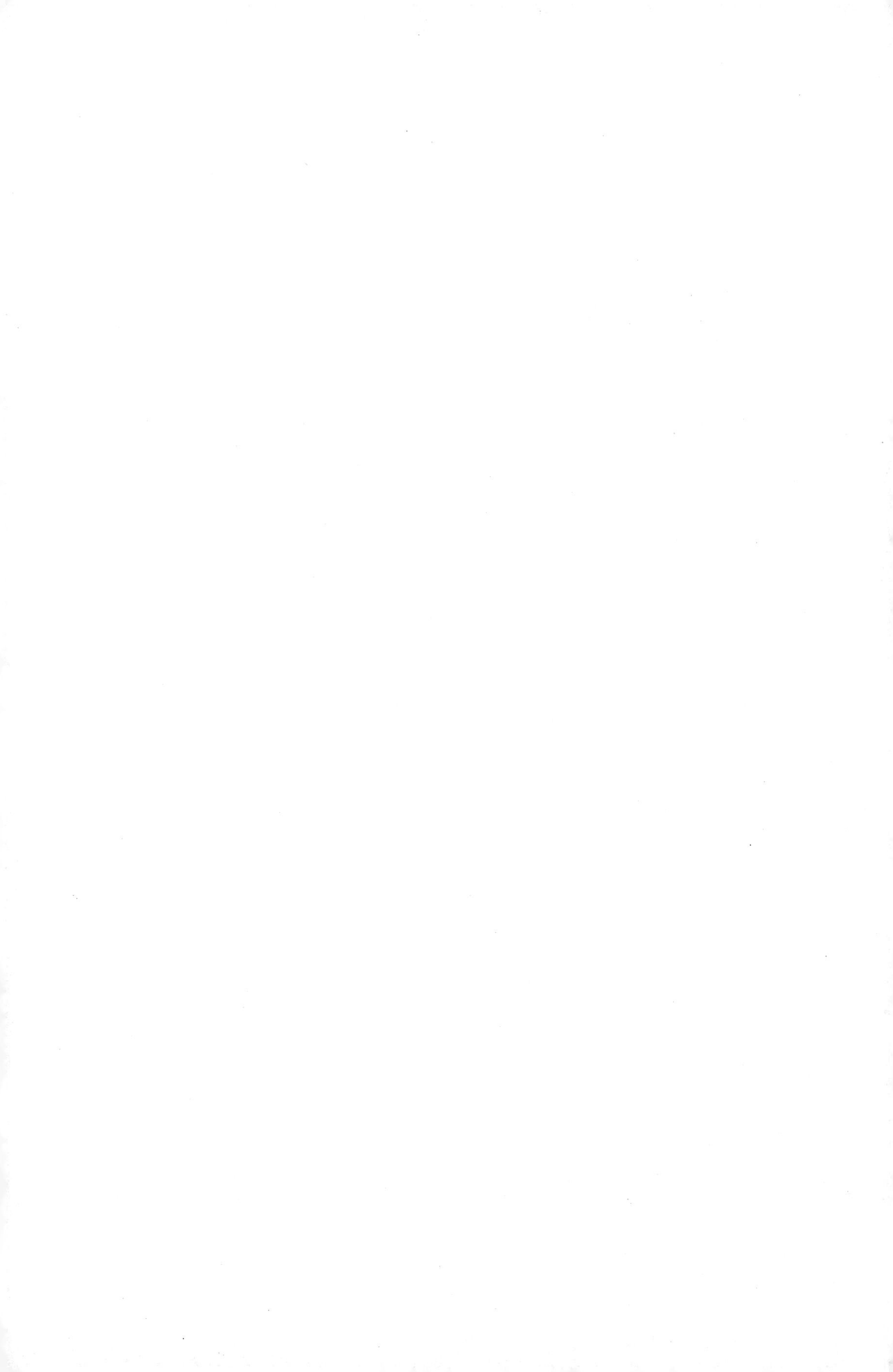